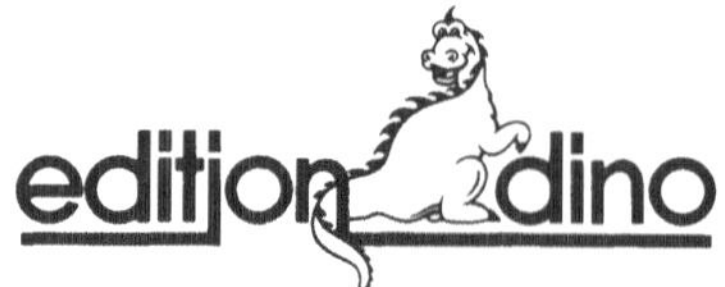


Die edition dino ist eine wissenschaftliche
Buchreihe der Merckle GmbH, Blaubeuren,
die sich mit aktuellen Ergebnissen aus der
Forschung beschäftigt.



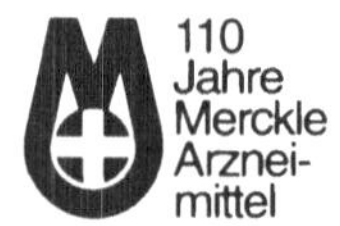

*H. Heinle, H. Schulte, H.E. Schaefer (Hrsg.)*

# Arteriosklerotische Gefäßerkrankungen

Herausgeber:
H. Heinle, H. Schulte, H.E. Schaefer

# Arteriosklerotische Gefäßerkrankungen

Prävention, Pathogenese
und Therapieansätze

5. Tagung der Deutschen Gesellschaft für
Arterioskleroseforschung 1991

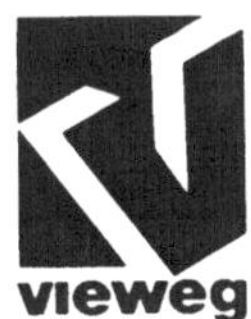

Die Deutsche Bibliothek - CIP-Einheitsaufnahme

**Arteriosklerotische Gefäßerkrankungen.** Tagung der Deutschen Gesellschaft für
Arterioskleroseforschung, 1991/Hrsg.: H. Heinle...-Braunschweig: Vieweg, 1992
 (Edition Dino; 8)
 ISBN 978-3-528-07841-6
 NE: Heinle, Helmut [Hrsg.]; Deutsche Gesellschaft für Arterioskleroseforschung; GT

Herausgeber: Dr. H. Heinle, Tübingen
            Dr. H. Schulte, Münster
            Prof. Dr. H. E. Schaefer, Freiburg



Redaktionelle Beratung: Dr. Wolfram Fuchs
Herstellung: Gütersloher Druckservice GmbH, Gütersloh

ISBN 978-3-528-07841-6         ISBN 978-3-663-19646-4 (eBook)
DOI 10.1007/978-3-663-19646-4

# Inhaltsverzeichnis

6

# Autorenverzeichnis

APFEL H.:
Physiologisches Institut I, Universität
Tübingen

ASSMANN G.:
Institut für Arterioskleroseforschung,
Westfälische Wilhelms-Universität Mün-
ster
Institut für Klinische Chemie und
Laboratoriumsmedizin, Westfälische
Wilhelms-Universität Münster

BACH R.:
Medizinische Klinik und Poliklinik, Innere
Medizin III, Universität des Saarlandes,
Homburg

BACKA D.:
Medizinische Klinik I, Klinikum
Großhadern, Universität München

BAEYER von H.:
Klinikum Rudolf Virchow, Medizinische
Klinik und Poliklinik Charlottenburg, Insti-
tut für medizinische Dokumentation und
Statistik, Freie Universität Berlin

BARTMANN A.:
Merz + Co. Dept. of Pharmacology,
Frankfurt/Main

BAUCH H.-J.:
Institut für Arterioskleroseforschung,
Westfälische Wilhelms-Universität Mün-
ster

BAUR R.:
Physiologisches Institut I, Universität
Tübingen

BAURIEDEL G.:
Medizinische Klinik I, Klinikum
Großhadern, Universität München

BENSON M.D.:
Zentrum Innere Medizin, Abteilung
Endokrinologie, Philipps-Universität
Marburg

BETZ E.:
Physiologisches Institut I, Universität
Tübingen

BEYER R.W.:
Medizinische Klinik I, Klinikum
Großhadern, Universität München

BIERMANN J.:
Sanatorium Bad Colberg

BIMMERMANN A.:
Klinikum Rudolf Virchow, Medizinische
Klinik und Poliklinik Charlottenburg,
Institut für medizinische Dokumentation
und Statistik,
Freie Universität Berlin

BORGERS M.:
Janssen Research Foundation Beerse,
Belgien

BORN G.V.R.:
The William Harvey Research Institute, St.
Bartholomew´s Hospital Medical College,
London

BREWER Jr. H.B.:
Zentrum Innere Medizin, Abteilung
Endokrinologie, Philipps-Universität
Marburg

BRÜNING T.:
Institut für Arterioskleroseforschung,
Westfälische Wilhelms-Universität Mün-
ster

BUDDECKE E.:
Institut für Arterioskleroseforschung,
Westfälische Wilhelms-Universität Mün-
ster

COPPENRATH E.:
Abteilung für Kardiologie, Klinikum München-Bogenhausen

DARTSCH P.C.:
Physiologisches Institut I, Universität
Tübingen

DENEFLE P.:
Biotechnologie Institut, Rhône-Poulenc Rorer, Vitry sur Seine

DICKHUTH H.-H.:
Medizinische Klinik V, Abteilung Sportmedizin, Universität Tübingen

DÖRGE L.:
Präklinische Forschung und Entwicklung, Boehringer Mannheim GmbH

ECKARDT H.:
Institut für Arterioskleroseforschung, Westfälische Wilhelms-Universität Münster

EL-DESSOUKI J.:
Physiologisches Institut I, Universität Tübingen

EMDEN J.:
Institut für Physiologie, Freie Universität Berlin

ERDBRÜGGER W.:
Institut für Arterioskleroseforschung, Westfälische Wilhelms-Universität Münster

ERNST E.:
Klinik für Physikalische Medizinische Rehabilitation, Universität Wien

FABER V.:
Institut für Arterioskleroseforschung, Westfälische Wilhelms-Universität Münster

FAIRWELL T.:
Zentrum Innere Medizin, Abteilung Endokrinologie, Philipps-Universität Marburg

FALKEN U.:
Institut für Arterioskleroseforschung, Westfälische Wilhelms-Universität Münster

FALLIER-BECKER P.:
Physiologisches Institut I, Universität Tübingen

FENCHEL G.:
Chirurgische Klinik, Universität Tübingen

FINGERLE J.:
Physiologisches Institut I, Universität Tübingen und Hoffmann-La Roche, Basel

FISCHER S.:
Medizinische Akademie „Carl Gustav Carus", Klinik für Innere Medizin, Ambulanz für Stoffwechsel und Endokrinologie, Dresden

FLIEGE L.:
Institut für Arterioskleroseforschung, Westfälische Wilhelms-Universität Münster

FOTEV Z.:
Physiologisches Institut I, Universität Tübingen

FRIEDL C.:
MRM - Metabolic Research München

FRIEDMANN B.:
Institut für Biokybernetik und Biomedizinische Technik, Universität Karlsruhe

FRUCHART J.-C.:
SERILA Institut Pasteur de Lille, Lille Cedex

GANESCH S.:
Medizinische Klinik I, Klinikum Großhadern, Universität München

GORNIAK R.:
Institut für Anatomie und Zellbiologie, Universität Heidelberg

GÖRÖG P.:
The William Harvey Research Institute, St. Bartholomew's Hospital Medical College, London

GRANZER E.:
Pharma Forschung Stoffwechsel, Hoechst AG, Frankfurt/M.

GREGG R.E.:
Zentrum Innere Medizin, Abteilung Endokrinologie, Philipps-Universität Marburg

GROTEMEYER K.-H.:
Klinik und Poliklinik für Neurologie, Westfälische Wilhelms-Universität Münster

GRÜNWALD J.:
Institut für Arterioskleroseforschung, Westfälische Wilhelms-Universität Münster

HAHMANN H.:
Institut für Präventive Kardiologie, Universität des Saarlandes,Homburg

HAHN H.:
Physiologisches Institut I, Universität Tübingen

HAHN M.:
Universitäts-Hautklinik, Universität Tübingen

HANEFELD M.:
Medizinische Akademie „Carl Gustav Carus", Klinik für Innere Medizin, Ambulanz für Stoffwechsel und Endokrinologie, Dresden

HANKE H.:
Medizinische Klinik, Abteilung III, Universität Tübingen
HANKE S.:
Medizinische Klinik, Abteilung III, Universität Tübingen
HARRACH B.:
Institut für Arterioskleroseforschung, Westfälische Wilhelms-Universität Münster
HARTIG F.:
Präklinische Forschung und Entwicklung, Boehringer Mannheim GmbH
HASSENSTEIN S.:
Medizinische Klinik, Abteilung III, Universität Tübingen
HAUSS W.H.:
Institut für Arterioskleroseforschung, Westfälische Wilhelms-Universität Münster
HEINLE H.:
Physiologisches Institut I, Universität Tübingen
HEINRICH J.:
Institut für Klinische Chemie und Laboratoriumsmedizin, Westfälische Wilhelms-Universität Münster
HEITKAMP H.-Ch.:
Medizinische Klinik V, Abteilung Sportmedizin, Universität Tübingen
HERRMANN W.:
Institut für Klinische Chemie und Laboratoriumsmedizin - Zentrallabor, Regensburg
HIPP A.:
Medizinische Klinik V, Abteilung Sportmedizin, Universität Tübingen
HÖFLING B.:
Medizinische Klinik I, Klinikum Großhadern, Universität München
HOFFMANN F.:
Universitäts-Hautklinik, Universität Tübingen
HOMBACH V.:
Medizinische Klinik IV, Universität Ulm
HOPFENMÜLLER W.:
Klinikum Rudolf Virchow, Medizinische Klinik und Poliklinik Charlottenburg, Institut für medizinische Dokumentation und Statistik, Freie Universität Berlin
HÜBNER C.:
Universitätskinderklinik Hamburg

ISCHINGER T.:
Abteilung für Kardiologie, Klinikum München-Bogenhausen
JULIUS U.:
Medizinische Akademie „Carl Gustav Carus", Klinik für Innere Medizin, Ambulanz für Stoffwechsel und Endokrinologie, Dresden
JUNG F.:
Abteilung für Klinische Hämostaseologie und Transfusionsmedizin, Universität des Saarlandes, Homburg
JÜNGER M.:
Universitäts-Hautklinik, Universität Tübingen
KAFFARNIK H.:
Zentrum Innere Medizin, Abteilung Endokrinologie, Philipps-Universität Marburg
KAMENZ J.:
Medizinische Klinik, Abteilung III, Universität Tübingen
KARSCH K.R.:
Medizinische Klinik, Abteilung III, Universität Tübingen
KIESEWETTER H.:
Abteilung für Klinische Hämostaseologie und Transfusionsmedizin, Universität des Saarlandes, Homburg
KINDT M.R.:
Zentrum Innere Medizin, Abteilung Endokrinologie, Philipps-Universität Marburg
KISTERS K.:
Institut für Medizinische Physik, Medizinische Poliklinik, Westfälische Wilhelms-Universität Münster
KLEMPP S.:
Physiologisches Institut I, Universität Tübingen
KLING D.:
Physiologisches Institut I, Universität Tübingen
KLÖR H.-U.:
Zentrum für Innere Medizin, Universität Gießen
KNORR M.:
Augenklinik, Universität Tübingen
KOHLSCHÜTTER A.:
Universitätskinderklinik Hamburg
KREFTING E.R.:
Institut für Medizinische Physik, Medizinische Poliklinik, Westfälische Wilhelms-Universität Münster

KROCKE I.:
Anatomisches Institut, Rheinische Friedrich-Wilhelms-Universität Bonn
LEHR H.A.:
Institut für Chirurgische Forschung, Universität München
LINDHOFER H.-G.:
Zentrallabor, Bezirkskrankenhaus Meiningen
LINKE S.:
Physiologisches Institut I, Universität Tübingen
MARKS C.:
Klinik und Poliklinik für Neurologie, Westfälische Wilhelms-Universität Münster
MATRAI A.:
verstorben
MESSMER K.:
Institut für Chirurgische Forschung, Universität München
METZ J.:
Institut für Anatomie und Zellbiologie, Universität Heidelberg
MURPHY G.:
Strangeways Research Laboratory, Cambridge
NERLICH A.:
Pathologisches Institut, Universität München
NIESTEN-DIETRICH U.:
Fachbereich Sportwissenschaft der Westfälischen Wilhelms-Universität Münster
NORDLANDER M.:
Hässle Res.Lab., Mölndal/Göteburg
OBERHOFF M.:
Medizinische Klinik, Abteilung III, Universität Tübingen
OESTREICH W.:
Janssen Research Foundation Neuss
PAGENSTECHER A.:
Institut für Anatomie und Zellbiologie, Universität Heidelberg
PASCHEN W.:
Max-Planck-Institut für Neurologische Forschung, Köln
PAULSEN H.F.:
Buchbergklinik, Bad Tölz
PILL J.:
Präklinische Forschung und Entwicklung, Boehringer Mannheim GmbH
PULINA M.:
Anatomisches Institut, Rheinische Friedrich-Wilhelms-Universität Bonn

RADER D.J.:
Zentrum Innere Medizin, Abteilung Endokrinologie, Philipps-Universität Marburg
RAHN K.-H.:
Institut für Medizinische Physik,Medizinische Poliklinik, Westfälische Wilhelms-Universität Münster
RATZMANN K.-P.:
Zentralstelle für Diabetes und Stoffwechselkrankheiten, Berlin
REIMANN J.:
MRM - Metabolic Research München
RESCH K.L.:
Rheologisches Forschungslabor, Institut für Physikalische Medizin, Universität München
ROBENEK H.:
Institut für Arterioskleroseforschung, Westfälische Wilhelms-Universität Münster
ROTH D.:
Physiologisches Institut I, Universität Tübingen
RÜCKBORN K.:
Institut für Physiologie, Universität Rostock
RUPP J.:
Physiologisches Institut I, Universität Tübingen
RUPRECHT S.:
Augenklinik und Poliklinik, Universität des Saarlandes, Homburg
SANDKAMP M.:
Institut für Klinische Chemie und Laboratoriumsmedizin (Zentrallabor), Westfälische Wilhelms-Universität Münster
SCHAEFER H.E.: Pathologisches Institut, Universität Freiburg
SCHAEFER J.R.:
Zentrum Innere Medizin, Abteilung Endokrinologie, Philipps-Universität Marburg
SCHIEFFER H.:
Medizinische Klinik und Poliklinik, Innere Medizin III, Universität des Saarlandes, Homburg
SCHLEICHER E.:
Institut für Klinische Chemie und Forschergruppe Diabetes, Städtisches Krankenhaus München-Schwabing
SCHLOßER P.:
Rheologisches Forschungslabor, Institut

für Physikalische Medizin, Universität München

SCHLUMBERGER W.:
Institut für Arterioskleroseforschung, Westfälische Wilhelms-Universität Münster

SCHNALKE F.:
Institut für Physiologie, Freie Universität Berlin

SCHOLZ U.:
Institut für Medizinische Physik, Medizinische Poliklinik, Westfälische Wilhelms-Universität Münster

SCHREIBER R.:
Physiologisches Institut I, Universität Tübingen

SCHRÖER R.:
Klinische Forschung Vasotherapeutika, Hoechst AG Werk Kalle-Albert, Wiesbaden

SCHULTE H.:
Institut für Arterioskleroseforschung, Westfälische Wilhelms-Universität Münster

SCHULZ H.:
Medizinische Klinik V, Abteilung Sportmedizin, Universität Tübingen

SCHULZE J.:
Medizinische Akademie „Carl Gustav Carus", Klinik für Innere Medizin, Ambulanz für Stoffwechsel und Endokrinologie, Dresden

SCHULZE M.:
Klinik für Anästhesilogie und Transfusionsmedizin, Universität Tübingen

SCHÜßLER B.:
Medizinische Poliklinik, Westfälische Wilhelms-Universität Münster

SCHWABEDAL P.E.:
Anatomisches Institut, Rheinische Friedrich-Wilhelms-Universität Bonn

SCHWANEBECK U.:
Medizinische Akademie „Carl Gustav Carus", Klinik für Innere Medizin, Ambulanz für Stoffwechsel und Endokrinologie, Dresden

SCHWERDTFEGER R.:
Klinikum Rudolf Virchow, Medizinische Klinik und Poliklinik Charlottenburg, Institut für medizinische Dokumentation und Statistik, Freie Universität Berlin

SIEGEL G.:
Institut für Physiologie, Freie Universität Berlin

SIEGERT G.:
Institut für Klinische Chemie und Laboratoriumsdiagnostik, Medizinische Akademie Dresden

SIMON G.:
Sportschule der Bundeswehr, Abteilung Sportmedizin, Warendorf

SKATULLA L.:
Institut für Anatomie und Zellbiologie, Universität Heidelberg

SPATZ R.:
Psychiatrische Klinik, Universität München

SPIEKER C.:
Institut für Medizinische Physik, Medizinische Poliklinik, Westfälische Wilhelms-Universität Münster

SPITZER S.:
Medizinische Klinik und Poliklinik, Innere Medizin III, Universität des Saarlandes, Homburg

STAUDT H.:
Physiologisches Institut I, Universität Tübingen

STEINMETZ A.:
Zentrum Innere Medizin, Endokrinologie und Stoffwechsel, Philipps-Universität Marburg

STÖTZER T.:
Medizinische Klinik V, Abteilung Sportmedizin, Universität Tübingen

THIE M.:
Institut für Arterioskleroseforschung, Westfälische Wilhelms-Universität Münster

THIEL H.-J.:
Augenklinik, Universität Tübingen

TRAN N.:
Institut für Anatomie und Zellbiologie, Universität Heidelberg

ÜBERFUHR P.:
Herzchirurgische Klinik I, Klinikum Großhadern, Universität München

ULBRICH H.-J.:
Institut für Arterioskleroseforschung, Westfälische Wilhelms-Universität Münster

VERHEYEN A.:
Janssen Research Foundation Beerse, Belgien

VÖLKER W.:
Institut für Arterioskleroseforschung, Westfälische Wilhelms-Universität Münster
VOISARD R.:
Physiologisches Institut I, Universität Tübingen
WAGNER K.G.:
Gesellschaft für Biotechnologische Forschung
WALTER A.:
Institut für Physiologie, Freie Universität Berlin
WEISS H.D.:
Physiologisches Institut I, Universität Tübingen
WEISWEILER H.:
MRM - Metabolic Research München
WEISWEILER P.:
MRM - Metabolic Research München
WELSCH U.:
Anatomische Anstalt, Klinikum Großhadern, Universität München

WENZEL E.:
Abteilung für Klinische Hämostaseologie und Transfusionsmedizin, Universität des Saarlandes, Homburg
WIEST I.:
Pathologisches Institut, Universität München
WINDSTETTER U.:
Medizinische Klinik I, Klinikum Großhadern, Universität München
WOLBURG-BUCHHOLZ K.:
Physiologisches Institut I, Universität Tübingen
WÜLFROTH P.:
Merz + Co. Dept. of Pharmacology, Frankfurt/Main
WUNDERLICH K.:
Augenklinik, Universität Tübingen
ZECH L.A.:
Zentrum Innere Medizin, Abteilung Endokrinologie, Philipps-Universität Marburg
ZIDEK W.:
Institut für Medizinische Physik,Medizinische Poliklinik, Westfälische Wilhelms-Universität Münster

# Vorwort

*H. E. Schaefer*

Die Deutsche Gesellschaft für Arterioskleroseforschung hat ihre 1991 vom 21. - 23. März in Blaubeuren abgehaltene Jahrestagung unter das Thema: "Arteriosklerose: Prävention, Pathogenese und Therapieansätze" gestellt und damit der erfreulich wachsenden Zahl ihrer Mitglieder aus dem deutschsprachigen Raum Gelegenheit gegeben, über den aktuellen Stand der auf den verschiedensten experimentellen, pathologisch-anatomischen, klinischen oder theoretischen Gebieten arbeitenden Gruppen zu berichten. Auch durch diese Tagung ist es unserer noch jungen Gesellschaft gelungen, die interdisziplinären Ansätze auf dem Gebiet der an sich alten Arterioskleroseforschung zu einer Synopsis zusammenzuführen, deren dialektischer Reiz nicht zuletzt in einer Gegenüberstellung heterogener, wenn nicht sogar konträrer Arbeitshypothesen gelegen ist.

Obwohl alle Poster- und Vortragsbeiträge in vollem Wortlaut wiedergegeben sind, vermag das gedruckte Wort doch die Lebendigkeit und Vielfalt der Diskussionen und Gespräche am Rande nur unvollkommen zu vermitteln. Dennoch wird die aufmerksame Lektüre der Originalbeiträge den richtigen Eindruck vermitteln, daß die Umsetzung der mehr oder weniger gesicherten Fakten etwa auf dem Gebiet der angiologisch relevanten Lipidologie in handelnde Prävention oder Therapie mit erheblichen Elementen von Unsicherheit und Mutmaßung verbunden ist, zumal die Pathogenese der Arteriosklerose des Menschen von so vielfältigen Einflüssen wie genetisch bedingten biochemischen Anomalien, individualtypischer Lebensweise und der durchaus physiologischen Alterung abhängt. Verständlich, daß ein derartig multifaktorieller und darüber hinaus langjähriger Prozeß kaum oder nur fragmentarisch in tierexperimentelle Modelle umzusetzen ist.

Auch diese Tagung konnte insofern von einem besonderen Genius loci profitieren, als die Versammlung der Gesellschaft in der fast klösterlichen Abgeschiedenheit des Heinrich-Fabri-Institutes der Universität Tübingen in Blaubeuren dem intensiven Gedankenaustausch überaus förderlich war. Ohne die Unterstützung der Universität Tübingen und insbesondere auch der Firma Merckle GmbH wäre dieser Tagungsrahmen nicht möglich gewesen. Wir schulden daher dem Hausherrn und dem Sponsor großen Dank.

# The cholesterol theory of myocardial infarct


*H. von Baeyer, A. Bimmermann, W. Hopfenmüller, R. Schwerdtfeger*
Klinikum Rudolf Virchow, Medizinische Klinik und Poliklinik Charlottenburg,
Institut für medizinische Dokumentation und Statistik, Freie Universität Berlin


## Abstract


In order to validate the rational basis of cholesterol lowering measures for prevention of mycardial infarction, a survey has been made of the available data. 3 groups of persons are considered:

1  Medium range hypercholesterolemia: the total number of participants in primary and secondary prevention studies from which cholesterol difference and incidence of fatal and non-fatal myocardial infarctions are indicated.
2  Severe hypercholesterolemia: Patients with heterozygous familial hypercholesterolemia on LDL-apheresis.
3  Extreme hypercholesterolemia: Patients with homozygous familial hypercholesterolemia on plasmapheresis.


| Group Source | N | Plasma-choesterol mg/dl | Therapy | Proof of Effect |
|---|---|---|---|---|
| Primary and secondary Intervention studies middle aged men | Verum  333-- Placebo 35--- | <x> 265 | Diet Drugs | if Delta Chol>45 mg/dl Yes |
| Hom-FH Het-FH Literature own Data | hom-FH 5 het-FH 6 | > 700 500-600 | Plasmapheresis LDL-Apheresis Diet Drugs | Yes Possible |

The data support efforts to assess the effect of LDL-apheresis in heterozygous FH-patients. This can be accomplished with a register of LDL-apheresis from which the incidence of myocardial infarctions in the treated patients will become evident.

# Die Cholesterintheorie des Myokardinfarktes

Zusammenfassende Auswertung von Therapiestudien mit Senkung des Plasmacholesterins bei mittelgradiger Hypercholesterinämie und Erfahrungen mit LDL-Apherese bei homo- und heterozygoter familiärer Hypercholesterinämie

*H. von Baeyer, A. Bimmermann, W. Hopfenmüller, R. Schwerdtfeger*
Klinikum Rudolf Virchow, Medizinische Klinik und Poliklinik Charlottenburg,
Institut für medizinische Dokumentation und Statistik, Freie Universität Berlin

Der Einfluß der Blutlipide auf die Entstehung einer Atherosklerose ist seit 40 Jahren wissenschaftlich gesichert. Der Zusammenhang zwischen Plaquebildung in der arteriellen Gefäßwand und Cholesterinangebot ist in zahlreichen experimentellen Modellen nachgewiesen und von R. ROSS zu einem theoretisch-ätiologischen Konzept zusammengefaßt worden [1]. Dabei spielt das cholesterintransportierende LDL(Low density lipoprotein)-Partikel eine entscheidende Rolle sowohl in bezug auf die Auslösung als auch den Unterhalt der atherosklerotischen Läsion. Der Zusammenhang zwischen Blutcholesterin und Herzinfarktrate ist in großen, epidemiologischen Studien [2, 4] bewiesen. Etwas weniger deutlich, aber unbestritten ist der Einfluß anderer Faktoren, wie Triglyzeride, Körpergewicht und Nikotingenuß [5]. Die für ärztliches Handeln so wesentliche Frage, ob durch Intervention auch die Herzinfarktrate verringert werden kann, ist bis heute Gegenstand heftiger Kontroversen. Da Cholesterin der erste identifizierte Risikofaktor war [6], sind hier auch die meisten epidemiologischen Daten vorhanden. Auch gibt es gerade für das Cholesterin die effektivsten Behandlungsmethoden, wie z.B. Cholesterinsynthese-Hemmstoffe und LDL-Apherese. Die Arbeit behandelt die Frage, welche epidemiologischen Daten zur Cholesterintheorie des Herzinfarktes vorliegen, die eine cholesterinsenkende Therapie rational begründen, und wo weitere Untersuchungen erforderlich sind, um den Effekt der therapeutischen Cholesterinsenkung im besonderen Personenkreis der familiären Hypercholesterinämie zu sichern. Drei Personenkreise sind in diesem Zusammenhang bedeutungsvoll:

1. Die Gesamtheit der Teilnehmer an randomisierten und kontrollierten Studien (Verum n = 33 287; Plazebo n = 35 917) zur Primär- oder Sekundärprävention des Myokardinfarktes bei Personen mit mittelgradig erhöhten Cholesterinwerten ($<x>$ = 265 mg/dl).
2. Personen mit heterozygoter familiärer Hypercholesterinämie, die mit Diät,

Pharmaka und LDL-Apherese behandelt wurden. Cholesterindurchschnitts-
wert um 500 mg/dl.
3. Personen mit homozygoter familiärer Hypercholesterinämie, Cholesterin–
   werte über 700 mg/dl.
Zu diesen Personengruppen stehen Literatur sowie eigene Beobachtungen zur
Verfügung.

## Methodik und Ergebnisse

Zunächst wird der Versuch unternommen, alle bisher publizierten Interventionsstudien zusammenzufassen. Dies ist aus vielen Gründen problematisch,
aber andererseits, bei den teilweise widersprüchlichen Ergebnissen, die einzige
Methode, eine zusammenfassende Aussage zu erhalten. Wenn exakte Angaben über die Endpunkte Infarktinzidenz und Cholesterindifferenz im Plazebo-
und Verumkollektiv vorliegen, läßt sich eine graphisch darstellbare, korre-
lationsstatische Zusammenfassung geben. Zur vergleichenden Auswertung
konnten sieben Studien der Primär- und vier Studien der Sekundärprävention
des Myokardinfarktes mit cholesterinsenkenden Maßnahmen herangezogen
werden. Ausgewertet wurde die Summe der tödlichen und nicht tödlichen
Myokardinfarkte nach Angaben aus den zitierten Publikationen. Folgende Zah-
len wurden den Studien entnommen:

*Tab. 1:* Daten von Interventionsstudien zur Wirkung von cholesterinsenkenden Maßnahmen
auf die Herzinfarktrate.
n = Stichprobenumfang, T-Chol = Konzentration des Plasmacholesterins,
MI = Summe der tödlichen und nicht tödlichen Myokardinfarkte

| Studie | Maßnahme | Verum | | | Plazebo | | |
| --- | --- | --- | --- | --- | --- | --- | --- |
| | | n | T-Chol mg/dl | MI | n | T-Chol mg/dl | MI |
| Oslo [7] | Diät | 628 | 328 | 25 | 604 | 261 | 16 |
| Helsinki [8] | Gemfibrozil | 2501 | 247 | 51 | 2030 | 288 | 79 |
| LRC [9] | Cholestyramin | 1906 | 257 | 160 | 1900 | 292 | 160 |
| N-Karelien [10] | Diät, Nikotin-karenz | 2228 | 257 | 128 | 3159 | 267 | 221 |

| Göteborg [11] | Diät, Nikotin-karenz | 10004 | 232 | 963 | 10011 | 238 | 942 |
|---|---|---|---|---|---|---|---|
| MRFIT [3] | Diät, Nikotin-karenz | 6428 | 242 | 193 | 6438 | 254 | 179 |
| DART [12] | Diät | 855 | 242 | 132 | 860 | 249 | 144 |
| Schweden [13] | Clofibrat, Niacin | 279 | 210 | 41 | 276 | 253 | 62 |
| CDP [14] | Niacin | 1119 | 277 | 317 | 2798 | 253 | 921 |
| WHO [15] | Clofibrat | 1103 | 239 | 339 | 2798 | 253 | 921 |
| CDP [16] | Dynothel | 1083 | 226 | 145 | 2715 | 249 | 314 |
| Minnesota [17] | Diät | 4541 | 175 | 131 | 4516 | 203 | 121 |
| MPP [18] | Diät, Probucol, Clofibrat | 612 | 20 | 19 | 610 | 272 | 9 |

*Tab. 2:* Nebenbedingungen obiger Studien bei Beginn.

| Studie | Geschlecht | Verum Alter <x> | % Raucher | Plazebo Alter <x> | % Raucher |
|---|---|---|---|---|---|
| Oslo | m | 45.2 | 79.1 | 52.5 | 79.6 |
| Helsinki | m | 47.2 | 36.5 | 47.4 | 35.8 |
| LRC | m | 47.6 | 38.6 | 47.9 | 36.8 |
| N-Karelien | m/w | - | 52.2 | - | 50.9 |
| Göteborg | m | - | 50.7 | - | 50.7 |
| MRFIT | m/w | 46.2 | - | 46.1 | - |
| DART | m | - | - | - | - |
| Minnesota | m/w | - | - | - | - |
| Schweden | m | 59 | 69 | 57 | 69 |
| MPP | m | 48 | 24.8 | 48 | 24.1 |
| CDP-Niacin | m | 54 | 42.3 | 43 | 39 |
| CDP-Dynothel | m | 41.2 | 38.9 | 42.6 | 37.9 |
| WHO-Clofibrat | m | 43.5 | 39 | 43 | 39 |

Wesentliche ätiologische Faktoren der koronaren Herzerkrankung sind Alter, Geschlecht und Nikotingenuß. Tab. 2 gibt diese Daten der ausgewerteten Studien wieder.
Zwischen den Studien sind die Unterschiede erheblich, jedoch ist der Unterschied zwischen Plazebo und Verum gering und akzeptabel.
Die vergleichende Zusammenfassung ergibt folgendes Bild:

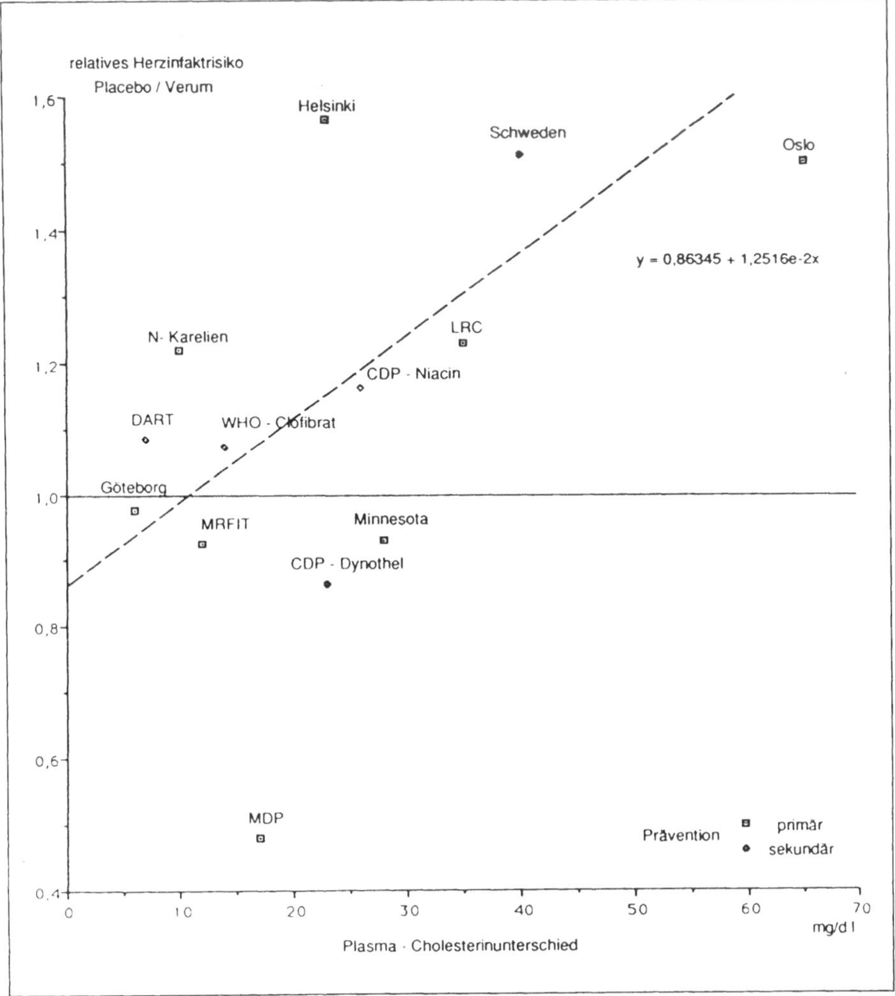


*Abb. 1:* Relatives Herzinfarktrisiko als Funktion der Senkung der Konzentration des Plasmacholesterins.

*Legende zu Abb. 1:*
Aufgetragen ist das relative Infarktrisiko: Plazebokollektive über Verumkollektive als Funktion der durch die Intervention erzielten Cholesterindifferenz. Man erkennt, daß eine entscheidungslose Grauzone im Bereich bis 30 mg/dl Cholesterindifferenz besteht. Oberhalb davon allerdings ist ein Zusammenhang gegeben. Der gewichtete Korrelationskoeffizient beträgt $r = 0,65$ ($p < 0.01$). Das Bestimmtheitsmaß ist $r2 = 0,42$. Mit anderen Worten: Jemand, der durch eine Intervention bei einer mittleren Cholesterinkonzentration von 265 mg/dl eine Senkung von 45 mg/dl erreicht, hat ein um ein Drittel niedrigeres Risiko, einen Herzinfarkt zu erleiden als vorher. Dabei ist die Wirkung der Cholesterinsenkung als solche nur mit ca. 40 % auf die Senkung der Infarktrate zu veranschlagen. Diese Aussage gilt sowohl für die Primärprävention als auch für die Sekundärprävention, wobei das Herzinfarktrisiko an sich ca. 10mal höher ist.

Betrachten wir nun die beiden Hochcholesteringruppen. Trotz intensiver Bemühung um die maschinelle Seite der extrakorporalen LDL-Elimination sind bisher keine multicasuistischen Mitteilungen bezüglich eingetretener Herzinfarkte bei den behandelten Patienten veröffentlicht worden. Es sollten Verläufe publiziert werden, um ein realistisches Bild zu gewinnen und um Anlaß für weitere Erhebungen zu geben. Wir können in Berlin über Langzeitverläufe von sieben Patienten berichten, die an homozygoter ($n = 1$) und heterozygoter ($n = 6$) familiärer Hypercholesterinämie leiden und mit LDL-Apherese, später in Kombination mit HMG-CoA(Hydroxymethylglutaryl-Coenzym A)-Reduktase-Hemmstoffen (CS-I) behandelt worden sind. Drei Patienten verstarben an einem Myokardinfarkt, vier Patienten haben bisher überlebt und im Behandlungs-zeitraum keinen Myokardinfarkt erlitten. Die Patientendaten sind in Tab. 3 zusammengefaßt.

*Verläufe zu Abb. 2:*
(LDL-Apheresen mit kombinierter Zentrifugentechnik und Membrandifferen-tialfiltration)
1. 30jährige Frau mit homozygoter FH; Beginn 3/83; mindestens ein Myokard-infarkt davor; Aortenstenose mit Hypotonie; sehr schlechte Compliance; weiter intensiver Nikotingenuß; Exitus letalis durch Herzinsuffizienz.
2. 28jähriger Mann mit heterozygoter FH; Beginn 7/88; zwei Myokardinfarkte davor; Diagnose der FH mit 23 Jahren; Ablehnung jeder invasiven Maßnah-me; ein Jahr Pause; CS-I-Therapie; Wiederaufnahme der LDL-Apherese; instabile Angina; Koronarangiographie erneut abgelehnt; Exitus letalis durch Myokardinfarkt nach Alkohol- und Nikotinexzeß.

3. 47jährige Frau mit heterozygoter FH; Beginn 12/87; mit 42 Jahren 2-Gefäß-
   KHK angiographisch diagnostiziert; mit 46 Jahren ACVB (arterio-korona-
   rer-Venenbypaß); danach Entwicklung einer sehr schmerzhaften rheuma-
   toiden Arthritis; Sommer 1988 Cyclosporin-A-Therapie im Rahmen einer
   Studie; sehr gutes Ansprechen, deswegen Entscheidung gegen CS-I-Therapie; im Sommer 1989 Beendigung der Cyclo-A-Therapie, Beginn CS-I-
   Therapie; Exitus letalis durch Myokardinfarkt.

*Tab. 3:* Patientendaten vor Beginn der LDL-Apheresetherapie.
Die Familienanamnese ist bei allen Patienten, soweit erhebbar, positiv in bezug auf
vorzeitige koronare Herzerkrankung und Hyperlipidämie.
Het-FH = heterozygote familiäre Hypercholesterinämie; Hom-FH = homozygote
Hypercholesterinämie; Plasmakonzentrationen: T-Chol = Cholesterin; LDL,
HDL = Lipoproteine; TG = Triglyzeride; MI = Zahl der anamnestischen
Myokardinfarkte; KHK = Koronare Herzerkrankung; j = Jahre; m = männlich;
w = weiblich

| Patient | Xanthome | KHK | MI | T-Chol | LDL | HDL | TG |
|---|---|---|---|---|---|---|---|
| 30 J., w<br>Hom-FH | + | + | 1 | 758 | 720 | 32 | 61 |
| 28 J., m<br>Het-FH | + | + | 3 | 570 | 522 | 41 | 203 |
| 47 J., w<br>Het-FH | + | + | 2 | 612 | 540 | 35 | 146 |
| 63 J., m<br>Het-FH | + | + | 0 | 506 | 465 | 40 | 122 |
| 42 J., m<br>Het-FH | + | + | 1 | 527 | 453 | 41 | 168 |
| 54 J., m<br>Het-FH | + | + | 1 | 520 | 445 | 23 | 164 |
| 36 J., m<br>Het-FH | + | - | - | 404 | 343 | 26 | 176 |

Abb. 2 illustriert die tödlichen Verläufe LDL-Cholesterin vor LDL-Apherese. Der
Anfangswert ist als Mittelwert mit Standardabweichung vor der Zeitskala aufgetragen. Wenn nur der erste Vorwert gemessen wurde, erfolgte die Eintragung auf
die Ordinate bei Zeitachsenbeginn. CS-I = Therapie mit HMG-CoA-Reduktase-
Inhibitoren. Cyclo-A = Therapie mit Cyclosporin A.

LDL Cholesterin (mg/dl)
700
600
500
400
300
200
100
0
Nikotin
3.3.83
3.84
3.85
3.86
Zeit
30 J. f
LDL Cholesterin (mg/dl)
600
500
400
300
200
100
0
Nikotin
CS-I
19.7.88
7.89
7.90
Zeit
28 J. m
LDL Cholesterin (mg/dl)
600
500
400
300
200
100
0
Cyclo A
CS-I
1.12.87
12.88
12.89
12.90
Zeit
47 J. f

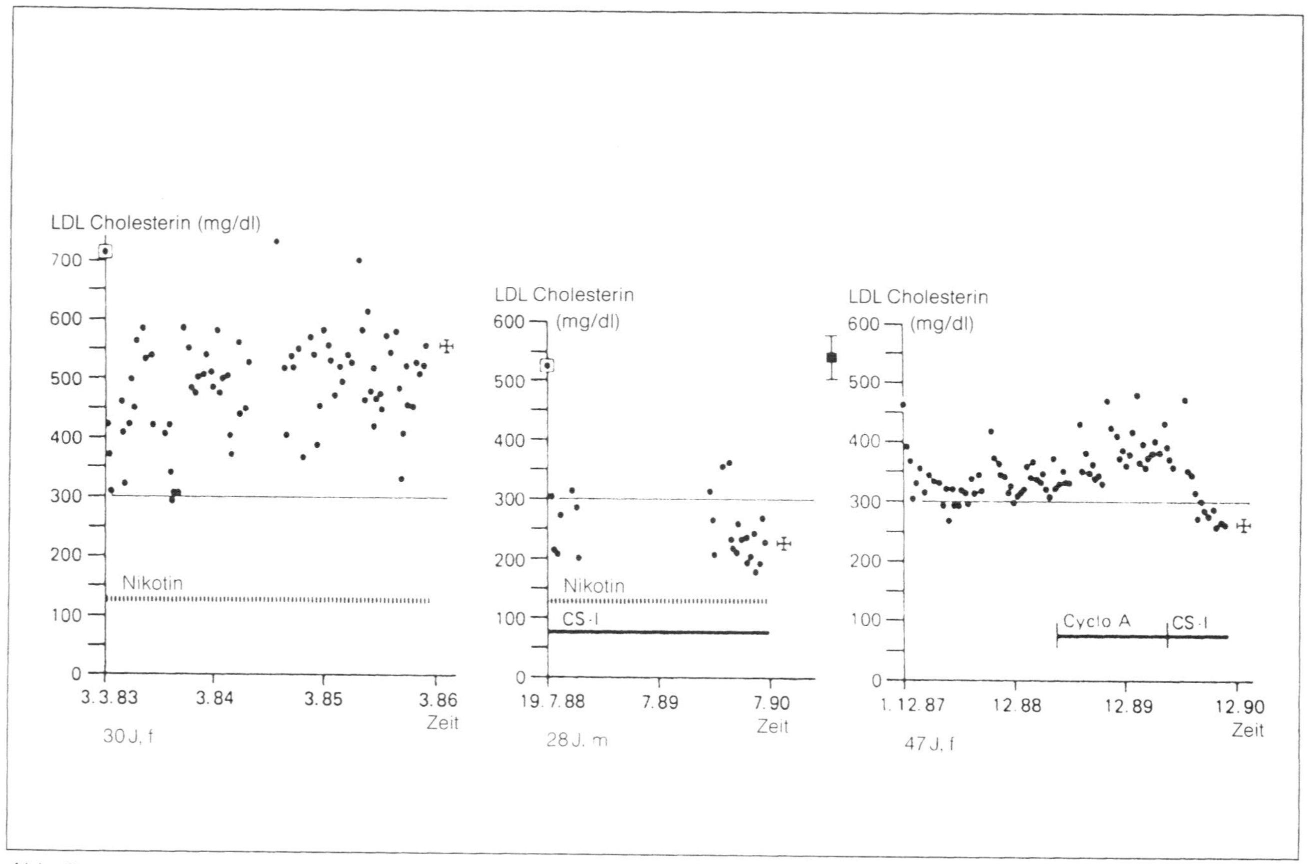

Abb. 2

LDL Cholesterin
(mg/dl)
500
400
300
200
100
0
CS·I
54 J, m
9.12.86
12.87
12.88
12.89
12.90
Zeit
LDL Cholesterin
(mg/dl)
500
400
300
200
100
0
CS·I
63 J, m
25.2.85
2.86
2.87
2.88
2.89
2.90
2.91
Zeit
LDL Cholesterin
(mg/dl)
500
400
300
200
100
0
CS·I
42 J, m
18.11.85
11.86
11.87
11.88
11.89
11.90
Zeit
LDL Cholesterin
(mg/dl)
500
400
300
200
100
0
CS·I
36 J, m
6.1.84
1.85
1.86
1.87
1.88
2.91
Zeit

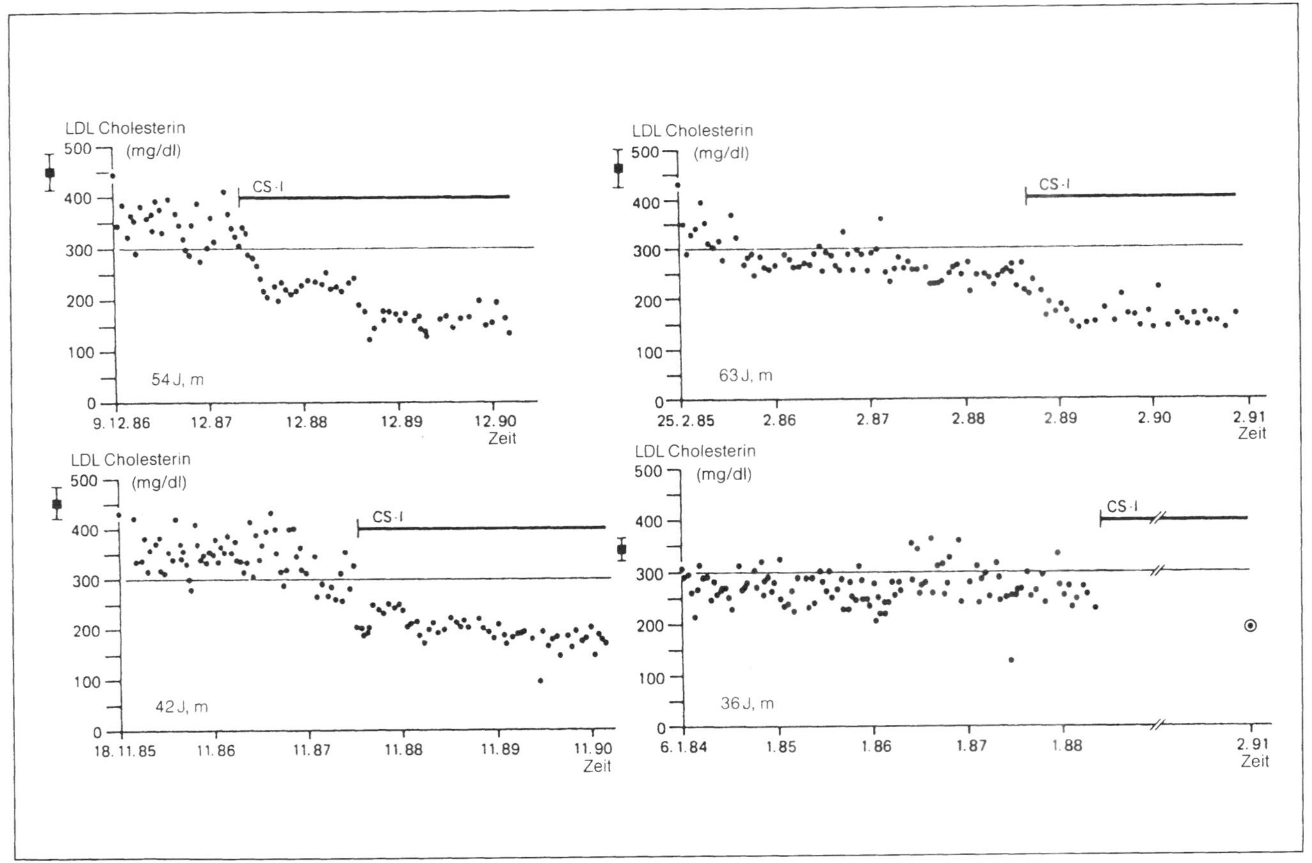

*Abb. 3*

*Verläufe zu Abb. 3:*

4. 54jähriger Mann mit heterozygoter FH und Diabetes mellitus IIa; Beginn 12/86; ein Infarkt.
5. 42jähriger Mann mit heterozygoter FH; Beginn 11/85; Koronarangiographie wegen AP (Angina pectoris) mit 37; 3-Gefäßerkrankung; Infarkt mit 38; 1987 ACVB wegen AP; seitdem beschwerdefrei.
6. 63jähriger Mann mit heterozygoter FH; Beginn 2/85; KHK, kein Herzinfarkt.
7. 36jähriger Mann mit heterozygoter FH; Beginn 1/84; keine KHK; Abbruch der LDL-Apherese 1988.

Abb. 3 illustriert die bisher erfolgreichen Behandlungsverläufe LDL-Cholesterin vor LDL-Apherese. Der Anfangswert ist als Mittelwert mit Standardabweichung vor der Zeitskala aufgetragen. CS-I = Therapie mit HMG-CoA-Reduktase-Inhibitoren.

Die Behandlungsverläufe zeigen den Einfluß der Cholesterinsenkung deutlich: Die tödlichen Komplikationen der FH sind bei den beiden Patienten eingetreten, die nicht längerfristig unter 300 mg/dl LDL-Cholesterin vor LDL-Apherese zu senken waren. Die Ursache bei der Patientin mit Het-FH lag in der mangelnden Compliance. Bei der Patientin mit Het-FH war ihre Entscheidung zugunsten der Cyclo-A-Therapie, eine Kontraindikation für eine CS-I-Therapie, zu respektieren. Davor waren häufigere Termine der LDL-Apherese nicht durchzusetzen. Der zusätzlich negative Einfluß des Nikotingenusses wird ebenfalls deutlich. Bei den überlebenden Patienten ist kein Raucher. Der 28jährige Patient war nach einigen Behandlungen zunächst nicht von der Notwendigkeit der LDL-Apherese zu überzeugen, ebensowenig wollte er den Nikotingenuß aufgeben.
Die Literatur bezüglich der koronaren Herzerkrankung bei Patienten mit Het-FH unter LDL-Apherese ist wenig ergiebig. Bisher ist lediglich eine multicasuistische, angiographische Untersuchung, die eine Regression der koronaren Atherosklerose durch LDL-Apherese belegen soll, von HOMBACH veröffentlicht worden [19]. Bei 10 Patienten konnte eine Regression der Stenosen in 45,5 %, eine Verschlimmerung in 50 % der untersuchten Segmente (n = 79) nach einer Behandlungszeit von 5 - 54 Monaten beobachtet werden. Eine weitere angiographische Studie mit LDL-Apherese mit dem HELP-System (heparin-induzierte extrakorporale LDL-Präzipation) ist abgeschlossen, aber noch nicht veröffentlicht (BMFT-Studie). Weder aus dem nordamerikanischen noch aus dem japanischen Raum sind bisher multicasuistische Daten vorgelegt worden. In der Gruppe der homozygoten familiären Hypercholesterinämie, die mit LDL-Apherese behandelt wurde, legte THOMPSON eine Untersuchung mit einem Vergleich zu unbehandelten Geschwistern vor [20]. Fünf Patienten (Durch-

schnittsalter: 23,2 Jahre, Cholesterinmittelwert: 726 mg/dl) wurden über einen mittleren Zeitraum von 8,4 Jahren behandelt und hatten eine um 5,4 Jahre längere Lebensdauer als die nicht behandelten Geschwister. Vier behandelte Patienten waren zum Untersuchungszeitpunkt noch am Leben, die unbehandelten waren alle gestorben.

## Zusammenfassung

Die Ergebnisse der Studienzusammenfassung belegen den Effekt der Cholesterinsenkung durch Diät und medikamentöse Therapie im leicht erhöhten Bereich (T-Chol 250-350 mg/dl). Allerdings sind mindestens 45 mg/dl Absenkung bei 45jährigen Männern erforderlich, um überhaupt einen statistisch erkennbaren Effekt auf die Myokardinfarktinzidenz zu erzielen. Eine rationale Basis für eine wirksame antihypercholesterinämische Therapie zur Herzinfarktprophylaxe ist somit gegeben. Inwieweit diese Ergebnisse auch auf Frauen übertragen werden können, ist nach wie vor offen. Selbstverständlich sind die übrigen kausalen Faktoren (Nikotin, Triglyzeride, Diabetes mellitus, Übergewicht) der koronaren Herzerkrankung von Bedeutung. Hier jedoch ging es lediglich um den Wert der Cholesterinsenkung. Die als "Kronzeugen" der Cholesterinhypothese der koronaren Herzerkrankung bezeichneten Patienten mit familiärer Hypercholesterinämie sind bezüglich der Wirksamkeit von Interventionsmaßnahmen, wie LDL-Apherese und CS-I-Therapie mit obligater Diät, bisher nicht ausreichend untersucht worden. Es ergibt sich folgendes Bild: Bei den Patienten mit homozygoter familiärer Hypercholesterinämie im Erwachsenenalter (T-Chol > 700 mg/dl) ist die Lebensverlängerung durch die cholesterinsenkende LDL-Apherese in der Studie von THOMPSON belegt. Weitere multicasuistische Studien dazu sind bisher nicht publiziert.
Bei den Patienten mit heterozygoter FH (T-Chol 400-700 mg/dl) sind LDL-Apherese plus CS-I-Therapie sehr wahrscheinlich infarktpräventiv wirksam. Bisher ist nur eine multicasuistische angiographische Untersuchung, die eine Regression wahrscheinlich macht, veröffentlicht worden. Eine abgeschlossene angiographische Studie ist zur Zeit noch nicht publiziert (BMFT-Studie).
Eine Abhilfe dieser so unbefriedigenden Situation stellt das von der Deutschen Gesellschaft für Arterioskleroseforschung (DGAF) eingerichtete LDL-Apherese-Register dar. Da eine randomisierte und kontrollierte Studie mit LDL-Apherese bei Patienten mit Het-FH bei sehr wahrscheinlichem Effekt ethisch nicht vertretbar ist, kann nur durch ein derartiges, langfristig geführtes Register der behandelten Patienten eine definitive Aussage über den Wert der LDL-Apherese erwartet werden.

## Literaturverzeichnis


1  ROSS R. The pathogenesis of atherosclerosis - an update. N Engl J Med 1986; 314: 488-499.
2  Multiple risk factor intervention trial research group. Coronary heart disease death, non-fatal myocardial infarction and other clinical outcomes in the multiple risk factor intervention trial. Am J Cardiol 1986; 58: 1-13.
3  Multiple risk factor intervention trial research group. Risk factor changes and mortality results. JAMA 1982; 248: 1465-1477.
4  ANDERSON KM, CASTELLI WP et al. Cholesterol and mortality 30 years of follow-up from the Framingham study. JAMA 1987; 257: 2178-2180.
5  ASSMANN G. Fettstoffwechselstörung und koronare Herzerkrankung. München: MMV Medizin Verlag 1988; 102-104.
6  GOFMAN JW, JONES HB et al. Blood lipids and human atherosclerosis. Circulation 1950; 2: 161-178.
7  HJERMANN I, VELVE BYRE K et al. Effect of diet and smoking intervention on the incidence of coronary heart disease. Report from the Oslo study group of randomised trial in healthy men. Lancet 1981; 1304-1310.
8  FRICK MH, ELO O et al. Helsinki heart study: primary prevention trial with Gemfibrozil in middle-aged men with dyslipidemia. N Engl J Med 1987; 317: 1237-1245.
9  Lipid research clinics program. The lipid research clinics coronary primary prevention trial results II. The relationship of reduction in incidence coronary heart disease to cholesterol lowering. JAMA 1984; 251: 365-374.
10  SALONEN JT, PUSKA P, MUSTANIEMI H. Changes in morbidity and mortality during comprehensive  community programme to control cardiovascular diseases during 1972-7 in North Karelia. Br Med J 1979; 2: 1178-1183.
11  WILHELMSEN L, BERGLUND G et al. The multifactorial primary prevention trial in Göteborg, Sweden. Eur Heart J 1986; 7: 279-288.
12  BURR ML, FEHLY AM et al. Effects of changes in fat, fish, and fibre intakes on death and myocardial reinfarction: diet and reinfarction trial (DART). Lancet 1989; 758-761.
13  ROSENHAMMER G, CARLSON LA. Effect of clofibrate-nicotinic acid treatment in ischaemic heart disease. An interim report. Atherosclerosis 1980; 37: 129-138.
14  Coronary drug project research group. Clofibrate and Niacin in coronary heart disease. JAMA 1975; 231: 360-381.
15  Committee of principle investigators. A co-operative trial in the primary prevention of ischaemic heart disease using clofibrate. Br Heart J 1978; 40: 1069-1118.
16  Coronary drug project research group. Findings leading to further modifications of its protocol with respect to dextrothyroxin. JAMA 1972; 220: 966-1008.
17  FRANTZ ID, DAWSON EA et al. Test of lipid lowering by diet on cardiovascular risk. The Minnesota coronary survey. Arteriosclerosis 1989; 9: 129-135.
18  MIETTINEN TA, JUSSI K et al. Multifactorial primary prevention of cardiovascular disease in middle-aged men. JAMA 1985; 254: 2097-2102.
19  HOMBACH V, BORBERG H et al. Regression der Koronarsklerose bei familiärer Hypercholesterinämie IIa durch spezifische LDL-Apherese. Dtsch Med Wochenschr 1986; 111: 1709-1715.
20  THOMPSON GR, MILLER JP et al. Improved survival of patients with homozygous familial hypercholesterolemia treated with plasmaexchange. Br Med J 1985; 291: 1671-1673.

# Hyperlipoproteinemia in type II-diabetics: an investigation into prevalence, incidence and results of treatment


*S. Fischer, M. Hanefeld, J. Schulze, U. Julius, U. Schwanebeck*
Medizinische Akademie "Carl Gustav Carus", Klinik für Innere Medizin,
Ambulanz für Stoffwechsel und Endokrinologie, Dresden


## Abstract


In the Diabetes intervention study, we investigated 1139 patients (aged 30-55 years) with newly manifested, dietetically compensated type II-diabetes. The patients were randomly allotted to 2 intervention groups with intensified health education plus clofibric acid or placebo (double blind manner) and a control group. At the time of clinical manifestation of the diabetes we found in 17,6 % of the patients a primary HLP (hyperlipoproteinemia), whereby the hyper–triglyceridemia dominated.

After 5 years diabetes duration TC had significantly risen in all groups, whereas TG concentration could be influenced through the intensified health education and the clofibric acid therapy. At this time significant relations between the TG values and signs of CIHK in resting ECG could be demonstrated. After 5 years patients with higher lipid values have shown a more unfavourable risk profile in relation to RR, IGI and FBG (fasting blood glucose) than patients with lower lipids.

# Hyperlipoproteinämien bei Typ II-Diabetikern, Untersuchungen zu Prävalenz, Inzidenz und Behandlungsergebnissen

*S. Fischer, M. Hanefeld, J. Schulze, U. Julius, U. Schwanebeck*
Medizinische Akademie "Carl Gustav Carus", Klinik für Innere Medizin,
Ambulanz für Stoffwechsel und Endokrinologie, Dresden

## Einleitung

Diabetiker sterben infolge makroangiopathischer Gefäßkomplikationen im Vergleich mit der Normalbevölkerung auch heute noch früher. Die Prognose für Diabetiker verschlechtert sich besonders durch das Vorliegen weiterer Risikofaktoren erster Ordnung, wie der Hypertonie und der Hyperlipoproteinämie, die bei Diabetikern unverhältnismäßig häufiger vorkommen als bei der Normalbevölkerung. Bisher gibt es nur relativ wenige prospektive Studien, die über den Verlauf des Typ II-Diabetes und das Auftreten makroangiopathischer Gefäßkomplikationen Auskunft geben können.

Wir möchten deshalb über die Diabetesinterventionsstudie berichten, eine multizentrische Multiinterventionsstudie bei Typ II-Diabetikern mit dem Ziel, durch Bekämpfung der assoziierten Risikofaktoren sowie ein verbessertes Gesundheitsbewußtsein die Entwicklung makroangiopathischer Komplikationen zu verhindern bzw. zu verzögern.

## Material und Methoden

Im Rahmen der Diabetesinterventionsstudie untersuchten wir 1139 Patienten mit einem frisch manifestierten, zunächst rein diätetisch führbaren Typ II-Diabetes im Alter von 30 - 55 Jahren (55,9 % männlichen und 44,1 % weiblichen Geschlechts). Patienten mit manifestierten mikro- oder makroangiopathischen Gefäßkomplikationen, schweren lebensbegrenzenden Erkrankungen oder fehlender Kooperation wurden nicht in die Studie einbezogen.

Die Patienten wurden randomisiert folgenden drei Gruppen zugeteilt:

1. Gruppe mit intensivierter Gesundheitserziehung plus Clofibrat 1,6 g/d,
2. Gruppe mit intensivierter Gesundheitserziehung plus Plazebo,
3. Kontrollgruppe, hier erfolgte die Betreuung wie in den
   Diabetikerambulanzen bisher üblich.

Die intensivierte Gesundheitserziehung in den beiden Interventionsgruppen schloß die Empfehlungen zu lipidsenkender Basisdiät, Gewichtsoptimierung und physischem Training ein. Außerdem wurden eine strikte Hypertoniebekämpfung und Antiraucherpropaganda durchgeführt. Neben der üblichen klinischen Untersuchung und Befragung erfolgten laborchemische Kontrollen und die Aufzeichnung von Ruhe-EKG und Ergometrie (Auswertung nach Minnesota-Kriterien, Def. CIHK (Coronare ischämische Herzkrankheit) 1.3: 4,1-4,3; 5,1-5,3 oder 7,1). Die ersten Lipidbestimmungen erfolgten ca. 10 Wochen nach klinischer Feststellung des Diabetes, d.h. nach Diabetesrekompensation. Damit wurden primäre Hyperlipoproteinämien erfaßt.

## Ergebnisse und Diskussion

Zum Zeitpunkt der klinischen Manifestation des Diabetes fanden wir bei 17,6 % der Patienten eine gesicherte, primäre Hyperlipoproteinämie (HLP), d. h. TG (Triglyzeride) > 250 mg/dl und/oder TC (Total Cholesterol) > 300 mg/dl, wobei erwartungsgemäß die Hypertriglyzeridämien dominierten (Tab. 1). Wir hatten 1972 bei einer Dresdener Normalbevölkerung im Rahmen der Dresdener Studie

*Tab. 1:* Prävalenz der Hyperlipoproteinämie und Adipositas zum Zeitpunkt der klinischen Manifestation des Typ II-Diabetes (DIS-Studie).

| | Gesamtzahl der Patienten | Männer | Frauen | p M/F |
|---|---|---|---|---|
| n | 1139 | 637 | 502 | |
| HLP (%) | 17,6 | 18,1 | 17,0 | n.s. |
| davon HTG | 11,3 | 11,3 | 11,2 | n.s. |
| mixed HLP | 2,8 | 3,0 | 2,6 | n.s. |
| HCH | 3,5 | 3,8 | 3,2 | n.s. |
| Adipositas (%) | 49,0 | 41,3 | 57,8 | < 5 % |
| IHK Ruhe EKG (%) n = 1126 | | 8,9 | 21,6 | < 5 % |
| Ergometrie (%) n = 796 | | 14,6 | 32,0 | < 5 % |
| Def.: Hyperlipoproteinämie: | TG > 250 mg/dl und/oder TC > 300 mg/dl | | | |
| Adipositas: | IGI: Männer > 1,2 Frauen > 1,3 | | | |

*Tab. 2:* 5-Jahresverläufe der Lipide bei Typ II-Diabetikern.

| | Kontrollgruppe | IGE | IGE + Clofibrinsäure |
|---|---|---|---|
| n | 317 | 298 | 226 |
| Triglyzeride (mg/dl) | | | |
| 1. Jahr | 142,6 | 137,4 | 133 |
| | ↓ s. | ↓ s. | |
| 6. Jahr | 170,6 | 154,9 | 138,2 |
| Cholesterol (mg/dl) | | s. | |
| 1. Jahr | 216,9 | 215 | 210,8 |
| | ↓ s. | ↓ s. | ↓ s. |
| 6. Jahr | 232,8 | 228,1 | 225,8 |

IGE = Intensivierte Gesundheitserziehung   s = $p<5\%$

eine Hyperlipoproteinämiefrequenz von 7,6 % bei gleichen Grenzwerten gefunden, d.h. die Diabetiker waren dreimal häufiger von einer HLP betroffen im Vergleich zur Normalbevölkerung [2].
Besonders hervorzuheben ist, daß im Gegensatz zur Normalbevölkerung Frauen in gleichem Maße wie Männer betroffen waren. Im Zusammenhang damit fanden wir bei Frauen eine höhere Adipositasfrequenz und sowohl im Ruhe-EKG als auch bei der Ergometrie in einem signifikant höheren Maße Zeichen einer koronaren ischämischen Herzkrankheit (CIHK) (Tab. 1). Legt man die Kriterien der Europäischen Arteriosklerose-Gesellschaft [1, 3] zugrunde, dann haben 60,9 % der männlichen Diabetiker und 64,3 % der weiblichen Diabetiker Lipidwerte im kontrollbedürftigen bzw. therapiepflichtigen Bereich.
Nach fünf Jahren Studienverlauf lagen die Triglyzeride in beiden Interventionsgruppen signifikant niedriger als in der Kontrollgruppe.
Wir konnten auch signifikante Unterschiede zwischen beiden Interventions-

gruppen nachweisen, allerdings stiegen in der Kontrollgruppe und in der Gruppe mit intensivierter Gesundheitserziehung die Triglyzeride innerhalb der 5-Jahres-Verlaufsbeobachtung signifikant an. Damit läßt sich sowohl der positive Einfluß der intensivierten Gesundheitserziehung als auch der Clofibrinsäuretherapie nachweisen (Tab. 2). Dagegen stiegen in allen drei Gruppen die Cholesterolwerte über den Zeitraum von fünf Jahren signifikant an, und es ließen sich keinerlei Unterschiede zwischen den drei Gruppen nachweisen (Tab. 2). Dies dürfte sowohl das Ergebnis ungünstiger Ernährungsgewohnheiten sein, andererseits stehen heute besonders mit den Fibraten der 2. Generation potentere Lipidsenker zur Verfügung als die Clofibrinsäure. Fünf Jahre nach Diabetesmanifestation ließen sich bei unseren Patienten Zusammenhänge zwischen der Höhe der Triglyzeride und der Häufigkeit des Auftretens einer CIHK im Ruhe-EKG nachweisen, d.h., Patienten mit Zeichen einer CIHK zeigten nach fünf Jahren Diabetesverlauf signifikant höhere TG-Werte auf als Patienten mit einem unauffälligen Ruhe-EKG; die gleichen signifikanten Zusammenhänge fanden wir auch zwischen Body mass index (BMI) und Blutzucker (BZ) einerseits und dem EKG andererseits. Bezüglich des Cholesterols konnten wir derartige Zusammenhänge aber nicht nachweisen (Tab. 3).

Patienten mit höheren Lipidwerten (d.h. höheren TG oder TC) wiesen auch nach fünf Jahren Diabetesverlauf signifikant höhere IGI-Werte (außer bei erhöhten TC), signifikant höhere systolische und diastolische Blutdruckwerte (RR), Nüchternblutzuckerwerte (NBZ) und TG- bzw. TC-Werte auf als Patienten mit niedrigeren Lipidwerten. Damit weisen Patienten mit höheren Lipidwerten ein insgesamt deutlich ungünstigeres Risikoprofil auf als Patienten mit günstigeren Lipidwerten (Tab. 4).

*Tab. 3:* Beziehungen Lipide, NBZ, BMI - CIHK nach 5 Jahren Diabetesverlauf (Varianzanalyse).

| | n | BMI | BZ (mg/dl) | TG (mg/dl) | TC (mg/dl) |
|---|---|---|---|---|---|
| EKG o.B. | 704 | 28,6 | 157,4 | 189,1 | 234,0 |
| EKG IHK | 163 | 29,7 | 173,4 | 219,7 | 240,6 |
| EKG Infarkt | 37 | 27,6 | 161,0 | 256,2 | 243,4 |
| | | F=0,0053 s. | F=0,003 s. | F=0,0082 s. | F=0,3 n.s. |

*Tab. 4:* RR, BZ, TC und IGI bei Typ II-Diabetikern mit normalen und erhöhten Blutlipiden. Befunde 5 Jahre nach Diabetesdiagnose.

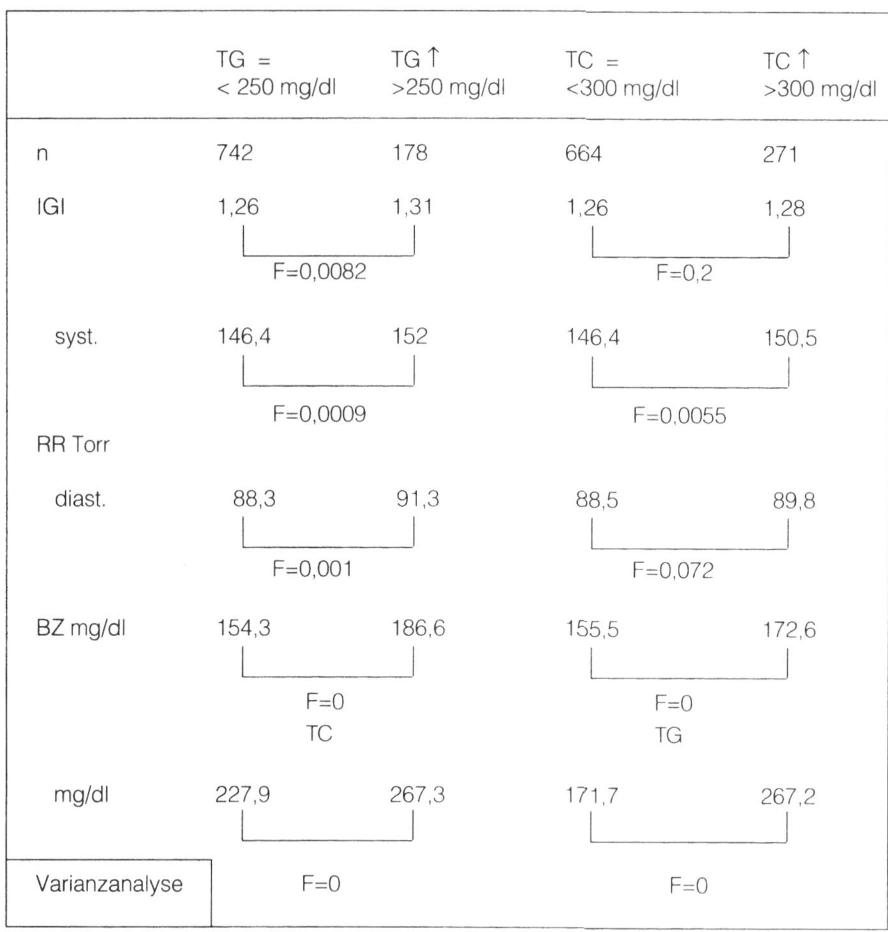

| | TG =<br>< 250 mg/dl | TG ↑<br>>250 mg/dl | TC =<br><300 mg/dl | TC ↑<br>>300 mg/dl |
|---|---|---|---|---|
| n | 742 | 178 | 664 | 271 |
| IGI | 1,26 | 1,31 | 1,26 | 1,28 |
| | F=0,0082 | | F=0,2 | |
| syst. | 146,4 | 152 | 146,4 | 150,5 |
| | F=0,0009 | | F=0,0055 | |
| RR Torr | | | | |
| diast. | 88,3 | 91,3 | 88,5 | 89,8 |
| | F=0,001 | | F=0,072 | |
| BZ mg/dl | 154,3 | 186,6 | 155,5 | 172,6 |
| | F=0 | | F=0 | |
| | TC | | TG | |
| mg/dl | 227,9 | 267,3 | 171,7 | 267,2 |
| Varianzanalyse | F=0 | | F=0 | |

## Zusammenfassung

Im Rahmen der Diabetesinterventionsstudie untersuchten wir 1139 frisch manifestierte, zunächst rein diätetisch führbare Typ II-Diabetiker im Alter von 30-55 Jahren. Die Patienten wurden randomisiert zwei Interventionsgruppen mit intensivierter Gesundheitserziehung plus Clofibrinsäure oder Plazebo (Doppelblindprinzip) und einer Kontrollgruppe zugeordnet. Zum Zeitpunkt der klinischen Manifestation des Diabetes fanden wir bei 17,6 % der Patienten eine primäre

HLP, wobei die Hypertriglyzeridämien dominierten. Nach fünf Jahren Diabetesverlauf waren in allen Gruppen die Cholesterolwerte signifikant angestiegen, dagegen konnten die Triglyzeride durch die intensivierte Gesundheitserziehung und die Clofibrintherapie beeinflußt werden. Zu diesem Zeitpunkt ließen sich auch signifikante Beziehungen zwischen der Höhe der Triglyzeride und der Ausprägung einer CIHK im Ruhe-EKG nachweisen. Patienten mit höheren Lipidwerten zeigten nach fünf Jahren ein insgesamt ungünstigeres Risikoprofil bezüglich RR, IGI und NBZ als Patienten mit niedrigeren Lipidwerten.

## Literaturverzeichnis

1 ASSMANN G. Fettstoffwechselstörungen und koronare Herzkrankheit. München: MMV Medizin Verlag 1988.
2 HANEFELD M , LEONHARD W, HALLER H, MOSER W. Häufigkeit und Interrelation metabolischer Risikofaktoren: Die Dresdener Studie. 3. Mitteilung: Prävalenz von Hyperlipoproteinämien und pathologischen Lipidwerten. Deutsches Gesundheitswesen 1973; 28: 1585-1589.
3 Stellungnahme der European Atherosclerosis Society (EAS). Erkennung und Behandlung der Hyperlipidämie bei Erwachsenen. Eur Heart J 1988; 9; 571-600.

# Fibrinogen and coronary heart disease, results from the PROCAM study

*H. Schulte, J. Heinrich, G. Assmann*

*H. Schulte, G. Assmann*
Institut für Arterioskleroseforschung, Westfälische Wilhelms-Universität
Münster

*J. Heinrich, G. Assmann*
Institut für Klinische Chemie und Laboratoriumsmedizin, Westfälische
Wilhelms-Universität Münster

## Abstract

In a longitudinal analysis in which 40 to 65-year old male participants of the **Pro**spektive **Ca**rdiovascular **M**ünster (PROCAM) study with no history of myocardial infarctions or strokes at the start of the study were kept under observation for four years, there were 55 myocardial infarctions or deaths from coronary heart disease within these four years, while 2132 subjects survived the period without coronary heart disease (CHD). Thrombin-clottable fibrinogen was 24,7 mg/dl higher in the men who developed CHD than in those who did not (p < 0,01). The incidence of CHD in the upper tertile of the fibrinogen distribution was three times higher than in the lowest tertile. In a bivariate and in a multiple logistic regression model taking into account age, systolic blood pressure, cigarette smoking, diabetes mellitus, attacks of angina pectoris and family history of myocardial infarction, the regression coefficient of fibrinogen was statistically significant. In a model that additionally included cholesterol and HDL cholesterol, the coefficient did not approach statistical significance (coefficient 0,00286, standard deviation 0,00189, p = 0,13). The incidence of CHD rose as fibrinogen increases within the middle and particularly the upper tertile of cholesterol distribution.

# Fibrinogen und koronare Herzkrankheit, Ergebnisse der PROCAM Studie*


*H. Schulte, J. Heinrich, G. Assmann*

*H. Schulte, G. Assmann*
Institut für Arterioskleroseforschung, Westfälische Wilhelms-Universität
Münster

*J. Heinrich, G. Assmann*
Institut für Klinische Chemie und Laboratoriumsmedizin, Westfälische
Wilhelms-Universität Münster


## Zusammenfassung


In einer Längsschnittauswertung von 40- bis 65jährigen männlichen Teilneh-mern der **Pro**spektive **Ca**rdiovascular **M**ünster (PROCAM) Studie, die zu Beginn der Studie noch keinen Herzinfarkt oder Schlaganfall erlitten hatten und einheit-lich vier Jahre nachbeobachtet wurden, traten 55 Herzinfarkte oder koronare Todesfälle innerhalb des Beobachtungszeitraumes auf, während 2132 Pro-banden den Zeitraum von vier Jahren ohne Inzidenz einer koronaren Herz-krankheit (KHK) überlebten. Die Fibrinogenwerte lagen bei Probanden mit KHK im Mittel um 24,7 mg/dl höher als bei Probanden ohne KHK ($p < 0,01$). Die Inzidenzrate im obersten Terzil des Fibrinogen war etwa dreimal so hoch wie im untersten Terzil. Sowohl in einer bivariaten als auch in einer multiplen logistischen Regressionsanalyse war der Regressionskoeffizient des Fibrinogen signifikant von Null verschieden, sofern der Einfluß der Variablen Alter, systolischer Blut-druck, Rauchen, Diabetes mellitus, Angina pectoris und familiäre Belastung kontrolliert wurde. Bei zusätzlicher Berücksichtigung von Cholesterin und HDL(High density lipoprotein)-Cholesterin in der multiplen Regression wurde das Signifikanzniveau nicht mehr erreicht (Koeffizient: 0,00286, Standardab-weichung: 0,00189, $p = 0,13$). Die Inzidenz der KHK stieg mit wachsendem Fibrinogen innerhalb des mittleren und vor allem des oberen Cholesterinterzils an.



* Mit Unterstützung durch: Bundesministerium für Forschung und Technologie, Ministerium für Wissen-schaft und Forschung NRW, Deutsche Forschungsgemeinschaft und Landesversicherungsanstalten (LVA) Westfalen und Rheinland.

## Einleitung

Eine Vielzahl von epidemiologischen Studien hat Fettstoffwechselstörungen, erhöhte Blutdruckwerte und Rauchen als wichtige Risikofaktoren für die koronare Herzkrankheit (KHK) bestätigt [9]. Trotzdem ist die Prädiktion mit Hilfe der drei Risikofaktoren im Individualfall unbefriedigend. Deshalb versucht man, durch Früherkennung die Berücksichtigung zusätzlicher Risikofaktoren zu verbessern.

In fast allen Fällen von Herzinfarkten und in der Mehrzahl von plötzlichen Herztodesfällen werden Thromben gefunden [3, 4]. Deshalb könnten hämostatische und rheologische Faktoren in der Ätiologie der KHK eine Rolle spielen. Im folgenden werden Ergebnisse der Prospektive Cardiovascular Münster(PROCAM) Studie zur Beziehung zwischen Fibrinogen und der Inzidenz der KHK dargestellt.

## Material und Methoden

### Beschreibung der PROCAM Studie

Innerhalb der PROCAM Studie werden im Arbeitsprozeß stehende Personen (Mitarbeiter von 52 kooperationsbereiten Firmen und Behörden) auf kardiovaskuläre Risikofaktoren untersucht und in bezug auf Todesfälle sowie auf neu auftretende Herzinfarkte und Schlaganfälle beobachtet [2]. Die Untersuchung zu Beginn der Beobachtungsphase umfaßt eine Befragung nach standardisiertem Fragebogen durch einen Arzt, die Erhebung anthropometrischer Daten und des Blutdrucks, ein Ruhe-EKG sowie eine Blutentnahme nach 12stündiger Nahrungskarenz zur Bestimmung von mehr als 20 Laborparametern. Die Untersuchung wird während der bezahlten Arbeitszeit durchgeführt. Die Teilnahme ist freiwillig (Beteiligungsquote zwischen 40 % und 80 %, im Mittel 60 %) und sowohl für den Probanden als auch für seinen Arbeitgeber (bis auf den Arbeitsausfall) kostenlos. Jeder Betriebsangehörige kann an der Untersuchung teilnehmen. Alle erhobenen Befunde werden dem jeweiligen Hausarzt mitgeteilt. Der Proband wird informiert, ob seine Untersuchungsergebnisse normal ausgefallen sind oder ob eine Kontrolle bei seinem Hausarzt erforderlich ist. Eine Intervention wird von uns weder selbst durchgeführt noch veranlaßt, sondern dem jeweiligen Hausarzt überlassen.
Für die Nachbeobachtung wird im Abstand von jeweils zwei Jahren ein Fragebogen an die Teilnehmer verschickt, um zwischenzeitlich aufgetretene Fälle von Herzinfarkt oder Schlaganfall und alle Todesfälle in Erfahrung zu bringen. In allen

Todesfällen sowie - nach den Angaben im Fragebogen vermuteten - sonstigen Inzidenzen werden Berichte des behandelnden Arztes eingeholt, um die Diagnose beziehungsweise die Todesursache zu verifizieren. Dabei wird zuvor das Einverständnis der lebenden Probanden eingeholt. Im Zeitraum von 1979 bis 1985 nahmen 20 000 Personen, von denen etwa ein Drittel Frauen waren, an der Studie teil. Fibrinogen wurde erst nachträglich, im Jahre 1981, in das Untersuchungsprogramm aufgenommen, so daß Werte von 12 000 Probanden vorliegen.

*Labormethoden*

Die Blutentnahme nach 12stündiger Nahrungskarenz erfolgt zwischen 7 und 9 Uhr. Die Methoden für die klinische Chemie werden an anderer Stelle ausführlich beschrieben [1]. Für die Fibrinogenbestimmung wird Blut in 3,13 % Natriumcitrat im Verhältnis 1 zu 9 abgenommen und sofort für 15 Minuten mit 2 500 Umdrehungen pro Minute bei Raumtemperatur zentrifugiert. Die Proben werden in flüssigem Stickstoff gelagert und zum Labor transportiert, wo sie bei -70°C aufbewahrt werden. Die Bestimmung erfolgt in Serie nach der Methode von Clauss unter Verwendung von Thrombin und Kontrollplasma der Behringwerke, Marburg, und eines Plasmapools.

*Statistische Methoden*

Es wurde eine explorative Datenanalyse durchgeführt. Stetige Variablen wurden zwischen den Gruppen mit Hilfe des t-Tests (zum Teil nach logarithmischer Transformation), diskrete Variablen mit dem Chi-Quadrat-Test verglichen. Um den Zusammenhang zwischen der Höhe von stetigen Variablen und dem Eintritt eines koronaren Ereignisses darzustellen, wurde die Inzidenz der KHK in Terzilen der Variablen berechnet. Zusätzlich wurden logistische Regressionsanalysen durchgeführt. Das Signifikanzniveau wurde auf 0,05 in der zweiseitigen Testung festgelegt. Es kamen die statistischen Programmpakete SPSS (Statistical package for the social science) und SAS (Statistical analysis system) zum Einsatz.

## Ergebnisse

Da in dem untersuchten Kollektiv Herzinfarkte in statistisch relevanter Zahl nur bei Männern im Alter von 40 Jahren und darüber auftraten, wurde die im folgenden dargestellte Längsschnittauswertung auf den Teilnehmerkreis von Männern im

*Tab. 1:* Altersstandardisierte Parameter bei Probanden der PROCAM Studie mit und ohne koronarem Ereignis (KHK) innerhalb von vier Jahren, Mittelwert (Standardabweichung) zu Beginn der Studie

| Parameter | ohne KHK<br>(n = 2 132) | | mit KHK<br>(n = 55) | | p |
|---|---|---|---|---|---|
| Fibrinogen (mg/dl) | 261,5 | (60,3) | 286,2 | (65,5) | < 0,01 |
| Cholesterin (mg/dl) | 223,5 | (41,2) | 252,6 | (45,6) | < 0,01 |
| HDL-Cholesterin (mg/dl) | 45,5 | (11,5) | 40,7 | (10,5) | < 0,01 |
| LDL-Cholesterin (mg/dl) | 147,4 | (35,7) | 175,7 | (38,6) | < 0,01 |
| Triglyzeride (mg/dl)* | 133,8 | | 165,1 | | < 0,02 |
| Systol. Blutdruck (mmHg) | 131,4 | (17,8) | 137,5 | (21,8) | < 0,04 |
| Diastol. Blutdruck (mmHg) | 86,9 | (10,9) | 89,3 | (12,2) | < 0,16 |
| Body mass index (kg/m$^2$) | 26,1 | (3,0) | 26,5 | (3,0) | < 0,39 |
| Zahl der Zigarettenraucher | 585,0 | (27,4 %) | 30,0 | (54,6 %) | < 0,01 |

*geometrisches Mittel

Alter von 40 - 65 Jahren beschränkt, die zum Zeitpunkt der Untersuchung noch keinen Herzinfarkt oder Schlaganfall erlitten hatten. In diesem Teilkollektiv, dessen Alter 47,7 ± 5,7 Jahre betrug, traten innerhalb eines festen Nachbeobachtungsintervalls von vier Jahren 55 Inzidenzen der KHK auf. Darin enthalten sind fünf plötzliche Herztodesfälle, 10 tödliche und 40 nicht tödliche Herzinfarkte. 2 132 Probanden überlebten den Nachbeobachtungszeitraum von vier Jahren ohne Inzidenz einer KHK. Die jährliche Inzidenzrate betrug damit 0,63 %. In Tab. 1 sind die Daten der 55 Probanden, die innerhalb von vier Jahren eine koronare Herzkrankheit entwickelten (KHK+), denen von 2 132 Probanden gegenübergestellt, die vier Jahre nach der Untersuchung ohne Herzinfarkt und Schlaganfall überlebt hatten (KHK-). Die Fibrinogenwerte lagen bei Probanden mit KHK im Mittel um 24,7 mg/dl höher als bei Probanden ohne KHK (p < 0,01). Auch die Lipidparameter, der systolische Blutdruck sowie der Prozentsatz der Raucher unterschieden sich signifikant in den beiden Gruppen KHK+ und KHK-.

Die Zahl der koronaren Ereignisse in Terzilen der Parameter ist in Tab. 2 angegeben. Die Inzidenzrate im obersten Terzil des Fibrinogen ist etwa dreimal so hoch wie im untersten Terzil. Der Gradient ist vergleichbar dem des Cholesterins oder HDL-Cholesterins.

Der standardisierte logistische Regressionskoeffizient des Fibrinogen betrug

*Tab. 2:* Zahl der koronaren Ereignisse in der PROCAM Studie in Terzilen von altersstandardisierten Parametern.

| Variable | Terzilgrenzen | Zahl der KHK Inzidenzen im | | |
| --- | --- | --- | --- | --- |
| | | unteren | mittleren | oberen Terzil |
| Fibrinogen (mg/dl) | 234 und 275 | 10 | 16 | 29 |
| Cholesterin (mg/dl) | 206 und 240 | 10 | 14 | 31 |
| HDL-Cholest. (mg/dl) | 39 und 49 | 30 | 14 | 11 |
| LDL-Cholest. (mg/dl) | 131 und 163 | 9 | 10 | 34 |
| Triglyzeride (mg/dl) | 109 und 165 | 12 | 18 | 25 |
| Systol. Blutdr. (mmHg) | 123 und 138 | 15 | 17 | 23 |
| Diastol. Blutdr. (mmHg) | 81 und 91 | 16 | 18 | 21 |
| BMI (kg/m$^2$) | 24,6 und 26,9 | 15 | 17 | 20 |

0,0054 bei einer Standardabweichung von 0,0015 und war damit signifikant von Null verschieden (p < 0,001). Auch in der multiplen logistischen Regressionsanalyse blieb der Koeffizient des Fibrinogen signifikant (Koeffizient: 0,0035, Standardabweichung: 0,00183, p < 0,05), sofern der Einfluß der Variablen Alter, systolischer Blutdruck, Rauchen, Diabetes mellitus, Angina pectoris und familiäre Belastung kontrolliert wurde. Berücksichtigten wir in der multiplen Regression zusätzlich auch Cholesterin und HDL-Cholesterin, wurde das Signifikanzniveau nicht mehr erreicht (Koeffizient: 0,00286, Standardabweichung: 0,00189, p = 0,13). Die aufgeführten Variablen lieferten in einer Analyse ohne Berücksichtigung des Fibrinogen jeweils signifikante Beiträge zur Prädiktion der KHK [7]. In das oberste Quintil der multiplen logistischen Funktion (MLF) entfielen 32 (58 %) der KHK-Inzidenzen, wenn Fibrinogen nicht berücksichtigt wurde. Durch die Hinzunahme des Fibrinogen ließ sich der Prozentsatz auf 66 % (36 Fälle) steigern.

Obwohl der multiple logistische Regressionskoeffizient des Fibrinogen nicht signifikant von Null verschieden war, wenn Cholesterin in der Analyse berücksichtigt wurde, zeigt die Darstellung der KHK-Inzidenz in Abhängigkeit von Cholesterin- und Fibrinogenterzilen (Abb. 1) einen Anstieg mit wachsendem Fibrinogen innerhalb des mittleren und vor allem oberen Cholesterinterzils.

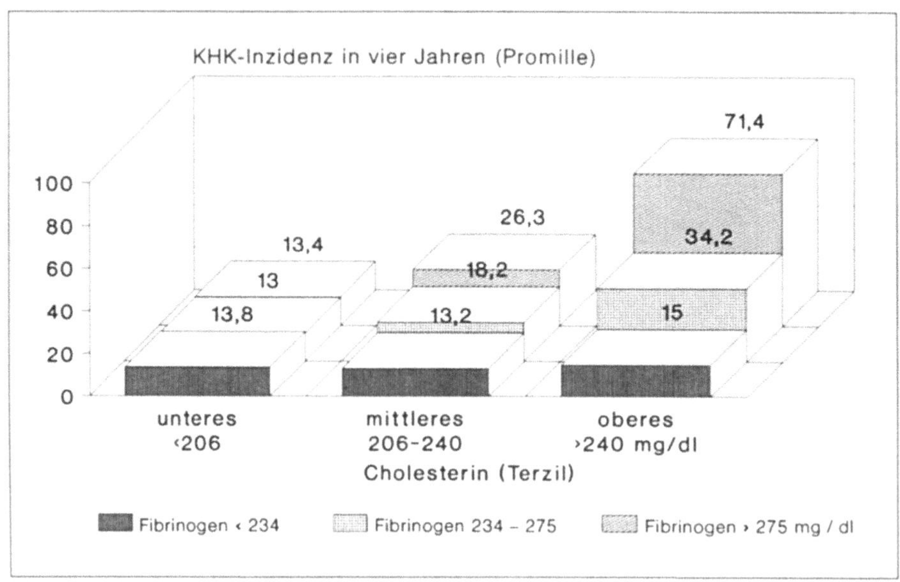


*Abb. 1:* PROCAM Studie. KHK-Inzidenz in Abhängigkeit von Fibrinogen und Cholesterin (n=2 187).

## Diskussion

Fünf prospektive epidemiologische Studien berichten über eine positive Korrelation zwischen Fibrinogen und der Inzidenz der KHK: die Northwick Park Heart Study [6], die Göteborg- [10], die Framingham- [5] und die Leigh Studie [8] sowie die Caerphilly + Speedwell Collaborative Ischemic Heart Disease Studien [11]. Einige wichtige Angaben zu den Studien sind in Tab. 3 zusammengestellt. Die großen Differenzen in den jährlichen Inzidenzraten werden zum Teil dadurch erklärt, daß in der Leigh- und in der Caerphilly + Speedwell Studie Patienten mit existierender KHK in den Kohorten enthalten sind. Der Quotient zwischen der Inzidenz der KHK im obersten und untersten Terzil der Fibrinogenverteilung (odds ratio) liegt in allen Studien bei etwa 3. In den ersten drei genannten Studien wurde, ebenso wie in der PROCAM Studie, das durch Thrombin gerinnbare Fibrinogen gemessen, während in den beiden restlichen Studien Fibrinogen nephelometrisch bestimmt wurde. Die gefundenen Differenzen zwischen Probanden mit und ohne Entwicklung einer KHK in den beiden Studien, die nephelometrisch messen, sind mit 79 mg/dl (Leigh) bzw. 38 mg/dl (Caerphilly + Speedwell) deutlich größer als in den restlichen Studien mit jeweils 25 mg/dl. In der Caerphilly + Speedwell Studie wurde Fibrinogen mit beiden Methoden

*Tab. 3:* Übersicht epidemiologischer Studien zum Fibrinogen.

| Studie | Ereignisse | Zahl der Probanden, Geschlecht | Alter (Jahre) Intervall | Dauer der Beobachtung (Jahre) | Jährliche Inzidenzrate |
|---|---|---|---|---|---|
| Northwick Park | KHK | 1459 Männer | 40 - 64 | 10,0 | 0,74 % |
| Göteborg | KHK + Schlaganfall | 792 Männer | 54* | 13,5 | 0,88 % 0,35 % |
| Leigh | KHK | 297 Männer | 40 - 69 | 7,3 | 1,85 % |
| Framingham | KHK + Schlaganfall | 1315 Männer + Frauen | 47 - 79 | 14,0 | 1,60 % |
| Caerphilly + Speedwell | KHK KHK | 2512 2348 Männer | 45 - 59 45 - 63 | 5,1 3,2 | 1,20 % 1,30 % |
| PROCAM | KHK | 2187 Männer | 40 - 65 | 4,0 | 0,63 % |

*Mittelwert

bestimmt, in der Veröffentlichung [11] aber nur konstatiert, daß die nephelometrisch gemessenen Werte eine engere Beziehung zur Inzidenz der KHK aufwiesen. Eine statistische Absicherung, daß Fibrinogen eine unabhängige Beziehung zur Inzidenz der KHK aufweist, gelang bisher nur in der größten Studie [11], was wegen der geringen Fallzahlen in den anderen Studien nicht verwundert. Es wird erwartet, daß bei einer Verlängerung des Nachbeobachtungsintervalls auch in der PROCAM Studie das Signifikanzniveau erreicht wird.

## Literaturverzeichnis


1 ASSMANN G, OBERWITTLER W, SCHULTE H et al. Prädiktion und Früherkennung der koronaren Herzkrankheit. Internist 1980; 21: 446-459.

2 ASSMANN G, SCHULTE H. Ergebnisse und Folgerungen aus der Prospektiven Cardiovaskulären Münster (PROCAM) Studie. In: Assmann G, Hrsg. Fettstoffwechselstörungen und koronare Herzkrankheit. München: MMV Verlag1988; 97-131.

3 DAVIES MJ, WOOLF N, ROBERTSON WB. Pathology of acute myocardial infarction with particular reference to occlusive coronary thrombi. Br Heart J 1976; 38: 659-664.

4 DAVIES MJ, THOMAS A. Thrombosis and acute coronary-artery lesions in sudden cardiac ischaemic death. N Engl J Med 1984; 310: 1137-1140.

5 KANNEL WB, WOLF PA, CASTELLI WP, D'AGOSTINO RB. Fibrinogen and risk of cardiovascular disease: The Framingham Study. JAMA 1987; 258: 1183-1186.

6 MEADE TW, BROZOVIC M, CHARKRABARTI RR, HAINES AP, IMESON JD, MELLOWS S, MILLER GJ, NOTH WRS, STIRLING S, THOMPSON SG. Haemostatic function and ischaemic heart disease: Principal results of the Northwick Park Heart Study. Lancet 1986; ii: 533-537.

7 SCHULTE H, ASSMANN G. Ergebnisse der "Prospektive Cardiovascular Münster" (PROCAM) Studie. Soz Präv Med 1988; 33: 32-36.

8 STONE MC, THORP JM. Plasma fibrinogen: A major coronary risk factor. J R Coll Gen Pract 1985; 35: 565-569.

9 Study Group, European Atherosclerosis Society. Strategies for the prevention of coronary heart disease: A policy statement of the European Atherosclerosis Society. Eur Heart J 1987; 8: 77-88.

10 WILHELMSEN L, SVÄRDSUDD K, KORSAN-BENGTSEN K, LARSSON B, WELIN L, TIBBLIN G. Fibrinogen as a risk factor for stroke and myocardial infarction. N Engl J Med 1984; 311: 501-505.

11 YARNELL JWG, BAKER IA, SWEETNAM PM, BAINTON D, O'BRIEN JR, WHITEHEAD PJ, ELWOOD PC. Fibrinogen, viscosity, and white blood cell count are risk factors for ischemic heart disease. Circulation 1991; 83: 836-844.

# Innovatives Therapiekonzept der Merckle GmbH: Über 100 Ernährungsberaterinnen informieren und helfen Patienten

*H.-U. Klör*
Zentrum für Innere Medizin, Universität Gießen

Der zentrale Stellenwert der Hyperlipidämie bei der Entstehung der Arteriosklerose ist durch verschiedene epidemiologische Studien (PROCAM, Framingham, Helsinki Heart) eindeutig belegt. Entsprechend ihrem Anteil an der Gesamtbevölkerung spielen sekundäre Formen der Hyperlipoproteinämien eine entscheidende Rolle: Die überwältigende Mehrzahl der Fettstoffwechsel-störungen ist ernährungsbedingt. Rund ein Drittel der deutschen Frauen und Männer leidet an Fettsucht. Voraussetzung für eine wirksame und langfristige Behandlung sind ausführliche Information und Motivation der Patienten. Dem behandelnden Arzt fehlt jedoch oft die notwendige Zeit, um Veränderungen des Eßverhaltens zu bewirken.

Beratung und Motivation sind die Ansatzpunkte des neuartigen, ganzheitlichen Therapiekonzeptes der Merckle GmbH, Blaubeuren, wenn sekundäre Hyperlipoproteinämien vorliegen. Mehr als 100 Ökotrophologinnen und Ernährungsberaterinnen sind im Rahmen des "Duolip Service Praxis" für das Unternehmen tätig und betreuten 1990 über 10000 Patienten.

Im Vorfeld entwickelten Wissenschaftler, Ärzte und Ernährungsberaterinnen gemeinsam einen Ablaufplan, anhand dessen die Patienten über einen Zeitraum von mehreren Monaten betreut werden. Merckle-Außendienstmitarbeiter klären mit den Ärzten, wo die Initialisierung einer Ernährungsgruppe sinnvoll ist. Die Zusammensetzung der Gruppe und die Einführung in den ersten Abend übernimmt der Arzt, der seine Patienten am besten kennt.

Die Ernährungsberaterinnen informieren während der fortlaufenden Seminare, die üblicherweise an sechs Abenden in monatlichen Abständen stattfinden, über die Hintergründe der Hyperlipoproteinämie und besprechen sinnvolle Umstellungen der Ernährung. Dabei geht es nicht nur nüchtern theoretisch zu, sondern auch der Austausch persönlicher Erfahrungen, die sinnvolle Nahrungsmittelauswahl beim Einkauf oder die richtige Zubereitung schmackhafter (und cholesterin-armer) Gerichte stehen auf dem Programm. Besonderes Gewicht wird auf Ernährungsprotokolle gelegt, die alle Teilnehmer regelmäßig ausfüllen und im

Plenum besprechen. Sehr wichtig ist auch die Steigerung der körperlichen Aktivität, in deren Folge die Lipoproteinlipase angeregt und damit der Anteil des protektiven HDL-Cholesterins gesteigert wird.

In der Praxis haben sich Gruppen von 10 - 15 Patienten bewährt. Hinzu kommen noch die Ehepartner bzw. Lebensgefährten, deren Verständnis für den Erfolg der Ernährungsumstellung von großer Wichtigkeit ist. Bei diesem Teilnehmerfeld, so die Erfahrung der Merckle-Ernährungsberaterinnen, kommen gruppendynamische Prozesse am besten zur Geltung, ohne daß die Teilnehmerzahl unübersichtlich und das Eingehen auf die individuellen Probleme des Einzelnen erschwert wird.

Ergänzend zu den Ernährungsgruppen bietet die Merckle GmbH umfangreiches Informationsmaterial an, wie Ernährungs- und Verhaltenstips bei erhöhten Blutfettwerten, Lipidfibeln oder Rezept-Leporellos mit kompletten, cholesterinarmen Menüvorschlägen. Zusätzlich entstanden zwei Videos, die die Aufklärungsarbeit audiovisuell unterstützen. Speziell auf den unterschiedlichen Wissensstand von Medizinern und Patienten zugeschnitten, erklären die Videos, zum Teil mit aufwendigen und anschaulichen Computeranimationen, die biochemischen Abläufe des menschlichen Stoffwechsels sowie den Zusammenhang zwischen Arteriosklerose und den wichtigsten Risikofaktoren, wie Hypercholesterinämie, Hypertonie, Nikotinmißbrauch und Diabetes mellitus. Für den Patienten sind Tips für den Alltag bildlich umgesetzt.

Zusammenfassend kann gesagt werden, daß dieses verhaltensmedizinische Modell dem niedergelassenen Arzt sicherlich wichtige Impulse bei seiner Patientenbetreuung gibt.

# Dietary behavior in patients with hypercholesterolemia

*P. Weisweiler, J. Reimann, C. Friedl, H. Weisweiler*
MRM - Metabolic Research München

## Abstract

We investigated the food components of 145 patients with primary hypercholesterolemia by dietary questionnaires. The nutritional analysis was performed using a database. The caloric intake was appropriate. However, the amount of fat was 35 % of energy, exceeding the recommendations of a fat-reduced and fat-modified diet. The ratio of polyunsaturated to saturated fatty acids was only 0.5. The consumption of fiber was 18 g/day. There was no relationship to any lipoprotein lipid parameters. We conclude from these results that successful dietary advice has to focus on the decrease in fat intake with preference given to fiber enriched food.

# Eßverhalten von Patienten mit Hypercholesterinämie

*P. Weisweiler, J. Reimann, C. Friedl, H. Weisweiler*
MRM - Metabolic Research München

## Einleitung

Die Prävention atherosklerotisch bedingter Herz-Kreislauf-Erkrankungen ist das Hauptziel der Behandlung von Hypercholesterinämien. Viele große epidemiologische Studien haben den Zusammenhang zwischen der Konzentration des Cholesterins im Blut und der Inzidenz der koronaren Herzerkrankung einerseits und der Ernährung andererseits belegt [1]. So erbrachte die Sieben-Länder-Studie [4] eine enge Beziehung zwischen dem Anteil der gesättigten Fette bei der Kalorienaufnahme bzw. dem Nahrungscholesterin und der Mortalität an koronarer Herzerkrankung. Die Ni-Hon-San-Studie [3] untersuchte Japaner, die nach Änderung ihrer Eßgewohnheiten durch Ortswechsel höhere Cholesterinwerte und eine höhere Mortalitätsrate an Herz-Kreislauf-Erkrankungen aufwiesen.
Obwohl Ernährungsfaktoren ohne Zweifel zu einer Zunahme des Blutcholesterinspiegels führen können, spielen genetische Einflüsse eine ebenso große Rolle in der Ausprägung einer Fettstoffwechselstörung. Bei der Behandlung der Hypercholesterinämie wird aber am Anfang immer der Schwerpunkt auf einer Umstellung der Ernährung im Sinne einer fettreduzierten und fettmodifizierten Diät liegen. Die Prinzipien sind: Reduktion der Gesamtfettzufuhr auf 30 % der Energiezufuhr (hierbei soll 1/3 der Fette aus mehrfach ungesättigten Fettsäuren bestehen, P/S-Quotient: 1,0) sowie Reduktion der Cholesterinzufuhr unter 300 mg pro Tag (Phase I-Diät nach der Empfehlung der American Heart Association [2]). Außerdem wird ein erhöhter Anteil von Ballaststoffen in der Ernährung empfohlen [7].
Um Schwerpunkte bei der Ernährungsberatung von Patienten mit Fettstoffwechselstörungen setzen zu können, haben wir die Eßgewohnheiten von 145 Patienten mit primärer Hypercholesterinämie untersucht. Aus den Ergebnissen sollten Richtlinien für eine effiziente Beeinflussung von möglichen Ernährungsfehlern gefunden werden.

## Patienten und Methoden

145 Patienten mit primärer, familiärer und nicht familiärer Hypercholesterinämie wurden in die Studie eingeschlossen. Es handelte sich um 66 Frauen und 79 Männer im Alter zwischen 17 und 75 Jahren (Median Frauen 52, Männer 46 Jahre). Das Körpergewicht war im Normbereich mit einem Body mass index (BMI) von 24,6 (Bereich 18,5 - 35,6, Frauen) und 25,5 (Bereich 18,1 - 35,5 Männer) kg/m². Alle Patienten waren zur Einstellung der vorher diagnostizierten Fettstoffwechselstörung überwiesen worden. Eine medikamentöse Therapie war bisher nicht verabreicht worden.

Nach eingehender Unterrichtung durch eine Diätassistentin wurden die Patienten aufgefordert, eine Woche lang täglich 24-Stunden-Protokolle über die Ernährung, inklusive Getränke, zu führen. Besonderer Wert wurde auf richtige Angaben hinsichtlich der Menge und der Zusammensetzung der Nahrungsbestandteile gelegt. Die Protokolle wurden dann mit Hilfe eines Computerprogramms (Prodi-Datenbank, Nutri-Science GmbH, Freiburg i.Br.) analysiert und quantifiziert. Die arithmetischen Mittelwerte aus den 24-Stunden-Protokollen wurden zur statistischen Weiterverarbeitung herangezogen.

*Tab. 1:* Anteil von Fett, Kohlenhydraten, Protein und Alkohol in % der Energieaufnahme von 145 Patienten mit Hypercholesterinämie (Median und Bereich).

|  | Median | Minimum | Maximum |
|---|---|---|---|
| Fett | 35 | 11 | 57 |
| Kohlenhydrate | 45 | 24 | 79 |
| Protein | 16 | 8 | 26 |
| Alkohol | 4 | 0 | 21 |

*Tab. 2:* P/S-Quotient, Cholesterinzufuhr (mg/Tag) und Ballaststoffzufuhr (g/Tag) von 145 Patienten mit Hypercholesterinämie (Median und Bereich).

|  | Median | Minimum | Maximum |
|---|---|---|---|
| P/S-Quotient | 0,5 | 0,2 | 2,0 |
| Cholesterin | 220 | 24 | 501 |
| Ballaststoffe | 18 | 7 | 56 |

Die Serumlipoproteine wurden nach 12stündigem Fasten analysiert. Neben Gesamtcholesterin und Triglyzeriden wurden Low density-(LDL) und High density lipoproteins (HDL) mit üblichen Methoden separiert und bestimmt [11]. Die computergestützte statistische und graphische Auswertung erfolgte mit dem GB-STAT-Programm (Dynamic Microsystems Inc., Silver Spring, U.S.A.). Angegeben sind jeweils Median und Bereich (Minimum und Maximum).

## Ergebnisse

Wie zu erwarten, hatten Männer eine höhere Energiezufuhr als Frauen (2 150 kcal, Bereich 1 310 - 3 460, gegenüber 1 570 kcal, Bereich 1 000 - 2 680). Die Verteilung von Fett, Kohlenhydraten, Eiweiß und Alkohol war in beiden Gruppen nicht signifikant unterschiedlich. Die prozentuale Energiezufuhr dieser vier Ernährungsbestandteile ist deshalb für alle untersuchten Patienten in Tab. 1 zusammengefaßt. Der Fettanteil betrug im Median 35 % bei einem Kohlenhydratanteil von 45 %. Die Aufnahme von mehrfach ungesättigten Fettsäuren, Cholesterin und Ballaststoffen mit der Ernährung ist in Tab. 2 zusammengefaßt. Der errechnete P/S-Quotient lag bei 0,5. Die Ballaststoffzufuhr betrug im Median 18 g/Tag.

Die Verteilung der Zufuhr von Fett, mehrfach ungesättigten Fettsäuren und Ballaststoffen ist im Detail in den Abb. 1 bis 3 dargestellt. Auf das jeweilige Histogramm ist eine hypothetische Normalverteilung gezeichnet. Während die Fettzufuhr eine nahezu normal verteilte Streuung aufwies, zeigten die Histogramme für die beiden anderen Parameter eine Kumulation bei niedrigen Werten.

Die Medianwerte von Gesamt-, LDL- und HDL-Cholesterin und Triglyzeriden waren bei den Männern 280, 180, 42 und 174 mg/dl und bei den Frauen 298, 196, 62 und 126 mg/dl. Es ergaben sich keine signifikanten Korrelationen zwischen diesen Parametern und den oben genannten Ernährungsbestandteilen.

## Diskussion

Die Methode, Ernährungsgewohnheiten durch Protokollierung zu überprüfen, ist von verschiedenen Autoren angewendet worden [6]. Die Hauptschwierigkeit besteht im Fehlen eines verbindlichen Standards. Außerdem wird der Patient schon durch das Führen von Ernährungsprotokollen in gewisser Weise therapiert. Trotz dieser Unzulänglichkeiten haben Vergleiche mit anderen Verfahren unter "Metabolic Ward"-Bedingungen gezeigt, daß hinreichend zuver-

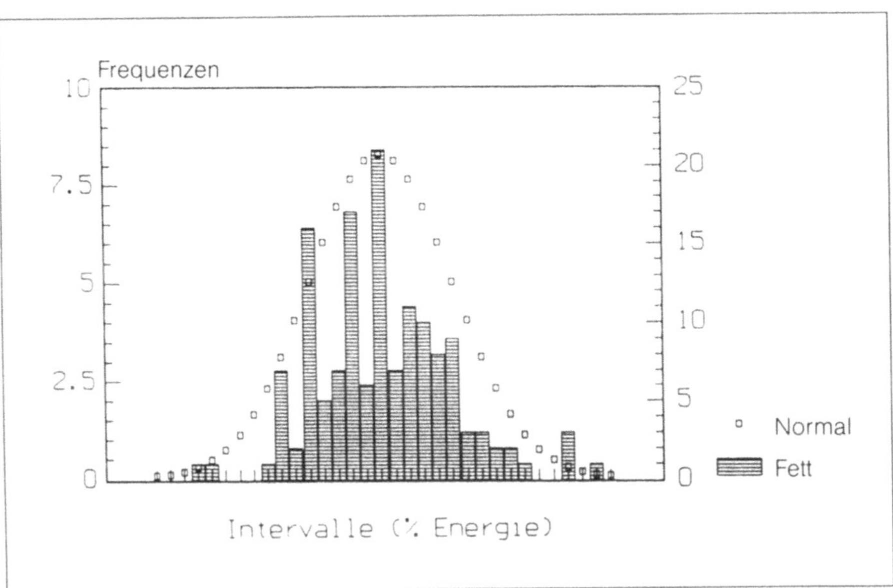


*Abb. 1:* Verteilung der Fettzufuhr.

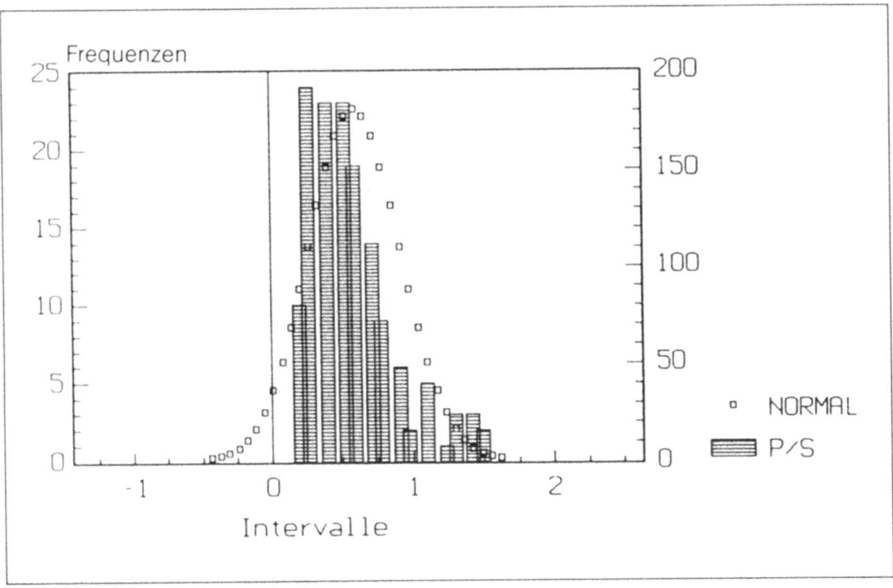


*Abb. 2:* Verteilung des P/S-Quotienten.

51

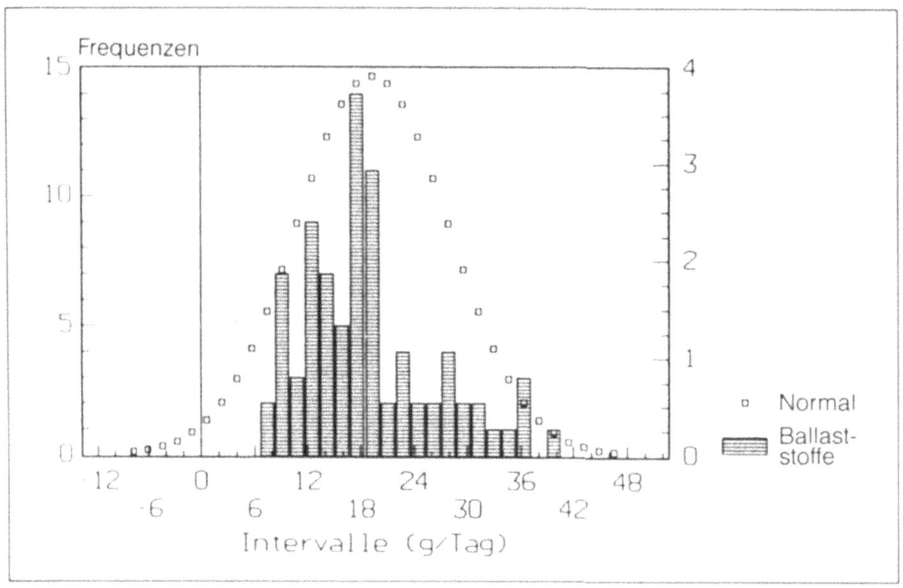



*Abb. 3:* Verteilung der Ballaststoffe.

lässige Daten über den einzelnen Patienten erhalten werden [9]. Die hier erhobenen Befunde können also dazu dienen, Schwerpunkte in der Ernährungsberatung von Patienten mit Fettstoffwechselstörungen zu setzen.
Unsere Studie belegt, daß das Hauptproblem bei der Vermittlung einer Ernährungsweise, wie sie entsprechend den Richtlinien der "American Heart Association" und der "European Atherosclerosis Society" [2, 10] gefordert wird, die Reduktion der Gesamtfettzufuhr ist. Der relativ niedrige P/S-Quotient weist außerdem auf die unzureichende Zufuhr von Fetten pflanzlichen Ursprungs hin. Ein weiteres, damit zusammenhängendes Problem ist die zu geringe Ballaststoffzufuhr mit einem ungenügenden Gehalt von komplexen Kohlenhydraten in der Ernährung. Andererseits haben Patienten mit einer Hypercholesterinämie bereits günstigere Werte in der Zusammensetzung ihrer Ernährung als der Durchschnitt der Bevölkerung [5]. Hier wirken sich Vorkenntnisse durch Diätbroschüren, frühere Arztgespräche und andere Informationsquellen aus. Nach den Daten der MRFIT-Studie [8] ergeben sich allein aus der Kenntnis ihrer erhöhten Cholesterinwerte positive Effekte bei den Patienten durch entsprechende Motivation.
Zusammenfassend kann gesagt werden, daß bei einer individuellen Ernährungsberatung der Schwerpunkt in der Vermittlung effizienter Fettreduktion

durch Weglassen tierischer Fette und stärkerer Berücksichtigung ballaststoffreicher Lebensmittel zu setzen ist.

## Zusammenfassung

Wir untersuchten bei 145 Patienten mit primärer Hypercholesterinämie die Ernährungsgewohnheiten durch Erhebung von 24-Stunden-Ernährungsprotokollen. Die Auswertung erfolgte mit einem computergestützten Programm. Bei angemessenem Kalorienverbrauch war der Anteil an Fett im Median mit 35 % der Energiezufuhr noch höher als die Empfehlungen einer fettreduzierten und fettmodifizierten Ernährung.
Entsprechend lag der P/S-Quotient nur bei 0,5. Zu niedrig war die Ballaststoffzufuhr (im Median 18 g/Tag). Eine Beziehung zu den Lipoproteinlipidwerten bestand nicht. Wir schließen aus diesen Ergebnissen, daß sich eine effektive Ernährungsberatung auf die Vermittlung einer effizienten Fettreduktion und größerer Berücksichtigung ballaststoffreicher Lebensmittel konzentrieren muß.

## Literaturverzeichnis

1 GRUNDY SM, BILHEIMER D, BLACKBURN H, BROWN V, KWITEROVICH PO, MATTSON F, SCHONFELD G, WEIDMANN WH. Rationale of the diet-heart statement of the American Heart Association. Report of Nutrition Committee. Circulation 1982; 65: 839A-854A.

2 GRUNDY SM. Recommendations for the treatment of hyperlipidemia in adults. A joint statement of the Nutrition Committee and the Council on Arteriosclerosis of the American Heart Association. Arteriosclerosis 1984; 4: 445A-468A.

3 KAGAN A, HARRIS BR, WINKELSTEIN W JR, JOHNSON KG, KATO H, SYME SL, RHOADS GG, GAY ML, NICHAMAN MZ, HAMILTON HB, TILLOTSON J. Epidemiologic studies of coronary heart disease and stroke in Japanese men living in Japan, Hawai and California: demographic, physical, dietary and biochemical characteristics. J Chronic Dis 1974; 27: 345-361.

4 KEYS A. Seven countries - a multivariate analysis of death and coronary heart disease. Cambridge: Harvard University Press 1980.

5 KOHLMEIER L, HOFFMEISTER H. Consequences of current lipid quidelines for the Federal Republic of Germany. Klin Wochenschr 1990; 68: 454-459.

6 HOPKINS PN, WILLIAMS RR, KUIDA H, STULTS BM, HUNT SC, BARLOW GK, ASH KO. Predictive value of a short dietary questionnaire for changes in serum lipids in high-risk Utah families. Am J Clin Nutr 1989; 50: 292-300.

7 LEWIS B, KATAN M, MERKX I, MILLER NE, HAMMETT F, KAY RM, NOBELS A, SWAN AV. Towards an improved lipid-lowering diet: additive effects of changes in nutrient intake. Lancet 1981; ii: 1310-1313

8 Multiple risk factor intervention trial research group. Multiple risk factor intervention trial: Risk factor changes and mortality results. JAMA 1982; 248: 1465-1477.

9 PERLOFF BP. Analysis of dietary data. Am J Clin Nutr 1989; 50: 1128-1132.

10 Study group, European Atherosclerosis Society. Strategies for the prevention of coronary heart disease: A policy statement of the European Atherosclerosis Society. Eur Heart J 1987; 8: 77-88.

11 WEISWEILER P. Low-dose colestipol plus fenofibrate: Effects on plasma lipoproteins, lecithin: cholesterol acyltransferase, and postheparin lipases in familial hypercholesterolemia. Metabolism 1989; 38: 271-275.

# Effects of walking, jogging and circuit weight training on plasma lipid and lipoprotein levels in healthy middle-aged men


*U. Niesten-Dietrich, M. Sandkamp, H. Schulte, G. Assmann, G. Simon*

*U. Niesten-Dietrich*
Fachbereich Sportwissenschaft der Westfälischen Wilhelms-Universität
Münster

*M. Sandkamp, H. Schulte, G. Assmann*
Institut für Arterioskleroseforschung, Westfälische Wilhelms-Universität
Münster

*G. Simon*
Sportschule der Bundeswehr, Abteilung Sportmedizin, Warendorf


## Abstract


Fifty-two healthy, untrained middle-aged men (age $44 \pm 7$ yrs) were assigned to one of the following training groups: A, walking at 120 bpm (n = 11); B, running at 150 bpm (n = 13); C, circuit weight training (n=15). All groups trained for 60 - 90 minutes, three times weekly for 9 weeks. A control group (n = 13) of similar qualifications also were evaluated. Dietary histories (3-day dietary record) were obtained before and after the training period, and body weight was measured. Smoking, drinking and diet habits did not change significantly throughout the study. In group B and group C the training significantly increased Physical Working Capacity at a heart rate of 150 bpm (PWC 150), whereas it decreased the resting heart rate in group B only.
Results of within-group analysis showed significant decreases in the total and LDL cholesterol in group A and group B, whereas a non-significant moderate increase in the HDL cholesterol concentration was observed in group B only; this was due to an increase in both $HDL_2$ and $HDL_3$ cholesterol concentrations. The apolipoprotein A-I concentration was not significantly affected by the training, whereas the apolipoprotein B concentration decreases in group B only ($p < 0.05$). The group C and the control group did not change significantly in any measured variable.

The present study demonstrates that mild regular physical endurance training of 9 weeks duration can decrease total and LDL cholesterol concentrations in the absence of weight loss and without improvements in cardiovascular fitness parameters. This data further suggest that the caloric expenditure per training session is the major source of the improvements in the lipid and lipoprotein profiles.

# Die Wirkung eines Geh-, Lauf- und Krafttrainings auf die Plasmalipide und die Lipoproteinspiegel gesunder Männer mittleren Alters


*U. Niesten-Dietrich, M. Sandkamp, H. Schulte, G. Assmann, G. Simon*

*U. Niesten-Dietrich*
Fachbereich Sportwissenschaft der Westfälischen Wilhelms-Universität
Münster

*M. Sandkamp, H. Schulte, G. Assmann*
Institut für Arterioskleroseforschung, Westfälische Wilhelms-Universität
Münster

*G. Simon*
Sportschule der Bundeswehr, Abteilung Sportmedizin, Warendorf


## Einleitung

Aus präventivmedizinischer Sicht werden motorischen Beanspruchungen der allgemeinen aeroben dynamischen Ausdauer [11] die größten protektiven Effekte auf das Lipid- und Lipoproteinprofil zugeschrieben. Dies drückt sich auch in der Quantität publizierter Studien im Ausdauertrainingsbereich aus [5]. Das besondere Interesse gilt dabei den Längsschnittstudien, die bei entsprechender Kontrolle anderer Lebensstilfaktoren, im Gegensatz zu Querschnittstudien, besser geeignet sind, mögliche (kausale) Zusammenhänge zwischen Training und Lipoproteinveränderungen aufzuzeigen.

Während die Mehrzahl der Ausdauertrainingsstudien mittlerer bis hoher Intensität (meist Jogging) positive Veränderungen im Gesamt-, LDL(Low density lipoprotein)- und HDL(High density lipoprotein)-Cholesterin aufweist, fehlen bislang eindeutige Aussagen zu Trainingsadaptationen bei Ausdauerbelastungen niedriger Intensität (z.B. Gehen) und Kraftbeanspruchungen.

Die publizierten Studien weisen z. T. erhebliche methodische Mängel auf und geben ein zumeist inhomogenes Bild wieder [Übersicht bei 21]. Zudem sind die Einflüsse auf die HDL-Subfraktionen ($HDL_2$ und $HDL_3$) und die Apolipoproteine A-I und B nur vereinzelt untersucht worden.

Die vorliegende Trainingsstudie versucht, mit einem vergleichenden Lauf-, Geh-

und Krafttraining einen Beitrag zur Frage der Trainingswirkungen auf den Lipid- und Lipoproteinstatus zu leisten.

## Methodik

Insgesamt 52 männliche Probanden im Alter von 44 ± 7 Jahren (Größe 178 ± 8 cm; Gewicht 86 ± 10 kg) standen der Studie in drei Trainingsgruppen und einer Kontrollgruppe zur Verfügung. Die Probanden waren als körperlich gesund (keine KHK (koronare Herzkrankheit), keine Medikamenteneinnahmen) und untrainiert (keine regelmäßige sportliche Betätigung von mehr als einmal wöchentlich) einzustufen.

Das 9wöchige Trainingsprogramm beinhaltete eine dreimalige Belastung pro Woche über jeweils 60 bis 90 Minuten Dauer. Das Gehtraining wurde bei einer durchschnittlichen Herzfrequenz von 120 Schlägen/Min. (unter 2,0 mmol/l Laktat), das Lauftraining bei einer durchschnittlichen Herzfrequenz von 150 Schlägen/Min. (2,7 bis 3,7 mmol/l Laktat) durchgeführt. Das Krafttraining - konzipiert als Kraftausdauertraining in Circuitform an acht verschiedenen Krafttrainingsgeräten - wurde mit einer Intensität von 40 - 60 % der muskelspezifischen Maximalkraft bei 15 - 20 Wiederholungen und 2 - 4 Runden absolviert.

Eine Änderung des Ernährungsverhaltens sowie des allgemeinen Aktivitätsniveaus wurde durch vergleichende Protokolle prä und post Training ausgeschlossen. Gleichzeitig wurde das Körpergewicht bestimmt.

Die Überprüfung der allgemeinen Herz-Kreislauf-Leistungsfähigkeit und des Trainingszustandes erfolgte prä und post Training auf einem drehzahlunabhängigen Fahrradergometer. Die stufenförmig ansteigende Belastung wurde bei einer Eingangsstufe von 50 Watt begonnen und nach Steigerung um 50 Watt alle drei Minuten bis zur subjektiven Erschöpfung durchgeführt. Die PWC 150 (Physical Working Capacity bei einer Herzfrequenz von 150 Schlägen/Min.) wurde in der Regel durch Interpolation ermittelt.

Die Blutproben erfolgten morgens nach 12 - 14stündiger Karenz prä und post Training, wobei eine zeitverzögerte Blutentnahme von ca. 60 Std. nach dem letzten Belastungsreiz eingehalten wurde. Die bei minus 70°C tiefgefrorenen Blutproben wurden nach Abschluß der Trainingsperiode in einer Meßreihe bestimmt. Gesamtcholesterin wurde mittels enzymatischer Analyseverfahren, HDL-, HDL$_2$- und HDL$_3$-Cholesterin enzymatisch nach Fällungsverfahren [15], die Apolipoproteine A-I und B immunturbidimetrisch auf Mikrotiterplatten [25] gemessen. LDL-Cholesterin wurde mit der FRIEDEWALD-Formel [6] errechnet. Die statistische Auswertung erfolgte mit dem Programmpaket SPSS-X (Statistical package for the social science) [20], wobei für die Überprüfung der Veränderungen innerhalb der Gruppen (verbundene Stichproben) der WILCOXON-Test angewandt wurde. Die Verteilung stetiger Merkmale zwischen zwei Gruppen wurde mit dem U-Test nach MANN und WHITNEY verglichen [4].

## Ergebnisse

Die Trainingsgruppen zeigten im Untersuchungszeitraum mit einer mittleren individuellen Gewichtsabnahme von 0,8 - 1,0 % nur tendenzielle Veränderungen. Die Veränderung der kardiovaskulären Fitness, dargestellt anhand der PWC 150/kg Körpergewicht, zeigte in der Lauftrainingsgruppe mit 24,3 % (p < 0.01) die deutlichste Steigerung. Für die Kraft- und Gehtrainingsgruppe wurden Verbesserungen von 19,1% (p < 0.05) und 14,7% (n.s.) registriert. Die Herzfrequenzregulation als Ausdruck eines verbesserten Trainingszustandes zeigte nur in der Lauftrainingsgruppe deutliche kardiozirkulatorische Effekte [21].
Die Veränderungen im Lipid- und Lipoproteinprofil lassen sich wie folgt zusammenfassen (vgl. Abb. 1 und Tab. 1):

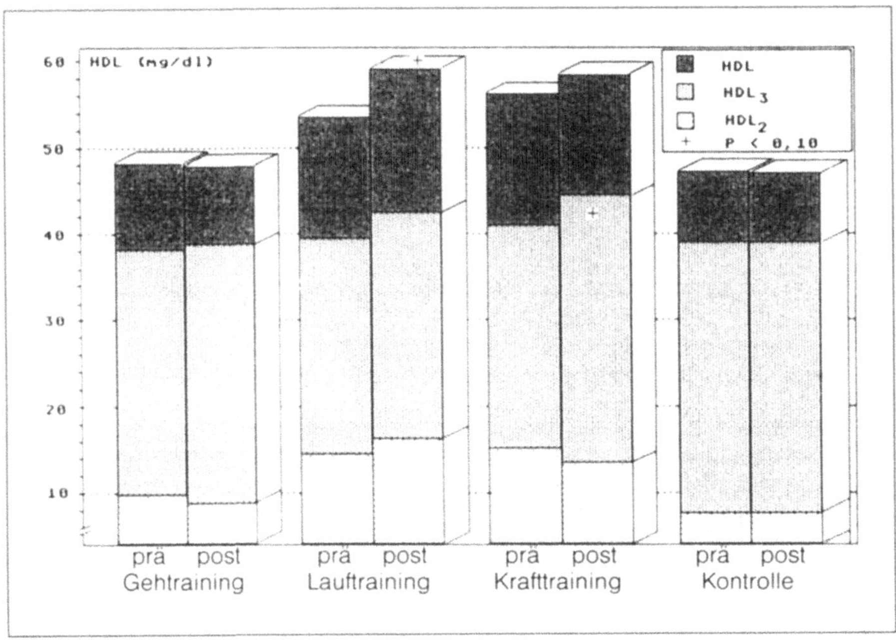


*Abb. 1:* HDL-Cholesterin und Subfraktionen.

*Tab. 1:* Veränderungen der Lipidparameter.

| Para-meter | GR | prä Training $\bar{x}$ | $\pm s$ | post Training $\bar{x}$ | $\pm s$ | Differenz $\bar{x}$ | $\pm s$ | Diff. p |
|---|---|---|---|---|---|---|---|---|
| Ge- | A | 253.9 | 47.77 | 232.9 | 53.37 | −21.0 | 24.62 | * |
| samt- | B | 241.5 | 27.12 | 221.9 | 31.69 | −19.6 | 16.36 | * |
| Chol. | C | 250.6 | 64.03 | 245.4 | 72.66 | − 5.2 | 22.20 | n.s. |
| (mg/dl) | D | 240.2 | 35.01 | 238.7 | 30.74 | − 1.5 | 20.08 | n.s. |
| | A | 48.0 | 9.57 | 47.8 | 8.74 | − 0.2 | 8.38 | n.s. |
| HDL | B | 53.7 | 12.35 | 59.0 | 17.32 | + 5.3 | 9.25 | + |
| (mg/dl) | C | 56.1 | 17.37 | 58.3 | 16.11 | + 2.2 | 4.59 | n.s. |
| | D | 46.9 | 10.34 | 46.7 | 11.57 | − 0.2 | 5.20 | n.s. |
| | A | 170.2 | 43.46 | 149.0 | 43.14 | −21.2 | 20.77 | * |
| LDL | B | 157.7 | 22.61 | 138.5 | 29.14 | −19.2 | 16.15 | ** |
| (mg/dl) | C | 159.6 | 64.64 | 158.3 | 71.65 | − 1.3 | 17.57 | n.s. |
| | D | 163.3 | 31.97 | 158.4 | 31.26 | − 4.9 | 21.30 | n.s. |
| APO | A | 123.4 | 12.09 | 122.6 | 12.48 | − 0.8 | 10.41 | n.s. |
| A-I | B | 126.1 | 15.99 | 129.3 | 16.52 | + 3.2 | 9.67 | n.s. |
| (mg/dl) | C | 132.0 | 18.66 | 133.1 | 17.54 | + 1.1 | 11.33 | n.s. |
| | D | 123.8 | 18.81 | 120.6 | 18.39 | − 3.2 | 9.57 | n.s. |
| | A | 99.6 | 21.19 | 98.0 | 26.26 | − 1.6 | 8.51 | n.s. |
| APO B | B | 89.2 | 12.30 | 81.5 | 11.59 | − 7.7 | 7.41 | * |
| (mg/dl) | C | 89.0 | 27.12 | 89.5 | 32.69 | + 0.5 | 6.94 | n.s. |
| | D | 88.4 | 18.76 | 82.4 | 15.99 | − 6.0 | 7.13 | + |

A = Gehtraining, B = Lauftraining, C = Krafttraining, D = Kontrollgruppe, * = p<0.05, ** = p<0.01, + = p<0.10

1. Deutliche Abnahmen der Gesamt- und LDL-Cholesterinkonzentrationen in der Geh- (8,3 % und 12,1 %) und Lauftrainingsgruppe (8,2 % und 12,4 %).
2. Anstieg des HDL-Cholesterins (9,6 %) und Abnahme der Apo-B-Konzentration (8,3 %) in der Lauftrainingsgruppe.
3. Keine eindeutig protektiven Veränderungen in der Krafttrainings- und Kontrollgruppe.

## Diskussion

Die Gesamtcholesterinkonzentrationen weisen in der Lauf- und Gehtrainings-gruppe mit über 8 %, entsprechend etwa 20 mg/dl, deutliche Abnahmen auf (Tab. 1). Ein Konzentrationsabfall in dieser Größenordnung konnte bislang nur selten beobachtet werden. Andere Autoren wie SCHWARTZ [26], KIENS u.a. [13] oder KAUFMAN u.a. [12] berichten über moderate Abnahmen im Serum-cholesterin zwischen 5 und 6 %. WELTMAN u.a. [32] zeigen auch in einer Gehtrainingsstudie Gesamtcholesterinabnahmen von mehr als 16 mg/dl und bestätigen annähernd die vorliegenden Ergebnisse.

Im Gegensatz zu den weitgehend einheitlichen Basiswerten des Gesamt-cholesterins sind die Ausgangswerte des HDL-Cholesterins (HDL-C) in den einzelnen Gruppen sehr unterschiedlich ausgeprägt (Tab. 1). Die Lauf- und Krafttrainingsgruppen weisen mit HDL-C-Konzentrationen über 53 mg/dl über-durchschnittlich hohe Werte auf. Bei den relativ hohen Basiswerten ist es um so bemerkenswerter, daß die HDL-C-Konzentration in der Laufgruppe um 9,6 % bzw. 5,3 mg/dl anstieg. TRAN u.a. [31] konnten in diesem Zusammenhang belegen, daß die Ausgangswerte der Lipid- und Lipoproteinparameter mit den trainingsbedingten Veränderungen korrelieren, d.h., je niedriger die HDL-Cholesterinwerte, um so ausgeprägter sind die Trainingseffekte. In anderen Lauftrainingsstudien wird von vergleichbaren [23, 26, 30], teilweise aber auch - mit Steigerungen um 17 - 23 % - von deutlich höheren Anstiegen berichtet [1, 28, 29]. Dabei wurden allerdings längere Trainingszeiträume von 12 bis 20 Wochen angesetzt. In Parallelität zu den Ergebnissen der vorliegenden Lauf-gruppe berichten einige Autoren über gleichzeitige Anstiege der HDL-Subfraktionen [10, 30]. Vereinzelt konnten aber auch gegengleiche Entwick-lungen beobachtet werden [22, 24], wobei einer $HDL_2$-Zunahme eine Abnahme der $HDL_3$-Subfraktion gegenübersteht.

Die Gehtrainingsgruppe weist unveränderte HDL-C-Konzentrationen auf. WELTMAN u.a. [32] berichten nach 10wöchigem Gehtraining ebenfalls über unveränderte Werte, während vier weitere Studien Zunahmen zwischen 2,4 und 15,6 % fanden [7, 9, 16, 27]. Die Trainingszeiträume waren dabei mit 16 bis 52 Wochen allerdings erheblich länger und der wöchentliche Trainingsumfang größer als in der vorliegenden Untersuchung. In der Krafttrainingsgruppe zeigte sich ein tendenzieller Anstieg der $HDL_3$-Subfraktion, wobei LIESEN [17] aus-schließlich bei anaeroben Belastungen die Beobachtung erhöhter $HDL_3$-Kon-zentrationen ohne gleichzeitige Zunahme der $HDL_2$-Subfraktion machte.

Eine Literaturzusammenstellung der publizierten Krafttrainingsstudien zeigt kein homogenes Bild [21]. Insbesondere die methodisch besser konzipierten Unter-suchungen [14] bestätigen die eher negativen Ergebnisse.

Die errechneten LDL-C-Konzentrationen verzeichnen in der Geh- und Lauftrainingsgruppe relativ deutliche Abnahmen (Tab. 1). In der Literatur werden Änderungen des LDL-C als Folge körperlicher Aktivität insgesamt weniger häufig beschrieben als Veränderungen der HDL-Fraktion. HASKELL [8] berichtet über Abnahmen des LDL-C zwischen 8 % und 12 %. In mehreren Längsschnittstudien werden LDL-C-Abnahmen bereits nach relativ kurzen Trainingszeiträumen von 6 - 10 Wochen bei moderater Belastungsintensität beobachtet [12, 24]. Im Rahmen eines Gehtrainings berichtet die Arbeitsgruppe um WELTMAN [32] von einer signifikanten Senkung des LDL-C (> 12 mg/dl). In Parallelität zu den Ergebnissen des HDL-C werden gerade in den besser konzipierten Krafttrainingsstudien keine wesentlichen Veränderungen der LDL-C-Konzentration beschrieben [14].

Die Apolipoproteine zeigen nur in der Lauftrainingsgruppe positive Tendenzen, wobei die Abnahme der Apo-B-Konzentration mit 8,3 % statistische Signifikanz erreicht. Die Apolipoproteine A-I und A-II zeigen sich in vergleichbaren Untersuchungen mit wenigen Ausnahmen [2, 13, 26] unverändert. Die Apo-B-Konzentration wurde in den bislang publizierten Studien nur selten bestimmt. Deutliche Verbesserungen sind vor allem von NEUMANN u. BIERMANN [19] im Rahmen einer Kur von Herz-Kreislauf-Patienten durch ein 4wöchiges Schwimmtraining beobachtet worden.

Die Ergebnisse der Trainingsstudien insgesamt deuten nicht einheitlich auf einen kausalen Zusammenhang zwischen physischem Training und Lipoproteinmodifikationen hin. Genetische Faktoren, kardiovaskuläre Fitness, anthropometrische Größen und Lebensstilfaktoren sind hierbei als potentielle Mittler protektiver Effekte zu sehen. Dennoch lassen die Ergebnisse der vorliegenden Studie - insbesondere in Übereinstimmung mit methodisch gut konzipierten Untersuchungen - vermuten, daß die zum physischen Training als körperliche Mehraktivität erforderliche Steigerung des Energieumsatzes und des Sauerstoffverbrauchs wahrscheinlich die bestimmende Steuergröße und damit die Voraussetzung für die Wirkweise des Sports und der Trainingsadaptationen darstellt [3]. Die beobachteten tendenziellen Abnahmen des Körpergewichts, die allein auf den Energiemehrverbrauch durch das Training zurückgeführt werden können [18, 33], und die sehr unterschiedliche Verbesserung des kardiovaskulären Fitnessniveaus scheinen für die deutlichen Veränderungen der Gesamt- und LDL-C-Konzentrationen in der Lauf- und Gehtrainingsgruppe eine nur untergeordnete Rolle zu spielen.

Für Verbesserungen des HDL-C und der Apolipoproteine hingegen scheint die Ausprägung der kardiovaskulären Fitness einen höheren Stellenwert einzunehmen, da positive Entwicklungen nur in der Lauftrainingsgruppe beobachtet wurden. Es ist aber anzunehmen, daß bei längeren Trainingszeiträumen und/

oder höheren Belastungsumfängen auch geringere Belastungsintensitäten ausreichen, um meßbare HDL-C-Anstiege zu erzielen.

Bei weitgehend kontrollierten Lebensgewohnheiten (Ernährung, Aktivität, Genußmittel) bestätigen die Ergebnisse der vorliegenden Studie die These, daß es primär der Energiemehrverbrauch durch körperliches Training ist, der zu protektiven Effekten führt. Aus präventivmedizinischer Sicht lassen sich folgende hypothetische Aussagen treffen:

1. Veränderungen im Lipoproteinmuster durch körperliches Training können weitgehend unabhängig von der Entwicklung des Körpergewichts erreicht werden.
2. Die Verbesserung der kardiovaskulären Fitness bildet keine notwendige Voraussetzung für eine Abnahme des Gesamt- und LDL-Cholesterins.
3. Ein Energiemehrverbrauch durch körperliches Training von 1000 - 1500 kcal/ Woche führt auch bei geringer Belastungsintensität (60 - 65 % Hf max) zur Gesamt- und LDL-Cholesterinabnahme.
4. Eine Zunahme des HDL-Cholesterins und/oder eine positive Beeinflussung der Apolipoproteine (Apo A-I, Apo B) erfordern eine höhere Belastungsintensität und/oder höhere Trainingsumfänge.
5. Gehen und Laufen stellen geeignete Beanspruchungsformen zur Modifizierung des kardiovaskulären Risikoprofils dar, wobei eine Präferenz der Belastungsdauer vor der Belastungsintensität besteht.
6. Ein kraftausdauerorientiertes Trainingsprogramm läßt bei Beanspruchung unterschiedlich großer Muskelgruppen keine sicheren protektiven Effekte erkennen.

## Literaturverzeichnis


1 BAKER TT, ALLEN D, LEI KY, WILLCOX K. Alterations in lipid and protein profiles of plasma lipoproteins in middle-aged men consequent to an aerobic exercise program. Metabolism 1986; 35: 1037-1043.
2 BALLANTYNE FC, CLARK RS, SIMPSON HS, BALLANTYNE D. The effects of moderate physical exercise on the plasma lipoprotein subfractions of male survivors of myocardial infarction. Circulation 1982; 65: 913-918.
3 BERG A. Cholesterin und Bewegung. Herz, Sport u. Gesundheit 1990; 7: 56-57 u. 75.
4 CLAUSS G, EBNER H. Statistik. 4. Aufl. Thun: Harri Deutsch Verlag 1982.
5 DUFAUX B, ASSMANN G, HOLLMANN W. Plasma lipoproteins and physical activity: a review. Int J Sports Med 1982; 3: 123-136.
6 FRIEDEWALD WT, LEVY RI, FREDRICKSON DS. Estimation of low density lipoprotein cholesterol in plasma, without use of the preparative ultracentrifuge. Clin Chem Acta 1972; 18: 499-508.

7  HARDMAN AE, HUDSON A, JONES PRM, NORGAN NG. Brisk walking and plasma high density lipoprotein cholesterol concentration in previously sedentary women. Br Med J 1989; 299: 1204-1205.

8  HASKELL WL. Exercise induced changes in plasma lipids and lipoproteins. Prev Med 1984; 13: 23-36.

9  HEITKAMP HC, SCHEIB K, SCHWIND C, DICKHUTH HH. Veränderungen im Lipid- und Lipoproteinprofil im Rahmen eines sechsmonatigen Gehtrainings bei Koronarsportlern. In: ASSMANN G, BETZ E, HEINLE H, SCHULTE H, Hrsg. Koronare Herzkrankheit. Braunschweig: Vieweg Verlag 1991; 266-271.

10  HESPEL D, LIJNEN P, FAGARD R, van HOOF R, ROSSENEU M, AMERY A. Changes in plasma lipids and apoproteins associated with physical training in middle-aged sedentary men. Am Heart J 1988; 115: 786-792.

11  HOLLMANN W, HETTINGER T. Sportmedizin - Arbeits- und Trainingsgrundlagen. Stuttgart: Schattauer Verlag 1990.

12  KAUFMAN S, KAUFMAN B, REYNOLDS D, TRAYNER I, THOMPSON GR. Effect of jogging on serum low density lipoprotein cholesterol. Artery 1980; 7: 99-108.

13  KIENS B, JÖRGENSEN I, LEWIS ST, JENSEN G, LITHELL H, VESSBY B, HOE ST, SCHNOHR P. Increased plasma HDL-cholesterol and Apo A-1 in sedentary middle-aged men after physical conditioning. Eur J Clin Invest 1980; 10: 203-209.

14  KOKKINOS PF, HURLEY BF, VACCARO P, PATTERSON JC, GARDNER LB, OSTROVE SM, GOLDBERG AP. Effects of low- and high-repetition resistive training on lipoprotein-lipid profiles. Med Sci Sports Exerc 1988; 20: 50-54.

15  KOSTNER GM, MOLINARI E, PICHLER P. Evaluation of a new $HDL_2/HDL_3$ quantitation method based on precipitation with polyethylene glycol. Clin Chem Acta 1985; 148: 139-147.

16  LEON AS, CONRAD J, HUNNINGHAKE DB, SERFASS R. Effects of a vigorous walking program on body composition, and carbohydrate and lipid metabolism of obese young men. Am J Clin Nutr 1979; 33: 1776-1787.

17  LIESEN H. Persönliche Mitteilung vom 8.2.1991. Fachbereich Sportwissenschaft der Universität Paderborn.

18  MISNER JS, BOILEAU RA, MASSEY BH, MAYHEW JL. Alterations in the body composition of adult men during selected physical training programs. J Am Geriatr Soc 1974; 22: 33-38.

19  NEUMANN G, BIERMANN J. Zur Dosierung der Ausdauerbelastungen für die Prävention von Stoffwechselstörungen. Med Sport 1986; 26: 13-16.

20  NIE NH. SPSS-X. Chicago: Mc Graw-Hill 1983.

21  NIESTEN-DIETRICH U. Physische Aktivität in der Prävention der koronaren Herzkrankheit. Dissertation Münster 1991.

22  NYE ER, CARLSON K, KIRSTEIN P, RÖSSNER ST. Changes in high density lipoprotein subfractions and other lipoproteins induced by exercise. Clin Chem Acta 1981; 113: 51-57.

23  PELTONEN P, MARNIEMI J, HIETANEN E, VUORI I, EHNHOLM C. Changes in serum lipids, lipoproteins and heparin releasable lipolytic enzymes during moderate physical training in men. Metabolism 1981; 30: 518-526.

24  RAURAMAA R, SALONEN JT, KUKKONEN-HARJULA K, SEPPÄNEN K, SEPPÄLÄ E, VAPAATALO H, HUTTUNEN J. Effects of mild physical exercise on serum lipoproteins and metabolites of arachidonic acid. Br Med J 1984; 288: 603-606.

25  SANDKAMP M, TAMBYRAJAH B, SCHRIEWER M, ASSMANN G. Simplified turbidimetric

determination of apolipoproteins A-I, A-II, and B using a microtitre method. J Clin Chem Clin Biochem 1988; 26: 685-688.

26 SCHWARTZ RS. Effects of exercise training on high density lipoproteins and apolipoproteins A-I in old and young men. Metabolism 1988; 37: 1128-1133.

27 SOPKO G, LEON AS, JACOBS DR, FOSTER N, MOY J, KUBA K, ANDERSON JT, CASAL D, Mc NALLY C, FRANTZ I. The effects of exercise and weight loss on plasma lipids in young obese men. Metabolism 1985; 34: 227-236.

28 STEIN RA, MICHIELLI DW, GLABTZ MD, SARDY H, COHEN A, GOLDBERG N, BROWN CD. Effects of different exercise training intensities on lipoprotein cholesterol fractions in healthy middle-aged men. Am Heart J 1990; 119: 277.

29 SUTHERLAND WHF, WOODHOUSE SP. Physical activity and plasma lipoprotein lipid concentrations in men. Atherosclerosis 1980; 37: 285-292.

30 THOMPSON PD, CULLINANE EM, SADY SP, FLYNN MM, BERNIER DN, KANTOR MA, SARITELLI AL, HERBERT PN. Modest changes in high density lipoprotein concentration and metabolism with prolonged exercise training. Circulation 1988; 78: 25-34.

31 TRAN ZV, WELTMAN A, GLASS GV, MOOD DP. The effects of exercise on blood lipids and lipoproteins: a meta-analysis of studies. Med Sci Sports Exerc 1983; 15: 393-402.

32 WELTMAN A, MATTER S, STAMFORD BA. Caloric restriction and/or mild exercise: effects on serum lipids and body composition. Am J Clin Nutr 1980; 33: 1002-1009.

33 WILMORE JH. Body composition changes with a 10-week program of jogging. Med Sci Sports Exerc 1970; 2: 113-117.

# In vivo kinetics of a mutant protein, APO A-I$_{\text{IOWA}}$

*J. R. Schaefer, D. J. Rader, R. E. Gregg, T. Fairwell, L. A. Zech, M. R. Kindt, M. D. Benson, H. Kaffarnik, H. B. Brewer, Jr.*

*J. R. Schaefer, H. Kaffarnik*
Zentrum Innere Medizin, Abteilung Endokrinologie, Philipps-Universität Marburg

*D. J. Rader, R. E. Gregg, T. Fairwell, L. A. Zech, M. R. Kindt, M. D. Benson, H. B. Brewer, Jr.*
National Heart Lung Blood Institute, Bethesda, MD, USA


## Abstract


A mutant human plasma protein was endogenously labeled using a stable isotopically-labeled amino acid tracer ($^{13}C_6$ phenylalanine) and its in vivo metabolism investigated. This study was performed in a heterozygote for a mutant A-I apolipoprotein (Gly$_{26}$-->Arg) associated with amyloidosis and hypoalphalipoproteinemia. This approach permits the simultaneous comparison of the normal and mutant protein in the same study subject. The mutant protein was catabolized more than twice as fast as the normal protein with normal production rate. This report describes a new and convenient method for the investigation of the in vivo metabolism of mutant proteins in man. A heterozygote is the ideal study subject since it permits the simultaneous comparison of the normal and mutant forms of the same protein.

# In-vivo-Kinetik eines mutierten Proteins, Apo A-I$_{IOWA}$


J. R. Schaefer, D. J. Rader, R. E. Gregg, T. Fairwell, L. A. Zech, M. R. Kindt,
M. D. Benson, H. Kaffarnik, H. B. Brewer, Jr.

J. R. Schaefer, H. Kaffarnik
Zentrum Innere Medizin, Abteilung Endokrinologie, Philipps-Universität
Marburg

D. J. Rader, R. E. Gregg, T. Fairwell, L. A. Zech, M. R. Kindt, M. D. Benson,
H. B. Brewer, Jr.
National Heart Lung Blood Institute, Bethesda, MD, USA


## Übersicht


Ein mutiertes menschliches Plasmaprotein wurde mittels einer stabil markierten Aminosäure ($^{13}C_6$Phenylalanin) endogen markiert und sein in-vivo-Stoffwechsel erforscht. Diese Studie wurde an einer heterozygoten Patientin für eine A-I-Apolipoproteinmutation (Gly$_{26}$ --> Arg) durchgeführt, welche mit Amyloidose und Hypoalphalipoproteinämie vergesellschaftet ist. Diese neue Methodik erlaubt das gleichzeitige Untersuchen normaler und mutierter Proteine im selben Studienprobanden. Das mutierte Protein wurde doppelt so schnell katabolisiert wie die Normalform bei normaler Produktionsrate. Dieser Bericht beschreibt eine neue und einfache Methodik zur in-vivo-Untersuchung mutierter Proteine beim Menschen. Ein heterozygoter Merkmalsträger ist bei dieser Technik der ideale Studienproband, da hierbei die normale und mutierte Proteinform direkt miteinander verglichen werden können.


## Einleitung

Die Untersuchung des in-vivo-Proteinstoffwechsels des Menschen liefert oftmals wesentliche Erkenntnisse und hilft uns, die physiologischen und pathophysiologischen in-vivo-Zusammenhänge besser zu verstehen. In-vivo-Kinetikstudien bestimmter Erkrankungen geben Hinweise auf die potentielle "Lokalisation" eines genetischen Defektes, sei es nun auf Seiten der Synthese oder des Katabolismus. Wie in diesem Beitrag, können in-vivo-Studien auch die in-vivo-Relevanz bestimmter Proteinmutationen belegen.

Bis heute war die in-vivo-Kinetik jedoch noch vom Einsatz radioaktiver Marker, in aller Regel radioaktives Jod, abhängig [3, 9, 13]. Diese Technik ist in Deutschland für wissenschaftliche Zwecke nicht praktikabel, so daß wir im Bereich der in-vivo-Kinetik von neuen Entwicklungen nicht radioaktiver Tracertechniken - mittels sogenannter stabiler Isotopen - abhängig sind. Mittlerweile wurde die stabile Isotopentechnik so weit entwickelt [1, 2, 7, 10, 11], daß wir auch in Deutschland in der Lage sind, nahezu jedes Protein, welches derzeit in einer Menge von etwa 5 µg zu isolieren ist, kinetisch zu erforschen.

Der hier vorliegende Bericht demonstriert die Vorzüge dieser neuen Technik am Beispiel eines Apo A-I-Mutanten, dem Apo A-I$_{Iowa}$. Diese Mutation ist durch einen Austausch der Aminosäure Glyzin gegen Arginin in Position 26 gekennzeichnet. Die heterozygoten Merkmalsträger erkranken an systemischer Amyloidose und weisen erniedrigte HDL- und Apo A-I-Spiegel auf [6]. Die Aufklärung des metabolischen Defektes wird in diesem Beitrag mittels stabiler Isotopentechnik an einer heterozygoten Patientin für die Apo A-I$_{Iowa}$-Mutation durchgeführt.


## Proband und Methodik

Untersucht wurde das Stoffwechselverhalten der Apo A-I-Mutation bei einer 32jährigen heterozygoten Merkmalsträgerin, die zum Zeitpunkt der Untersuchung keinerlei Zeichen einer manifesten Amyloidose aufwies. Sämtliche klinisch-chemischen Laborparameter waren unauffällig, lediglich das HDL-Cholesterin (27 mg/dl) und Apo A-I (66 mg/dl) waren erniedrigt.

Das Versuchsprotokoll war von der NHLBI Ethikkommission geprüft und genehmigt worden. Die Versuchsperson gab ihre schriftliche Einverständniserklärung vor Durchführung dieser Studie (informed consent).

Die Studie wurde stationär unter Standarddiätbedingungen auf der NIH Krankenstation der Molecular Disease Branch durchgeführt. Nach einer priming Bolusinjektion wurde über einen Zeitraum von 16 Stunden eine $^{13}C_6$-Phenylalanin-Infusion (12 µg/kg/Min.) appliziert und zu mehreren Zeitpunkten ca. 15 ml EDTA Blut entnommen.

Freie Plasmaaminosäuren wurden aus 0,5 ml Plasma mittels Kationenaustauschersäulen isoliert und zur Analyse auf den Gaschromatographen-Massenspektrometer (GC-MS) (Finnigan MAT 4500) zu Heptafluorobutyric-Isobutyl-Estern derivatisiert [5]. VLDL-Apo B 100 wurde mittels SDS-Gel [4] und die HDL-Apo A-I$_{normal}$- und Apo A-I$_{Iowa}$-Proteine mittels IEF-Gelen [12] separiert, nachdem zuvor die entsprechenden Dichtebereiche (VLDL < 1,006 g/ml bzw. 1,063 < HDL < 1,21 g/ml) von 5 ml Ethylendiamintetraessigsäure(EDTA)-Plasma präparativ mittels Ultrazentrifugation isoliert worden war. Die Gele wurden gefärbt und die Gel-Proteinbanden von Interesse wurden herausgeschnitten, in 6N HCl hydrolisiert, die Aminosäuren gereinigt und zur Analyse auf den GC-MS derivatisiert.

Die Proben wurden mittels GC-MS im selektiven Ionen-Monitoring unter chemischer Ionisierung analysiert, wobei lediglich die Ionen von Interesse, d.h. unmarkierte und sechsfach markierte Aminosäuren vermessen wurden. In dieser Studie waren dies Phenylalanin (418 m/e) gegen $^{13}C_6$ - Phenylalanin (424 m/e), sowie das endogen aus dem Phenylalanin "synthetisierbare" Tyrosin (630 m/e) und $^{13}C_6$ Tyrosin (636 m/e). Tyrosin entsteht zum Teil intrahepatisch durch die Phenylalanin-Hydroxylase [8], so daß wir hier die einmalige Gelegenheit haben, die intrazellulären Steady-state-Bedingungen der Aminosäure zu kontrollieren.

## Ergebnisse

Innerhalb von 30 Minuten bestanden Steady-state-Bedingungen für die Aminosäure $^{13}C_6$-Phenylalanin (6,1% IE) (Abb. 1). Da auch das $^{13}C_6$-Tyrosin Steady-state-Verhalten (0,8% IE) zeigt (Abb. 1), kann man davon ausgehen, daß das beobachtete Plasma-steady-state des Phenylalanins in der Tat auch einem intrazellulären Steady state entspricht.

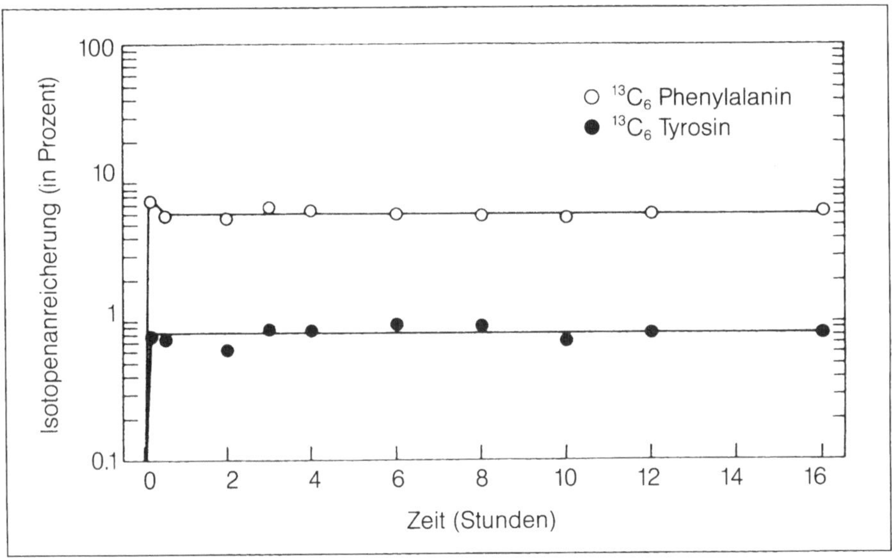


*Abb. 1:* Freie Plasma-Aminosäure-Anreicherung für das infundierte $^{13}C_6$ - Phenylalanin (o) sowie das endogen gebildete $^{13}C_6$ -Tyrosin (•).

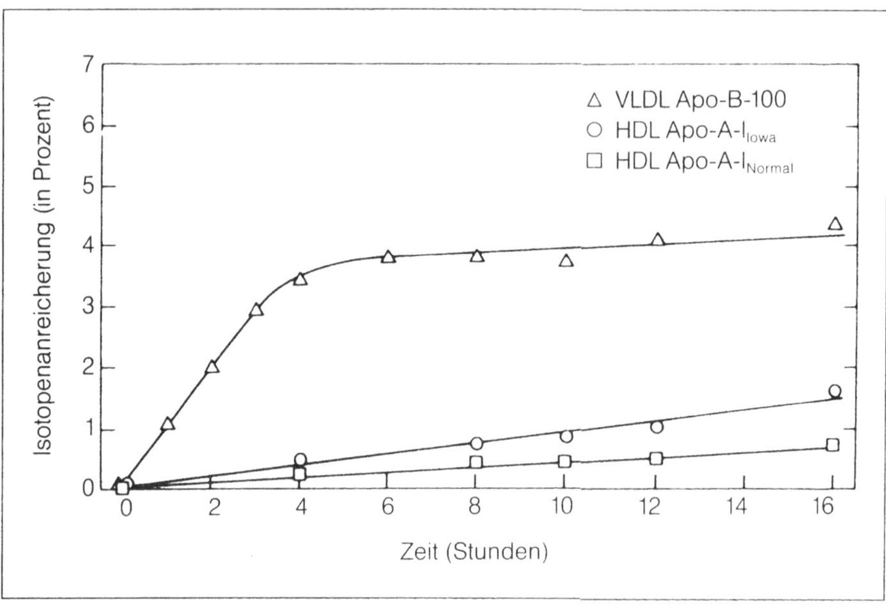



*Abb. 2:* Einbau der Traceraminosäure $^{13}C_6$ - Phenylalanin in VLDL- Apo B-100, HDL-Apo A-I$_{Iowa}$ und HDL-Apo A-I$_{Normal}$.

Nach etwa sechs Stunden erreicht das VLDL-Apo-B-100 einen Plateauwert (4% IE), der als unmittelbarer intrazellulärer Precursor Pool für die Proteinsynthese betrachtet werden kann (Abb. 2). Mit Hilfe des VLDL-Apo-B-100-Plateauwertes läßt sich die "fractional synthetic rate" (FSR; in Steady state identisch mit fractional catabolic rate = FCR) der Apo-A-I-Proteine errechnen, indem die Steigung der Apo-A-I-Tracereinbaukurve durch die Anreicherung des unmittelbaren Precursors dividiert wird. Die Residenzzeit (RT) ist der Kehrwert der FCR (RT = 1/RT), und die Produktionsrate wird aus dem Produkt von FSR x Plasmakonzentration x Plasmavolumen dividiert durch Körpergewicht errechnet [2].

Die Traceraufnahme des Apo A-I$_{Iowa}$ ist mehr als doppelt so hoch wie die des normalen Apo A-I im selben Individuum. Für das Apo A-I$_{Iowa}$ errechnet sich eine FSR von 0,55 pools/Tag, für das normale Apo A-I im selben Probanden ergibt sich eine FSR von 0,25 pools/Tag. Die Produktionsrate ist mit 4,2 mg/kg/Tag für das mutierte Apo A-I$_{Iowa}$ und mit 4,7 mg/kg/Tag für das normale Apo A-I nahezu identisch. Die Ursache für die Hypoalphalipoproteinämie ist somit ein beschleunigter Abbau des mutierten Proteins bei unveränderter Produktleistung.

## Diskussion

Bis heute war es üblich, proteinkinetische in-vivo-Studien mittels radioaktiver Markierungstechniken durchzuführen, was in Deutschland jedoch nicht praktikabel ist. Es wurden daher größere Anstrengungen unternommen, alternative Techniken, nämlich die der stabilen Isotopenmarkierung, zu entwickeln. Wir sind mittlerweile in der Lage, nahezu jedes Protein mittels stabiler Isotopenmarkierung in seiner in-vivo-Kinetik am Menschen zu erforschen. Im Falle der Apo A-I$_{Iowa}$-Mutante konnte hiermit erreicht werden, daß diese Mutation den Katabolismus des mutierten Apolipoproteins mehr als verdoppelt und bei unveränderter Produktionsrate so zu der Hypoalphalipoproteinämie führt. Die Gly$_{26}$-->ARG-Mutation hat somit einen dramatischen Einfluß auf die Plasmaverweildauer des mutierten Proteins und ist verantwortlich für die Entstehung der Amyloidose. Apo A-I$_{Iowa}$ ist bis heute das einzige uns bekannte Apolipoprotein, welches mit systemischer Amyloidose beim Menschen in Verbindung gebracht werden kann. Interessanterweise existiert jedoch auch eine japanische Labormaus, bei der eine Apo-A-II-Mutation gleichfalls zur systemischen Amyloidose führt. Neben der Apo-A-I$_{Milano}$-Mutation ist das Apo A-I$_{Iowa}$ die zweite Apo-A-I-Mutante, die zu einem beschleunigten Apo-A-Katabolismus und einer dadurch bedingten Hypoalphalipoproteinämie führt. Die stabile Isotopenmarkierung eignet sich geradezu in idealer Weise zur Durchführung kinetischer in-vivo-Studien bei heterozygoten Proteinmutantenträgern und ist ohne schädliche Nebenwirkungen überall durchführbar.

J.R. Schaefer wurde teilweise unterstützt durch ein Stipendium der Deutschen Forschungsgemeinschaft (SCHA-410-1), der Kempke Stiftung Marburg sowie durch ein Research Award der Fogarty International Foundation, USA.

## Literaturverzeichnis


1 COHN JS, WAGNER DA, COHN SD, MILLAR JS, SCHAEFER EJ. The measure of VLDL and LDL apo B-100 synthesis in humans using deuterated leucine: effect of feeding and fasting. Arteriosclerosis 1988; 8: 575a.
2 CRYER DR, MATSUSHIMA T, MARSH JB, YUDKOFF M, COATES PM, Cortner JA. Direct measurement of apolipoprotein B synthesis in human very low density lipoprotein using stable isotopes and mass spectrometry. J Lipid Res 1986; 27: 508 - 516.
3 GREGG RE, ZECH LA, SCHAEFER EJ, BREWER HB JR. Type-III hyperlipoproteinemia: defective metabolism of an abnormal apolipoprotein E. Science 1981; 221: 584-586.
4 HOSPATTANKAR AV, FAIRWELL T, MENG M, RONAN R, BREWER HB JR. Identification of sequence homology between human plasma apolipoprotein B-100 and apolipoprotein B-48. J Biol Chem 1986; 261: 9102-9104.

5 MacKENZIE SL, TENASCHUK D. Gas-liquid chromatography of N-heptafluorobutyryl isobutyl esters of amino acids. Chromatogr 1974; 97: 19-24.

6 NICHOLS WC, DWULET FE, LIEPNIEKS J, BENSON MD. Variant apolipoprotein A-I as a major constituent of a human hereditary amyloid. Biochem Biophys Res Commun 1988;156: 762-768.

7 PATTERSON BW, HACHEY DL, BORIACK J, MARKS L, KLEIN PD. Plasma apolipoprotein metabolism studied after an intravenous bolus dose of $^2$H$_4$-lysine. Fed Proc 1987; 46: 879a.

8 ROBSON KJ, CHANDRA T, MACGILLIVRAY RT, WOO SL. Polysomal immunoprecipitation of phyenylalanine hydroxylase mRNA from rat liver and cloning of its cDNA. Proc Natl Acad Sci USA 1982; 79: 4701-4705.

9 SCHAEFER JR, GREGG RE, ZECH LA, MENG MS, RONAN R, ANTONARAKIS SE, BACHORIK PS, KWITEROVICH PO, BREWER HB JR. Comparison of the kinetics of metabolism of normal apolipoprotein A-I and a mutant apolipoprotein A-I, apo A-I$_{Baltimore}$. Clin Res 1988; 36: 545a.

10 SCHAEFER JR, GREGG RE, FAIRWELL T, ZECH LA, RADER DJ, KINDT MR, BREWER HB JR. VLDL apo B-100 and apo E kinetics in familial hypercholesterolemia using stable isotopes. Circulation 1989; 80: II-383a.

11 SCHAEFER JR, RADER DJ, GREGG RE, THOMAS F, KINDT MR, ZECH LA, BREWER HB JR. In vivo apo B-100 and apo A-I kinetics in Tangier Disease utilizing a stable isotope technique. Circulation 1990; 82: III-447a.

12 SPRECHER DL, TAAM L, BREWER HB JR. Two-dimensional electrophoresis of human plasma apolipoproteins. Clin Chem1984; 30: 2084-2092.

13 VEGA GL, GRUNDY SM. In vivo evidence for reducef binding of low density lipoproteins to receptors as a cause of primary moderate hypercholesterolemia. J Clin Invest 1986; 78: 1410-1414.

# The function of recombinant human apolipoprotein A-IV from E. coli


*A. Steinmetz, J.-C. Fruchart, H. Kaffarnik, P. Denefle*

*A. Steinmetz, H. Kaffarnik*
Zentrum Innere Medizin, Abteilung Endokrinologie und Stoffwechsel, Philipps-Universität Marburg

*J.-C. Fruchart*
SERLIA, Institut Pasteur de Lille, Lille Cedex

*P. Denefle*
Biotechnology Institute, Rhône-Poulenc Rorer, Vitry sur Seine


## Abstract


Human apolipoprotein (apo) A-IV, a 46 kd protein, is capable of serving as a cofactor for the enzyme lecithin: cholesterol acyltransferase (LCAT), to bind to apo A-I/A-II receptor sites on mouse adipose cells and thereby promote cellular cholesterol efflux. These observations together with the appearence of apo A-IV in human interstitial fluid argue for a role of apo A-IV in reverse cholesterol transport. In order to obtain large amounts of this protein and to perform site-directed mutagenesis, we expressed apo A-IV in E. coli. The recombinant protein was soluble and could be isolated avoiding lipid extraction or other denaturating procedures. Characterization of the recombinant protein showed an additional methionine residue at the N-terminus and exhibited otherwise identical physico-chemical properties when compared to apo A-IV isolated from human plasma. The cofactor function for LCAT, the binding to mouse adipose cells and the promotion of cellular cholesterol efflux were indistinguishable between recombinant apo A-IV and the human plasma counterpart. The expression of apo A-IV in E. coli provides a powerful tool to study the physiologic function of apo A-IV by sitedirected mutagenesis.

# Funktion von rekombinantem menschlichem Apolipoprotein A-IV aus Escherichia coli

*A. Steinmetz, J.-C. Fruchart, H. Kaffarnik, P. Denefle*

*A. Steinmetz, H. Kaffarnik*
Zentrum Innere Medizin, Abteilung Endokrinologie und Stoffwechsel,
Philipps-Universität Marburg

*J.-C. Fruchart*
SERLIA, Institute Pasteur de Lille, Lille Cedex

*P. Denefle*
Biotechnology Institute, Rhône-Poulenc Rorer, Vitry sur Seine

## Zusammenfassung

Menschliches Apolipoprotein (Apo) A-IV, 46 kD, ist in vitro in der Lage, das Enzym Lecithin-Cholesterin-Acyltransferase (LCAT) zu aktivieren, an Apo A-I/A-II-Rezeptoren von Maus-Adipozyten zu binden und Cholesterinausstrom aus diesen Zellen zu vermitteln. Diese Beobachtungen, zusammen mit dem Vorkommen von Apo A-IV in der interstitiellen Flüssigkeit, sprechen für die Mitwirkung von Apo A-IV beim Cholesterinrücktransport. Um große Mengen dieses Proteins zu erhalten und gezielte Mutanten herzustellen, wurde menschliches Apo A-IV in Escherichia coli exprimiert. Das rekombinante Protein war löslich und konnte ohne Lipidextraktion oder Denaturierung isoliert werden. Die Charakterisierung des exprimierten Proteins zeigte einen zusätzlichen Methioninrest N-terminal, war jedoch ansonsten in seinen physikochemischen Eigenschaften identisch mit Apo A-IV aus menschlichem Plasma. In bezug auf die Funktion zeigte das rekombinante Apo A-IV im Vergleich mit Apo A-IV aus menschlichem Plasma gleiche Kofaktorfunktionen für die LCAT, war ebenso in der Lage, an Adipozyten der Maus zu binden und Cholesterinausstrom aus diesen Zellen zu vermitteln. Die Expression von Apo A-IV in Escherichia coli bietet die Möglichkeit, zum Beispiel durch gezielte Mutationen die physiologische Rolle von Apo A-IV zu untersuchen.

# Einleitung

Seit seiner Erstbeschreibung am Modell der Ratte [23] hat Apo A-IV sowohl im Hinblick auf seine eigenartige Erscheinungsform im Plasma, wenig assoziiert mit den Hauptlipoproteinen, als auch in bezug auf seine physiologische Relevanz im Verhältnis zu den anderen Apolipoproteinen eine besondere Rolle gespielt. Beim Menschen wird Apo A-IV fast ausschließlich im Darm gebildet [7]. Die Synthese erfolgt offenbar ohne Pro-Form als Präapolipoprotein [8]. Die Quantifizierung der Assoziation von Apo A-IV mit hauptsächlich HDL (High density lipoprotein) hängt von der Art der Präparation ab [3, 12]. Die Oberflächenaffinität von Apo A-IV für Lipoproteinpartikel ist sehr labil und anfällig gegenüber dem umgebenden Milieu [24, 25] und kann leicht von anderen Apolipoproteinen aus dieser Bindung verdrängt werden [15, 26].

Obwohl eine spezifische Funktion von Apo A-IV bisher nicht nachgewiesen werden konnte, haben sich Hinweise auf eine Funktion dieses Apolipoproteins im Cholesterinrücktransport gemehrt. Diese Funktion beinhaltet sowohl die Kofaktorfunktion für das Enzym LCAT, die Bindung an Rattenhepatozyten, an bovine Aortenendothelzellen und die Verdrängung aus letzterer Bindung durch Apo A-I [20]. Ratten-Apo A-IV ist in der Lage, den Cholesterinausstrom aus menschlichen Fibroblasten zu fördern [22]. Außerdem bindet menschliches Apo A-IV an Maus-Antipozyten und vermittelt so aus diesen Zellen ebenfalls Cholesterinausstrom [17].

In der vorliegenden Untersuchung haben wir gezeigt, daß es möglich ist, menschliches Apo A-IV in großen Mengen in einem Escherichia coli-Expressionssystem zu produzieren. Das rekombinante Protein zeigte, verglichen mit Apo A-IV aus menschlichem Plasma, keine Unterschiede in bezug auf physikochemische Eigenschaften und Funktionen.

# Methoden

Übliche molekularbiologische Techniken wurden angewandt [13]. DNA (Desribonukleinsäure)-Sequenzierungen wurden mit einem M 13-Universalprimer und fünf Apo A-IV-spezifischen Primern durchgeführt, entweder mit ($a^{35}$S) Adenosin (USB, Cleveland, USA) oder fluoreszenzmarkierten Primern mit einem Applied Biosystems Modell 370 A DNA-Sequenzierer. Gerichtete Mutagenese wurde mit einem Kit von Amersham durchgeführt. Aminosäurezusammensetzung wurde mit einem Waters Millipore Pico-Tag Gerät durchgeführt, die N-terminale Aminosäuresequenz in einem Applied Biosystems Protein-Sequenzierer 477 A [10]. Die Charakterisierung der benutzten Zellinie wurde bereits vorgenommen [1] und entsprach den zuletzt in Bindungs- und Cholesterinausstromexperimenten benutzten Protokollen [17].

Die Konstruktion des rekombinanten Plasmids ging zunächst von einem Plasmidklon, pXL 1694, aus, der einem KpnI-Hind III-Fragment entsprechend dem 3-Ende eines menschlichen Apo A-IV-genomischen Klons gleichkam [7]. Es wurde zunächst die gesamte Kodierungssequenz des Apo A-IV rekonstruiert. Der Expressionsplasmid pET-3a [16] stammte von F. W. STUDIER (Brookhaven National Laboratory, New York, USA). Die genaue Konstruktionsstrategie wurde im Detail bereits berichtet [6]. Abb. 1 zeigt den Apo A-IV-Expressionsvektor.

Die Produktion von rekombinantem Apo A-IV erfolgte nach Einsetzen des Expressionsplasmids pXL 1867 in BL21 (DE 3) (pLysS) [16] mit Hilfe eines einfachen Transformationsvorgangs. Eine über Nacht bei 37°C durchgeführte Kultur in Luria-Bertani-Medium [13], versetzt mit Ampicillin und Chloramphenicol, wurde benutzt, um das Produktionsmedium in 2-Liter-Fermentationsbehältern zu inokkulieren [11], und die Fermentation wurde, wie dort beschrieben, fortge-

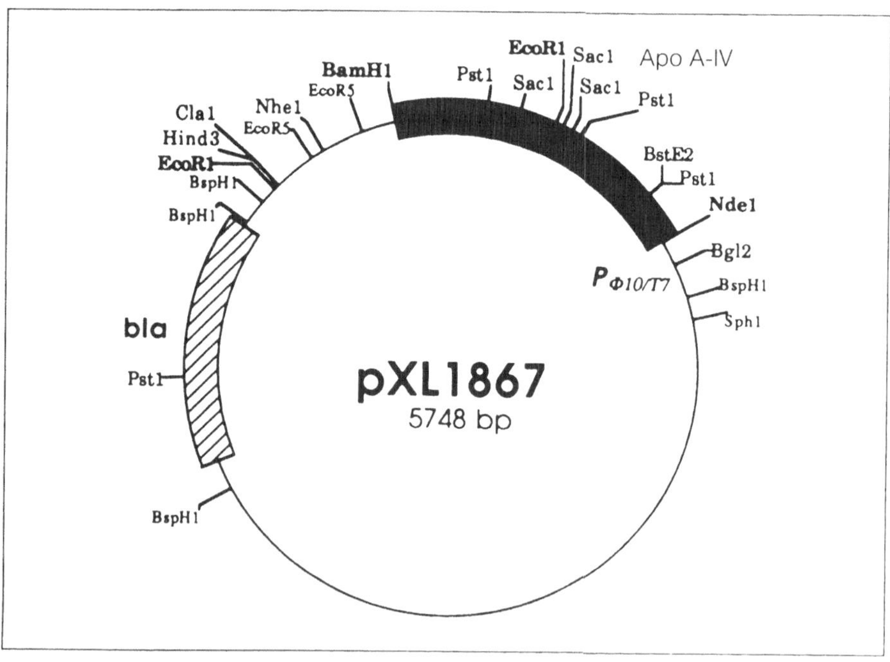



*Abb. 1:* Restriktionsplan des Plasmids pXL 1867 (Apo A-IV-Expressionsvektor). Die rekonstruierte komplette Kodierungssequenz des menschlichen maturen Apo A-IV ist hier dargestellt. Der resultierende Vektor wurde unter die Kontrolle des Promotors des 10. Gens vom T 7-Phagen gestellt.

führt. Bei einer Extinktion A (610 nm) von ungefähr 50 wurde 0,1 mM IPTG zugesetzt, um die T 7-Polymeraseexpression zu induzieren, nach weiteren 20 Minuten erfolgte die Induktion von Rifampicin, und schließlich wurde die Fermentation für weitere 60 Minuten vorgenommen. Die Zellen wurden dann durch Zentrifugieren geerntet und tiefgefroren. Die Reinigung des rekombinanten Apo A-IV erfolgte als lösliches Protein nach mehrfachen Fällungen, Ionenaustauschverfahren und schließlich mittels hydrophober Interaktionschromatographie an Phenyl Superose Pharmacia-LKB. Dabei wurde das Protein weder denaturiert noch in organischen Lösungsmitteln präzipitiert [6].

ELISA(enzymgekoppelter Immunabsorptionstest)-Verfahren zur Messung und zum Vergleich der Apolipoproteine wurden durchgeführt mittels polyklonaler Kaninchen- und monoklonaler (M 01, M 03, M 04 und M 05) Maus-Antikörper gegen menschliches Plasma-Apo A-IV. Apo A-IV wurde gleichzeitig aus menschlichem Serum eines Apo A-IV (1/1) homozygoten Probanden isoliert [18], und Apolipoprotein-Phospholipid-Komplexe wurden nach der Cholat-Dialysemethode von CHEN und ALBERS [4] hergestellt. Die Bindungsassays markierter plasmatischer und rekombinanter Apo A-IV/Phospholipidkomplexe an Ob 1771-Zellen wurden bei 4°C für zwei Stunden durchgeführt [2] und die Cholesterinladungs- und -ausstromexperimente wie zuletzt beschrieben [17]. Untersuchungen zur LCAT-Kofaktorfunktion wurden ebenfalls wie beschrieben vorgenommen [19, 21]. Die Dichtegradienten-Ultrazentrifugation erfolgte nach der Methode von REDGRAVE et al [14].

## Ergebnisse

*Produktion von rekombinantem Apo A-IV*
Nachdem zunächst die komplette Kodierungssequenz für menschliches matures Apolipoprotein A-IV rekonstruiert war, ausgehend von einem genomischen KpnI-Hind III DNA-Fragment (freundlicherweise von Dr. J. M. TAYLOR, San Francisco, zur Verfügung gestellt), konnte durch die beschriebene Strategie [6] eine Bedingung erreicht werden, in der rekombinantes menschliches Apo A-IV 5 - 10 % des gesamten Bakterienproteins in Kultur hoher Zelldichte ausmachte. Das Protein konnte aus den Bakterienextrakten ohne Denaturierungs-/Renaturierungsstufen als lösliches Protein gewonnen werden. Das Protein lief als Einzelbande im SDS PAGE mit einer molekularen Masse von etwa 46 000 Dalton, fokusierte mit den Hauptisoformen exakt an der gleichen Position wie menschliches Apo A-IV und zeigte nach N-terminaler Sequenzierung dort einen zusätzlichen Methioninrest, der mit der Regel von

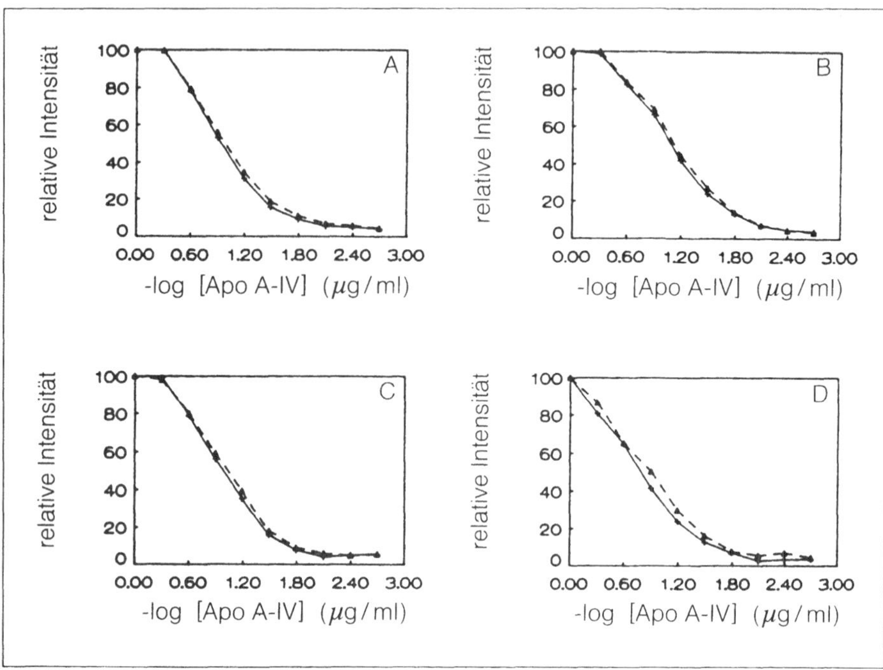

*Abb. 2:* Immunreaktivität von rekombinantem und plasmatischem Apo A-IV gegenüber vier monoklonalen Antikörpern. Jeweils 50 ml verdünnte plasmatische (—) und rekombinante (- - -) Apo A-IV-Lösung wurde in zuvor mit monoklonalen Antikörpern beschichteten Mikrotiterplatten inkubiert. Gebundenes Apo A-IV wurde durch polyklonales Anti-Apo A-IV-Kaninchenserum und einen peroxidasekonjugierten Ziegen-Antikaninchen-Antikörper dargestellt. Die Reaktivitäten sind als Prozent der initialen Absorption ausgedrückt.

HIREL et al. [9] vereinbar war. Die experimentelle Masse betrug 45 541 ± 9 atomare Masseneinheiten anstelle erwarteter 45 533.

*Vergleich von rekombinantem Apo A-IV mit Apo A-IV aus menschlichem Plasma*
Rekombinantes und plasmatisches Apo A-IV (Isoformen 1) wurden zunächst parallel auf physikochemische Eigenschaften hin untersucht. Fluoreszenzanregungs- und Emissionsspektren wurden sowohl unter nativen als auch denaturierenden Bedingungen untersucht und zeigten identische Spektren in beiden Fällen. Untersuchungen zur Tryptophan-Fluoreszenz-Quenchung in der Anwesenheit von Acrylamid wiesen für beide Proteine dynamisches Quenching auf. Hier zeigte sich, daß die Zugänglichkeit zum einzigen Tryptophanrest in beiden Apo A-IV-Präparationen ähnlich war.

Immunologische Reagibilität gegenüber vier verschieden monoklonalen Antikörpern zeigte exakt gleiche Kurven für beide Proteine. Die Titrationskurven für die vier monoklonalen Antikörper in paralleler Untersuchung der beiden Proteine zeigten identische Kurven (Abb. 2). Jeder monoklonale Antikörper erkannte beide Proteine auf die gleiche Art und Weise.

In LCAT-Aktivierungsuntersuchungen mit parallel hergestellten Apolipoprotein/Lezithin-, POPC- und DPPC-Komplexen zeigten sich für ein gegebenes Phospholipid bei beiden Apoproteinen identische Reaktionsmuster. In der Dichtegradienten-Ultrazentrifugation verhielten sich die jeweiligen Apolipoprotein-/Phospholipidkomplexe ebenfalls völlig identisch.

Apo A-IV/DMPC-Komplexe aus beiden Apo A-IV-Präparationen banden identisch an Ob 1771-Zellen, verdrängten sich gegenseitig aus dieser Bindung und führten, nach Bindung an cholesterinbeladene Zellen, bei 37°C zu identischem Cholesterinausstrom aus diesen Zellen. Abb. 3 zeigt ein Cholesterin-Ausstromexperiment mit beiden Apo A-IV/DMPC-Komplexen und reinen DMPC-Komplexen bzw. $HDL_3$ als Kontrolle.


## Diskussion

Wir konnten zeigen, daß es möglich ist, menschliches Apo A-IV in großen Mengen in Escherichia coli als lösliches Protein zu produzieren. Die genaue Strategie dazu haben wir bereits berichtet [6]. Es wurde dabei von einem partiellen genomischen Klon ausgegangen, der zunächst auf die komplette Kodierungssequenz des maturen Apo A-IV (Isoform 1) rekonstruiert und mit einem ATG-Codon für den Translationsbeginn versehen wurde. Das ansonsten gute Expressionssystem, basierend auf dem Ptrp- oder LPR-Promotoren, ergab in bezug auf die Produktion keine befriedigenden Ergebnisse, so daß das von ROSENBERG et al. [16] beschriebene T 7-System angewandt wurde. Auch hier wurden zunächst keine befriedigenden Resultate erzielt. Erst durch Zugabe von Rifampicin, einem Inhibitor der endogenen RNA(Ribonukleinsäure)-Polymeraseaktivität, konnte ein Fortschritt erreicht werden.

Das so exprimierte rekombinante Apo A-IV zeigte, vereinbar mit der Methioninregel von HIREL et al. [9], einen zusätzlichen N-terminalen Methioninrest. Sämtliche anderen physiochemischen Eigenschaften, die untersucht wurden, ergaben keine Unterschiede zwischen dem rekombinanten Apo A-IV und dem aus menschlichem Plasma isolierten Protein.

Die Untersuchung funktioneller Eigenschaften beider Proteine parallel ergab insgesamt identische Resultate für die Kofaktorfunktion für LCAT. Die Phospholipidkomplexe mit beiden Proteinen banden weiterhin identisch an

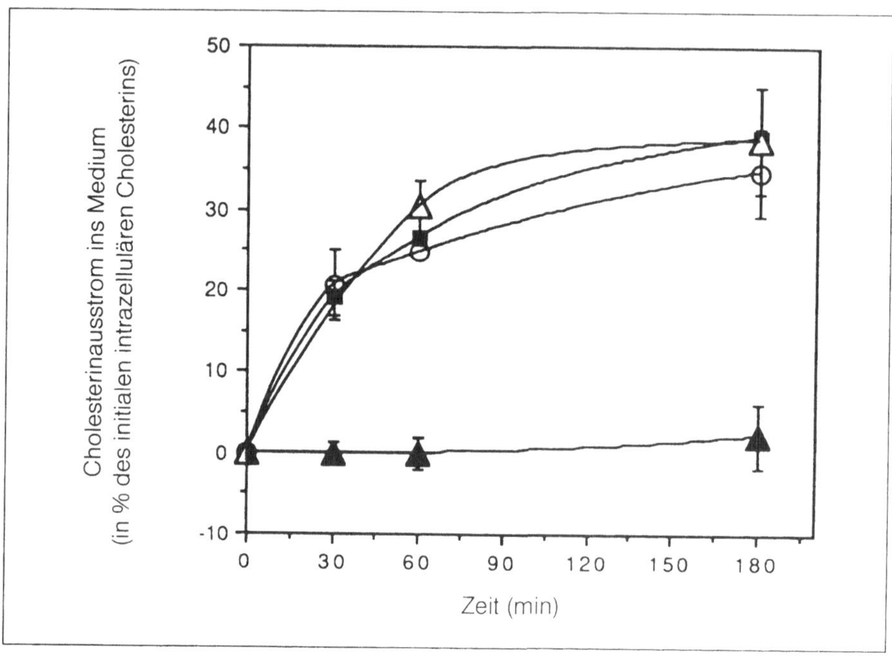



*Abb. 3:* Cholesterinausstrom aus cholesterinbeladenen Ob 1771-Zellen bei 37°C. Differenzierte Ob 1771-Zellen wurden über 48 Stunden mit LDL(Low density lipoprotein)-haltigem Medium inkubiert, gewaschen und dann bis 180 Minuten bei 37°C serumfreiem Medium ausgesetzt, dem entweder $HDL_3$ (100 mg Protein/ml, $\Delta$), rekombinante Apo A-IV/DMPC (50 mg Protein/ml, o), Plasma-Apo A-IV/DMPC (50 mg Protein/ml, ■) oder DMPC-Komplexe allein (45 mg/ml, ▲) zugesetzt wurden. Initialer zellulärer Cholesteringehalt etwa 60 µg/mg Protein, gemessen wurde die Abgabe von Cholesterin ins Medium über die Zeit.

Ob 1771-Zellen, verdrängten sich gegenseitig aus der Bindung an diese Zellen und führten zu identischem Cholesterinausstrom aus diesen zuvor mit Cholesterin beladenen Adipozyten.

Insgesamt konnten wir Apo A-IV durch rekombinante Techniken produzieren und sind nun in der Lage, durch Herstellung gezielter Mutanten, durch Konstruktion von Apo A-IV-Fragmenten und weiterer Rekombinanten, funktionell wichtige Domänen des Proteins zu identifizieren, um zum Beispiel die für die LCAT-Aktivierung und die Zellbindungsfunktion wichtigen Domänen von Apo A-IV zu identifizieren und weitere Aufschlüsse zur physiologischen Funktion dieses interessanten Apolipoproteins zu erhalten.

# Literaturverzeichnis


1 AMRI E, DANI C, DOGLIO A, ETIENNE J, GRIMALDI P, AILHAUD G. Adipose cell differentiation: evidence for a two-step process in the polyamine-dependent Ob1754 clonal line. Biochem J 1986; 238: 115-122.

2 BARBARAS R, GRIMALDI P, NEGREL R, AILHAUD G. Characterization of high density lipoprotein binding and cholesterol efflux in cultured mouse adipose cells. Biochem Biophys Acta 1986; 888: 143-156.

3 BISGAIER CL, SACHDEV OP, MEGNA L, GLICKMANN RM. Distribution of apolipoprotein A-IV in human plasma. J Lipid Res 1986; 26: 11-25.

4 CHEN CH, ALBERS JJ. Characterization of proteoliposomes containing apolipoprotein A-I: a new substrate for the measurement of lecithin:cholesterol acyltransferase activity. J Lip Res 1982; 23: 680-691.

5 CHUNG CT, MILLER RH. A rapid and conveniant method for the preparation and storage of competent bacterial strains. Nucl Ac Res 1988; 16: 3580.

6 DUVERGER N, MURRY-BRELIER A, LATTA M, REBOUL S, CASTRO G, MAYAUX J-F, FRUCHART J-C, TAYLOR JM, STEINMETZ A, DENEFLE P. Functional characterization of human recombinant apolipoprotein A-IV produced in Echerichia coli. Eur J Biochem 1991 (in press).

7 ELSHOURBAGY NA, WALKER DW, BOGUSKI MS, GORDON JI, TAYLOR JM. The nucleotide and derived amino acid sequence of human apolipoprotein A-IV mRNA and the close linkage of its gene to the genes of apolipoproteins A-I and C-III. J Biol Chem 1986; 261: 1988-2002.

8 GORDON JI, SMITH DP, ALPERS DH, STRAUSS AW. Cloning of complementary deoxyribonucleic acid encoding a portion of rat intestinal preapolipoprotein A-IV messenger ribonucleic acid. Biochemistry 1982; 21: 5424-5431.

9 HIREL P-H, SCHMITTER J-M, DESSEN P, FAYAT G, BLANQUET S. Extend of N-terminal methionine excision from E. coli proteins is governed by the side-chain length of the penultimate amino acid. Proc Natl Ac Sci USA 1989; 86: 8247-8251.

10 HUNKAPILLAR M, HOOD L. Methods Enzymol 1983; 91: 486-493.

11 JUNG G, DENEFLE P, BECQUART J, MAYAUX J-F. High-all fermentation studies of recombinant E. coli strains expressing human interleukin 1ß. Pasteur/Microbiol 1988; 139: 129-146.

12 LAGROST L, GAMBERT P, BOQUILLON M, LALLEMANT C. Evidence for high density lipoproteins as the major apolipoprotein A-IV-containing fraction in human serum. J Lip Res 1989; 30: 1525-1534.

13 MANIATIS T, FRITSCH EF, SAMBROOK J. Molecular cloning: a laboratory manual, pp 1-545, Cold Spring Harbor Laboratory, Cold Spring Harbor, NY; 1982.

14 REDGRAVE TG, ROBERT DC, WEST CE. Separation of plasma lipoproteins by density-gradient ultracentrifugation. Anal Biochem 1975; 65: 42-49.

15 RIFICI VA, EDER HA, SWANEY JB. Isolation and lipid-binding properties of rat apolipoprotein A-IV. Biochim Biphys Acta 1985; 834: 205-214.

16 ROSENBERG AH, LADE BN, CHUI D-S, LIN S-W, DUNN JJ, STUDIER FW. Vectors for the selective expression of cloned DNA by T7 RNA polymerase. Gene 1990; 265: 125-135.

17 STEINMETZ A, BARBARAS R, GHAHIM N, CLAVEY V, FRUCHART J-C, AILHAUD G. Human apolipoprotein A-IV binds to apolipoprotein A-I/A-II receptor sites and promotes cholesterol efflux adipose cells. J Biol Chem 1990; 265: 7859-7863.

18 STEINMETZ A, CLAVEY V, VU-DAC N, KAFFARNIK H, FRUCHART J-C. Purification of human apolipoprotein A-IV by fast protein liquid chromatography. J Chromatography (Biomed Appl) 1989; 437: 154-160.
19 STEINMETZ A, KAFFARNIK H, UTERMANN G. Activation of phosphatidylcholine-sterol acyltransferase by human apolipoprotein E isoforms. Eur J Biochem 1985a; 152: 747-751.
20 STEINMETZ A. Role of apolipoprotein A-IV in reverse cholesterol transport. In: STEINMETZ A, KAFFARNIK H, SCHNEIDER J, eds. Cholesterol transport systems and their relation to atherosclerosis. Berlin, Heidelberg: Springer Verlag 1989; 106-112.
21 STEINMETZ A, UTERMANN G. Activation of lecithin: cholesterol acyltransferase by human apolipoprotein A-IV. J Biol Chem 1985b; 260: 2258-2264.
22 STEIN O, STEIN Y, LEFEVRE M, ROHEIM PS. The role of apolipoprotein A-IV in reverse cholesterol transport studied with cultured cells and liposomes derived from an ether analog of phosphatidylcholine. Biochim Biphys Acta 1986; 878: 7-13.
23 SWANEY JB, REESE H, EDER HA. Polypeptide composition of rat high density lipoprotein: characterization by SDS-gel electrophoresis. Biochem Biophys Res Com 1974; 59: 513-519.
24 WEINBERG RB, SPECTOR MS. Structural properties and lipid binding of human apolipoprotein A-IV. J Biol Chem 1985a; 260: 4914-4921.
25 WEINBERG RB, SPECTOR MS. The self-association of human apolipoprotein A-IV. Evidence for an in vivo circulating dimeric form. J Biol Chem 1985b; 260: 14279-14286.
26 WEINBERG RB, SPECTOR MS. Human apolipoprotein A-IV: displacement from the surface of triglyceride-rich particles by $HDL_2$-associated C-apoproteins. J Lip Res 1985c; 26: 26-27.

Diese Arbeit wurde durch Mittel der Deutschen Forschungsgemeinschaft an A. Steinmetz gefördert.

# Establishment of an LDL apheresis register by the German Society of Arteriosclerosis Research

*H. Hahmann, H. v. Baeyer*

*H. Hahmann*
Institut für Präventive Kardiologie, Universität des Saarlandes, Homburg

*H. v. Baeyer*
Klinikum Rudolf Virchow, Freie Universität Berlin

## Abstract

In the management of severe cases of familial hypercholesterolemia LDL apheresis can be considered as the most effective measure for lowering high plasma cholesterol. Due to the small number of patients treated in each centre, statistical information is available only to a limited extent in regard to indications, methods used, concomitant medication, results and complications.
The German Society of Arteriosclerosis Research has set up a register to record the application of extracorporal LDL removal in Germany. The aim of the register is to make accessible to all interested physicians information about the centres using the technique, methods and diagnosis. The data will be published yearly and available for all participating centres.
Here, the aims and extent of the planned data collection, as well as measures concerning the data protection are discussed.

# Die Einrichtung eines LDL-Apherese-Registers durch die Deutsche Gesellschaft für Arterioskleroseforschung


H. Hahmann, H. v. Baeyer

H. Hahmann
Institut für Präventive Kardiologie, Universität des Saarlandes, Homburg

H. v. Baeyer
Klinikum Rudolf Virchow, Freie Universität Berlin


## Zusammenfassung


Die LDL-Apherese ist die wirksamste Maßnahme zur Senkung des Plasma-cholesterins. Eine effektive Therapie schwerer Hypercholesterinämieformen ist damit möglich geworden. Da die Zahl der behandelten Patienten in den einzelnen Zentren in der Regel relativ klein ist, liegen statistische Informationen über Indikationsstellung, eingesetzte Verfahren, Begleitmedikation, Erfolge und ggf. Komplikationen nur in begrenztem Umfang vor.
Die Deutsche Gesellschaft für Arterioskleroseforschung (DGAF) hat die Initiative ergriffen, ein Register über die Anwendung dieser Methode in Deutschland zu erstellen. Damit sollen allen interessierten Ärzten Informationen über die behandelnden Zentren, über die zum Einsatz kommenden Verfahren und über die Indikationsstellung zugänglich gemacht werden. Das Register soll jährlich im April von der Deutschen Gesellschaft für Arterioskleroseforschung publiziert werden und den teilnehmenden Zentren sofort zur Verfügung stehen.
Es soll hier über Zielsetzung und geplanten Umfang der Datensammlung sowie über Maßnahmen zur Anonymisierung und zum Datenschutz berichtet werden.


## Einleitung

Seit 20 Jahren wird die Plasmapherese bei verschiedenen Krankheitsbildern eingesetzt. In ihrer Weiterentwicklung wurden Verfahren zur spezifischen extrakorporalen LDL-Elimination gefunden, die heute in der Therapie schwerer familiärer Formen der Hypercholesterinämie als effektive Behandlungs-methoden etabliert sind [5, 2]. Die Indikationen hierzu können heute als allgemein anerkannt betrachtet werden. Sie wurden von ASSMANN 1989 klar umrissen [1]. Eine Regression koronarsklerotischer Veränderung konnte bereits durch angiographische Untersuchungen belegt werden [3].

Die Deutsche Gesellschaft für Arterioskleroseforschung (DGAF) hat begonnen, ein Register über die Anwendung dieser Methode in Deutschland zu erstellen. Damit sollen allen interessierten Ärzten Informationen über die behandelnden Zentren, über die zum Einsatz kommenden Verfahren und über die Indikationsstellung zugänglich gemacht werden. Das Register soll jährlich im April publiziert werden und den teilnehmenden Zentren zur Verfügung stehen.

Die DGAF hat sich als unabhängige Einrichtung die Aufgabe zur Erstellung eines solchen Registers gestellt. Das Institut für Präventivmedizin/Präventive Kardiologie an der Universität des Saarlandes, welches ebenfalls nicht unmittelbar mit der Anwendung bestimmter LDL-Aphereseverfahren beschäftigt ist, wurde mit der Ausführung beauftragt.

## Vorgehen

Das Register soll enthalten:
Anschrift der beteiligten Zentren, Gesamtanzahl der in Deutschland behandelten Patienten sowie statistische Angaben über Indikation, Verfahren, Methodik, Lipidwerte, Begleitmedikation, schwere Komplikationen und Verlauf einer bereits manifesten Arterioskleroseerkrankung.

Die Registrierung der Patienten soll anonym bleiben, durch Patienteninitialen und Geburtsdatum jedoch eine individuelle Zuordnung ermöglichen. Die eingegangenen Informationen werden ausschließlich statistisch ausgewertet. Ein direkter Zugang zu individuellen Daten ist ausgeschlossen.

Langfristig sollen durch das Register auch Morbiditäts- und Mortalitätsstatistiken erarbeitet werden, die es gestatten, über Indikationsstellung, Stellenwert der Therapie und mögliche Komplikationen weitere Klarheit zu gewinnen. Die vorgesehene Registrierung soll jedoch nicht den Charakter einer Studie haben.

Grundsätzlich verpflichten sich die Durchführenden, die mitgeteilten Daten als der Schweigepflicht unterliegend zu behandeln. Dies gilt selbstverständlich auch für Behandlungserfolge und Komplikationen. Die Daten sollen lediglich global veröffentlicht werden, ohne daß Rückschlüsse auf die beteiligten Zentren gezogen werden können.

Da die Zahl der behandelten Patienten in den einzelnen Zentren in der Regel relativ klein ist, liegen statistische Informationen im Interesse aller Beteiligten: Ärzte, Sozialversicherungsträger und Industrie.

Die Einrichtung des Registers soll dazu beitragen, Erfahrungen mit der extrakorporalen LDL-Elimination transparent und allen jenen Kollegen zugänglich zu machen, die im Sinne der neu erlassenen NUB-Richtlinien ([4] siehe Anlage) künftig als "begutachtende Ärzte" zur Indikationsstellung und Wahl der Behandlungsmethode beitragen sollen.

Die kommerzielle Verfügbarkeit der Verfahren und die zunehmende Zahl dezentraler Einrichtungen, die zum Einsatz extrakorporaler Eliminationsverfahren in der Lage sind, darf nicht dazu führen, daß entgegen geltender Grundsätze Indikationen lediglich auf schwer medikamentös behandelbare Hypercholesterinämiker ausgedehnt werden. Dies würde eine Überforderung einerseits der Solidargemeinschaft durch die hohen Behandlungskosten, andererseits der Patienten durch die Invasivität und Aufwendigkeit der Behandlung bedeuten, ohne daß dies durch abgesicherte Erkenntnisse zu rechtfertigen ist. Noch ausstehende Fragen bedürfen der gezielten Klärung durch kontrollierte klinische Studien.

Das LDL-Apherese-Register soll

- den "begutachtenden Arzt" durch eine nicht zentrumsspezifische oder methodenspezifische Datensammlung in die Lage versetzen, die Indikation für die extrakorporale LDL-Elimination zu stellen und das geeignete Verfahren auszuwählen.
- dazu beitragen, dem Mißbrauch der Methode durch kommerzielle Interessen und falsche pathophysiologische Vorstellungen entgegenzuwirken.

Das LDL-Apherese-Register soll nicht

- Erfolgs- und Komplikationsstatistiken einzelner Zentren widerspiegeln.
- Methodenvergleich oder Validierung im Sinne einer klinischen Studie darstellen.

## Bisherige Ergebnisse

Anfang des Jahres 1991 wurden erstmals Patientenbögen verschickt, und zwar an alle verfügbaren Anschriften von Zentren, von denen den Verfassern die Durchführung extrakorporaler Hämotherapieverfahren zur LDL-Elimination bekannt war. Dabei wurde gebeten, beim Zustandekommen des geplanten Registers mitzuwirken und für jeden Dauerpatienten, bei dem im jeweiligen Zentrum eine LDL-Apherese durchgeführt wird, einen Patientenbogen auszufüllen. Der Inhalt des Patientenbogens ist in den Abbildungen 1 - 4 erläutert.

Insgesamt wurden bisher 40 Zentren angeschrieben, von 10 Zentren liegen bereits Behandlungsbögen vor. Weitere Rückmeldungen werden nach einem

# PATIENTENBOGEN LDL-APHERESE

Pat.Initialen: [  ][  ]   Geb.Datum: [  ][  ][  ][  ][  ][  ]   [ ] Männl.
[ ] Weibl.

Lipid.Diagnose:
[ ] Homozygote Familiäre Hypercholesterinämie (FH)
[ ] Heterozygote FH
[ ] Andere:.................................
(bitte angeben)

Register-Nr.: [ ][ ][ ][ ][ ][ ][ ][ ][ ][ ]   Eingegangen am:......

Postleitzahl   Zentrum-Nummer   Patient-Nummer

*Abb. 1:* Die Information soll ein Follow-up für individuelle Patienten ermöglichen.

**M e t h o d e :**
(zuletzt angewandte)
[ ] HELP            [ ] Cascadenfiltration
[ ] Immunadsorption  [ ] Dextransulfatadsorpt.
[ ] Plasmaaustausch  [ ] Sel.Ultrafiltration

**Blutzugang:**
[ ] 1-Venentechnik   [ ] 2-Venentechnik   [ ] Shunt

**Jährliche Anzahl
der LDL-Apheresen:** [ ][ ]   **LDL-Apheresen
seit:** Monat [ ][ ]   Jahr [ ][ ]
(bei jeweiligem Patienten)

**Begleitmedikation
(Lipidsenker)
zur Zeit:**
[ ] HMG-Reduct.Hemmer   [ ] Nicotinsäure
[ ] Anionenaustauscher  [ ] Probucol
[ ] Fibrate             [ ] andere:...........

**Bisherige Komplikationen bei LDL-Apheresebehandlung:**.............
.......................................................... [ ] Keine

*Abb. 2:* Methode, Behandlungsfrequenz, Begleitmedikation und Komplikationen unter Apherese werden erfaßt.

vorbereiteten weiteren Anschreiben der Behandlungszentren erwartet. Die Auswertung erster Ergebnisse ist zum Jahresende 1991 geplant.

**Lipid.Diagnose:**

☐ Homozygote Familiäre Hypercholesterinämie (FH)
☐ Heterozygote FH
☐ Andere: . . . . . . . . . . . . . . . . . . . . . . . . . . . . . . . . . . . . . . . .
(bitte angeben)

**LIPIDWERTE:**

| | | T-Chol | LDL-Chol | HDL-Chol | Lp(a) | HKT |
|---|---|---|---|---|---|---|
| unbehandelt* | | | | | | |
| vor | letzter | | | | | |
| nach | Apherese | | | | | |

*soweit bekannt, ansonsten bei Therapiebeginn

*Abb. 3:* Die Information soll eine Registrierung von Indikation und Behandlungserfolg ermöglichen.

**Gefäßleiden:**

☒ KHK          ☐ noch keine
☐ Carotisstenose   ☐ andere: . . . . . . . . . . . . . . .
☐ p-AVK        ☐ Pat.verstorben am: . . . . . .

**Dokumentiert durch:** Erstangio: Jahr 9 8    Letzte Angio: Jahr 9 8

**Komplikationen/**
**Invasive Therapie:** | Myokardinfarkte ☒ | Bypass-Op ☒ | PTCA/PTA ☐ |
(bitte ankreuzen)

**Bisheriger Verlauf:** | Rückbildung ☐ | Stillstand ☒ | Progression ☐ |
(bitte ankreuzen)

**Zu erschließen aus:** ☒ Angio-Verlauf
☐ Ergometrie   ggf.Wattstufe < vorher ☐☐ / jetzt ☐☐
☐ Spontansymptome (z.B. Angina pectoris)

*Abb. 4:* Bestehende kardiovaskuläre Erkrankungen sowie Regression / Progression sollen erfaßt werden.

## ANLAGE

Auszüge aus den "Richtlinien des Bundesausschusses der Ärzte und Krankenkassen über die Einführung neuer Untersuchungs- und Behandlungsmethoden
(NUB-Richtlinien)" [4]:

Anlage 1: "Untersuchungs- und Behandlungsmethoden, die der Bundesaus-
schuß Ärzte und Krankenkassen ...... anerkannt hat.

1. Ambulante Durchführung der LDL-Elimination als extrakorporales
   Hämotherapieverfahren

### Indikation für die LDL-Elimination

1.4    Eine LDL-Elimination kann nur durchgeführt werden bei Patienten
- mit familiärer Hypercholesterinämie in homozygoter Ausprägung,
- mit anhaltend erhöhten LDL-Cholesterinwerten, die mindestens 30 %
  über der allgemein wissenschaftlich anerkannten, therapeutisch ange-
  strebten oberen Normgrenze liegen und die weder durch geeignete
  diätetische Maßnahmen noch durch Medikamente oder die Kombination beider Maßnahmen ausreichend gesenkt werden können und bei
  denen bereits entsprechende klinisch relevante Gefäßveränderungen
  vorliegen.

### Einleitung der LDL-Elimination

1.5    Der Indikationsstellung zur LDL-Elimination hat eine kardiologische bzw.
angiologische und lipidologische Beurteilung des Patienten voranzuge-
hen. Die Beurteilung darf nicht durch den Arzt erfolgen, an den der Patient
bei bestätigter Indikation zur Durchführung der LDL-Elimination überwiesen wird.

### Auswahl des Verfahrens

1.9    Die Auswahl des Verfahrens zur LDL-Elimination erfolgt für jeden Einzelfall
und in Abstimmung zwischen dem behandelnden Arzt und dem begutachtenden Arzt unter Beachtung des Wirtschaftlichkeitsgebotes. Es
dürfen ausschließlich Verfahren angewandt werden, die eine Absenkung
des jeweiligen LDL-Ausgangswertes um mindestens 60 % je Therapie-
sitzung bei höchstens 6 Stunden Dauer erreichen.

## Literaturverzeichnis


1 ASSMANN G. Indikation zur LDL-Apherese. D Ärztebl 1991; 86, 37: A2550.
2 KELLER C. Treatment of severe familial hypercholesterolemia: comparison of different forms of plasmapheresis. In: GOTTO AM JR, MANCINI M, RICHTER WO, SCHWANDT P, eds. Treatment of severe hypercholesterolemia in the prevention of coronary heart disease - 2. Proc 2nd Int Symp, Munich 1989. Basel: Karger 1990: 223-226.
3 OETTE K, BORBERG H, GODEHARDT E, KADAR J, HOMBACH V. Extracorporal immunospecific LDL elimination in severe hypercholesterolemia: Effects on plasma lipoproteins and atherosclerosis. In: GOTTO AM JR, MANCINI M, RICHTER WO, SCHWANDT P, eds. Treatment of severe hypercholesterolemia in the prevention of coronary heart disease - 2. Proc 2nd Int Symp, Munich 1989. Basel: Karger 1990: 175-182.
4 Richtlinien über die Einführung neuer Untersuchungs- und Behandlungsmethoden (NUB-Richtlinien), zitiert nach Bundesarbeitsblatt 2/1991 vom 31.1.1991, S. 33. D Ärztebl 1991; 88, Heft 14: A1192-1194.
5 THOMSON GR. History and evolution of extracorporal LDL elimination in severe hypercholesterolemia. In: GOTTO AM JR, MANCINI M, RICHTER WO, SCHWANDT P, eds. Treatment of severe hypercholesterolemia in the prevention of coronary heart disease - 2. Proc 2nd Int Symp, Munich 1989. Basel: Karger 1990: 164-169.

# The effect of fish oil concentrate on the lipoprotein profile in patients with Type II Diabetes mellitus


*W. Herrmann, J. Biermann, K.-P. Ratzmann, H.-G. Lindhofer*

*H.-G. Lindhofer*
Zentrallabor, Bezirkskrankenhaus Meiningen

*J. Biermann*
Sanatorium Bad Colberg

*K.-P. Ratzmann*
Zentralstelle für Diabetes und Stoffwechselkrankheiten, Berlin

*W. Herrmann*
Institut für Klinische Chemie und Laboratoriumsmedizin - Zentrallabor,
Regensburg


## Abstract


Insulin-independent Diabetes mellitus is associated with elevated levels of very low density lipoprotein (VLDL) and triglycerides, as well as an abnormal profile of low density lipoprotein (LDL). For non-diabetics fish oil has been shown to exert a marked suppression of triglycerides. We therefore studied the effect of a supplementary fish oil diet on 19 patients with Type II Diabetes mellitus, who had previously received only dietetic but not medicinal treatment. The study began with a 4-week run-in period (Phase I) (6 g rapeseed oil capsules per day), then a 12-week test period (Phase II) (6 g fish oil concentrate capsules per day), and finally a 4-week wash-out period (Phase III) (6 g rapeseed oil capsules per day). The fish oil supplement contained at least 3 g eicosapentaenoic and docosahexaenoic acids. Lipids, apolipoproteins, blood sugar and insulin levels, both before and after sugar loading, were measured at the beginning and end of each phase.

Compared to the placebo rapeseed oil treatment, the fish oil diet caused a lowering of serum triglycerides by 29 %, an increase in LDL-cholesterol of 9,5 %, an increase in HDL-cholesterol of 9 % (particularly $HDL_2$-cholesterol), an increase in Apo B of 4 %, and a reduction in Apo A-I of 9 %.

Blood sugar and insulin levels before and after glucose-loading showed at the end of the test phase no significant differences compared to the run-in phase. The extent to which the positive changes in the lipoprotein profile - the marked reduction in triglycerides and increase in HDL-cholesterol - are neutralized by the slight increases in LDL-cholesterol and Apo B will have to be investigated in future studies.

# Zur Wirkung von Fischölkonzentrat auf das Lipoproteinprofil bei Patienten mit Diabetes mellitus Typ II


*W. Herrmann, J. Biermann, K.-P. Ratzmann, H.-G. Lindhofer*

*H.-G. Lindhofer*
Zentrallabor, Bezirkskrankenhaus Meiningen

*J. Biermann*
Sanatorium Bad Colberg

*K.-P. Ratzmann*
Zentralstelle für Diabetes und Stoffwechselkrankheiten, Berlin

*W. Herrmann*
Institut für Klinische Chemie und Laboratoriumsmedizin - Zentrallabor,
Regensburg


## Zusammenfassung


Nichtinsulinabhängiger Diabetes mellitus ist assoziiert mit erhöhten Konzentrationen an Very low density lipoproteins (VLDL) und Triglyzeriden sowie Abnormalitäten der Low density lipoprotein(LDL)-Zusammensetzung. Da Fischöl bei Nichtdiabetikern eine stark triglyzeridsenkende Wirkung ausübt, untersuchten wir den Einfluß einer supplementären Fischöldiät bei Patienten mit Diabetes mellitus Typ II (n = 19), die bislang noch nicht medikamentös, sondern nur diätetisch behandelt wurden.
Die Studie begann mit einer vierwöchigen Run-in-Periode (Phase I) (6 g Rapsölkapseln/d), einer zwölfwöchigen Verumperiode (Phase II) (6 g Fischölkonzentratkapseln/d) und einer vierwöchigen Wash-out-Periode (Phase III) (6 g Rapsölkapseln/d). Die Fischölsupplementierung enthielt mindestens 3 g Eicosapentaen- und Docosahexaensäure. Lipide, Apolipoproteine, Blutzucker- und Insulinspiegel, nüchtern sowie nach Belastung, wurden zu Beginn und am Ende jeder Phase bestimmt.
Verglichen mit der Plazebo-Rapsölbehandlung bewirkte die Fischöldiät eine Herabsetzung der Serumtriglyzeride um 29 %, einen Anstieg im LDL-Cholesterin

um 9 %, einen Zuwachs an HDL-Cholesterin um 9 % (besonders $HDL_2$-Cholesterin), eine Erhöhung im Apo B um 4 % und eine Verringerung im Apo A-I um 9 %.

Der Nüchternblutzucker und die Glukosebelastung, wie auch der Insulinspiegel nüchtern und nach Glukosebelastung, zeigten am Ende der Verumperiode im Vergleich zur Run-in-Phase keine signifikanten Veränderungen.

Inwieweit die positiven Veränderungen des Lipoproteinprofils durch deutliche Absenkung der Triglyzeride und Hebung des HDL-Cholesterins von geringen Anstiegen im LDL-Cholesterin und Apo B neutralisiert werden, muß in weiteren Untersuchungen abgeklärt werden.

Bei Patienten mit Diabetes mellitus Typ II werden ungünstige Veränderungen im Lipoproteinmetabolismus beschrieben, die für das erhöhte atherogene Risiko solcher Patienten mitverantwortlich sind [3, 16]. Die endogene Synthese der Very low density lipoprotein(VLDL)-Triglyzeride [2, 30] und des Apolipoprotein B (Apo B) [14] ist gesteigert und führt zu einem erhöhten Spiegel der Triglyzeride im Serum. Low density lipoprotein(LDL)-Apo B ist dabei meist auch pathologisch und mit einer ungünstigen Veränderung der LDL-Zusammensetzung verbunden [15]. Die Überproduktion von VLDL und LDL-Apo B führt sogar bei Patienten ohne Hyperlipidämie zu vorzeitiger Koronararterienerkrankung [13, 16].

Bei normolipämischen und hypertriglyzeridämischen Nichtdiabetikern bewirkt eine n-3 fettsäurereiche Fischöldiät eine effektive Absenkung des Triglyzeridspiegels. Diese Wirkung wird wahrscheinlich über eine Inhibition der VLDL-Triglyzerid- und Apo-B-Synthese erreicht [8, 18, 24]. Bei hochdosierter Fischölanwendung ist der LDL-Apo-B-Turnover herabgesetzt und der Apo-B-Spiegel kann reduziert sein [11, 20]. Neben den positiven Wirkungen auf den Lipoproteinmetabolismus beeinflußt eine n-3 fettsäurereiche Fischöldiät noch weitere atherogene Risikofaktoren günstig. So wird das Eicosanoidgleichgewicht in Richtung antiaggregatorische und vasodilatatorische Seite verschoben [1, 8]. Damit ist eine Abnahme der Thrombozytenaggregation, eine Herabsetzung des Blutdrucks und eine Verbesserung der Blut- und Plasmaviskosität verbunden [1, 8, 28]. Aufgrund dieser metabolischen Einflüsse wird der Fischölsupplementierung eine protektive Wirkung gegen koronare Herzerkrankungen zugesprochen.

Da Typ-II-Diabetes mit erhöhter Syntheserate an VLDL-Triglyzeriden und -Apo-B assoziiert ist, könnte die Anwendung von Fischöl geeignet sein, die zirkulierenden VLDL bei Typ-II-Diabetikern herabzusetzen. Da LDL intravasal direkt aus VLDL gebildet werden, könnte bei Fischöldiät auch eine Reduktion der LDL-Konzentration und -zusammensetzung erwartet werden. In unseren Untersuchungen studierten wir deshalb die Wirkung einer n-3 fettsäurereichen Fischöldiät über 12 Wochen bei noch nicht medikamentös behandelten Typ-II-

Diabetikern, wobei jeweils eine vierwöchige Run-in- und Wash-out-Periode mit Rapsöl vor- bzw. nachgeschaltet wurden.

## Patienten und Methoden

Untersucht wurden 19 männliche Typ-II-Diabetiker mit einem durchschnittlichen Alter von 47,8 ± 9,4 Jahren, deren Stoffwechselstörung seit durchschnittlich 4,1 Jahren bekannt war. Alle Patienten wurden noch nicht medikamentös behandelt, sondern bei gleichzeitiger Kontrolle ihres Stoffwechsels nur regelmäßig diätetisch beraten.

Die Untersuchungen wurden als offene Studie mit einer Plazebo-run-in-Phase über vier Wochen begonnen (6 g n-6 PUFAreiches Rapsöl = Phase I), anschließend über zwölf Wochen mit 6 g n-3 PUFAreichem Fischölkonzentrat (mind. 30 % Eicosapentaen- und mind. 20 % Docosahexaensäure) (Feniko®-Kapseln, Fournier Pharma GmbH, Sulzbach) fortgesetzt (= Phase II) und schließlich in Phase III wieder mit Rapsölkapseln gleicher Dosierung und gleichen Aussehens in einer Wash-out-Phase abgeschlossen (Abb. 1).

Sowohl der Nüchternblutzucker als auch der orale Glukosetoleranztest wurden zu Beginn und am Ende jeder Phase untersucht. Der Blutzucker wurde im Kapillarblut mittels glukosesensitiver Elektrode bestimmt. Plasmainsulin (IRI) wurde radioimmunologisch, die Lipide mittels enzymatischer Testkits (Boehringer, Mannheim), die Apolipoproteine A-I und B mit monospezifischem Antiserum (Ziege) turbidimetrisch (Testkit SIFIN, Berlin) und die Enzyme ALAT

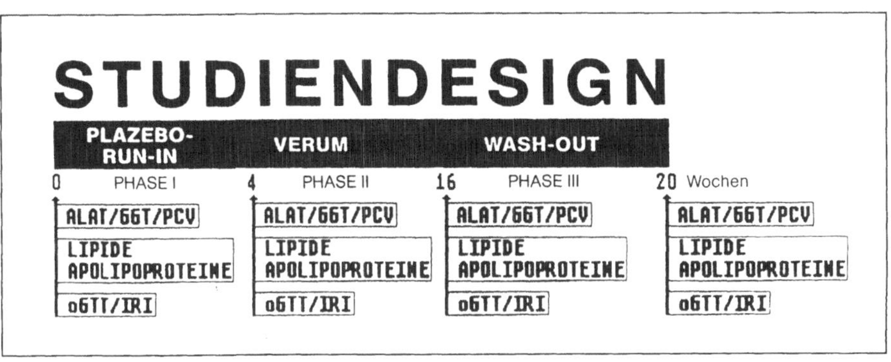


*Abb. 1:* Studienablaufplan
ALAT  Alaninaminotransferase   oGTT  oraler Glukosetoleranztest
GGT   Gammaglutamyltransferase   IRI   Immunreaktives Insulin
PVC   Hämatokrit

sowie GGT mittels kinetischer Testkits (Boehringer, Mannheim) untersucht. HDL-Cholesterin und Subfraktionen sowie LDL-Cholesterin wurden über Fällungstechniken (Quantolip® A + B, Quantolip®-LDL, Immuno AG, Wien) bestimmt. Die Patienten wurden angehalten, ihre bisherigen, ärztlich empfohlenen Lebensgewohnheiten beizubehalten. Sie gingen alle weiterhin ihrer beruflichen Tätigkeit nach.

Die statistische Auswertung der Ergebnisse erfolgte durch Signifikanzprüfung im gepaarten t-Test nach Student nach Prüfung der Varianz im F-Test bzw. Prüfung auf Normalverteilung.

## Ergebnisse

Die Lipid- und Apolipoproteinspiegel, die bezüglich Cholesterin und Triglyzeriden im Bereich eines erhöhten Risikos lagen, zeigten am Ende der vierwöchigen Run-in-Phase keine wesentlichen Veränderungen im Vergleich zu den Ausgangsspiegeln (Tab. 1). Am Ende der zwölfwöchigen Verumphase hatten sich die Lipid- und Apolipoproteinkonzentrationen des Serums wie folgt verändert: Im Vergleich zum Ausgangsniveau war Cholesterin im Vergleich zum Wert am Ende der Run-in-Phase (1,7 %) signifikant um 3,3 % angestiegen. HDL-Cholesterin blieb während der Run-in-Phase konstant und stieg unter der Fischöldiät signifikant um 9,3 %, wobei die Zunahme zum größten Teil dem $HDL_2$-Cholesterin (Anstieg um 24 bzw. 33 %) zugeordnet werden konnte. Die Fraktion LDL-Cholesterin stieg signifikant um 15 % beim Vergleich mit dem Ausgangsniveau, bezogen auf die Run-in-Phase um 9,5 %. Der Abfall der Triglyzeride war deutlich und lag bei 29 %. Apo A-I wies eine signifikante Konzentrationsabnahme von 6,5 bzw. 3,8 % (Ausgangswert/Run-in-Phase) auf. Der Apo-B-Serumspiegel erhöhte sich unter Fischöldiät, wobei nur beim Vergleich zum Start der Zuwachs statistisch gesichert werden konnte.

Der sogenannte Atherosklerosequotient LDL-/HDL-Cholesterin stieg sowohl in Phase I als auch in Phase II im Vergleich zum Ausgangswert nur gering, aber statistisch gesichert (5,5 bzw. 3,8 %).

In der Wash-out-Phase kehrte LDL-Cholesterin wieder auf das Ausgangsniveau zurück, während die Triglyzeride deutlich, sogar etwas über das Ausgangsniveau anstiegen. Die anderen Parameter veränderten sich im Vergleich zur Verumphase nur wenig. Demgegenüber sank der Quotient LDL-/HDL-Cholesterin stark und fiel sogar signifikant unter das Ausgangsniveau.

Die Nüchternblutzuckerspiegel stiegen im Vergleich zum Start unter n-6 PUFAreichem Rapsöl (Plazebo) wie unter Fischöl gleichermaßen um etwa 1,0 mmol/l. Auch im oralen Glukosetoleranztest mit 75 g Glukosebelastung ver-

## LIPIDE & APOLIPOPROTEINE

| | START | PHASE I | PHASE II | PHASE III |
|---|---|---|---|---|
| TC [mmol/l] | 7,02 1.76 | 7.13 1.68 | 7.25 1.46 | 7.24 2.65 |
| HDL-C [mmol/l] | 1.18 0.24 | 1.18 0.28 | 1.29 0.30 **/## | 1.26 0.36 |
| $HDL_3$-C [mmol/l] | 0.89 0.18 | 0.91 0.21 | 0.93 0.18 | 0.97 0.30 ** |
| $HDL_2$-C [mmol/l] | 0.29 0.17 | 0.27 0.18 | 0.36 0.20 | 0.29 0.13 |
| LDL-C [mmol/l] | 4.42 1.11 | 4.64 1.32 | 5.08 1.45 * | 4.18 1.28 + + |
| TG [mmol/l] | 2.73 1.87 | 2.74 2.19 | 1.94 1.53 */# | 3.69 3.10 + |
| Apo A-I [g/l] | 1.54 0.16 | 1.58 0.17 | 1.44 0.14 **/### | 1.40 0.20 **/### |
| Apo B [g/l] | 1.44 0.34 | 1.47 0.35 | 1.54 0.30 * | 1.53 0.30 * |
| LDL-C/HDL-C | 3.99 1.24 | 4.21 1.66 *** | 4.14 1.56 *** | 3.34 1.21 ***/### |

## GLUKOSETOLERANZ

| | START | PHASE I | PHASE II | PHASE III |
|---|---|---|---|---|
| Blutglukose [mmol/l] | | | | |
| - Beginn | 6.5 1.7 | 7.4 2.4 * | 7.5 2.5 | 7.6 2.6 |
| - 30 Minuten | 11.3 2.7 | 13.5 3.6 *** | 12.7 3.1 * | 12.6 4.1 |
| - 60 Minuten | 14.0 3.9 | 17.1 4.2 *** | 16.3 4.7 ** | 16.2 4.8 * |
| - 120 Minuten | 11.1 4.5 | 12.5 4.7 | 11.7 5.4 | 14.4 5.9 */+ + |

## INSULIN

| [mU/l] | START | PHASE I | PHASE II | PHASE III |
|---|---|---|---|---|
| - Beginn | 10.1 6.5 | 9.5 5.2 | 11.7 7.1 | 9.2 5.3 |
| - 30 Minuten | 32.8 26.9 | 26.1 20.1 | 33.7 24.3 | 35.7 27.7 # |
| - 60 Minuten | 55.2 42.0 | 54.4 50.3 | 56.0 48.6 | 53.4 33.7 |
| - 120 Minuten | 40.2 35.5 | 34.8 27.1 | 37.6 19.3 | 39.0 22.1 |

Phase I: Plazebo-Run-in-Phase; Dauer 4 Wochen;
Phase II: Verum-Phase; Dauer 12 Wochen;
Phase III: Wash-out-Phase; Dauer 4 Wochen;
* - Signifikanz zum Start; # - Signifikanz zu Phase I; + - Signifikanz zu Phase II;
*/#/+ - Irrtumswahrscheinlichkeit 0.05;
**/##/++ - Irrtumswahrscheinlichkeit 0.01;
***/###/+++ - Irrtumswahrscheinlichkeit 0.001

*Tab. 1:* Verhalten der Lipoproteinparameter, der Glukosetoleranz und des Insulins während
supplementärer Rapsöl- und Fischöldiät bei Patienten mit Diabetes mellitus Typ II.

TC = Totalcholesterin   Apo A-I = Apolipoprotein A-I
HDL-C = HDL-Cholesterin   Apo B = Apolipoprotein B
LDL-C = LDL-Cholesterin

hielten sich die Glukoseauslenkungen unter Plazebo-Rapsöl wie unter Fischöl etwa gleich, waren jedoch im Vergleich mit dem Ausgangsniveau bei den 30- und 60-Minutenwerten etwas größer. Die Differenzen ließen sich statistisch sichern. Die Insulinspiegel zeigten dagegen unter Nüchternbedingungen wie unter Glukosebelastung in allen Testphasen keine gesicherten Unterschiede. Die gleichzeitig untersuchten Enzymaktivitäten Gammaglutamyltransferase und Alaninaminotransferase veränderten sich zu allen Untersuchungsterminen nur unbedeutend. Ebenso blieb der Hämatokrit nahezu konstant.

## Diskussion

Die durchgeführte Studie belegt eindeutig, daß auch bei Diabetikern Typ II die Behandlung mit Fischölkonzentrat zu Veränderungen im Lipoproteinprofil führt. Dabei steht die hypotriglyzeridämische Wirkung, verbunden mit einem Anstieg im HDL-Cholesterin, im Vordergrund. Dieses Befundmuster ist ähnlich dem bei normolipämischen und hyperlipämischen Personen beobachteten [9, 10, 23, 27, 28]. Die Veränderungen beruhen auf der Abnahme zirkulierender VLDL, die sich auch in der Absenkung von VLDL-Cholesterin und VLDL-Apo-B nachweisen lassen.

Da der Triglyzerid- bzw. VLDL-Abfall sowohl gegenüber dem Ausgangsspiegel wie auch gegenüber der Rapsölperiode (Phase I) gleichermaßen vorhanden ist, ist ein spezifischer hypotriglyzeridämischer Effekt des n-3 PUFAreichen Fischöls ableitbar. Fischöl inhibiert die VLDL- und Triglyzeridsynthese bei Nichtdiabetikern [8, 18, 24, 28]. Ein ähnlicher Mechanismus kann für unsere Patienten zur Erklärung des Triglyzeridabfalls angenommen werden.

Trotz dieser senkenden Wirkungen auf die VLDL- und Triglyzeridspiegel bestätigt auch unsere Studie einen Anstieg im LDL-Cholesterin und Apo B, der sowohl beim Vergleich mit dem Start, aber auch mit der Rapsölperiode nachweisbar ist. Dieser Effekt scheint zunächst paradox, da Fischöl die Synthese von VLDL-Triglyzeriden und -Apo-B in der Leber inhibiert und der Hauptabbauweg der VLDL über die Konversion zu LDL geht.

Andere Untersucher haben von einem unterschiedlichen Effekt von Fischölsupplementierung auf den LDL-Spiegel berichtet. Moderate Dosierungen (3 - 5 g n-3 Fettsäuren/d) können bei Patienten mit Hyperlipämie [21, 27] oder Diabetes mellius Typ I und II [6, 26] zu Steigerungen im LDL-Cholesterin führen. Bei Normolipämikern führen diese moderaten Dosierungen zu keinen Änderungen im LDL-Cholesterin oder sogar zu Verminderungen [17, 28]. Auch bei Hypertriglyzeridämikern mit moderaten oder hohen Fischöldosierungen werden Abnahmen und Anstiege des LDL-Cholesterins gefunden [7, 21, 25].

Moderate Dosierungen von n-3 PUFA erhöhen die LDL-Apo-B-Spiegel bei Hypertriglyzeridämikern [21, 29], während hohe Dosen die Total-Apo-B-Konzentration herabsetzen [20]. Bei Diabetes mellitus Typ II tritt unter moderater und hochdosierter Fischöldiät eine Erhöhung des LDL-Apo-B ein [21, 26]. Die Befunde verdeutlichen, daß die Wirkung auf LDL-Cholesterin und Apo B sowohl von der Dosierung wie von der zugrunde liegenden Lipidstoffwechselstörung abhängt. Bestimmte Stoffwechselstörungen können somit auf Fischöl mit einem Abfall der Triglyzerid- aber nicht der Apo-B-Synthese reagieren.

Der zugrunde liegende Mechanismus für die paradoxe Befundkonstellation bei Diabetikern Typ II ist noch weitgend unklar. Dichte, relativ triglyzeridarme VLDL werden im Vergleich mit großen VLDL schneller zu LDL katabolisiert [19]. Fischöldiät soll zu einer Reduktion der VLDL-Partikelgröße führen und kann so den VLDL-Katabolismus via LDL forcieren. Damit wäre eine Erhöhung für das LDL-Apo-B erklärbar [29]. Andererseits kann Fischöl die VLDL-Zusammensetzung durch Änderung der Apo-E- und -C-Anteile verschieben und dadurch die VLDL → LDL Konversion beeinflussen. Auch eine Beeinflussung der nicht VLDLabhängigen LDL-Synthese und/oder -Clearance wird angeführt [26].

In unserer Studie wird ein stärkerer Anstieg von LDL-Cholesterin gegenüber Apo B deutlich, der auf geänderte Zusammensetzung der LDL im Sinne eines höheren Cholesterinanteils hinweist. Lipidreichere Partikel bedeuten eine Abnahme der Dichte und eine Zunahme der Größe. Eine Steigerung der LDL-Partikelgröße wird nach Korrektur von Hypertriglyzeridämien in der Literatur berichtet [4] und soll Auswirkungen auf die Atherogenität der LDL haben [22]. Andere Untersucher [26] mit ähnlichem Studiendesign finden eine größere Abnahme des Cholesterinparts im Vergleich zum Apo B und somit eine Zunahme der LDL-Dichte.

Über die Beeinflussung von HDL-Cholesterin im Serum von Nichtdiabetikern nach Fischöldiät wird unterschiedlich berichtet, d.h. Steigerungen [10, 25], keine Veränderungen [5, 12] und Abnahmen (18). Bei Typ-II-Diabetikern berichten SCHECTMAN u. Mitarb. nach täglicher Belastung mit 7,5 g n-3 Fettsäuren über vier Wochen eine tendenzielle Erhöhung des HDL-Cholesterins bei relativer Konstanz im Apo A-I. In unserer Studie ist HDL-Cholesterin nach Fischöldiät signifikant um 9 % gestiegen, dagegen in Phase I mit Rapsöl konstant geblieben. Zwei Drittel der HDL-Cholesterinzunahme resultieren dabei aus dem Anstieg von $HDL_2$-Cholesterin. $HDL_2$ sind größer und cholesterinreicher, aber proteinärmer als $HDL_3$. Unsere Ergebnisse unterstützen durch den Abfall des Hauptproteins der HDL, des Apo A-I, in Verbindung mit dem Zuwachs an $HDL_2$-Cholesterin die $HDL_2$-Vermehrung. Der Anstieg von $HDL_2$-Cholesterin weist auch auf eine Zunahme der lipolytischen Aktivität unter n-3 PUFA hin.

In unseren Untersuchungen zeigen die Probanden nach Absolvieren der Run-in-Phase mit n-6 PUFAreichem Rapsöl keine weitere Verschlechterung der glykämischen Kontrolle unter Fischöl. Sowohl die Nüchtern- wie auch die Belastungswerte zeigen zwischen beiden Öldiäten für die Blutzucker- wie für die Insulinspiegel keine signifikanten Unterschiede. Unsere Ergebnisse decken sich gut mit Befunden anderer Autoren [26], die bei vierwöchiger Diät mit täglich 4 g n-3 PUFA (Eicosapentaen- und Docosahexaensäure) ähnliche Ergebnisse erhalten. Bei höher dosierten n-3 PUFA-Diäten werden aber signifikante Verschlechterungen der glykämischen Kontrollen im Vergleich mit n-6 PUFA beschrieben [5, 26].

Für die Beeinträchtigung der glykämischen Kontrolle durch n-3 PUFA wird dabei eine Beeinflussung der pankreatischen Insulinfreisetzung durch Eicosapentaensäure, eine erhöhte basale hepatische Glukoseabgabe bei unverändertem Glukoseverbrauch und eine veränderte periphere Insulinsensitivität diskutiert [5, 26].

Unsere Studie an Diabetikern Typ II zeigt unter moderat dosierter Fischölsupplementierung über drei Monate eine drastische Verminderung der Serumtriglyzeride bei gleichzeitigem geringen Anstieg von LDL-Cholesterin und Apo B. HDL-Cholesterin steigt ebenfalls. Bei der gewählten Diätform ist keine weitere Verschlechterung der glykämischen Kontrolle eingetreten. Für die Fischölsupplementierung bei Diabetikern Typ II dürfen deshalb nur moderate Dosierungen bis 4 g n-3 PUFA zur Anwendung kommen, um keine negativen Effekte auf den Kohlenhydratstoffwechsel zu induzieren. Ob die negativen Veränderungen in Form der geringen Erhöhung von LDL-Cholesterin und -Apo-B oder die günstigen Wirkungen von n-3 PUFA (Senkung der Triglyzeride, Hebung des HDL-Cholesterins, Beeinflussung des Eicosanoidsystems und der Blutrheologie) bei moderater Diät überwiegen, müssen Untersuchungen mit klinisch bedeutsamen Endpunkten erhellen.

## Literaturverzeichnis


1 ADAM O. Fischölfettsäuren als Therapeutika. Med Klin 1990; 42: 92-96.

2 ABRAMS JJ, GINSBERG H, GRUNDY SM. Metabolism of cholesterol and plasma triglycerides in nonketotic diabetes mellitus. Diabetes 1982; 31: 903-910.

3 BETTERIDGE DJ. Diabetes, lipoprotein metabolism and atherosclerosis. Br Med Bull 1989; 45: 285-311.

4 CROUSE JR, PARKS JS, SCHEY HM, KAHL FR. Studies of low density lipoprotein molecular weight in human beings with coronary artery disease. J Lipid Res 1985; 26: 566-574.

5 FRIDAY KE, CHILDS M, TSUNEHORA CH, FUJIMOTO WY, BIERMANN EL, ENSINCK JW. Elevated plasma glucose and lowered triglyceride levels from omega-3 fatty acid supplementation in type II diabetics. Diabetes Care 1989; 12: 276-283.

6 HAINES AP, SANDERS TAB, IMESON JD, MAHLER RF, MARTIN J, MISTRY M, VICKERS M, WALLACE PG. Effects of a fish oil supplementation on platelet function, haemostatic variables, and albuminuria in insulindependent diabetics. Thromb Res 1986; 43: 643-655.

7 HARRIS WS, ROTHROCK DW, FANNING A, INKELES SB, GOODNIGHT SH, ILLINGWORTH DR, CONNOR WE. Fish oil in hypertriglyceridemia: a doseresponse study. Am J Clin Nutr 1990; 51: 399-406.

8 HERRMANN W, BEITZ J. Zur Verminderung des atherogenen Risikos durch eikosapentaensäurereiche Diät. Z Gesamte Inn Med 1987; 42: 117-122.

9 HERRMANN W, BIERMANN J, LINDHOFER HG, HANF S, REUTER W. Eikosapentaensäurereiche Diät in Verbindung mit Reduktionskost und physischem Training. Z Gesamte Inn Med 1987; 42: 212-215.

10 HERRMANN W, BIERMANN J, LINDHOFER HG, KOSTNER G. Beeinflussung des atherogenen Risikofaktors Lp(a) durch supplementäre Fischölaufnahme bei Patienten mit moderatem physischen Training. Med Klin 1989; 84: 429-433.

11 ILLINGWORTH DR, HARRIS WS, CONNOR WE. Inhibition of low density lipoprotein synthesis by dietary omega-3 fatty acids in humans. Arteriosclerosis 1984; 4: 270-275.

12 KASIM SE, STERN B, KHILNANI S, MCLIN P, BACIOROWSKI S, JEN KLC. Effects of omega-3 fish oil on lipid metabolism, glycemic control, and blood pressure in type II diabetic patients. J Clin Endocrinol Metab 1988; 67: 1-9.

13 KESANIEMI YA, BELTZ WF, GRUNDY SM. Comparisons of metabolism of apolipoprotein B in normal subjects, obese patients, and patients with coronary heart disease. J Clin Invest 1985; 76: 586-595.

14 KISSEBAH AH, ALFARSI S, EVANS DJ, ADAMS PW. Integrated regulation of very low density lipoprotein triglyceride and apolipoprotein B kinetics in noninsulin-dependent diabetes mellitus. Diabetes 1982; 31: 217-225.

15 KISSEBAH AH. Low density lipoprotein metabolism in noninsulin-dependent diabetes mellitus. Diabetes Metab Rev 1987; 3: 619-651.

16 KOSTNER GM, KARÁDI I. Lipoprotein alterations in diabetes mellitus. Diabetologia 1988; 31: 717-722.

17 MORTENSEN JZ, SCHMIDT EB, NIELSEN AH, DYERBERG J. The effect of N-6 and N-3 polyunsaturated fatty acids on hemostasis, blood lipids and blood pressure. Thromb Haemostasis 1983; 50: 543-546.

18 NESTEL PJ, CONNOR WE, REARDON MF, CONNOR S, WONG S, BOSTON R. Suppression of diets rich in fish oil of very low density lipoprotein in man. J Clin Invest 1984; 74: 82-89.

19 PACKARD CJ, MUNRO A, LORIMER AR, GOTTO AM, SHEPHERD J. Metabolism of apolipoprotein B in large triglyceride-rich very low density lipoproteins of normal and hypertriglyceridemic subjects. J Clin Invest 1984; 74: 2178-2192.

20 PHILLIPSON BE, ROTHROCK DW, CONNOR WE, HARRIS WS, ILLINGWORTH DR. Reduction of plasma lipids, lipoproteins and apoproteins by dietary fish oils in patients with hypertriglyceridemia. N Engl J Med 1985; 312: 1210-1216.

21 RADACK KL, DECK CC, HUSTER GA. N-3 fatty acid effects on lipids, lipoproteins, and apolipoproteins at very low doses: results of a randomized controlled trial in hypertriglyceridemic subjects. Am J Clin Nutr 1990; 51: 599-605.

22 RUDEL LL, BOND MG, BULLOCK BC. LDL heterogeneity and atherosclerosis in nonhuman primates. Ann NY Acad Sci 1985; 454: 248-253.

23 SANDERS TA, ROSHANAI F. The influence of different types of Omega-3

polyunsaturated fatty acids on blood lipids and platelet function in healthy volunteers. Clin Sci 1983; 64: 91-99.

24 SANDERS TA, SULLIVAN DR, REEVE J, THOMPSON GR. Triglycerides-lowering effect of marine polyunsaturates in patients with hypertriglyceridemia. Arteriosclerosis 1985; 5: 459-465.

25 SAYNOR R, VEREL D, GILLIOTT T. The long-term effect of dietary supplementation with fish lipid concentrate on serum lipids, bleeding time, platelets and angina. Atherosclerosis 1984; 50: 3-10.

26 SCHECTMAN G, KAUL S, KISSEBAH AH. Effect of fish oil concentrate on lipoprotein composition in NIDDM. Diabetes 1988; 37: 1567-1573.

27 SIMONS LA, HICKIE JB, BALASUBRAMANIAM S. On the effects of dietary N-3 fatty acids (MaxEPA) on plasma lipids and lipoproteins in patients with hyperlipidemia. Atherosclerosis 1985; 54: 75-88.

28 SINGER P, BERGER I, LUCK K, TAUBE C, NAUMANN E, GODICKE W. Long-term effect of mackerel diet on blood pressure, serum lipids and thromboxane formation in patients with mild essential hypertension. Atherosclerosis 1986; 62: 259-265.

29 SULLIVAN DR, SANDERS TA, TRAYNER IM, THOMPSON GR. Paradoxical elevation of LDL apoprotein B levels in hypertryglyceridaemic patients and normal subjects ingesting fish oil. Atherosclerosis 1986; 61: 129-134.

30 TASKINEN M-R, BELTZ WF, HARPER I, FIELDS RM, SCHONFELD G, GRUNDY SM, HOWARD BV. Effects of NIDDM on very low density lipoprotein triglyceride and apolipoprotein B metabolism: studies before and after sulfonylurea therapy. Diabetes 1986; 35: 1268-1277.

# Changes in serum lipoproteins in women induced by endurance training

*H.-Ch. Heitkamp, H. Schulz, A. Hipp, T. Stötzer, H.-H. Dickhuth*
Medizinische Klinik V, Abteilung Sportmedizin, Universität Tübingen

## Abstract

Endurance training, depending upon its extent and intensity, leads to changes in serum lipids. Little is known about sex-specific differences in the effects of training on lipoprotein a (Lp(a)), or on apolipoproteins A-I (Apo A-I) and B (Apo B). In a collective of 23 untrained female students (age $22 \pm 2$ years; height $170 \pm 6$ cm; weight $60 \pm 7$ kg), total cholesterol (Chol), Lp(a), Apo A-I and Apo B were measured before and after an 8-week training period. The training programme consisted of jogging for $3 \times 30$ minutes per week, with an intensity at the anaerobic threshold of 4 mmol/l lactate. Without change in body weight, neither Chol, Lp(a), Apo A-I nor Apo B showed any changes in the total group of students. For seven women with elevated Chol (>200 mg/dl) there was a significant reduction in Chol (from $263 \pm 52$ to $228 \pm 59$ mg/dl), and in Apo B (from $118 \pm 41$ to $107 \pm 44$ mg/dl), whereas Lp(a) and Apo A-I remained unaltered. In conclusion, for women in a normal weight range, low intensity endurance training has a positive effect on cholesterol and Apo B values only for those with elevated cholesterol levels.

# Veränderung der Serumlipoproteine bei Frauen durch Ausdauertraining

*H.-Ch. Heitkamp, H. Schulz, A. Hipp, T. Stötzer, H.-H. Dickhuth*
Medizinische Klinik V, Abteilung Sportmedizin, Universität Tübingen

## Einleitung

Trainingsstudien bei Frauen zur Überprüfung der im Lipidstoffwechsel induzierbaren Effekte sind wesentlich seltener durchgeführt worden als bei Männern und haben kontroverse Ergebnisse erbracht [11]. Insbesondere sind Einflüsse auf die Apolipoproteine und das Lipoprotein (a) bisher kaum untersucht worden. Es war das Ziel dieser Untersuchung, die durch Ausdauersport möglichen induzierbaren Veränderungen im Lipidstoffwechsel bei Frauen zu überprüfen.

## Untersuchungsgut und Methodik

An der Studie beteiligten sich 23 Studentinnen im Alter von 22 ± 2 Jahren (Größe: 170 ± 6 cm, Gewicht: 60 ± 7 kg). Vor Beginn der Trainingsperiode wurde morgens nach mindestens 10stündiger Nahrungskarenz im Liegen Blut aus einer Kubitalvene entnommen. Anschließend erfolgte in einem klimatisierten Labor eine Laufbandergometrie mit stufenweiser Ausbelastung (drei Minuten Stufendauer, Steigerung um 2 km/h ausgehend von 4 km/h bei einer konstanten Steigung von 5%). Am Ende jeder Belastungsstufe wurde Blut aus dem hyperämisierten Ohrläppchen zur Laktatbestimmung (enzymatisch, Merck, Darmstadt) entnommen und die Dauerleistungsgrenze (anaerobe Schwelle) bei 4 mmol/l Laktat ermittelt.

Das Trainingspensum wurde kontinuierlich über acht Wochen dreimal pro Woche mit einer Geschwindigkeit im Bereich der anaeroben Schwelle durchgeführt. Jede Versuchsperson hatte eine individuell festgelegte Laufstrecke in der Trainingseinheit zurückzulegen. Die Teilnehmerinnen wurden angehalten, ihr Nahrungs- und Genußmittelverhalten während des Trainings nicht zu verändern. Nach der Trainingsperiode wurde Blut unter den gleichen Bedingungen ab-

*Tab. 1:* Lipide, Lipoproteine, Apolipoproteine und Körpergewicht beim Gesamtkollektiv (n = 23)

| | Cholesterin (mg/dl) | HDL-Cholesterin (mg/dl) | LDL-Cholesterin (mg/dl) | Triglyzeride (mg/dl) | Apolipoprotein A-I (mg/dl) | Apolipoprotein B (mg/dl) | Lipoprotein (a) (mg/dl) | Gewicht (kg) |
|---|---|---|---|---|---|---|---|---|
| $\bar{x}$ initial | 188 | 52 | 130 | 55 | 174 | 81 | 22 | 60 |
| SD initial | 60 | 17 | 58 | 35 | 25 | 35 | 21 | 7 |
| $\bar{x}$ nach Tr | 180 | 57 | 125 | 67 | 171 | 77 | 21 | 60 |
| SD nach Tr | 46 | 16 | 49 | 35 | 24 | 34 | 23 | 6 |
| p | n.s. | n.s. | n.s. | 0,01 | n.s. | n.s. | n.s. | n.s. |

Tr = Training

genommen. Der Trainingszeitraum von acht Wochen wurde gewählt, um Einflüsse von zyklusbestimmenden Hormonen weitgehend auszuschließen. Die Bestimmung von Cholesterin und Triglyzeriden erfolgte mit klinischen Routinemethoden; die Plasmalipoproteine wurden mittels Lipidelektrophorese (Immuno, Heidelberg), die Apolipoproteine A-I und B [18] und Lipoprotein (a) nephelometrisch bestimmt [17]. Die statistische Auswertung erfolgte mit dem gepaarten t-Test ($p < 0,05$ schwach signifikant, $p < 0,01$ signifikant).

## Ergebnisse

Die Teilnahmequote am Training lag bis zu sechs Wochen bei 99 % und betrug nach acht Wochen noch 86 %. Nach dem initialen Gesamtcholesterin erfolgte eine Aufteilung in Probanden mit überhöhtem Cholesterin (> 200 mg/dl) (n=7) und mit normalem Cholesterin (< 200 mg/dl) (n=16). Bei der Gesamtgruppe blieb das Körpergewicht gleich (60 ± 7 und 60 ± 6 kg). Ebenso zeigte sich bei dem Kollektiv mit erhöhtem Cholesterin (59 ± 8 kg und 59 ± 6 kg) wie bei der Gruppe mit normalem Cholesterin (60 ± 7 kg und 61 ± 6 kg) keine signifikante Differenz (Tab. 2 und 3).

Das Gesamtcholesterin zeigte beim Gesamtkollektiv keine signifikante Verände-

*Tab. 2:* Lipide, Lipoproteine, Apolipoproteine und Körpergewicht bei Teilnehmern mit Cholesterin < 200 mg/dl (n = 16)

| | Cholesterin (mg/dl) | HDL-Cholesterin (mg/dl) | LDL-Cholesterin (mg/dl) | Triglyzeride (mg/dl) | Apolipoprotein A-I (mg/dl) | Apolipoprotein B (mg/dl) | Lipoprotein (a) (mg/dl) | Gewicht (kg) |
|---|---|---|---|---|---|---|---|---|
| $\bar{x}$ initial | 157 | 50 | 102 | 43 | 169 | 64 | 16 | 60 |
| SD initial | 24 | 16 | 21 | 14 | 22 | 13 | 9,1 | 7 |
| $\bar{x}$ nach Tr | 171 | 58 | 107 | 54 | 169 | 63 | 14 | 61 |
| SD nach Tr | 26 | 16 | 26 | 17 | 21 | 16 | 9,4 | 6 |
| p | 0,05 | n.s. | n.s. | 0,01 | n.s. | n.s. | n.s. | n.s. |

Tr = Training

*Tab. 3:* Lipide, Lipoproteine, Apolipoproteine und Körpergewicht bei Teilnehmern mit Cholesterin > 200 mg/dl (n = 7)

| | Cholesterin (mg/dl) | HDL-Cholesterin (mg/dl) | LDL-Cholesterin (mg/dl) | Triglyzeride (mg/dl) | Apolipoprotein A-I (mg/dl) | Apolipoprotein B (mg/dl) | Lipoprotein (a) (mg/dl) | Gewicht (kg) |
|---|---|---|---|---|---|---|---|---|
| $\bar{x}$ initial | 263 | 57 | 196 | 83 | 177 | 118 | 34,3 | 59 |
| SD initial | 52 | 19 | 64 | 51 | 35 | 41 | 34,1 | 8 |
| $\bar{x}$ nach Tr | 228 | 56 | 167 | 98 | 175 | 107 | 33,7 | 59 |
| SD nach Tr | 59 | 17 | 65 | 48 | 30 | 44 | 36,5 | 6 |
| p | 0,01 | n.s. | 0,01 | n.s. | n.s. | 0,01 | n.s. | n.s. |

Tr = Training

rung (Tab. 1). Bei den Teilnehmern mit Ausgangswerten unter 200 mg/dl ergab sich ein schwach signifikanter Anstieg (p < 0,05), bei der Gruppe mit erhöhtem Cholesterin ein signifikanter Abfall. Die Triglyzeride stiegen im Gesamtkollektiv wie auch in diesem Teilkollektiv an (p < 0,01). Lipoprotein (a) und Apolipoprotein A-I zeigten in keiner Gruppe eine signifikante Veränderung, während Apolipoprotein B nur bei der Gruppe mit initial überhöhtem Gesamtcholesterin abfiel (p < 0,01); entsprechend fand sich ein Abfall von Low density lipoproteins(LDL)-Cholesterin bei der gleichen Gruppe, High density lipoproteins(HDL)-Cholesterin zeigte nur tendenziell einen Anstieg bei der Gruppe mit normalem Ausgangscholesterin.

## Diskussion

In einer vergleichbaren Untersuchung an Frauen mit 10 Wochen Training wurde von FREY ein tendenzieller Anstieg des Cholesterins beschrieben, dagegen keine Veränderungen bei den Triglyzeriden [7]. Auch beim HDL-Cholesterin fand sich keine Veränderung. Eine Untersuchung aus dem gleichen Arbeitskreis an Frauen unter hormonellen Antikonzeptiva zeigte nach 10 Wochen Training keinen Effekt auf Gesamtcholesterin, HDL- und LDL-Cholesterin und die Triglyzeride [21]. In beiden Studien änderte sich das Körpergewicht nicht. Ebenso unverändert blieb das HDL-Cholesterin in einer anderen Studie an normolipämischen Frauen [12].
In einer weiteren Studie an normolipämischen Frauen fanden die Autoren nach 10 Minuten Training einen signifikanten Abfall des Cholesterins, eine nicht signifikante Verminderung von HDL- und LDL-Cholesterin und einen tendenziellen Anstieg bei den Triglyzeriden; allerdings nahm das Körpergewicht um 1 kg signifikant ab [3]. BALLANTYNE konnte in einer Trainingsstudie über sechs Monate keine Veränderungen beim HDL- und Gesamtcholesterin nachweisen, während das LDL-Cholesterin signifikant zunahm und die Triglyzeride abfielen [2]. Nur zwei Studien an normalgewichtigen Frauen und eine an übergewichtigen Frauen [14], eine über acht Wochen [6] und eine über vier Monate [15], zeigten einen signifikanten Anstieg von HDL-Cholesterin. Querschnittsuntersuchungen bestätigen die eigenen Ergebnisse insofern, als bei Ausdauersportlerinnen in der Tendenz höhere Gesamtcholesterinwerte und gleich hohe LDL-Cholesterinwerte gefunden wurden, während HDL-Cholesterin signifikant höher lag [5].
Untersuchungen zu den Apolipoproteinen liegen wenige und nur an Männern vor. Trainingsinduzierte Anstiege [4, 9] stehen vergleichbaren Ergebnissen wie in der vorliegenden Studie gegenüber, die keine Veränderungen beim

Apolipoprotein A-I fanden [1, 8, 17, 20]. Querschnittsuntersuchungen zeigten allerdings sehr viel höhere Werte bei Sportlern [10, 19] und Marathonläufern [16] im Vergleich zu Untrainierten.

Das Apolipoprotein B wurde noch seltener untersucht. Trotz einer Reduktion des Körpergewichts zeigten sich bei Männern nach einem Jahr Training keine Effekte [20]. Dies steht im Gegensatz zu unserer Untersuchung. Bei Querschnittsuntersuchungen an Marathonläufern fanden sich dagegen deutlich niedrigere Werte [16].

Zum Lipoprotein (a) sind bisher keine Trainingsuntersuchungen durchgeführt worden. Theoretische Annahmen sprechen gegen eine Veränderung durch Training; dies stimmt mit den Ergebnissen der vorliegenden Studie überein.

Bei Frauen scheint Ausdauertraining in Form von Jogging andere Effekte zu erzielen als bei Männern, ohne daß bisher eine Ursache bekannt ist. Vermutungen begründen sich in einer höheren Lipolyserate bei Frauen, die in der Größenordnung hochausdauertrainierter Männer liegt, und in einer nach Ausdauertraining bei Männern im Gegensatz zu Frauen durch Katecholamine stimulierbaren Lipolyse.

Insgesamt sind die Effekte von Ausdauertraining bei Frauen bisher nicht einheitlich beschrieben. Nach den vorliegenden Ergebnissen lassen sich nur bei überhöhtem Cholesterin günstige Effekte auf die Lipoproteine und die Apolipoproteine sichern, wenn gleichzeitig das Körpergewicht nicht verändert wird. Bei Frauen mit normalem Cholesterin können unerwünschte Wirkungen auf den Cholesterinspiegel auftreten, die jedoch in ihrem Ausmaß ohne klinische Relevanz erscheinen.


## Zusammenfassung

Ausdauertraining bewirkt in Abhängigkeit von der Dauer und Intensität Veränderungen der Serumlipide. Wenig ist darüber bekannt, ob geschlechtsspezifische Unterschiede in der Trainingswirkung bei Lipoprotein (a) (Lp(a)) und bei den Apolipoproteinen A-I (Apo A-I) und B (Apo B) bestehen.

Bei einem Kollektiv von 23 untrainierten Studentinnen (Alter: 22 ± 2 Jahre, Größe: 170 ± 6 cm, Gewicht: 60 ± 7 kg) wurden am Anfang und am Ende einer 8wöchigen Trainigsperiode Gesamtcholesterin (Chol), Lp (a), Apo A-I und Apo B bestimmt. Das Trainingspensum bestand aus Jogging 3 x 30 Min./Woche mit einer Intensität im Bereich der anaeroben Schwelle bei 4 mmol/l Laktat.

Bei unverändertem Körpergewicht zeigten Chol, Lp (a), Apo A-I und Apo B im Gesamtkollektiv keine Veränderungen (Tab. 1). Bei sieben Personen mit überhöhtem Chol (> 200 mg/dl) fand sich ein signifikanter Abfall des Chol

(263 ± 52 auf 228 ± 59 mg/dl) und Apo B (118 ± 41 auf 107 ± 44 mg/dl), während Lp (a) und Apo A-I unverändert blieben.

Schlußfolgerung: Ausdauertraining mit niedriger Intensität bewirkt bei normalgewichtigen Frauen nur bei überhöhten Cholesterinwerten günstige Effekte auf das Cholesterin und Apo B.

# Literaturverzeichnis


1 BAKER TT, ALLEN D, LEI KY, WILLCOX KK. Alterations in lipid and protein profiles of plasma lipoproteins in middle-aged men consequent to an aerobic exercise program. Metabolism 1986; 35: 1037-1043.
2 BALLANTYNE D, CLARK RS, BALLANTYNE FC. The effect of physical training on plasma lipids and lipoproteins. Clin Cardiol 1981; 4: 1-4.
3 BROWNELL KD, BACHORIK PS, AYERLE RS. Changes in plasma lipid and lipoprotein levels in men and women after a program of moderate exercise. Circulation 1982; 65: 477-484.
4 DANNER SA, WIELING W, HAVEKES L, LEUVEN JG, SMIT EM, DUNNING AJ. Effect of physical exercise on blood lipids and adipose tissue composition in young healthy men. Atherosclerosis 1984; 53: 83-90.
5 DURSTINE JL, PATE RR, SPARLING PB, WILSON GE, SENN MD, BARTOLI WP. Lipid, lipoprotein, and iron status of elite women distance runners. Int J Sports Med 1987; 8 (Suppl): 119-123.
6 FARRELL PA, BARBORIAK J. The time course of alterations in plasma lipid and lipid and lipoprotein concentrations during eight weeks of endurance training. Atherosclerosis 1980; 37: 231-240.
7 FREY MAB, DOERR BM, LAUBACH LL, MANN BL, GLUECK CJ. Exercise does not change high-density lipoprotein cholesterol in women after ten weeks of training. Metabolism 1982; 31: 1142-1146.
8 HUTTUNEN JK, LÄNSIMIES E, VOUTILAINEN E, EHNHOLM C, HIETANEN E, PENTTILÄ I, SIITONEN O, RAURAMAA R. Effect of moderate physical exercise on serum lipoproteins. A controlled clinical trial with special reference to serum high density lipoproteins. Circulation 1979; 60: 1220-1229.
9 KIENS B, JÖRGENSEN I, LEWIS S, JENSEN G, LITHELL H, VESSBY B, HOE S, SCHNOHR P. Increased plasma HDL-cholesterol and apo A-I in sedentary middle-aged men after physical conditioning. Eur J Clin Invest 1980; 10: 203-209.
10 LEHTONEN A, VIIKARI J, EHNHOLM C. The effect of exercise on high density (HDL) lipoprotein apoproteins. Acta Physiol Scand 1979; 106: 487-488.
11 LOKEY EA, TRAN ZV. Effect of exercise training on serum lipid and lipoprotein concentrations in women: a meta-analysis. Int J Sports Med 1989; 10: 424-429.
12 MOLL ME, WILLIAMS RS, LESTER RM, GUARFORDT SH, WALLACE AG. Cholesterol metabolism in non-obese women - failure of physical conditioning to alter levels of high density lipoprotein-cholesterol. Atherosclerosis 1979; 34: 159-160.
13 MOORE CE, HARTUNG GH, MITCHELL RE, KAPPUS CM, HINDERLITTER J. The relationship of exercise and diet on high density lipoprotein cholesterol levels in women. Metabolism 1983; 32: 189-196.

14 NIEMAN DC, HAIG JL, FAIRCHILD KS, De GUIA ED, DIZON GP, REGISTER UD. Reducing-diet and exercise-training effects on serum lipids and lipoproteins in mildly obese women. Am J Clin Nutr 1990; 52: 640-645.
15 ROTKIS T, BOYDEN TW, PAMENTER RW, STANFORTH P, WILMORE J. High density lipoprotein cholesterol and body composition of female runners. Metabolism 1981; 30: 994-995.
16 SASAKI J, TANABE Y, TANAKA H, SAKU K, SHINDO M, ARAKAWA K. Elevated levels of HDL$_2$-cholesterol and apo A-I in national class Japanese male marathon runners. Atherosclerosis 1988; 70: 175-177.
17 THOMPSON PD, CULLINANE EM, SADY SP, FLYNN MM, BERNIER DN, KANTOR MA, SARITELLI AL, HERBERT PN. Modest changes in high density lipoprotein concentration and metabolism with prolonged exercise training. Circulation 1988; 78: 25-34.
18 WEINSTOCK N, BARTHOLOME M, SEIDEL D. Determination of apolipoprotein A-I by kinetic nephelometry. Biochim Biophys Acta 1981; 663: 279-288.
19 WOOD PD, HASKELL WL, BLAIR SN, WILLIAMS PT, KRAUSS RM, LINDGREN FT, ALBERS JJ, HO PH, FARQUHAR JW. Increased exercise level and plasma lipoportein concentrations: A one-year, randomized, controlled study in sedentary, middle-aged men. Metabolism 1983; 32: 31-39.
20 WOOD PD, HASKELL WL, STERN MP, LEWIS S, PERRY C. Plasma lipoprotein distributions in mals and female runners. Ann NY Acad Sci 1977; 301: 749-763.
21 WYNNE TP, FREY MAB, LAUBACH LL, GLUECK CJ. Effect of a controlled exercise program on serum lipoprotein levels in women on oral contraceptives. Metabolism 1980; 29: 1267-1271.

# Platelet function and plasma catecholamines in healthy volunteers influenced by physical stress

*K.-H. Grotemeyer, H. J. Bauch, C. Marks*

*K.-H. Grotemeyer, C. Marks*
Klinik und Poliklinik für Neurologie, Westfälische Wilhelms-Universität Münster

*H.J. Bauch*
Institut für Arterioskleroseforschung, Westfälische Wilhelms-Universität Münster

## Abstract

Physical stress induces the release of catecholamines. Catecholamines activate platelets. In order to test the effect of physical stress on plasma catecholamine release and on platelet reactivity, thirty healthy students (11 female, 19 male), aged 23 ± 1 years were asked to pass a test route (length: 500 m, including 250 stairs (49.50 m)) within a period of 5 min. These test-persons were neither smokers nor exhibited any regular sporting activities. Platelet reactivity values remained unchanged in 20 of these students. However 10 students showed an increase of platelet reactivity from 1.01 ± 0.21 to 1.73 ± 0.43. Plasma adrenaline was raised in these 10 students by 78 ± 92 pg/ml, whereas plasma adrenaline changed only by 21 ± 26 pg/ml in the remaining 20 test-persons. There was no difference between sex and age of the two groups. The increase in pulse and blood pressure was also identical. The results indicated that an increase in plasma adrenaline under physical stress is not necessarily accompanied by an increase in platelet reactivity. Only in those healthy persons with an abnormally high increase in plasma adrenaline does platelet reactivity also become pathological.

# Veränderung der Plättchenfunktion und Verhalten der Plasmakatecholaminspiegel bei gesunden Probanden unter physischer Streßbelastung

*K.-H. Grotemeyer, H. J. Bauch, C. Marks*

*K.-H. Grotemeyer, C. Marks*
Klinik und Poliklinik für Neurologie, Westfälische Wilhelms-Universität Münster

*H. J. Bauch*
Institut für Arterioskleroseforschung, Westfälische Wilhelms-Universität Münster

## Einführung

Die Veränderung der Thrombozytenaggregation unter nur geringstem körperlichen Streß scheint ein prinzipielles Problem der in-vitro-Aggregationsmessung zu sein [14]. Im Gegensatz zu Aggregationsverfahren ist die Plättchenreaktivität intraindividuell wesentlich besser reproduzierbar und relativ stabil [8]. Dennoch finden sich bei Patienten mit zerebralen Ischämien erhöhte Werte für die Plättchenreaktivität [6]. Bei diesen Patienten konnte außerdem auffällig häufig eine pathologische Erhöhung der Plasmakatecholaminspiegel beobachtet werden [2]. Untersuchungen von JACOBI [11], LANDE et al. [9] und LEVINE et al. [10] lassen immerhin einen Zusammenhang zwischen Streßhormonkonzentrationen und Plättchenfunktion vermuten. Neben psychischem Streß geht physischer Streß ebenfalls mit einer vermehrten Freisetzung von Katecholaminen einher.
Ziel dieser Untersuchung sollte es daher sein, herauszufinden, ob und inwieweit körperliche (physische) Belastung bei gesunden Probanden neben einer Erhöhung der Plasmakatecholaminspiegel zusätzlich zu einer Veränderung einer zuvor normalen Plättchenreaktivität führt.

*Tab. 1:* Vergleich der gemessenen Parameter vor und nach Belastung.
(Wilcoxon-Test)
RR-syst. = systolischer Blutdruck
RR-dias. = diastolischer Blutdruck
Plättchenreakt. = Plättchenreaktivität
Signif. = Signifikanz

| PARAMETER | EINHEIT | vor Belastung | nach Belastung | Signif. |
|---|---|---|---|---|
| RR-syst. | mm Hg | 120 ± 11 | 157 ± 23 | 0.000001 |
| RR-dias. | mm Hg | 73 ± 6.1 | 84 ± 13 | 0.00001 |
| Pulsfrequenz | / min | 72 ± 9 | 121 ± 18 | 0.000001 |
| Adrenalin | pg/ml | 62 ± 24 | 102 ± 60 | 0.0001 |
| Noradrenalin | pg/ml | 506 ± 127 | 1011 ± 721 | 0.00001 |
| Cholesterin | mg% | 183 ± 35 | 203 ± 42 | 0.00019 |
| HDL | mg% | 38 ± 14 | 43 ± 16 | 0.0030 |
| Hämatokrit | % | 0.43 ± 0.03 | 0.45 ± 0.03 | 0.00005 |
| Plasmaviskosität | cp | 1.30 ± 0.06 | 1.30 ± 0.07 | n.s. |
| Fibrinogen | mg% | 221 ± 45 | 222 ± 65 | n.s. |
| Plättchenreakt. | Index | 0.97 ± 0.15 | 1.22 ± 0.47 | 0.007 |

## Probanden

30 gesunde Probanden im Alter von 23 ± 1 Jahren, 19 männliche und 11 weibliche, wurden in die Studie aufgenommen. Alle Probanden waren Nichtraucher und frei von klinisch erfaßbaren Erkrankungen. Alle Probanden zeigten ohne Einhaltung besonderer Ruhezeiten eine Plättchenreaktivität im Normalbereich der Methode. Die Größe der männlichen Probanden war 181± 5 cm, die der weiblichen 170 ± 5 cm. Das Körpergewicht der männlichen Teilnehmer betrug 73 ± 6 kg und das der weiblichen Probanden 62 ± 6 kg.

## Methodik

Vor der Belastung wurden bei jedem Studienteilnehmer nach einer 30minütigen Ruhezeit die Plättchenreaktivität [8], die Plasmaviskosität [5] und die Plasmakatecholaminspiegel [1] bestimmt. An Routinelaborparametern wurden Hämatokrit (HK), Fibrinogen, Cholesterin und HDL gemessen. Blutdruck und Pulsfrequenz wurden ebenfalls ermittelt. Nach der Belastung wurden alle oben genannten Parameter erneut bestimmt. Zur Erzeugung einer physischen

*Tab. 2:* Vergleich der gemessenen Parameter vor Belastung und nach Belastung, differenziert nach Probanden mit und ohne Anstieg der Plättchenreaktivität (PR) nach Belastung. (Kolmogorow-Smirnow-Test)
K.-Gew./Zeit = Index aus Körpergewicht / Streckenzeit
RR-syst. = systolischer Blutdruck
RR-dias. = diastolischer Blutdruck
Plättchenreakt. = Plättchenreaktivität
Signif. = Signifikanz

| PARAMETER | EINHEIT | PR normal n = 20 | PR pathologisch n = 10 | Signif. |
|---|---|---|---|---|
| Alter | Jahre | 22.9 ± 1.0 | 23.6 ± 1.6 | n.s. |
| Gewicht | Kg | 68 ± 7.6 | 71.4 ± 9.5 | n.s. |
| Größe | cm | 176.5 ± 7.5 | 180.2 ± 8.4 | n.s. |
| K-Gew./Zeit | Index | 0.15 ± 0.02 | 0.21 ± 0.05 | 0.02 |
| **Ausgangswerte vor Beginn der Belastung** | | | | |
| RR-syst. | mm Hg | 120 ± 11 | 120 ± 11 | n.s. |
| RR-dias. | mm Hg | 74 ± 6.1 | 71 ± 8 | n.s. |
| Pulsfrequenz | / min | 73 ± 9 | 70 ± 8 | n.s. |
| Adrenalin | pg/ml | 63 ± 27 | 60 ± 18 | n.s. |
| Noradrenalin | pg/ml | 548 ± 121 | 422 ± 98 | 0.008 |
| Cholesterin | mg% | 177 ± 40 | 195 ± 17 | n.s. |
| HDL | mg% | 37 ± 15 | 40 ± 11 | n.s. |
| Hämatokrit | % | 0.42 ± 0.02 | 0.46 ± 0.03 | 0.01 |
| Plasmaviskosität | cp | 1.29 ± 0.05 | 1.32 ± 0.08 | n.s. |
| Fibrinogen | mg% | 220 ± 43 | 223 ± 52 | n.s. |
| Plättchenreakt. | Index | 0.95 ± 0.11 | 1.01 ± 0.21 | n.s. |
| **Werte unmittelbar nach Ende der Belastung** | | | | |
| RR-syst. | mm Hg | 157 ± 23 | 156 ± 26 | n.s. |
| RR-dias. | mm Hg | 84 ± 12 | 85 ± 17 | n.s. |
| Pulsfrequenz | / min | 124 ± 20 | 115 ± 14 | n.s. |
| Adrenalin | pg/ml | 85 ± 35 | 138 ± 93 | 0.02 |
| Noradrenalin | pg/ml | 853 ± 352 | 1327 ± 1117 | 0.09 |
| Cholesterin | mg% | 196 ± 45 | 217 ± 33 | n.s. |
| HDL | mg% | 41 ± 17 | 48 ± 15 | n.s. |
| Hämatokrit | % | 0.44 ± 0.02 | 0.47 ± 0.04 | 0.04 |
| Plasmaviskosität | cp | 1.31 ± 0.05 | 1.29 ± 0.11 | n.s. |
| Fibrinogen | mg% | 225 ± 71 | 216 ± 54 | n.s. |
| Plättchenreakt. | Index | 0.96 ± 0.16 | 1.73 ± 0.46 | 0.000001 |

*Tab. 3:* Vergleich der Veränderung der gemessenen Parameter nach Belastung, differenziert nach Probanden mit und ohne Veränderung der Plättchenreaktivität (PR). (Kolmogorow-Smirnow-Test)
RR-syst. = systolischer Blutdruck
RR-dias. = diastolischer Blutdruck
Plättchenreakt. = Plättchenreaktivität
Signif. = Signifikanz

| PARAMETER | EINHEIT | PR normal | PR pathologisch | Signif. |
|---|---|---|---|---|
| RR-syst. | mm Hg | 37 ± 21 | 35 ± 21 | n.s. |
| RR-dias. | mm Hg | 10 ± 11 | 14 ± 15 | n.s. |
| Pulsfrequenz | / min | 50 ± 23 | 45 ± 15 | n.s. |
| Adrenalin | pg/ml | 21 ± 26 | 78 ± 92 | 0.015 |
| Noradrenalin | pg/ml | 304 ± 340 | 905 ± 1149 | 0.037 |
| Cholesterin | mg% | 19 ± 23 | 22 ± 22 | n.s. |
| HDL | mg% | 4 ± 10 | 8 ± 10 | n.s. |
| Hämatokrit | % | 0.01 ± 0.01 | 0.01 ± 0.02 | n.s. |
| Plasmaviskosität | cp | 0.01 ± 0.07 | - 0.03 ± 0.13 | n.s. |
| Fibrinogen | mg% | 5 ± 51 | - 7 ± 22 | n.s. |
| Plättchenreakt. | Index | 0.01 ± 0.20 | 0.72 ± 0.48 | 0.000001 |

Belastung wurden die Probanden angewiesen, möglichst innerhalb von fünf Minuten eine 500 m lange Teststrecke zurückzulegen. Diese bestand aus einer ebenen Strecke (350 m) und 250 Stufen Treppensteigen mit einer zu überwindenden Höhendifferenz von 49,5 m. Zur Berechnung der individuellen Leistung wurden das aktuelle Körpergewicht der Probanden sowie die Zeit erfaßt, in der diese Teststrecke tatsächlich überwunden wurde.

## Statistik

Alle Daten wurden mittels Statgraf 4.0 aufgearbeitet [16]. Verwendet wurde der Spearman Korrelationskoeffizient. Die einzelnen Meßwerte wurden unter Anwendung des Wilcoxon Testes für gepaarte Stichproben miteinander verglichen. Die Gruppenvergleiche wurden mittels Kolmogorow-Smirnow-Test durchgeführt.

## Ergebnisse

Beim Vergleich der Situationen vor Belastung und nach Belastung konnten bei den gemessenen Laborparametern nur bei Fibrinogen und bei der

*Tab. 4:* Korrelation zwischen Leistungsindex (Körpergewicht / benötigte Zeit für die Teststrecke), Adrenalin, Noradrenalin und Plättchenreaktivität

```
Spearman Rank Korrelations-Koeffizient zwischen
        Leistungsindex und Anstieg von:
          | Adrenalin   | Noradrenalin | Plättchenreakt.

Koeffizient |  .1807     |   .1230      |   .2979
Anzahl      | (   30)    |  (   30)     |  (   30)
Signifikanz |  .3304     |   .5076      |   .1150
```

Plasmaviskosität keine signifikanten Anstiege beobachtet werden (Tab. 1). Alle anderen registrierten Laborparameter zeigten mehr oder weniger deutliche Veränderungen. Bei 10 Probanden kam es nach Belastung zu einem Anstieg der Plättchenfunktion in den pathologischen Bereich der Methode (> 1,25). Die verbleibenden 20 Probanden zeigten jedoch auch nach Belastung weiterhin Normalwerte (Tab. 2). Vor Belastung zeigten die Probanden mit Veränderung der Plättchenreaktivität einen signifikant niedrigeren Noradrenalinspiegel sowie einen höheren Hämatokritausgangswert (Tab. 2). Im übrigen unterschieden sie sich weder in der Geschlechtsverteilung noch in Körpergröße oder Körpergewicht. Der Leistungsindex (Tab. 2) war jedoch bei den 10 Probanden mit pathologischem Anstieg der Plättchenreaktivität signifikant höher.
Bei allen Probanden kam es unter Belastung zu einem Anstieg der Plasmakatecholaminkonzentrationen (Tab. 2). Bei den 10 Patienten mit pathologischem Anstieg der Plättchenreaktivität konnte eine signifikant (p < 0,015) erhöhte Plasmaadrenalinfreisetzung beobachtet werden (Tab. 3). Der Anstieg des Plasmaadrenalins war bei den Probanden mit gesteigerter Plättchenreaktivität nahezu 3 x so hoch wie bei den Probanden ohne Veränderung der Plättchenreaktivität nach Belastung (Tab. 3). Eine Beziehung zwischen Belastung (individuelle Leistung), Blutdruckanstieg oder Pulsanstieg zur erhöhten Freisetzung von Katecholamien konnte nicht beobachtet werden (Tab. 4). Auch korrelierte die Plättchenreaktivität nicht mit der erbrachten individuellen Leistung, wenngleich die mittlere Leistung der 10 Probanden mit Anstieg der Plättchenreaktivität im Durchschnitt höher war (Tab. 2). Cholesterin, HDL und HK zeigten ebenfalls Veränderungen unter Belastung, Unterschiede waren jedoch beim Vergleich der 10 Probanden mit pathologischem Anstieg und denjenigen mit normaler Plättchenreaktivität nicht zu beobachten (Tab. 1, Tab. 2, Tab. 3).

## Diskussion

Der Versuchsaufbau ist sicher nicht mit einer einfachen Fahrradergo-
meterbelastung oder einem Stufentest [12] vergleichbar. Im Gegensatz zu
diesen klinischen Leistungstests entspricht die von uns gewählte Teststrecke
eher einer realistischen Alltagsbelastung. Die offensichtliche zwangsläufige
Unsicherheit in der Erfassung der tatsächlichen körperlichen Leistung wird
dadurch relativiert, daß aufgrund von Körpergewicht und benötigter Zeit die
Leistung zwischen den Probanden vergleichbar bleibt. Obgleich die Gesamt-
leistung mit 800 Watt eher eine unscharfe Angabe bleibt, läßt der gewählte Index
(Körpergewicht / benötigte Streckenzeit) (Tab. 2) einen ausreichenden Ver-
gleich zu.
Die Ergebnisse zeigen eine relativ homogene Leistung aller Probanden, was sich
nicht zuletzt in der gleichmäßigen Veränderung von Puls und Blutdruck äußert
(Tab.1). Wenngleich der mittlere Leistungsindex der Studenten / innen mit
erhöhtem Katecholaminanstieg höher war (Tab. 2), so spricht die fehlende
Korrelation zwischen Leistungsindex, Katecholaminanstieg und Änderung der
Plättchenreaktivität (Tab. 4) dagegen, daß die hier beobachtete unterschiedliche
Katecholaminfreisetzung allein eine Folge der unterschiedlichen objektiven
Leistung ist.
Inwieweit die subjektive Leistung unterschiedlich war, läßt sich nur begrenzt an
der Änderung der Blutdruckwerte und der Pulsfrequenzanstiege ablesen. Hier
bleibt allein die Angabe, daß alle Probanden Medizinstudenten ohne sportliche
Betätigung waren, für die die Teststrecke eine nicht alltägliche Belastung war. Die
Veränderung der gemessenen Laborparameter nach Belastung (Tab.1) deutet
auf eine deutliche Umstellung des Stoffwechsels hin. Die fehlende Veränderung
der Plasmaviskosität läßt allerdings vermuten, daß die beobachteten Veränderungen kaum als Folge einer einfachen Flüssigkeitsverschiebung aufzufassen
sind. Auffällig ist hier, daß sich die Probanden mit einem Anstieg der
Plättchenreaktivität ebenfalls im Verhalten ihrer Katecholaminspiegel deutlich
unterscheiden. Möglicherweise deutet dies darauf hin, daß bis zu einer gewissen
Schwelle der Katecholaminausschüttung die Plättchenfunktion nicht involviert
wird.
Dennoch könnten hier auch zwei Ereignisse, nämlich Katecholaminfreisetzung
und pathologischer Anstieg der Plättchenreaktivität, ohne inneren Zusammenhang, einfach parallel eingetreten sein.
Die Vermutung einer möglichen kausalen Beziehung zwischen beiden
Parametern stände hingegen im Einklang mit früheren Beobachtungen, wo bei
sekundären Aspirin-Non-Respondern (Patienten, bei denen die Hemmung der
Plättchenreaktivität unter Aspirin weniger als 12 Stunden anhält) ebenfalls

erhöhte Plasmakatecholaminwerte gefunden wurden [7]. Für eine besondere Beziehung zwischen Katecholaminen und Plättchenfunktion sprechen nicht nur die in-vitro-Aggregationstests, die durch Adrenalinzugabe gestartet werden [3, 4, 13], sondern auch die Beobachtung von RAO et al. [15], der durch Adrenalinzugabe in vivo eine Reaktivierung der durch Aspirin gehemmten Plättchenfunktion beobachtete.

Für eine besondere Bedeutung der Dynamik der Plasmakatecholamine im Hinblick auf die Änderung der Plättchenfunktion könnte unter anderem auch sprechen, daß bereits vor Beginn der Belastung die 10 später auffälligen Probanden einen signifikant niedrigeren Plasma-Noradrenalin-Ausgangswert aufwiesen.

Wenn sich die hier zu postulierende mögliche Kopplung zwischen Katecholaminspiegel und Plättchenfunktion bestätigt, könnte dieser bereits bei gesunden Menschen bestehende Mechanismus ein Beitrag für die Einordnung des Faktors Streß im multifaktoriellen Geschehen der Arteriosklerose sein. Besondere Bedeutung könnten diese Ergebnisse daher für die Dosierung sportlicher Betätigung haben.

## Literaturverzeichnis

1 BAUCH HJ, KELSCH U, HAUSS HW. Einfache, schnelle, selektive und quantitative Bestimmung von Adrenalin und Noradrenalin im Plasma durch Kombination von Flüssigextraktion, HPLC-Trennung und elektrochemische Detektion. J Clin Chem Clin Biochem 1986; 24: 651-658.

2 BAUCH HJ, KELSCH U, GROTEMEYER KH, BUCHWALSKY P, HAUSS HW. Plasmakatecholamine als möglicher Risikofaktor bei der Atherogenese. In: BETZ E, Hrsg. Frühveränderungen der Atherogenese. München: Zuckschwert 1987; 147-155.

3 BORN GVR, MILLS DCB, ROBERTS GCK. Potentiation of platelet aggregation by adrenaline. J Physiol 1967; 191: 43-44.

4 O'BRIEN JR. Some effects of adrenaline and antiadrenaline compounds on platelets in vitro and in vivo. Nature 1963; 908: 763-764.

5 HARKNESS J. The viscosity of human blood plasma: Its measurement in health and disease. Biorheology 1971; 8: 171-193.

6 GROTEMEYER KH. Thrombozytenfunktion bei neurologischen Erkrankungen: Laborchemische und klinische Untersuchungen. Heidelberg, New York: Springer 1988; 30-38.

7 GROTEMEYER KH, BAUCH HJ, SCHÜTT P. Aspirin-Nonresponder und erhöhter Plasmaadrenalinspiegel. In: ASSMANN G, BETZ E, HEINLE H, SCHULTE H, Hrsg. Koronare Herzkrankheit. Braunschweig: Vieweg 1991; 194-197.

8 GROTEMEYER KH. The platelet-reactivity-test - A useful "by-product" of the blood-sampling procedure? Throm Res 1991; 61: 423-431.

9 LANDE K, GJESDAL K, FONSTELIEN E, KJELDSEN SE. Effects of adrenaline infusion on platelet number, volume and release reaction. Thromb Haemost 1985; 54: 450-453.

10 LEVINE SP, TOWELL BL, SUAREZ AM, KNIERIEM LK, HARRIS MM, GEORGE JN. Platelet activation and secretion associated with emotional stress. Circulation 1985; 71: 1129-1134.

11 JACOBI E. Pathophysiologie der Thrombozytenadhäsivität. Bern: Huber 1979; 49-84.

12 KALTENBACH M, KELPZIG H. Das EKG während Belastung und seine Bedeutung für die Erkennung der Koronarinsuffizienz. Zeitschrift für Kreislaufforschung 1963; 52: 486-497.

13 MILLS DCB, ROBERTS GCK. Effects of adrenaline on human blood platelets. J Physiol 1967; 193: 443-453.

14 OHNHAUS EE, BEVERIDGE T. Methodischer Beitrag zur Messung der Plättchenaggregation unter kontrollierten Bedingungen. Schweiz Med Wochenschr 1976; 106: 1365-1366.

15 RAO GHR , ESCOLAR G, WHITE JG. Epinephrine reverses the inhibitory influence of aspirin on platelet-vessel-wall interactions. Throm Res 1986; 44: 65-74.

16 Statgraphics 4.0. Statistical Graphics Cooporation, STSC. Inc USA 1989.

# Plasma viscosity and variables of coagulation and fibrinolysis in a healthy population

*J. Heinrich, G. Assmann, H.-J. Ulbrich, H. Schulte*

*J. Heinrich, G. Assmann*
Institut für Klinische Chemie und Laboratoriumsmedizin, Westfälische Wilhelms-Universität Münster

*H.-J. Ulbrich, H. Schulte, G. Assmann*
Institut für Arterioskleroseforschung, Westfälische Wilhelms-Universität Münster

## Abstract

High blood viscosity is related to an increased risk of myocardial infarction and stroke. At high shear rates an elevation of blood viscosity is mainly dependent on an increase of plasma viscosity. We measured plasma viscosity and variables of coagulation and fibrinolysis in a subpopulation of the Prospective Cardiovascular Münster (PROCAM) study. Plasma viscosity significantly correlated to fibrinogen (male: $r=0,52^{***}$ / female: $r=0,58^{***}$), factor VIIc (m: $r=0,30^{***}$ / f: $r=0,25^{***}$), antithrombin III (m: $r=0,22^{***}$ / f: $r=0,23^{***}$), protein C (m: $r=0,32^{***}$ / f: $r=0,44^{***}$), plasminogen activator inhibitor type 1 (m: $r=0,30^{***}$ / f: $r=0,21^{**}$) and tissue-type plasminogen activator (m: $r=0,04$ ns / w: $r=0,15^{*}$). The multiple regression analysis resulted in a significant, positive correlation of plasma viscosity to fibrinogen (m: $\beta=0,51^{***}$ / f: $\beta=0,49^{***}$) and protein C (m: $\beta=0,11^{**}$ / f: $\beta=0,25^{***}$) in both sexes and to euglobulin lysis activity ($\beta=0,15^{***}$) only in men. A high percentage of variability of the plasma viscosity (m: 48 % / f: 52 %) was explained by the other variables, taken into account. This fact and the close relationship between fibrinogen and plasma viscosity provide some evidence for the assumption, that measuring plasma viscosity in addition to fibrinogen concentration does not improve the predictive power in the recognition of individuals at risk for CHD.
(ns = not significant / $^{*}$ = $p<0,01$ / $^{**}$ = $p<0,005$ / $^{***}$ = $p<0,001$)

# Plasmaviskosität und hämostaseologische Meßgrößen bei gesunden Probanden

*J. Heinrich, G. Assmann, H.-J. Ulbrich, H. Schulte*

*J. Heinrich, G. Assmann*
Institut für Klinische Chemie und Laboratoriumsmedizin, Westfälische
Wilhelms-Universität Münster

*H.-J. Ulbrich, H. Schulte, G. Assmann*
Institut für Arterioskleroseforschung, Westfälische Wilhelms-Universität
Münster

## Einleitung

Die Erniedrigung der Strömungsgeschwindigkeiten des Blutes, verursacht durch hohe Blutviskosität, kann zu Ischämie, Nekrose oder Infarkt führen [2 - 6, 11, 15]. Hohe kardiovaskuläre und zerebrale Morbiditätsraten sind von Patienten mit Bluthyperviskosität berichtet worden. Bei hohen Scherraten ist eine Erhöhung der Blutviskosität zum größten Teil durch die Zunahme der Plasmaviskosität bedingt [13]. Wir bestimmten daher im Rahmen der Prospektiven Cardio-vaskulären Münster(PROCAM)-Studie [1] bei einem Kollektiv von gesunden Probanden die Plasmaviskosität sowie Meßgrößen des Gerinnungs- und Fibrinolysesystems (Tab. 1).

## Material und Methoden

Die Teilnehmer der Studie waren Mitarbeiter von Firmen und Verwaltungen in Westfalen und dem nördlichen Ruhrgebiet, die von einem Arzt und zwei Helfern in einem Untersuchungsbus besucht wurden. Das Plasma wurde dort nach der Abnahme innerhalb von zwei Stunden zentrifugiert und schockgefroren.
Die Plasmaviskosität wurde mit einem Kugelfall-Mikroviskosimeter der Firma Haake, Karlsruhe, bei 37°C bestimmt. Fibrinogen wurde nach Clauss gemessen. Die Faktor-VIIc-Aktivität wurde in einem Einstufenverfahren unter Verwendung von Thromboplastin und Faktor-VII-Mangelplasma ermittelt. Die Bestimmung der Euglobulin-Fibrinolyse-Aktivität (EFA) erfolgte auf Fibrinplatten aus angesäuerten Plasmaproben (pH 5,9) [10]. Der intrinsische Teil der EFA wurde

Tab. 1: Populationscharakteristika, Plasmaviskosität und Meßgrößen von Hämostase und Fibrinolyse

| | Männer (n=659) | | Frauen (n=250) | |
|---|---|---|---|---|
| | $\bar{x}$ | (s) | $\bar{x}$ | (s) |
| Alter (Jahre) | 43.7 | (±10.4) | 37.8 | (±11.3) |
| systolischer Blutdruck (mmHg) | 127.7 | (±15.1) | 121.7 | (±13.4) |
| Körpergewichtsindex (kg/m$^2$) | 25.5 | (± 3.2) | 23.4 | (± 3.6) |
| Plasmaviskosität (mPa x s) | 1.129 | (± 0.034) | 1.124 | (± 0.034) |
| Fibrinogen (g/l) | 2.66 | (± 0.59) | 2.71 | (± 0.57) |
| Faktor VIIc (%) | 104.2 | (±23.8) | 111.8 | (±28.6) |
| AT III (%) | 98.9 | (±10.3) | 99.2 | (±10.9) |
| Protein C (%) | 100.7 | (±17.0) | 101.5 | (±18.6) |
| EFA (% eines Normalpools) | 86.9 | (±23.7) | 97.5 | (±38.1) |
| t-PA (% eines Normalpools) | 92.4 | (±19.2) | 100.3 | (±28.4) |
| PAI-1 (U/l) | 3.7 | (± 2.9) | 2.7 | (± 2.4) |

durch Zusatz von $C_1$-Inaktivator gehemmt und die verbleibende Gewebsplasminogenaktivator(t-PA)-Aktivität auf Fibrinplatten quantifiziert [7]. Die Plasminogen-Aktivator-Inhibitor-Typ-1-Aktivität (PAI-1) wurde mit Hilfe eines chromogenen Tests, basierend auf der Hemmung von im Überschuß zugesetzter Urokinase, gemessen [14]. Die statistische Analyse wurde mit dem Programmpaket Statistical package for the social science (SPSS) durchgeführt. Die bivariaten Korrelationen wurden nach PEARSON berechnet. Die multiple Regressionsanalyse wurde zur Ermittlung des Einflusses mehrerer unabhängiger Variabler vorgenommen.

## Ergebnisse und Diskussion

Es ergab sich in Übereinstimmung mit Berichten anderer Autoren [8, 12, 13, 16] eine deutliche Abhängigkeit der Plasmaviskosität von der Fibrinogenkonzentration (Tab. 2, Abb. 1). Zusätzlich wurden signifikante positive Korrelationen zu Faktor VIIc, AT III, Protein C und PAI-1 bei beiden Geschlechtern und zur t-PA-Aktivität nur bei Frauen (Tab. 2) gefunden. In der multiplen Regressionsanalyse (Tab. 3) blieben die signifikanten Beziehungen zu

*Tab. 2:* Pearson-Korrelationskoeffizienten (r) für die Beziehung von Plasmaviskosität zu hämostaseologischen Variablen (ns: nicht signifikant / *: p<0.05 / **: p<0.01 / ***: p<0.001).

| | r | |
| --- | --- | --- |
| | Männer | Frauen |
| Plasmaviskosität - Fibrinogen | 0.52*** | 0.58*** |
| - Faktor VIIc | 0.30*** | 0.25*** |
| - AT III | 0.22*** | 0.23*** |
| - Protein C | 0.32*** | 0.44*** |
| - t-PA | 0.04 ns | 0.15 * |
| - PAI-1 | 0.30*** | 0.21** |
| - EFA | -0.03 ns | 0.11 ns |

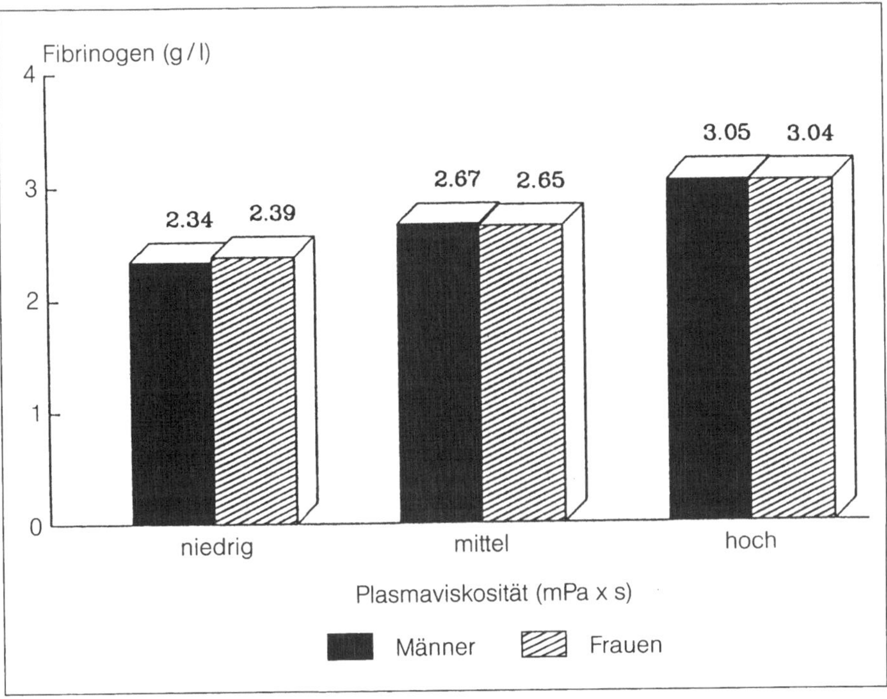


*Abb. 1:* Fibrinogenkonzentrationen in den Terzilen der Plasmaviskosität (Terzilschnittpunkte: m = 1,1115 und 1,1400; w = 1,1064 und 1,1320 mPa x s).

*Tab. 3:* Multiple Regressionsanalyse für die Beziehung von Plasmaviskosität zu hämostaseologischen Variablen; berücksichtigt wurden alle in Tab. 1 aufgeführten Variablen, zudem Cholesterin, HDL-Cholesterin und 1n Triglyzeride (ns: nicht signifikant / ***: p<0.001).

| | | ß | |
| --- | --- | --- | --- |
| | | Männer | Frauen |
| Plasmaviskosität | - Fibrinogen | 0.51*** | 0.49 |
| | - Protein C | 0.11*** | 0.25*** |
| | - EFA | 0.15*** | 0.11 ns |

Fibrinogen und Protein C erhalten. Zusätzlich zeigte sich bei den männlichen Probanden eine signifikante positive Korrelation zur Euglobulin-Fibrinolyse-Aktivität, die in der bivariaten Betrachtung vermutlich durch entgegengesetzte Einflüsse von den hier berücksichtigten Parametern verdeckt war.

Da Fibrinogen ein Akute-Phase-Protein ist, liegt die Frage nach der Bedeutung inflammatorischer Prozesse für die erhobenen Daten nahe. Es handelt sich jedoch hier um gesunde, arbeitstätige Probanden, so daß der Einfluß von Entzündungen auf Fibrinogenspiegel und Plasmaviskosität zu vernachlässigen ist. Die Bestimmung des C-reaktiven Proteins (CRP) in einem anderen Subkollektiv der PROCAM-Studie [9] zeigte bei einem geringen Anteil von 7,0 % der Männer und 6,3 % der Frauen ein CRP > 0,5 mg/dl.

Ein sehr hoher Anteil der Variabilität der Plasmaviskosität (m: 48 % / w: 52 %) wurde durch die anderen untersuchten Faktoren erklärt. Die enge Korrelation von Plasmaviskosität und Fibrinogen erreichte zwar nicht das Ausmaß der Korrelation von systolischem und diastolischem Blutdruck (m: r= 0,69***/ w: r= 0,74 ***), trotzdem liegt die Schlußfolgerung nahe, daß die Bestimmung der Plasmaviskosität im Rahmen dieser prospektiven, epidemiologischen Untersuchung mit einem gesunden Probandenkollektiv keine entscheidenden zusätzlichen Informationen über die Bestimmung des Fibrinogens hinaus liefert.

Die Messung der Vollblutviskosität wäre eine sinnvolle Ergänzung des Programms dieser großen, prospektiven Studie, um Informationen über den Einfluß der erythrozytären Verformbarkeit und Aggregabilität auf das kardiovaskuläre Risiko zu erhalten. Eine zuverlässige Durchführung dieser Bestimmungen unter Feldbedingungen ist jedoch sehr problematisch.

# Literaturverzeichnis


1 ASSMANN G, SCHULTE H. PROCAM Trial. Hedingen, Zürich: Panscientia 1986.
2 CHIEN S. Red cell deformability and its relevance to blood flow. Annu Rev Physiol 1987; 49: 177-192.
3 DODDS A, BOYD M, ALLEN J, BENNET ED, FLUTE PT, DORMANDY J. Changes in red cell deformability and other hemorheological variables after myocardial infarction. Br Heart J 1980; 44: 508.
4 DORMANDY J, ERNST E, MATRAI A, FLUTE PT. Hemorheological changes following acute myocardial infarction. Am Heart J 1982; 104: 1364-1367.
5 DORMANDY J. Cardiovascular diseases. In: Chien S, Dormandy J, Ernst E, Matrai A, eds. Clinical Hemorheology. The Hague Martinus Nijhoff 1987; 165-194.
6 GAEHTGENS P, MARX P. Hemorheological aspects of the pathophysiolgy of cerebral ischemia. J Cereb Blood Flow Metab 1987; 7: 259-265.
7 GRAM J, JESPERSEN J. A selective depression of tissue plasminogen activator (t-PA) activity in euglobulin characterises a risk group among young survivors of acute myocardial infarction. Thromb Haemost 1987; 52: 137-139.
8 HAHN R, MÜLLER-SEYDLITZ PM, JÖCKEL KH, HUBERT H, HEIMBURG P. Viscoelasticity and red blood cell aggregation in patients with coronary heart disease. Angiology 1989; 40: 914-920.
9 HEINRICH J, KOKOTT R, EPPING P-H, SCHULTE H, ASSMANN G. Das Verhalten des KHK-Risikoindikators Fibrinogen in Abhängigkeit von Entzündungen und Fettstoffwechsel. In: ASSMANN G, BETZ E, HEINLE H, SCHULTE H, Hrsg. Arteriosklerose. Neue Aspekte aus Zellbiologie und Molekulargenetik, Epidemiologie und Klinik. Braunschweig: Vieweg 1990: 111-119.
10 JESPERSEN J, ASTRUP T. A study of the fibrin plate assay of fibrinolytic agents. Optimal conditions reproducibility and precision. Haemostasis 1983; 13: 301-315.
11 LESCHKE M, KAFFARNIK H, STRAUER BE. Rheologische Risikofaktoren bei koronarer Herzkrankheit. Fortschr Med 1988; 28: 568-570.
12 LESCHKE M, STRAUER BE. Die Bedeutung rheologischer Mechanismen in der Atherogenese. Drug Res 1990; 40: 356-362.
13 LETCHER RL, CHIEN S, PICKERING TG et al. Direct relationship between blood pressure and blood viscosity in normal and hypertensive subjects: role of fibrinogen concentration. Am J Med 1981; 70: 1195-1202.
14 STIEF TW, LENZ P, BECKER U, HEIMBURGER N. Determination of plasminogen activator inhibitor (PAI) capacity of human plasma in presence of oxidants: a novel principle. Thromb Res 1988; 50: 559-573.
15 OTT BO, LECHNER H, ARANIBAR A. High blood viscosity syndrome in cerebral infarction. Stroke 1974; 5: 330-333.
16 RESCH KL, ERNST E, MATRAI A, SCHMID C, SPATZ R, PAULSEN HF. Prognostische Relevanz rheologischer Variablen nach Herzinfarkt und Apoplex - Ergebnisse einer prospektiven Studie. In: ASSMANN G, BETZ E, HEINLE H, SCHULTE H, Hrsg. Arteriosklerose. Neue Aspekte aus Zellbiologie und Molekulargenetik, Epidemiologie und Klinik. Braunschweig: Vieweg 1990:103-110.

# The influence of plasma lipoproteins on the activity of component factors of the fibrinolysis system


*G. Siegert*
Institut für Klinische Chemie und Laboratoriumsdiagnostik,
Medizinische Akademie Dresden


## Abstract


The aim of the study was to test whether low fibrinolytic capacity is caused by an inhibitory effect of lipoproteins themselves or alternatively by an increased activity of PAI. LDL, $HDL_2$ and $HDL_3$ showed no inhibitory effects on fibrinolysis. VLDL from hyperlipemics and postprandial triglyceride-rich fractions from normolipemics did show inhibitory effects on plasmin induced fibrinolysis. The responsible inhibitor was identified as alpha-2-antiplasmin, loosely attached to the surface of this lipoprotein. An increased activity of PAI was the principal cause of reduced fibrinolytic capacity in hyperlipemia. The association of antiplasmin with triglyceride lipoproteins requires further reseach.

# Einfluß von Plasmalipoproteinen auf die Aktivität von Faktoren des Fibrinolysesystems

*G. Siegert*
Institut für Klinische Chemie und Laboratoriumsdiagnostik,
Medizinische Akademie Dresden

## Einleitung

Seit einigen Jahren sind die Beziehungen zwischen Lipoproteinstoffwechsel und Hämostasesystem zunehmend in den Mittelpunkt der Aufmerksamkeit gerückt. Sie dürften von entscheidender Bedeutung für den Zusammenhang zwischen Fettstoffwechselstörungen und schwerer koronarer Herzkrankheit (KHK) sein. Neben Veränderungen der Blutplättchenfunktion und einer erhöhten Aktivität der Faktoren des plasmatischen Gerinnungssystems wird über eine verminderte Aktivität des Fibrinolysesystems bei Patienten mit Hyperlipoproteinämie (HLP), insbesondere mit Hypertriglyzeridämie (HTG), seit Jahren berichtet [4]. Die in früheren Studien verwendeten Methoden, insbesondere die Euglobulinlysezeit, erlauben jedoch keine getrennte Aussage zur Funktion von Aktivatoren und Inhibitoren. Der initiale Schritt der Fibrinolyse besteht in der Aktivierung des Plasminogens zu Plasmin. Sie erfolgt durch die Plasminogenaktivatoren Tissue-type-plasminogen-activator (t-PA) und Urokinase. t-PA wird erst im Bedarfsfall in verstärktem Maße in die Zirkulation freigesetzt. Diese Freisetzungsfähigkeit kann durch Stimulation (venöse Okklusion, physische Belastung oder Injektion von Arginin-Vasopressin) geprüft werden. Der Anstieg der Fibrinolyseaktivität durch die Stimulation wird auch als Fibrionolysekapazität bezeichnet. Kontrolliert wird die Aktivität der Plasminogenaktivatoren durch den Plasminogen–aktivatorinhibitor (PAI). Alpha-2-Antiplasmin inaktiviert freies Plasmin. Eine verminderte Fibrinolysekapazität kann sowohl durch eine verminderte Synthese bzw. Freisetzungsfähigkeit für t-PA als auch durch eine erhöhte Aktivität des PAI bedingt sein. In den letzten Jahren wurde von einer Reihe von Autoren über eine erhöhte Aktivität des PAI bei Patienten mit KHK berichtet. PAI korrelierte nicht mit dem Ausmaß der Schädigung, er muß jedoch als additiver Faktor für eine Thrombusformation angesehen werden. Auch eine Beziehung zwischen PAI-Aktivität und Reinfarktrisiko wurde bereits beschrieben [2]. Eine Korrelation zwischen PAI und Triglyzeriden (TG) konnte in verschiedenen Studien festgestellt werden [2, 3, 8], der Triglyzeridspiegel der Patienten lag jedoch meist im

Norm- bzw. leicht erhöhten Bereich. Eine gesteigerte Aktivität von PAI wird als Ursache für die verminderte Fibrinolysekapazität bei Patienten mit Hyperlipoproteinämie angesehen. Es erscheint jedoch möglich, daß Lipoproteine selbst einen hemmenden Einfluß auf die Aktivität der Plasminogenaktivatoren ausüben.

Es sollte deshalb geprüft werden, ob die verminderte Fibrinolysekapazität bei Patienten mit HLP zurückzuführen ist

1. auf eine inhibitorische Wirkung der Lipoproteine selbst oder
2. auf eine erhöhte Aktivität der PAI.

## Material und Methoden

*In-vitro-Untersuchungen von Lipoproteinen*

Ein möglicher inhibitorischer Effekt von Lipoproteinen wurde auf die Aktivität von Urokinase, t-PA, Plasmin sowie von Euglobulinfraktionen untersucht.

Die Blutabnahmen zur Gewinnung der Lipoproteinfraktionen erfolgten bei nüchternen normolipämischen Probanden, bei normolipämischen Probanden 150 Minuten nach einer fettreichen Testmahlzeit (1g/kg Körpergewicht als Milchfett und Fettquark) sowie bei nüchternen Patienten mit unterschiedlichen HLP-Formen. Die Isolierung der Fraktionen erfolgte sowohl durch sequentielle als auch durch Dichtegradientenultrazentrifugation.

Die Lipoproteinfraktionen wurden mit Urokinase gemischt und die Aktivität der Urokinase anschließend sowohl im Fibrinplattentest als auch im Farbtest bestimmt. Die Untersuchung der Aktivität von t-PA erfolgte in gleicher Weise. Außerdem wurden Euglobulinfraktionen aus Postokklusionsplasma von Fibrinolyserespondern mit Lipoproteinen inkubiert und die Aktivität der Euglobulinfraktionen im Fibrinplattentest bestimmt. Die Untersuchungen eines möglichen Hemmeffektes der Lipoproteine erfolgte außerdem mit Hilfe einer Modifikation des Fibrinplattentestes. Ein Fibrinogen-Agarosegemisch wurde unter Zusatz von a) Plasminogen und Urokinase bzw. b) Plasmin durch Thrombin auf einer Glasplatte zur Gerinnung gebracht. Die in der Fibrinschicht enthaltenen Aktivatoren führen zu Lyse der opalen Fibrinschicht, aufgetragene Inhibitoren hinterlassen lyseresistente opale Zonen im optisch klaren Gel.

*Bestimmung der Fibrinolysekapazität und der PAI-Aktivität*

Untersucht wurden 114 männliche Patienten im Alter von 30 bis 65 Jahren mit einer primären HLP aus der Stoffwechselambulanz der Klinik für Innere Medizin der Medizinischen Akademie Dresden. Bei 25 Patienten bestand eine isolierte Cholesterinerhöhung, und bei 89 Patienten lag ein erhöhter Triglyzeridspiegel unterschiedlicher Genese vor. Zwei Wochen vor Untersuchung wurde die Therapie mit lipidsenkenden Pharmaka ausgesetzt, andere Medikationen wurden nicht verändert. Als Kontrollgruppe dienten normalgewichtige und normolipämische (TC < 5,2 mmol/l und TG < 1,7 mmol/l), klinisch und paraklinisch gesunde freiwillige männliche Probanden im Alter von 30 bis 58 Jahren. Die Bestimmung der Fibrinolysekapazität erfolgte im Venenokklusionstest (VO). Die Fibrinolyseaktivität vor und nach Venenokklusion wurde als euglobulinfibrinolytische Aktivität (EFA) im Fibrinplattentest bestimmt. Euglobulinfällung und Herstellung der Fibrinplatten erfolgte modifiziert nach JESPERSEN und ASTRUP [5]. Die Durchmesser der Lysehöfe nach 20stündiger Inkubation der Platten dienten als Maß für die Aktivität.

Anhand der Kontrollgruppe wurde ein Fibrinolyseresponse dann angenommen, wenn der Durchmesser der Lysehöfe nach Venenokklusion > 14 mm betrug, geringere Durchmesser wurde als NON-Response betrachtet. Die Aktivitätsbestimmung des PAI erfolgte mit einem Testkit der Behringwerke. Aufgrund der nicht normalen Verteilung wurden Medianwerte angegeben, die Prüfung auf signifikante Unterschiede erfolgte mit dem u-Test nach Mann und Whitney.

## Ergebnisse

*Ergebnisse der in-vitro-Untersuchungen*
Lipoproteine nüchterner normolipämischer als auch hyperlipämischer Probanden zeigten nach Inkubation mit Urokinase und t-PA keinen Hemmeffekt auf die Aktivität der Plasminogenaktivatoren. Im Farbtest blieb die Aktivität der entsprechenden Standards unverändert. Die Lysehofdurchmesser von mit Lipoproteinen inkubierter Urokinase sind in Tab. 1 dargestellt. Die Aktivität von Euglobulinfraktionen aus dem Plasma von normolipämischen Fibrinolyserespondern war durch Lipoproteine gegenüber der Pufferkontrolle nicht vermindert (Tab. 2). Auf plasminogen- und urokinasehaltigen Fibrinplatten wurden von Nüchternlipoproteinfraktionen sowohl normo- als auch hyperlipämischer Probanden keine Inhibitorzonen festgestellt.

Dagegen führten durch Dichtegradientenultrazentrifugation isolierte VLDL aus Plasmen mit einem Triglyzeridgehalt über 5,6 mmol/l sowie die nach Testmahlzeit postprandial gewonnene Chylomikronen / VLDL-Fraktion zu deutlichen lyseresistenten Zonen. Der Inhibitor ließ sich durch weitere Zentrifugation entfernen, immunologisch konnte er als Alpha-2-Antiplasmin identifiziert werden.

*Tab. 1:* Urokinaseaktivität nach Inkubation mit Lipoproteinen im Fibrinplattentest.
Lysehofdurchmesser (mm) Mean ± SD

| Fraktion | Lipoproteine von Kontrollpersonen | Lipoproteine von Patienten mit HCH | Lipoproteine von Patienten mit HTG |
|---|---|---|---|
| VLDL | 21,0 ± 1,0 | 20,7 ± 0,6 | 20,8 ± 1,0 |
| LDL | 21,4 ± 0,8 | 20,0 ± 0,6 | 20,8 ± 1,0 |
| $HDL_2$ | 21,6 ± 1,0 | 0,5 ± 0,8 | 20,7 ± 0,5 |
| $HDL_3$ | 21,3 ± 0,8 | 20,3 ± 0,8 | 21,0 ± 1,0 |
| Puffer | 20,8 ± 0,9 | | |

*Tab. 2:* Aktivität von Euglobulinfraktionen aus Postokklusionsplasma normolipämischer
Fibrinolyseresponder nach Inkubation mit Lipoproteinen im Fibrinplattentest.
Lysehofdurchmesser (mm) Mean ± SD

| Fraktion | Euglobulinfraktionen aus normolipämischen Plasma | Euglobulinfraktionen aus hyperlipämischen Plasma |
|---|---|---|
| VLDL | 11,2 ± 2,0 | 11,3 ± 1,8 |
| LDL | 11,0 ± 1,6 | 10,9 ± 1,9 |
| HDL | 10,9 ± 1,4 | 11,1 ± 1,6 |
| Puffer | 11,0 ± 1,5 | 11,0 ± 1,5 |

## *Ergebnisse der Patientenkontrollstudien*

Verhalten der Fibrinolyseparameter bei Patienten mit erhöhtem Cholesterin:
Patienten mit erhöhtem TC zeigten gegenüber der Kontrollgruppe eine niedrige
Fibrinolyseaktivität nach VO sowie eine höhere Aktivität des PAI (Abb. 1).
68 % der Patienten zeigten nach VO eine Fibrinolyseresponse, 32 % waren NON-
Responder.

Verhalten der Fibrinolyseparameter bei Patienten mit erhöhtem Triglyzeridspiegel:
Die EFA vor und nach VO war gegenüber der Kontrollgruppe vermindert und
die PAI-Aktivität signifikant erhöht (Abb. 1). Zwischen Patienten mit TG 2,3 - 5,6
mmol/l und TG > 5,6 mmol/l bestand jedoch weder in der EFA- noch in der
PAI-Aktivität ein signifikanter Unterschied.

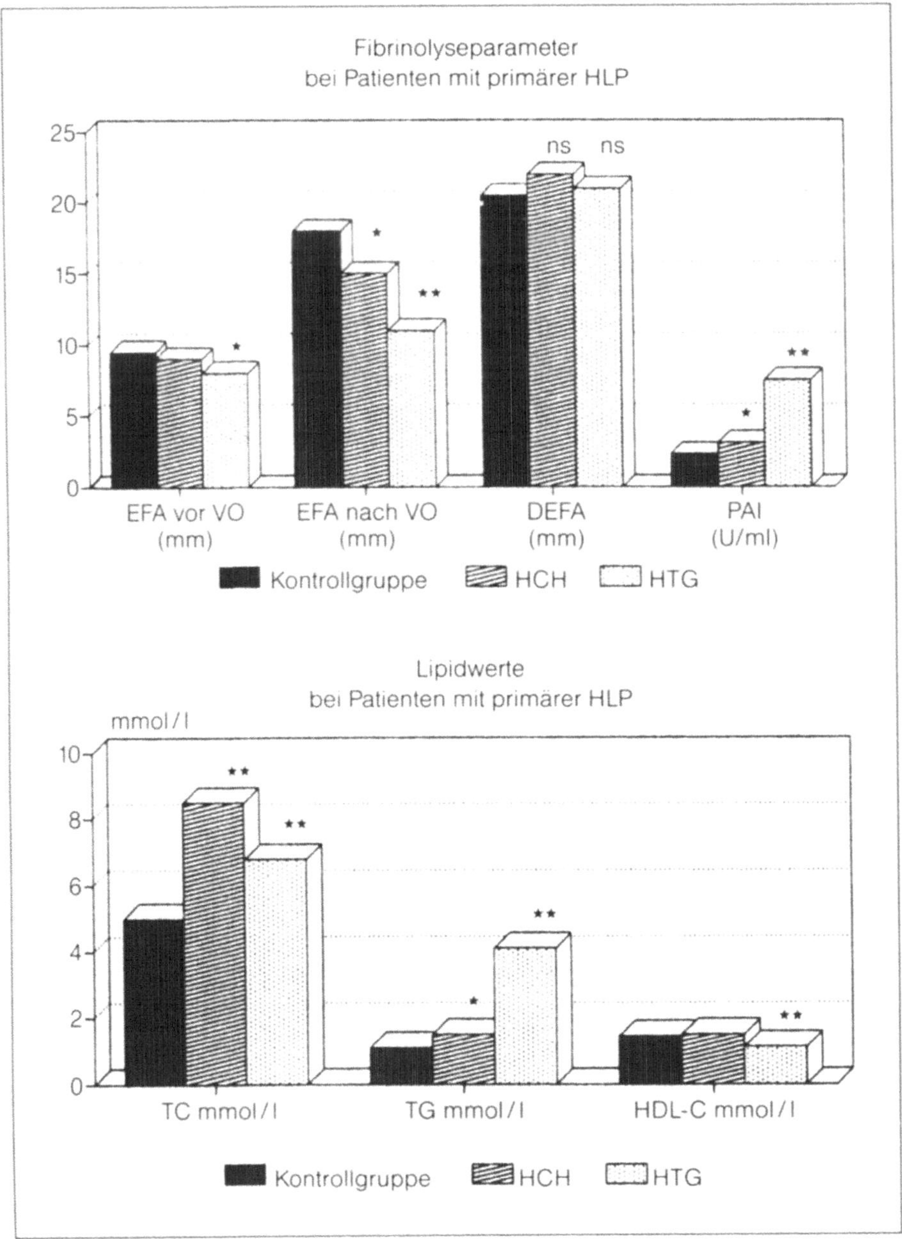


*Abb. 1: Erläuterungen siehe Text.*

131

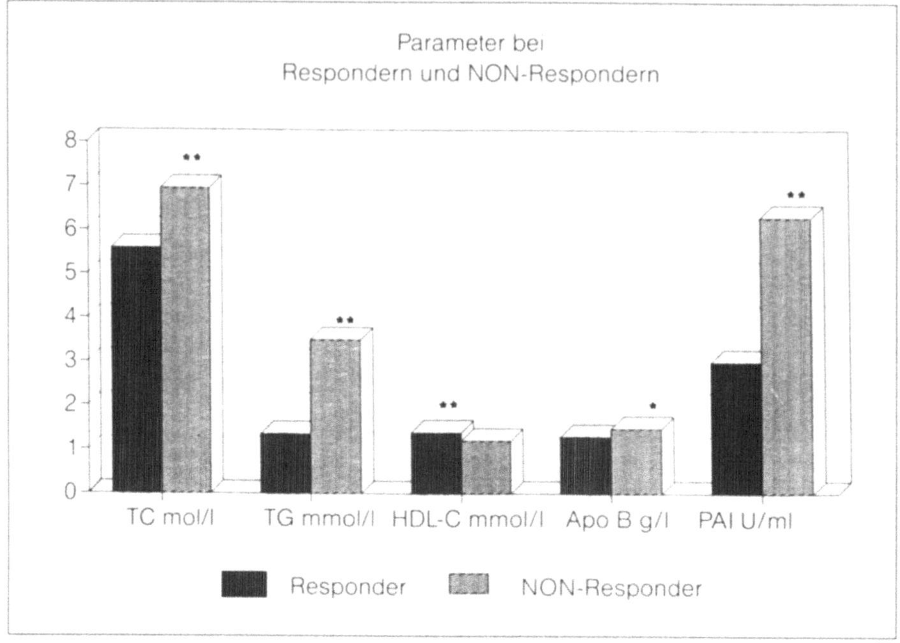


Abb. 2: Erläuterungen siehe Text.

Verhalten von PAI und Fettstoffwechselparametern bei Respondern und NON-Respondern:

TC, TG und Apolipoprotein (Apo) B waren bei Respondern signifikant niedriger, HDL-C und PAI signifiknat höher als bei NON-Responder, im Apo A-I bestand kein signifikanter Unterschied (Abb. 2). Aus der Verteilung des PAI in Abhängigkeit vom Fibrinolyseresponse fällt neben dem erhöhten Medianwert bei NON-Respondern auf, daß ein Teil der Patienten trotz hohem PAI eine Fibrinolyseresponse aufweist, bei einem Teil der NON-Responder jedoch normale PAI-Aktivitäten ermittelt wurden.

Korrelationen zwischen Lipidwerten und Fibrinolyseparametern:
Bei Patienten und Kontrollgruppe bestand eine inverse Beziehung zwischen TG, TC, Apo B und BMI zur Fibrinolyseaktivität nach VO. HDL-C und Apo A-I korrelierten positiv mit der EFA nach VO. PAI korrelierte positiv mit TG, TC, Apo B und BMI sowie invers mit HDL-C und Apo A-I.

# Diskussion

Finaler Mechanismus für das Eintreten eines Myokard- oder Zerebralinfarktes ist in der Regel nicht die atherosklerotische Veränderung an sich, sondern die Okklusion der Arterie durch einen Thrombus. Eine verminderte Funktionsfähigkeit des Fibrinolysesystems stellt eine Disposition für die Entwicklung thrombotischer Prozesse sowohl im arteriellen als auch im venösen System dar. Für die bei Patienten mit HLP beobachtete Verminderung der Fibrinolysekapazität wurde bisher kein kausaler Zusammenhang zwischen Veränderungen im Fibrinolysesystem und Parametern des Lipoproteinstoffwechsels beschrieben. Eine hemmende Wirkung auf die Aktivität der Plasminogenaktivatoren konnte nach den vorliegenden Untersuchungsergebnissen durch Lipoproteine normolipämischer Probanden nicht nachgewiesen werden. Auch ein postulierter Hemmeffekt von Lipoproteinen hyperlipämischer Plasmen ließ sich in eigenen Untersuchungen nicht bestätigen. Eine an triglyzeridreichen Lipoproteinen beobachtete Antiplasminwirkung war nicht durch die Lipoproteine selbst bedingt. In weiteren Untersuchungen mußte festgestellt werden, daß die Hemmung des Plasmins durch Alpha-2-Antiplasmin hervorgerufen wurde, welches lose an die Oberfläche der Lipoproteine gebunden war. Diese beobachtete Bindung von Antiplasmin an triglyzeridreiche Lipoproteine könnte eine Erklärung für die von SMALL et al. [7] festgestellte hohe Antiplasminaktivität und ihre positive Korrelation zum Triglyzeridspiegel bei Patienten mit HTG sein. Eine Untersuchung der Wirkung von Lipoprotein (Lp) (a) erfolgte nicht, da die Verminderung der Fibrinolysekapazität vorwiegend bei Patienten mit HTG und niedrigem bzw. nicht nachweisbarem Lp (a) ermittelt wurde und keine Korrelation von Lp (a) und den Fibrinolyseparametern festgestellt werden konnte [1]. Die bisher vorliegenden Untersuchungsergebnisse über die Wirkung von Lp (a) auf die Fibrinolyse sind zum Teil sehr widersprüchlich. Neben einer Hemmung des Plasmins wird auch über dessen erhöhte Aktivität infolge Bindung an Antiplasmin berichtet [6].
Auch im untersuchten Patientenkollektiv war die Fibrinolysekapazität gegenüber der Kontrollgruppe vermindert, die niedrigste Aktivität wiesen die Patienten mit HTG auf. Die Aktivität des PAI war im Patientenkollektiv erhöht, die höchsten Werte wurden bei Patienten mit HTG gemessen. Der Triglyzeridspiegel korrelierte am engsten mit der PAI-Aktivität und invers zur Fibrinolyseaktivität nach Venenokklusion.
Nach den vorliegenden Ergebnissen kommt der erhöhten PAI-Aktivität eine wesentliche Bedeutung für die verminderte Fibrinolysekapazität zu. Die Ursache der PAI-Erhöhung kann bisher nicht eindeutig geklärt werden. So sind die Regulationsmechanismen für Synthese und Freisetzung von t-PA und PAI bisher

nur in Teilaspekten bekannt. In Zellkulturuntersuchungen konnte eine Stimulation von Synthese und Freisetzung des PAI durch Insulin an Leberkulturzellen (Zellinie Hep G2) nachgewiesen werden. Weitere Ergebnisse weisen auf eine verstärkte Freisetzung des PAI durch VLDL aus der Endothelzelle hin [8]. Für die erhöhte PAI-Aktivität muß deshalb ursächlich eine verstärkte Freisetzung von PAI aus der Endothelzelle und durch Insulin aus der Leberzelle angenommen werden. In jüngeren Untersuchungen wurde auch eine Hemmung der Freisetzung von t-PA aus der Endothelzelle durch VLDL bei Patienten mit HTG festgestellt.

Die Beziehung zwischen Alpha-2-Antiplasmin und triglyzeridreichen Lipoproteinfraktionen bedarf weiterer Abklärung. In Verbindung mit dem ebenfalls erhöhten Faktor XIII, der Antiplasmin durch cross linking in das Fibringerinnsel einbaut, erscheint es möglich, daß bei HTG sehr lyseresistente Fibringerinnsel gebildet werden. Wie auch die bisherigen Untersuchungen der Wirkung von Lp (a) auf die Fibrinolyse zeigen, ist für die Fibrinolyseaktivität nicht nur die Fähigkeit zur Plasminogenaktivierung von Bedeutung. Neben der Bestimmung von PAI und t-PA wird es in Zukunft notwendig sein, mit geeigneten Methoden auch die fibrinspaltenden Prozesse zu erfassen.

In Verbindung mit der erhöhten Aktivität von Faktoren des Gerinnungssystems stellt die verminderte Fibrinolyseaktivität, insbesondere bei Patienten mit HTG, ein hohes Risiko für die Entwicklung thrombotischer Gefäßkomplikationen dar.


## Zusammenfassung

Anhand von in-vitro-Untersuchungen und in Patientenkontrollstudien sollte geprüft werden, ob die verminderte Fibrinolyseaktivität bei Patienten mit Hyperlipoproteinämie durch eine inhibitorische Wirkung der Lipoproteine selbst hervorgerufen wird oder durch eine erhöhte Aktivität des Plasminogenaktivatorinhibitors bedingt ist. VLDL, LDL, $HDL_2$ und $HDL_3$ normo- als auch hyperlipämischer Plasmen konnte keine hemmende Wirkung auf die Aktivität von Urokinase, t-PA und von Euglobulinfraktionen normolipämischer Responder nachgewiesen werden. Eine an VLDL von Patienten mit HTG und postprandialen Chylomikronen/VLDL beobachtete Hemmung von Plasmin war nicht durch die Lipoproteine selbst, sondern durch lose an ihrer Oberfläche assoziiertes Antiplasmin bedingt. Die Ergebnisse der Patientenkontrollstudien zeigen, daß eine erhöhte PAI-Aktivität als Hauptursache für die verminderte Fibrinolysekapazität angesehen werden muß. Die Beziehung zwischen Alpha-2-Antiplasmin und HTG bedarf weiterer Abklärung.

# Literaturverzeichnis


1  ALESSI M, PARRA H, JOLY P  et al. The increased plasma Lp (a) particle concentration in angina pectoris is not associated with hypofibrinolysis; Clin Chim Acta 1990; 188: 119 - 128.

2  HAMSTEN A, WIMAN B, DE FAIRE U et al. Increased plasma levels of a rapid inhibitor of tissue plasminogen activator in young survivors of myocardial infarction. N Engl J Med 1985; 313: 1557-1563.

3  JUHAN-VAGUE I, VAGUE P, AILLAN M et al. Relastionships between plasma insulin, triglyceride, body mass index and plasminogen activator 1; Diabetes Metab Rev 1987; 13: 331 - 336.

4  SIEGERT G, JAROSS W. Beziehungen zwischen Plasmalipoproteinen und Hämostasesystem; Z Klin Med 1991; 46: 513 - 516.

5  SIEGERT G. Einsatz von Fibrinplatten in der Fibrinolysediagnostik. Z Med Lab Diagn 1988; 29: 400 - 404.

6  SIMON J, TUCCI M. Lipoprotein (a) enhances plasma clot lysis in vitro; FEBS 08571 1990; 267: 131 - 134.

7  SMALL M, LOWE G, BEATTIE J et al. Severity of coronary artery disease and basal fibrinolysis; Haemostasis 1987; 17: 305 - 311.

8  WIMAN B, HAMSTEN M. The fibrinolytic enzyme system and its role in the etiology of thromboembolic disease; Semin Thromb Hemost 1990; 3: 207 - 216.

# The relation between hypertension and arteriosclerosis: its significance for prognosis following stroke in a collective of 544 patients

*K.L. Resch, P. Schloßer, E. Ernst, R. Spatz, A. Matrai, H.F. Paulsen*

*K.L. Resch, P. Schloßer*
Rheologisches Forschungslabor, Institut für Physikalische Medizin,
Universität München

*E. Ernst*
Klinik für Physikalische Medizinische Rehabilitation, Universität Wien

*R. Spatz*
Psychiatrische Klinik, Universität München

*A. Matrai*
verstorben

*H.F. Paulsen*
Buchbergklinik, Bad Tölz

## Abstract

High blood pressure causes arteriosclerotic changes in blood vessel walls and represents the most important risk factor for apoplexy. A collective of 544 stroke patients was studied during the rehabilitation phase. Patients were divided into five sub-groups depending on the severity of the apoplexy and the residual state. Blood pressure was measured at the beginning and after four weeks of rehabilitation. The severity of stroke showed a positive correlation with symptom history and to the controllability of hypertension. The findings suggest a positive relationship between impairment of vasomotoric regulation and the history of high blood pressure, and imply the importance of a rheological therapy not only in the early phase of apoplexy but also later. Furthermore, antihypertensive therapy should begin early and - especially in severe cases - consistently pursued until the desired therapy goal has been reached.

# Beziehung zwischen Hypertonie und Arteriosklerose: Bedeutung für die Prognose nach Apoplex bei einem Kollektiv von 544 Patienten


*K.L. Resch, P. Schloßer, E. Ernst, R. Spatz, A. Matrai, H.F. Paulsen*

*K.L. Resch, P. Schloßer*
Rheologisches Forschungslabor, Institut für Physikalische Medizin,
Universität München

*E. Ernst*
Klinik für Physikalische Medizinische Rehabilitation, Universität Wien

*R. Spatz*
Psychiatrische Klinik, Universität München

*A. Matrai*
verstorben

*H.F. Paulsen*
Buchbergklinik, Bad Tölz


## Zusammenfassung


Erhöhte Blutdruckwerte führen zu arteriosklerotischen Gefäßveränderungen und stellen den wichtigsten Risikofaktor für einen Apoplex dar. Ein Kollektiv von 544 Apoplex-Patienten in der Rehabilitationsphase wurde in Abhängigkeit von der Schwere des Apoplexes und vom Ausmaß der Residuen in fünf Teilkollektive unterteilt, und die Blutdruckwerte wurden zu Beginn und nach vierwöchiger Rehabilitation untersucht. Die Schwere eines Apoplexes zeigte eine positive Korrelation zur Anamnesedauer und zur Therapierbarkeit des Hypertonus. Die Befunde lassen sich mit abnehmenden vasomotorischen Regulationsmöglichkeiten in Abhängigkeit von der Dauer der Hochdruckanamnese deuten und implizieren die Wichtigkeit einer rheologischen Therapie sowohl in der Frühphase eines Apoplexes als auch im weiteren Verlauf. Darüber hinaus ist eine möglichst früh einsetzende und - auch gerade bei schwierigen Fällen - konsequent durchgeführte antihypertensive Therapie bis zum Erreichen des gesetzten Therapiezieles zu fordern.

*Tab. 1:* Score-Gruppen: Alter und Intervall Apoplex - SHB  (Stationäre Heilbehandlung).

| Gruppe | n | Alter<br>(Jahre) | Intervall<br>Apoplex - SHB<br>(Monate) | Geschlecht<br>(männlich) |
|---|---|---|---|---|
| G1 | 94 | 55.1 ± 8.7 | 4.6 ± 3.1 | 63 (67 %) |
| G2 | 170 | 60.1 ± 11.4 | 3.7 ± 2.7 | 115 (68 %) |
| G3 | 168 | 60.8 ± 11.2 | 3.4 ± 2.6 | 110 (66 %) |
| G4 | 70 | 60.2 ± 11.5 | 3.3 ± 1.7 | 49 (70 %) |
| G5 | 42 | 62.4 ± 10.9 | 3.6 ± 2.5 | 23 (55 %) |

*Tab. 2:* Tölz Score: Quantifizierte Apoplexresiduen.

| | |
|---|---|
| - Broca- u. Globalaphasie | - Wernicke-Aphasie |
| - Dysarthrie | - sonstige Sprachstörungen |
| - Paresen/sensorische Störungen | - Koordinationsstörungen |
| - Sehstörungen | - Spastik |
| - Konzentrationsstörungen | - Orientierungsstörungen |
| - Motivation | - psychische Verfassung |
| - kognitive Fähigkeiten | |

## Einleitung

Enge Assoziationen zwischen erhöhten Blutdruckwerten und arteriosklerotischen Gefäßveränderungen sind vielfach beschrieben [11]. Darüber hinaus stellt die Hypertonie den wichtigsten Risikofaktor für einen Apoplex dar [5, 13, 14]. Diese Untersuchung diente der Überprüfung der Relevanz der qualitativen und quantitativen Beziehungen Hypertonie - Arteriosklerose - Apoplex für eine bessere Einschätzung des zukünftigen Risikos des Patienten im Hinblick auf eine möglichst effiziente Sekundärprophylaxe.

## Material und Methoden

Bei 544 Patienten mit Zustand nach Apoplex (Tab. 1), die sich nach Stabilisierung in einem Akutkrankenhaus zur Weiterbehandlung in einer dafür spezialisierten Rehabilitationsklinik befanden, wurden standardisiert bei Aufnahme, nach zwei und nach vier Wochen die Blutdruckwerte gemessen, des weiteren bei Aufnahme und nach vier Wochen die kliniküblichen Standardparameter erhoben.

In Anlehnung an zwei international gebräuchliche Scores, der Canadian Neurological Scale [1] und der Toronto Stroke Scale [7], wurden Art des Apoplexes, Ausprägung und Schweregrad bewertet ("Tölz Score" [9], Tab. 2) und die Patienten fünf verschiedenen Untergruppen zugeordnet, wobei von G 1 nach G 5 die Schwere der Residuen zunimmt unter besonderer Berücksichtigung der Aspekte sensomotorische Ausfälle, Psyche und Bewußtseinslage sowie sprachliche Behinderung.

Die Anamnesedauer wurde varianzanalytisch auf signifikante Unterschiede zwischen den einzelnen Gruppen getestet. Zum Vergleich der relativen Blutdruckentwicklung im Kurverlauf wurde der kleinste Gruppenwert zu einem Zeitpunkt gleich 100 % gesetzt und die übrigen Gruppenmittelwerte in % in Abhängigkeit davon berechnet. Für intervallskalierte Variable wurde der Korrelationskoeffizient nach Pearson errechnet, für Korrelationen von intervallskalierten Daten mit nominal- oder ordinalskalierten der Koeffizient Eta.

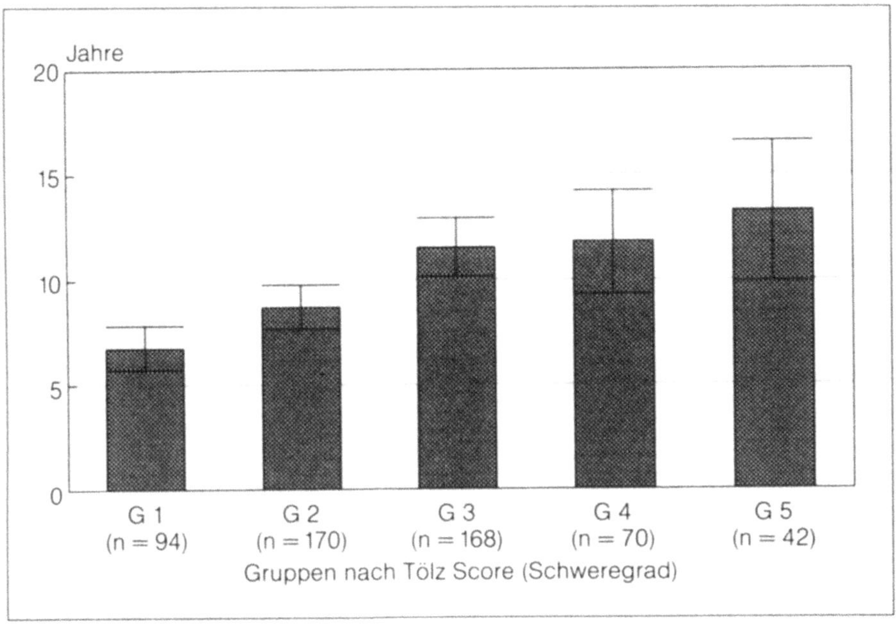


*Abb. 1:* AHB (Anschluß-Heilbehandlung) nach Apoplex: Abhängigkeit des Schweregrades der Apoplexresiduen von der Anamnesedauer des Hypertonus.

## Ergebnisse

In den Gruppen G 1 bis G 4 waren zwischen 66 % und 70 % der Patienten männlichen Geschlechts, gegenüber 55 % in G 5. Dieser Unterschied war nicht signifikant. Die Patienten in Gruppe G 1 waren im Mittel etwa fünf Jahre jünger als die Patienten aus den Gruppen G 2 bis 4 und etwa sieben Jahre jünger als die Patienten in Gruppe G 5. Dieser Unterschied war statistisch signifikant. Das Intervall zwischen Apoplex und dem Beginn der stationären Heilbehandlung (SHB) war in der Gruppe G 1 etwas größer (4,6 Monate), alle übrigen Gruppen unterschieden sich nicht signifikant voneinander. Das Ausmaß der Apoplexresiduen und anamnestische Angaben über die Zeitdauer des Hypertonus zeigten eine signifikante direkte Korrelation (p = 0.01; Abb. 1). Dies war bei den Risikofaktoren Rauchen und Hyperlipidämie nicht der Fall.
Die systolischen Blutdruckwerte sanken bei allen Teilkollektiven im Verlauf der Anschluß-Heilbehandlung (AHB) signifikant ab (p < 0.001; Abb. 2a). Die relativen

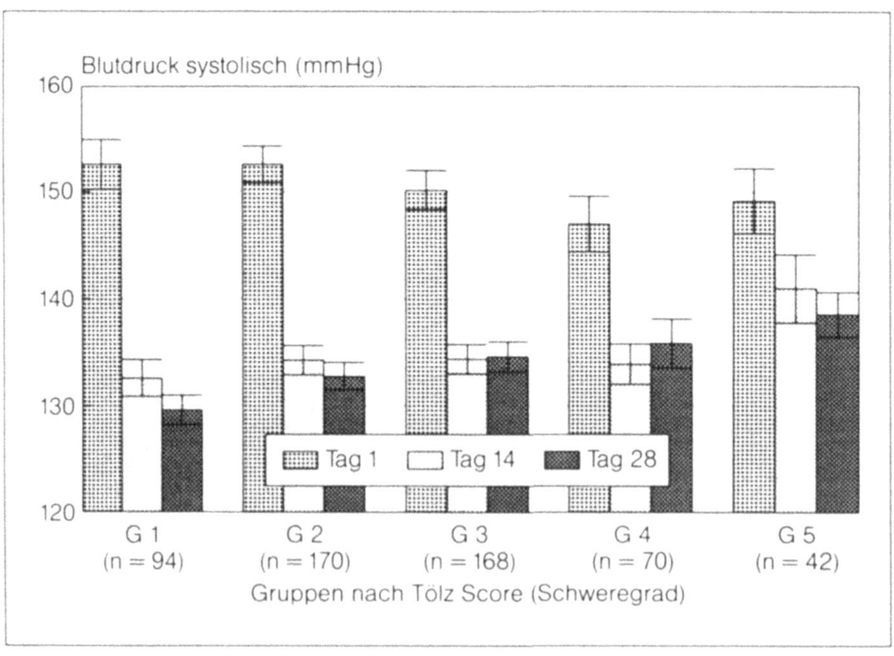


*Abb. 2a:* AHB nach Apoplex: Abhängigkeit der Therapierbarkeit des Hypertonus vom Schweregrad der Apoplexresiduen.

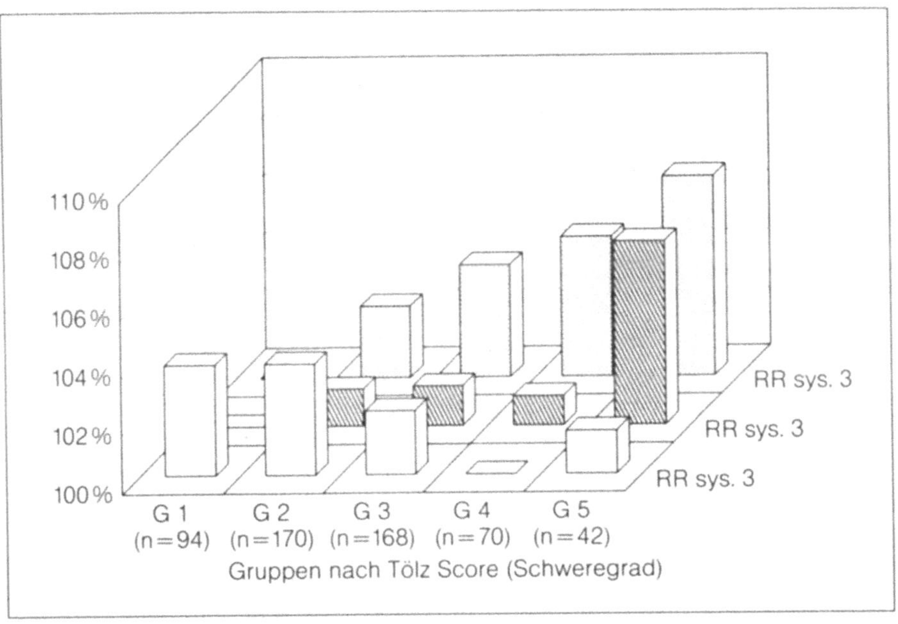


*Abb. 2b:* AHB nach Apoplex: Abhängigkeit der Therapierbarkeit des Hypertonus vom Schweregrad der Apoplexresiduen.

Blutdruckwerte zeigten einen Trend, der zu Beginn der SHB zur Höhe der Apoplexresiduen gegenläufig war und sich im Verlauf des Untersuchungszeitraumes von vier Wochen umkehrte (Abb. 2b).

## Diskussion

Arteriosklerotische Gefäßveränderungen lassen sich bei der großen Mehrzahl der Patienten mit Apoplex als pathophysiologisch wichtiges Kriterium nachweisen [11]. Erhöhte Blutdruckwerte beschleunigen die degenerativen Prozesse an den Gefäßen [10]. Der Befund, daß zwischen der Dauer des Hypertonus (der in etwa auch dem Unterschied des Durchschnittsalters in den einzelnen Teilkollektiven entsprach) und der Schwere des Apoplexes eine signifikante positive Korrelation festzustellen war, deutet darauf hin, daß erhöhte Blutdruckwerte in zweifacher Hinsicht von Bedeutung für den Apoplex sind. Bekannt ist die pathogenetische Relevanz, in bezug auf die Inzidenz [8, 14]. Darüber hinaus kann angenommen werden, daß mit zunehmender Dauer der Hypertonusanamnese die Schädigung des Gefäßsystems quantitativ zunimmt und damit die vasomotorischen Regulationsmöglichkeiten abnehmen. Somit könnte anhand des vorliegenden Befundes spekuliert werden, daß mit zunehmender Anamnesedauer über das Kernareal des Infarktes hinaus ein immer größerer Bezirk nicht in der Lage ist, bei einer temporären relativen Ischämie durch entsprechende Gegenregulation den Untergang von Gehirnzellen zu verhindern.

Auch der Befund, daß Blutdruckwerte therapeutisch immer schwieriger in Richtung auf eine Normalisierung beeinflußbar sind, je länger ein Hochdruck besteht, ließe sich durch den eben entwickelten Gedankengang erklären. Wie an anderer Stelle gezeigt [9], sind diese Patienten zudem stärker rezidivgefährdet, was sich ebenfalls durch die obige Annahme erklären ließe. Alle Aspekte implizieren in der Konsequenz, daß einer Intervention in Form einer rheologischen Akuttherapie sowie einer verstärkten Beachtung dieser Parameter auch im weiteren Verlauf mit zunehmender Dauer der Hypertonieanamnese zunehmende Bedeutung zukommen müßte, wie dies sinngemäß von vielen Autoren postuliert wird [2, 3, 4, 6, 12].

Daneben unterstreichen die Daten die Forderung nach einer möglichst früh einsetzenden und - auch und gerade bei schwierigen Fällen - konsequent durchzuführenden antihypertensiven Therapie bis zum Erreichen des gesetzten Therapiezieles.

## Literaturverzeichnis


1 COTÉ R, HACHINSKI VC, SHURVELL BL, NORRIS JW, WOLFSON C. The Canadian Neurological Scale: A preliminary study in acute stroke. Stroke 1986; 17, No 4: 731-737.
2 COULL BM, BEAMER N, DE GARMO P, SEXTON G, NORDT F, KNOX R, SEAMAN GVF. Chronic Blood Hyperviscosity in Subjects with Acute Stroke, Transient Ischemic Attack, and Risk Factors for Stroke. Stroke 1991; 22: 162-168.
3 ERNST E. Hämorheologie. Theorie, Klinik, Therapie. Stuttgart, New York: Schattauer 1989; 153-161.
4 GROTTA J, ACKERMANN R, CHORREIA J, FALLICK G, CHANG J. Whole Blood Viscosity and Cerebral Blood Flow. Stroke 1982; 13: 296-301.
5 KOENIG W. Risikofaktoren des Hirninfarktes - Assoziationen zur Hämorheologie. Perfusion 1990; 2: 66-70.
6 MERCURI M, CIUFETTI G, ROBINSON M, TOLLE J. Blood Cell Rheology in Acute Cerebral Infarction. Stroke 1989; 20: 959-962.
7 NORRIS JW. Steroid therapy in acute cerebral infarction. Arch Neurol 1975; 33: 69-71.
8 PHILLIPS SJ, WHISNANT JP. Hypertension and Stroke. In: LARAGH JH, BRENNER BM, eds. Hypertension: Pathophysiology, Diagnosis, and Management. Raven Press 1990; 417-432.

9  RESCH KL, SCHLOSSER P, ERNST E, MATRAI A, PAULSEN HF. Rheologische Aspekte in der Differenzialdiagnose zerebraler ischämischer Insulte und Konsequenzen für die Prognose. 9. Jahrestagung der DGKMH 1990 (im Druck).

10  ROBERTSON WB, STRONG JP. Atherosclerosis in persons with hypertension and diabetes mellitus. Lab Invest 1968; 18: 78-91.

11  STRANDGAARD S, PAULSON OB. Hypertensive Disease and the Cerebral Circulation. In: Laragh JH, Brenner BM, eds. Hypertension: Pathophysiology, Diagnosis, and Management. Raven Press 1990; 399-416.

12  VORSTRUP S, ANDERSEN A, JUHLER M, BRUN B, BOYSEN G. Hemodilution Increases Cerebral Blood Flow in Acute Ischemic Stroke. Stroke 1989; 20: 884-889.

13  WHO Task Force on Stroke and Other Cerebrovascular Disorders: Stroke - 1989. Recommendations on Stroke Prevention, Diagnosis, and Therapy. Stroke 1989; 20: 1408-1431.

14  WOLF PA, D'AGOSTINO RB, BELANGER AJ, KANNEL WB. Probability of Stroke: A Risk Profile From the Framingham Study. Stroke 1991; 22: 312-318.

# Cerebral ischaemic insult: rheological changes and their consequences for prognosis


*P. Schloßer, K.L. Resch, E. Ernst, R. Spatz, A. Matrai, H.F. Paulsen*

*P. Schloßer, K.L. Resch*
Rheologisches Forschungslabor, Institut für Physikalische Medizin, Universität München

*E. Ernst*
Klinik für Physikalische Medizinische Rehabilitation, Universität Wien

*R. Spatz*
Psychiatrische Klinik, Universität München

*A. Matrai*
verstorben

*H.F. Paulsen*
Buchbergklinik, Bad Tölz


## Abstract


In a prospective study, 544 patients of a rehabilitation clinic for stroke patients were studied in regard to neurological and haemorheological parameters. The type, expression and severity of the apoplexy was evaluated using a score index modified after the Toronto Stroke Scale and the Canadian Neurological Scale, and patients were separated into sub-groups accordingly. It could be demonstrated that following the end of the acute phase, patients with ischaemic apoplexy had a worse rheological profile than patients with apoplexy of a different type (p-values ca. 0.05). There was a positive correlation between the extent, of residual symptoms and the risk of reinfarction within the period of investigation of two years ($X^2=0.0002$). This risk is even greater for patients where the observed apoplexy was already a relapse ($X^2=<0.00001$). This was valid irrespective of whether patients had suffered an ischaemic insult or an apoplexy of a different type.

# Zerebrale ischämische Insulte: Rheologische Veränderungen und ihre Konsequenzen für die Prognose

*P. Schloßer, K.L. Resch, E. Ernst, R. Spatz, A. Matrai, H.F. Paulsen*

*P. Schloßer, K.L. Resch*
Rheologisches Forschungslabor, Institut für Physikalische Medizin, Universität München

*E. Ernst*
Klinik für Physikalische Medizinische Rehabilitation, Universität Wien

*R. Spatz*
Psychiatrische Klinik, Universität München

*A. Matrai*
verstorben

*H.F. Paulsen*
Buchbergklinik, Bad Tölz

## Zusammenfassung

In einer prospektiven Studie wurden 544 Patienten einer Rehabilitationsklinik für Schlaganfallpatienten auf neurologische und hämorheologische Parameter untersucht. Anhand eines modifizierten Scores auf der Basis der Toronto Stroke Scale und der Canadian Neurological Scale wurden Art des Apoplexes, Ausprägung und Schweregrad bewertet und die Patienten verschiedenen Untergruppen zugeordnet.

Es zeigte sich, daß auch nach Abklingen der Akutphase Patienten mit ischämischem Apoplex ein schlechteres rheologisches Profil haben als Patienten mit einem Apoplex anderer Genese (p-Werte um 0.05).

Eine positive Beziehung fand sich zwischen dem Ausmaß der Residualsymptomatik und dem Risiko für einen Reinfarkt im Untersuchungszeitraum von zwei Jahren ($X^2 = 0.0002$). Noch größer ist dieses Risiko für Patienten, wenn es sich bei dem beobachteten Apoplex bereits um ein Rezidiv handelt ($X^2 < 0.00001$). Dies gilt gleichermaßen für Patienten mit ischämischem Insult und für Patienten mit einem Apoplex anderer Ursache.

## Einleitung

Arteriosklerotische Gefäßveränderungen stellen einen maßgeblichen Faktor in der Pathogenese zerebraler Ischämien dar [2, 6, 14]. Es gibt Hinweise, daß auch die bei diesen Patienten zu beobachtenden rheologischen Veränderungen Bedeutung für das Auftreten von Ischämien besitzen [3, 5, 17]. Deshalb sollte untersucht werden, inwieweit rheologische Parameter mit dem Auftreten erneuter Ischämien assoziiert sind.

## Material und Methoden

544 Patienten mit Residuen nach Apoplex wurden nach Stabilisierung in einem Akutkrankenhaus zur Weiterbehandlung in eine dafür spezialisierte Rehabilitationsklinik aufgenommen und zu Beginn ihres Aufenthaltes rheologisch untersucht. Gemessen wurden native und hämatokrit-standardisierte Blutviskosität [9, 15] bei drei Schergeschwindigkeiten (0.7, 2.4 und 94.5 s$^{-1}$ Contraves LS 30), Plasma- und Serumviskosität (Harkness Viskosimeter [7]), Erythrozytenaggregation (LS 30 [4]), Fibrinogen [13] sowie die

*Tab. 1:* Tölz Score: Gewichtung der Residuen.
MPW = Maximaler Punktwert; wenn 11. (Wernicke-Aphasie) vorliegt, dann erhöht sich der Gewichtungsfaktor für 1. (Paresen/Sensibilitätsstörungen) und 2. (Koordinationsstörungen) um den Faktor 1.3.

| Item | Bewertung | Faktor | MPW |
|---|---|---|---|
| 1. Paresen/Sensibilitätsstörungen | 0 - 4 | 13.0 | 52 |
| 2. Koordinationsstörungen | 0 - 4 | 2.0 | 8 |
| 3. Sehstörungen | 0 - 4 | 1.0 | 4 |
| 4. Spastik | 0 - 1 | 8.0 | 8 |
| 5. Konzentrationsstörungen | 0 - 4 | 7.0 | 28 |
| 6. Orientierungsstörungen | 0 - 4 | 6.0 | 24 |
| 7. Motivation | 0 - 1 | 12.0 | 12 |
| 8. psychische Verfassung | 0 - 1 | 12.0 | 12 |
| 9. kognitive Fähigkeiten | 0 - 2 | 15.0 | 30 |
| 10. Broca-Aphasie u.ä. | 0 - 4 | 5.0 | 20 |
| 11. Wernicke-Aphasie | 0 - 4 | 10.0 | 40 |
| 12. Dysarthrie | 0 - 4 | 2.0 | 8 |
| 13. sonstige Sprachstörungen | 0 - 4 | 7.5 | 30 |

*Tab. 2:* Gruppeneinteilung Tölz Score.

| Gruppe | Residuen | Tölz-Score<br>n = 544 | Gesamt<br>n = 361 | männlich<br>(66,4 %) |
|--------|----------|-----------|--------|----------|
| G 1 | keine/diskrete | 0 - 25 | 94 (17%) | 63 (67%) |
| G 2 | geringgradige | 26 - 50 | 170 (31%) | 115 (68%) |
| G 3 | mittelgradige | 51 - 75 | 168 (31%) | 110 (66%) |
| G 4 | schwere | 76 -100 | 70 (13%) | 49 (70%) |
| G 5 | schwerste | >100 | 42 ( 8%) | 24 (57%) |

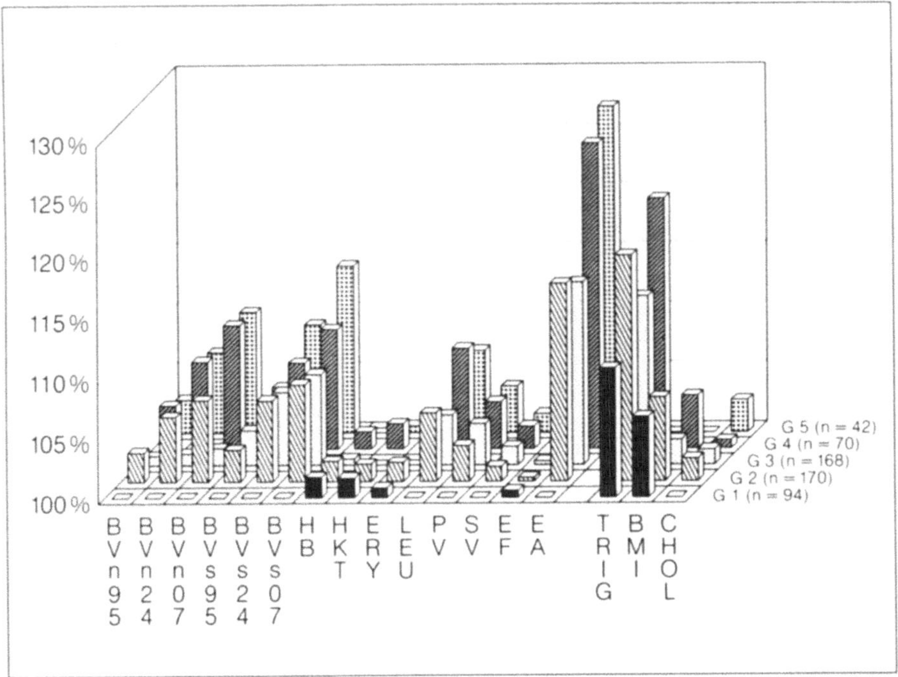


*Abb. 1:* AHB (Anschluß-Heilbehandlung) nach Apoplex: Beziehung zwischen relativer Höhe der untersuchten Parameter und Schweregrad der Residuen.
BVn95 = Blutviskosität nativ (D = 94.5 s$^{-1}$); BVn24 = Blutviskosität nativ(D = 2.4 s$^{-1}$); BVn07 = Blutviskosität nativ (D = 0.7 s$^{-1}$); BVs95 = Blutviskosität standardisiert (D = 94.5 s$^{-1}$); BVs24 = Blutviskosität standardisiert (D = 2.4 s$^{-1}$); BVs07 = Blutviskosität standardisiert (D = 0.7 s$^{-1}$); HB = Hämoglobin; HKT = Hämatokrit; ERY = Erythrozytenzahl; LEU = Leukozyten; PV = Plasmaviskosität; SV = Serumviskosität; EF = Erythrozytenflexibilität; EA = Erythrozytenaggregation; TRIG = Triglyzeride; CHOL = Gesamtcholesterin; BMI = Body mass index

*Tab. 3:* Rheologische Parameter bei Apoplex
ischäm = ischämisch (n = 366); n-isch = nichtischämisch (n = 100); BVn = Blutviskosität nativ; BVst = Blutviskosität, standardisiert auf einen Hämatokrit von 45 %.

| Parameter | DD Apoplex | MW ± SD | p-Wert |
|---|---|---|---|
| BVn | n-isch | 5.04 ± 0.64 | |
| (D = 94.5 s$^{-1}$) | ischäm | 5.17 ± 0.65 | 0.070 |
| BVn | n-isch | 16.87 ± 4.32 | |
| (D = 2.4 s$^{-1}$) | ischäm | 17.80 ± 4.44 | 0.061 |
| BVn | n-isch | 31.19 ± 9.27 | |
| (D = 0.7 s$^{-1}$) | ischäm | 33.25 ± 9.58 | 0.052 |
| | | | |
| BVst | n-isch | 5.22 ± 0.38 | |
| (D = 94.5 s$^{-1}$) | ischäm | 5.25 ± 0.39 | 0.492 |
| BVst | n-isch | 17.99 ± 3.72 | |
| (D = 2.4 s$^{-1}$) | ischäm | 18.09 ± 2.78 | 0.795 |
| BVst | n-isch | 33.79 ± 7.62 | |
| (D = 0.7 s$^{-1}$) | ischäm | 34.11 ± 6.71 | 0.710 |
| | | | |
| Erythrozyten | n-isch | 4.65 ± 0.46 | |
| (Mio/mm$^3$) | ischäm | 4.75 ± 0.50 | 0.061 |
| Ery-Aggregation | n-isch | 6.96 ± 3.71 | |
| (mPa · s) | ischäm | 7.86 ± 4.04 | 0.036 |
| | | | |
| Plasmaviskosität | n-isch | 1.28 ± 0.09 | |
| (mPa · s) | ischäm | 1.28 ± 0.09 | 0.735 |
| Serumviskosität | n-isch | 1.12 ± 0.05 | |
| (mPa · s) | ischäm | 1.12 ± 0.06 | 0.334 |
| | | | |
| Fibrinogen | n-isch | 342.1 ± 86.5 | |
| (mg/dl) | ischäm | 341.9 ± 95.7 | 0.986 |

kliniküblichen Standardparameter. In Anlehnung an zwei international gebräuchliche Scores (Canadian Neurological Scale, Toronto Stroke Scale) [1, 11] wurde die Ausprägung der Residuen bewertet ("Tölz Score", Tab. 1) und gemäß dem Schweregrad des Hirninfarktes einer von fünf Gruppen (Tab. 2) zugeordnet. Darüber hinaus wurde untersucht, ob in Abhängigkeit von der Art des Hirninfarktes (ischämisch/nichtischämisch) typische rheologische Profile zu beobachten sind. Die Bedeutung für die Prognose wurde anhand der Ergebnisse eines Follow up nach zwei Jahren eingeschätzt.

## Ergebnisse

Patienten mit nachgewiesenem ischämischen Hirninfarkt hatten deutlich schlechtere Werte der vornehmlich erythrozytenbeeinflußten rheologischen Parameter als Patienten mit nichtischämischem Apoplex (Tab. 3) bei nur marginalen Unterschieden vornehmlich plasmabeeinflußter Werte.
Bei Betrachtung des Gesamtkollektivs war das Ausmaß dieser Veränderungen bezüglich rheologischer Parameter positiv korreliert mit der Schwere des Apoplexes. Andere Parameter (Geschlecht, Lipide) zeigten dieses Verhalten nicht (Abb. 1).
Gemessen an der Schwere der Residuen beeinflußte das Ausmaß des Erstinfarktes das Risiko eines Reinfarktes im Verlaufe von zwei Jahren ($X^2 = 0.0002$; Abb. 2a, 2b). Patienten mit mehr als einem apoplektischen Insult hatten ein viermal höheres Risiko (30.2 % vs 7.8 %) für ein erneutes Ereignis als Patienten mit nur einem Apoplex ($X^2 = 0.00001$). Dies galt gleichermaßen für Patienten mit ischämischem oder nichtischämischem Insult.

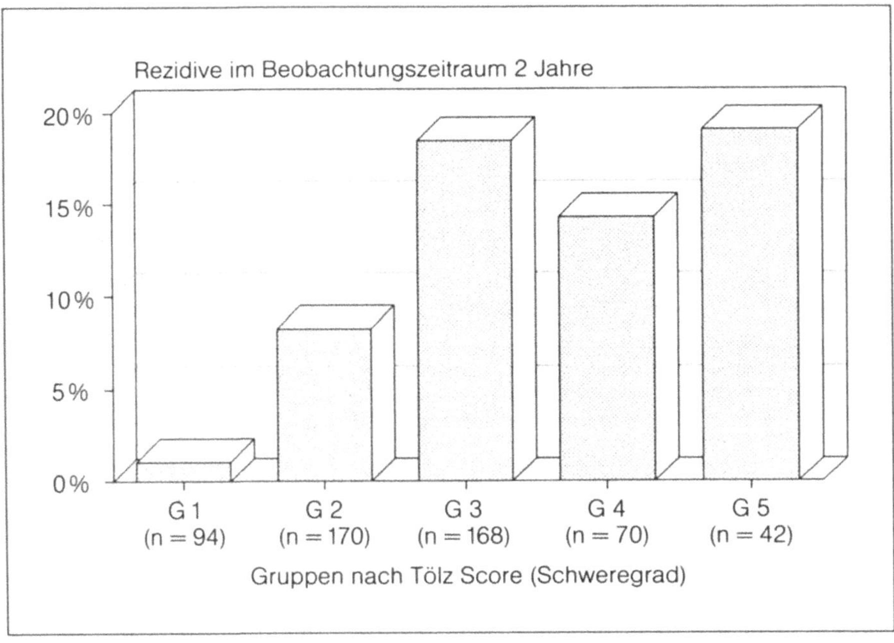


*Abb. 2a:* Anteil an Reapoplexen in Abhängigkeit vom Schweregrad des ersten Apoplexereignisses.

## Diskussion

Die rheologischen Untersuchungen wurden zu Beginn des Anschlußheilverfahrens im Mittel 3,6 Monate (± 2,7 Monate) nach dem Schlaganfallereignis durchgeführt und lagen damit, wie an anderer Stelle näher erörtert [8, 12], außerhalb der Akutphase. Patienten mit ischämischem Insult wiesen quantitative (Erythrozytenzahlen) und möglicherweise qualitative (Erythrozytenaggregation) Veränderungen der Erythrozyten auf, was für die Perfusion bei atherosklerotisch veränderten Gefäßen von Bedeutung sein könnte, da gerade bei diesen Patienten pathologische Veränderungen des arteriellen Gefäßsystems mit lokal besonders niedrigen Flußraten angenommen werden können [2, 6].
Eine eindeutige Beziehung zur Prognose konnte allerdings nicht nachgewiesen werden, wobei zu berücksichtigen ist, daß es möglicherweise im Rahmen der therapeutischen Bemühungen nach Apoplex längerfristig zu Normalisierungstendenzen der wichtigsten rheologischen Parameter kommen dürfte [14].
Der auffällige positive Zusammenhang zwischen der Schwere der Apoplexresiduen und dem Ausmaß der Veränderungen hämorheologischer Parameter bei Unterteilung des Kollektivs nach dem Schweregrad der neurologischen Ausfälle könnte, nachdem über qualitative Beziehungen mehr-

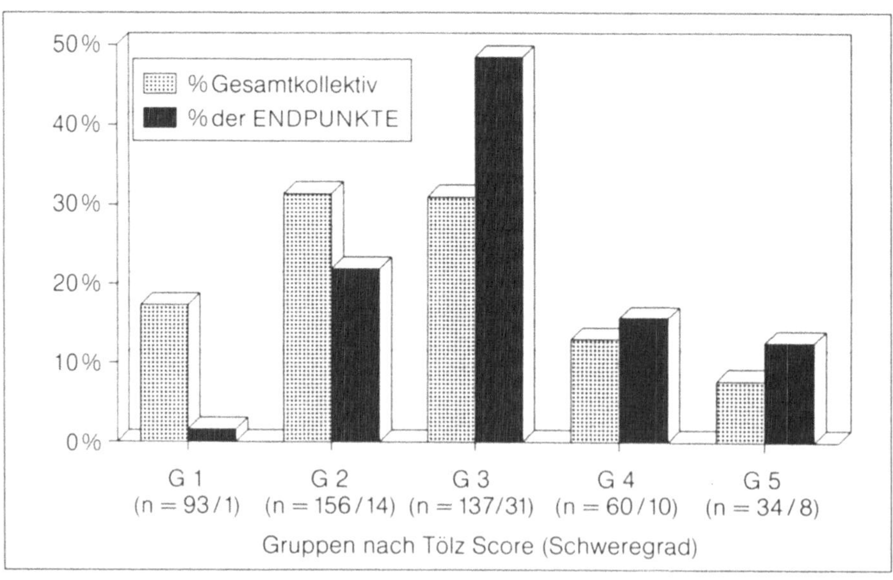


*Abb. 2b:* AHB nach Apoplex: Abhängigkeit des Rezidivrisikos (Zeitraum: 2 Jahre) vom Schweregrad der Apoplexresiduen.

fach berichtet wurde [10], ein Hinweis darauf sein, daß solche Beziehungen auch quantitativer Natur sein könnten. Dies kann als weiteres Indiz dafür gewertet werden, daß neben dem als etabliert zu betrachtenden Risikofaktor Fibrinogen [16] weiteren hämorheologischen Parametern Bedeutung hinsichtlich der Schwere der Residuen nach Apoplex sowie der Entwicklung eines Reapoplexes zukommen dürfte.

## Literaturverzeichnis


1 COTÉ R, HACHINSKI VC, SHURVELL BL, NORRIS JW, WOLFSON C. The Canadian Neurological Scale: A preliminary study in acute stroke. Stroke 1986; 17, No 4: 731-737.
2 ERNST E. Hämorheologie. Theorie, Klinik, Therapie. Stuttgart, New York: Schattauer 1989; 91-94.
3 ERNST E, KOENIG W, MATRAI A, KEIL U. Hämorheologische Variablen bei manifesten arteriellen Gefäßerkrankungen. VASA 1986; 15/4: 365-372.
4 ERNST E, MAGYAROSY I, ROLOFF CH, DREXEL H. A new simple method for measuring red cell aggregation. Biorheology 1984; Suppl 1: 217-219.
5 FRIEDLAND R. Hematocrit, viscosity and cerebral blood flow. Am Heart J 1979; 97: 404-405.
6 KIESEWETTER H, SCHNEIDER R, JUNG F. Die Bedeutung der rheologischen Parameter für Hirndurchblutungsstörungen. In: GROTEMEYER KH, BRUNE GG, Hrsg. Hirninfarkt. Pathophysiologie, Diagnostik, Therapie und Prophylaxe. München: Arcis 1988.
7 HARKNESS J. The viscosity of human blood plasma; its measurement in health and desease. Biorheology 1971; 8: 171-193.
8 HOMMEL M, PRADERE J, GUELL A, BOUSQUET J, BES A. Biorheologic sanguine et vasculaire cerebral ischemique. Sem Hop Paris 1982; 48, 46: 2719-2723.
9 MATRAI A, WHITTINGTON BBW, ERNST E. Correction of blood viscosity to standardized hemaocrit. Clin Hemorheol 1985; 5: 622.
10 NORDT FJ, BEAMER NB, DE GARMO P, COULL BM. Abnormal blood viscosity factors in the pathogenesis of stroke. Clin Hemorheol 1989; 9: 507.
11 NORRIS JW. Steroid Therapy in acute cerebral infarction. Arch Neurol 1976; 33: 69-71.
12 OTT EO, LADURNER G, LECHNER H. High blood viscosity syndrom in cerebral infarction. Stroke 1974; 5: 330-333.
13 RESCH KL, MAIER A, ERNST E, SARADETH T, MATRAI A. Bestimmung von Plasma- und Serumviskosität: Ein geeignetes Verfahren zur quantitativen Fibrinogenbestimmung. 9. Jahrestagung der DGKMH 1990 (im Druck).
14 RESCH KL, ERNST E. Rheologische Risikofaktoren der Apoplexie. Z Unfallchir Versicherungsmed Berufskr 1990; 42 (4): 103-106.
15 SPINELLI FR, MEIER CD. Measurment of blood viscosity. Biorheology 1974; 11: 301-306.
16 WILHELMSEN L, SVÄRDSUDD K, KORSAN-BENGTSEN K, LARSSON B, WELIN L, TIBBLIN G. Fibrinogen as a risk factor for stroke and myocardial infarction. N Engl J Med 1984; 311: 501-505.
17 YARNELL JWG, BAKER IA, SWEETNAM PM, BAINTON D, O'BRIEN DM, WHITEHEAD PJ, ELWOOD PC. Fibrinogen, Viscosity and White Blood Cell Count Are Major Risk Factors for Ischemic Heart Disease. Circulation 1991; 83: 836-844.

# Tissue oxygen tension in patients with longstanding arterial hypertension


F. Jung, S. Spitzer, H. Kiesewetter, R. Bach, S. Ruprecht, H. Schieffer,
E. Wenzel

F. Jung, H. Kiesewetter, E. Wenzel
Abteilung für Klinische Hamostaseologie und Transfusionsmedizin, Universität
des Saarlandes, Homburg

S. Spitzer, R. Bach, H. Schieffer
Medizinische Klinik und Poliklinik, Innere Medizin III, Universität des
Saarlandes, Homburg

S. Ruprecht
Augenklinik und Poliklinik, Universität des Saarlandes, Homburg


## Abstract


Earlier studies have shown that distinct changes in peripheral microcirculation occur in hypertensives. These changes varied extremely between excellent and ischaemic oxygen supply. We therefore decided to analyse several factors influencing tissue oxygen partial pressure in the M. tibialis anterior.
This prospective study was carried out by an interdisciplinary group. Clinical examinations were performed by the cardiological, nephrological, ophthalmological and angiological services. In addition microcirculation of 100 hypertensives and 100 apparently healthy subjects was examined. The influencing factors investigated during this study were: age, blood pressure, duration of treatment, genesis of hypertension, therapy (group of substance), and vascular status (fundus hypertonicus).
The analysis showed that age, actual blood pressure, duration of therapy and medication played a less important role than the vascular status, estimated on the basis of the stage of the fundus hypertonicus (fh). In 36 % of patients with fh, stage II, the $pO_2$-histograms showed a clear shift to the left (the median value ranging below the reference range (lower than 16.4 mmHg)) demonstrating that more muscle areas with very low $pO_2$ existed than in patients with fh, stage I. The histograms of patients with fh, stage III, were even more remarkable. In four of six patients an extreme shift of the histograms to the left was observed. All showed median $pO_2$ values below the reference range.

# Einflußfaktoren auf den intramuskulären Sauerstoffpartialdruck (Musculus tibialis anterior) bei der arteriellen Hypertonie


*F. Jung, S. Spitzer, H. Kiesewetter, R. Bach, S. Ruprecht, H. Schieffer,
E. Wenzel*

*F. Jung, H. Kiesewetter, E. Wenzel*
Abteilung für Klinische Hamostaseologie und Transfusionsmedizin, Universität
des Saarlandes, Homburg

*S. Spitzer, R. Bach, H. Schieffer*
Medizinische Klinik und Poliklinik, Innere Medizin III, Universität des
Saarlandes, Homburg

*S. Ruprecht*
Augenklinik und Poliklinik, Universität des Saarlandes, Homburg


## Einleitung

In früheren Untersuchungen konnte gezeigt werden, daß bei Hypertonikern deutliche Veränderungen der kutanen und intramuskulären Mikrozirkulation sowie der Fließfähigkeit des Blutes vorliegen [6, 8]. Dabei zeigt sich eine erhebliche Bandbreite zwischen sehr guter bis ischämischer Sauerstofflage. Aus diesem Grund wird in der vorliegenden Untersuchung eine Analyse der Einflußfaktoren auf den Gewebesauerstoffdruck des Musculus tibialis anterior vorgestellt.

## Patienten

Die vorliegende Untersuchung wurde interdisziplinär prospektiv geplant; dabei wurden klinische Untersuchungen in den Abteilungen Kardiologie, Nephrologie, Ophthalmologie und Angiologie durchgeführt. Zusätzlich wurden Untersuchungen der Mikrozirkulation und der Fließfähigkeit sowie der Gerinnbarkeit des Blutes durchgeführt. Bisher wurden 100 Patienten mit arteriellem Bluthochdruck untersucht sowie als Kontrollgruppe n=72 anscheinend gesunde Probanden. Einige demographische und klinische Parameter beider Kollektive zeigt Tab. 1.

*Tab. 1:* Beschreibung der Gesamtkollektive.
(RR,s = Blutdruck, systolisch; RR,d = Blutdruck, diastolisch)

|  | Gesunde | Hypertoniker |
|---|---|---|
| n | 72 | 100 |
| Geschlecht m / w | 64 / 36 | 62 / 38 |
| Alter (Jahre) | 41,7 ± 17,2 | 52 ± 11 |
| Gewicht (kg) | 72,3 ± 9,7 | 73 ± 11 |
| Größe (cm) | 174 ± 7,1 | 168 ± 9 |
| RR,s (mmHg) | 124 ± 12 | 162 ± 27 |
| RR,d (mmHg) | 78 ± 6 | 100 ± 15 |
| Puls (1/min) | 72 ± 8 | 77 ± 13 |
| Krankheitsdauer (Jahre) | - | 10 ± 8 |

## Methodik

Bei allen Patienten wurden eine Anamnese, eine körperliche Untersuchung, eine Funduskopie nach NEUBAUER [12], eine Mikrozirkulationsuntersuchung am Nagelfalz der Finger und im Musculus tibialis anterior sowie laborchemische Untersuchungen durchgeführt. Dazu gehörten: Blutbild, Blutzucker, Elektrolyte, Kreatinin, Fettstoffwechselparameter, Eiweißelektrophorese, Fließfähigkeit des Blutes (Hämatokrit, Plasmaviskosität, Erythrozytenaggregation, Erythrozytenrigidiät, spontane Thrombozytenaggregation) und gerinnungsphysiologische Parameter.

Alle Einzelbefunde wurden zentral gesammelt. Im Verlauf der Studie wurden den einzelnen Untersuchern keine Befunde der jeweils anderen zur Verfügung gestellt, um subjektive Beeinflussungen auszuschließen.

In der Literatur sind verschiedene Einflußfaktoren auf die Mikrozirkulationsstörung diskutiert, im Rahmen dieser Arbeit wurden folgende Größen untersucht:

- Lebensalter,
- Höhe des Blutdruckes,
- Behandlungsdauer,
- Genese des Hochdrucks,
- Therapie (Substanzgruppe),
- Gefäßzustand (Fundus hypertonicus).

## Meßmethoden:

Die intramuskuläre Sauerstoffpartialdruckmessung beruht auf der schnellen polarograhischen Analyse von Sauerstoffpartialdrücken ($pO_2$) mit Hilfe von Stichelektroden. Verschiedene Arbeitsgruppen konnten zeigen, daß ein $pO_2$-Histogramm, d. h. die relativen Häufigkeiten der gemessenen $O_2$-Partialdrucke, entscheidende Hinweise auf die effektive Sauerstoffversorgung eines Gewebes bietet [1, 3, 10]. Dazu wird eine "Repräsentativumfrage im Gewebe" durchgeführt, wozu mindestens 100 verschiedene Einzelmeßwerte benötigt werden [10]. In dieser Arbeit wird die von FLECKENSTEIN et al. entwickelte Methode [3] mit der "Makroelektrode Typ: $pO_2$-Histograph KIMOC (Eppendorf Gerätebau GmbH, Hamburg)" eingesetzt.

## Statistik

Die Normalverteilung der Stichproben wird nach Kolmogorow-Smirnow getestet. Als Lageparameter wird zur mittleren Beschreibung der Histogramme der Median gewählt.

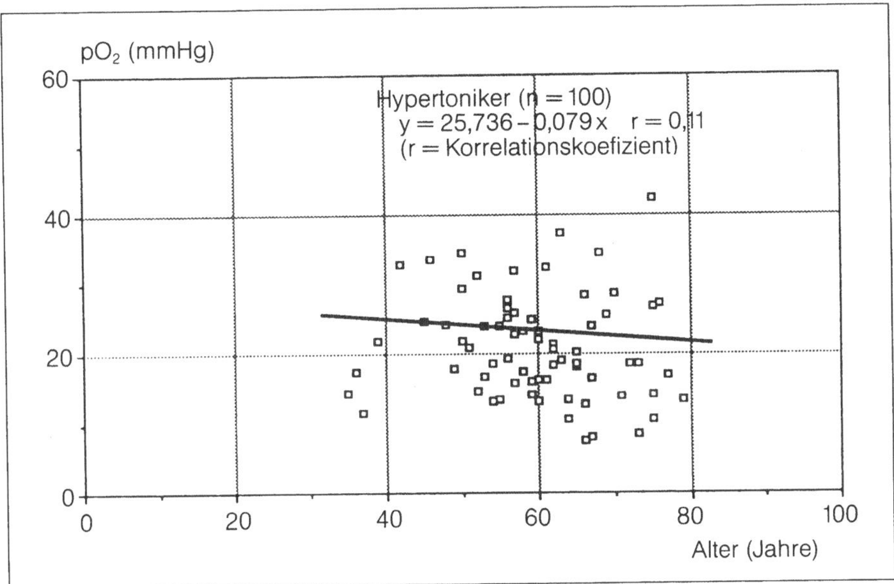


*Abb. 1:* Korrelation zwischen Lebensalter und mittlerem $pO_2$

Unverbundene Zweistichprobenvergleiche werden mittels U-Test nach Mann-Wilcoxon-Whitney, unverbundene Dreistichprobenvergleiche mittels H-Test nach Kruskal-Wallis durchgeführt.

## Ergebnisse

Als erstes wurde die Korrelation zwischen Lebensalter und mittlerem $O_2$-Partialdruck untersucht (Abb. 1). Es besteht kein Zusammenhang zwischen mittlerem Sauerstoffpartialdruck und Lebensalter, der Korrelationskoeffizient beträgt r=0,11.

Den Zusammenhang zwischen Blutdruck und Gewebesauerstoffdruck zeigt Abb. 2. Auch zwischen aktueller Blutdruckhöhe und mittlerem Gewebe-sauerstoffdruck besteht kein signifikanter Zusammenhang. Der Korrelations-koeffizient beträgt r=0,08. Tendenziell kommt es bei den Hypertonikern zu einer leichten Zunahme des intramuskulären $pO_2$ mit steigendem Blutdruck.

Abb. 3 zeigt die Behandlungsdauer und den mittleren Sauerstoffpartial-druck. Tendenziell kommt es zu einer leichten Abnahme des mittleren Sauerstoffpartialdruckes bei längerer Behandlungsdauer, der Korrelations-koeffizient beträgt jedoch nur r=0,16.

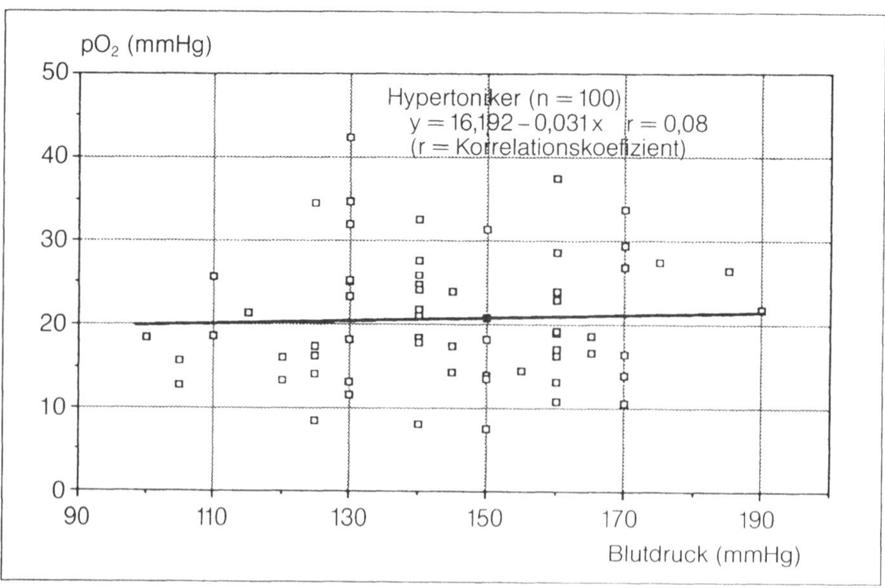


*Abb. 2:* Blutdruck und mittlerer Gewebesauerstoffdruck.

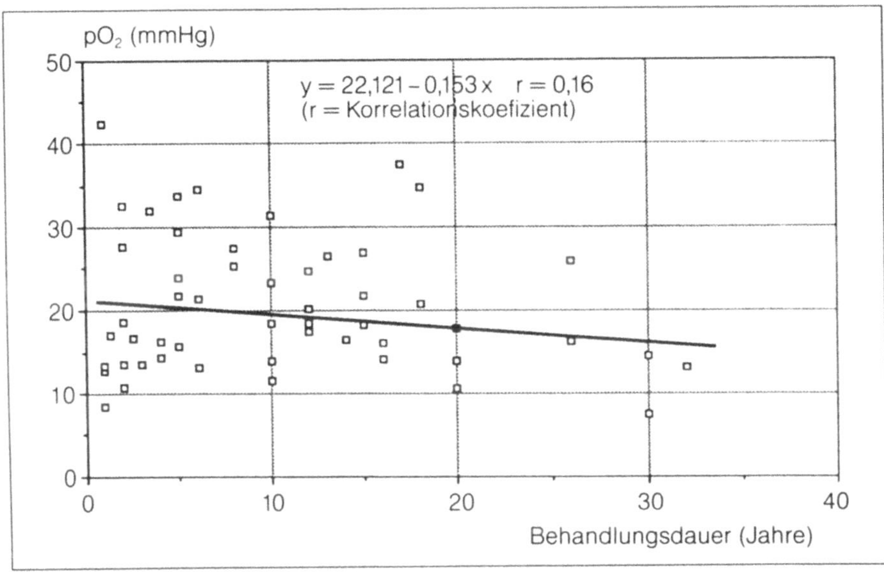



*Abb. 3:* Behandlungsdauer und mittlerer pO₂.

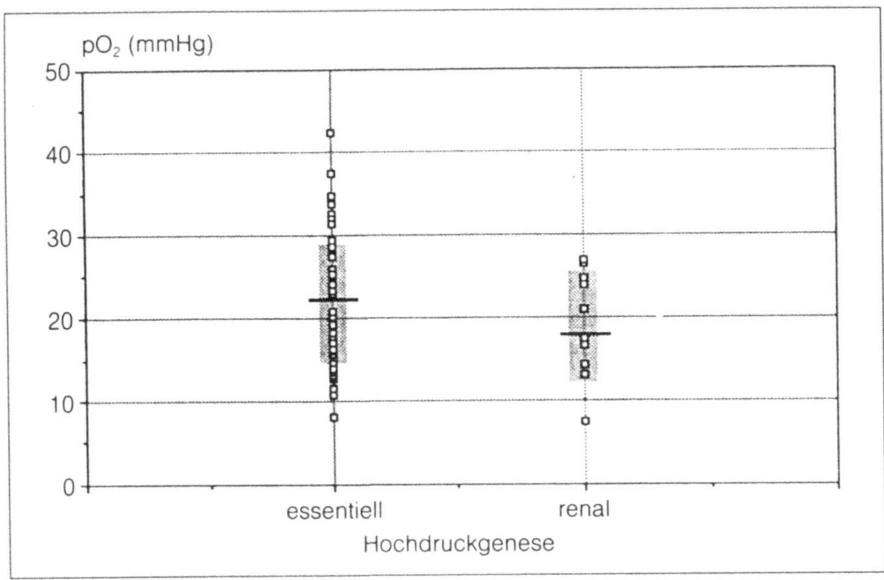



*Abb. 4:* Gewebesauerstoffdruck der Patienten mit essentieller bzw. renaler Hypertonie.

Die Patienten mit renaler Genese des Bluthochdruckes (keine dialysepflichtigen Patienten) sind tendenziell etwas schlechter versorgt als diejenigen mit essentieller Hypertonie, ein signifikanter Unterschied besteht jedoch nicht. Abb. 4 zeigt die Mittelwerte der Patienten mit essentieller (der Bereich der einfachen Standardabweichung ist um den Mittelwert gepunktet dargestellt), gegenüber den Werten der Patienten mit renaler/renovaskulärer Hypertonie (der Perzentilbereich ist gepunktet um den Median dargestellt).

In Tab. 2 sind die Gruppen von Patienten mit bzw. ohne Medikamente verschiedener Wirkstoffgruppen zusammengestellt.

*Tab. 2:* Mediane $pO_2$-Werte der Patienten mit und ohne Medikamente verschiedener Wirkstoffgruppen.

|  | n | $pO_2$ [mmHg] | n | $pO_2$ [mmHg] |
|---|---|---|---|---|
| Nitrate | mit: 35 | 22,3 ± 7,2 | ohne: 50 | 19,8 ± 7,6 |
| Diuretika | mit: 44 | 18,8 ± 7,4 | ohne: 41 | 22,4 ± 7,4 |
| Ca-Antag. | mit: 44 | 22,2 ± 6,2 | ohne: 41 | 18,7 ± 7,6 |
| Beta-Blocker | mit: 44 | 21,9 ± 7,2 | ohne: 41 | 19,9 ± 7,7 |
| ACE-Inhibitor | mit: 17 | 21,8 ± 8,1 | ohne: 68 | 20,5 ± 7,3 |

Die Unterschiede zwischen den Gruppen der Patienten mit bzw. ohne die oben angegebenen Medikamente sind in keinem Fall signifikant. Tendenziell ist jedoch der Sauerstoffpartialdruck bei den Patienten, die Diuretika erhalten, niedriger als für diejenigen ohne. Bei allen anderen Medikamenten ist es umgekehrt.

Abb. 5 zeigt die gepoolten Histogramme (Mitteilung der Besetzungszahlen der Sauerstoffdruckklassen der Histogramme der einzelnen Patienten) für die Gruppen der Patienten im Stadium Fundus hypertonicus I, II und III. Die drei Stichproben entstammen nicht einer Grundgesamtheit, so daß von einer signifikanten Abnahme des muskulären Sauerstoffpartialdruckes mit zunehmendem Stadium des Fundus hypertonicus ausgegangen werden kann. Alle Patienten im Stadium I zeigen einen $pO_2$-Mittelwert im Referenzbereich (16,4 bis 58,3 mmHg [5]), im Stadium II unterschreiten bereits 36 % den unteren Grenzwert des Referenzbereiches von 16,4 mmHg, während dies im Stadium III sogar 67 % sind.

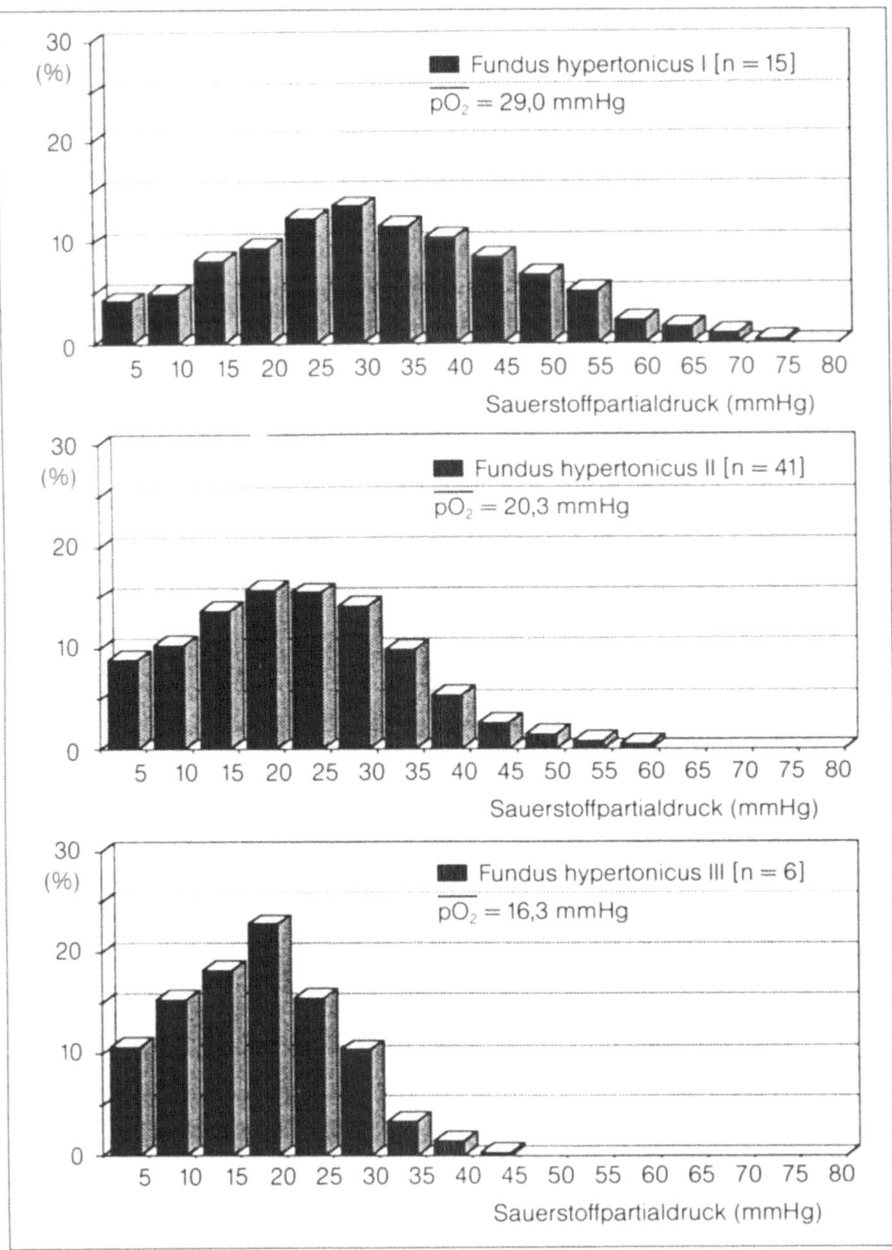


*Abb. 5:* Fundus hypertonicus und Gewebesauerstoffdruck.

159

## Diskussion

Patienten mit arterieller Hypertonie zeigen im Vergleich zu Gesunden eine Linksverschiebung des intramuskulären Sauerstoffpartialdruckhistogramms mit signifikant höheren Besetzungszahlen in den untersten Sauerstoffpartialdruckklassen, was nach LÜBBERS als Hinweis für vermehrte hypoxische Bereiche anzusehen ist [10]. Die Analyse der Einflußfaktoren zeigt, daß dem Lebensalter, der aktuellen Höhe des Blutdruckes, der Behandlungsdauer und auch der Medikation für den intramuskulären Gewebesauerstoffdruck eine geringere Bedeutung zukommt als dem Gefäßstatus. Die spezifische Form der Atherosklerose des Hypertonikers (in allen Abschnitten des Gefäßsystems sind atherosklerotische Herde erkennbar, vor allem jedoch an den kleinkalibrigen Arterien bis in den Bereich präkapillärer Metarteriolen [9]) entzieht sich bis heute jeder nichtinvasiven Diagnostik. LUND konnte jedoch nachweisen, daß die Veränderungen der retinalen Gefäße bei Hypertonikern als Hinweis für eine generalisierte Gefäßsklerose zu bewerten sind, so daß die Fundusbeurteilung bei der arteriellen Hypertonie eine grobe Abschätzung des systemischen Gefäßzustandes erlaubt [11]. Patienten ohne Mikro- und Makrozirkulationsstörung wiesen sogar ein im Vergleich zu Gesunden nach rechts verschobenes Histogramm mit im Mittel höheren Sauerstoffdruckwerten auf, wobei auch die ischämischen Muskelareale noch seltener nachgewiesen wurden als bei Gesunden. Diese Befunde könnten als Hinweis für einen von FOLKOW [4] definierten "Herzminutenvolumenhochdruck" gedeutet werden, der das Initialstadium der essentiellen Hypertonie darstellt. Mit zunehmenden Veränderungen des Gefäßsystems kommt es dann jedoch zu einer Linksverschiebung des Sauerstoffhistogramms. Im Stadium Fundus hypertonicus II weisen bereits 36 % der Patienten eine deutliche Linksverschiebung - mit einem Median unterhalb des Referenzbereiches (kleiner 16,4 mmHg) - auf; dabei sind nahezu doppelt so viele Muskelareale mit sehr niedrigem Sauerstoffpartialdruck (kleiner 5 mmHg) als im Stadium I vorhanden. Dies ist noch extremer bei den Patienten im Stadium III. Hier liegt bei 4 der 6 Patienten eine massive Linksverschiebung des Histogramms vor, wobei nur einer der vier Patienten eine periphere arterielle Verschlußkrankheit (im Stadium IIb nach Fontaine) aufweist. Bei Patienten mit erniedrigtem Gewebesauerstoffpartialdruck sollten zur Basisbehandlung des erhöhten Bludruckes keine Diuretika eingesetzt werden, da hierdurch die Sauerstoffversorgung weiter verschlechtert werden kann. In der mit Diuretika behandelten Gruppe lag der Gewebesauerstoffdruck um 16 % niedriger als in der Vergleichsgruppe ohne Diuretika. Ein ganz ähnlicher Befund zeigte sich auch in einer früheren kapillarmikroskopischen Untersuchung, in der für die Patienten mit Diuretika - gegenüber denen ohne - ein um 17 % erniedrigter

Kapillarfluß der Haut vorlag [7]. Angebracht scheint für diese Patienten eine Behandlung, in deren Folge sich konkomittierend eine Verbesserung der Mikrozirkulation einstellt. Dies konnte von EHRLY (z. B. für Beta-Blocker) in einer klinischen Doppelblindstudie erstmals nachgewiesen werden [2], für Kalziumantagonisten stehen klinische Untersuchungen zu dieser Fragestellung noch aus, die bisherigen tierexperimentellen Befunde lassen eine solche Wirkung jedoch vermuten [13].

## Literaturverzeichnis


1 EHRLY AM, KÖHLER HJ, SCHROEDER W, MÜLLER R. Sauerstoffdruckwerte im ischämischen Muskelgewebe von Patienten mit chronischen peripheren arteriellen Verschlußkrankheiten. Klin Wochenschr 1975; 53: 687-688.
2 EHRLY AM, LANDGRAF H, SAEGER-LORENZ K. Einfluß von Propranolol und Bunitrolol auf den Muskelgewebesauerstoffdruck von Patienten mit Claudicatio intermittens und arterieller Hypertonie. Med Welt 1987; 38: 1052-1055.
3 FLECKENSTEIN W, HEINRICH R, KERSTING T, SCHOMERUS H, WEISS C. A new method for the bed-side recording of tissue $pO_2$-histograms. Verh Dt Ges Inn Med 1984; 90: 439-441.
4 FOLKOW B. Physiological aspects of primary hypertension. Phys Rev 1982; 62: 347-504.
5 JUNG F, BOCK M, HEINRICH R, KOLEPKE W, KRAWZAK HW, KIESEWETTER H, WENZEL E. Intramuscular oxygen partial pressure in the tibialis anterior muscle of apparently healthy subjects. In: EHRLY AM, FLECKENSTEIN W, HAUSS J, HUCH R, Hrsg. Clinical Oxygen Pressure Measurements II. Berlin: Blackwell Ueberreuter 1990; 15-24.
6 JUNG F, SPITZER S, KIESEWETTER H. Comparative investigations of the microcirculation in patients with hypertension and healthy adults. Klin Wochenschr 1986; 64: 956-961.
7 JUNG F, SPITZER S, BLUM C, KIESEWETTER H, JUTZLER, GA, WENZEL E. Mikrozirkulatorische und hämorheologische Veränderungen bei Patienten mit langjährigem arteriellen Bluthochdruck. Cor Vas 1988; 5/6: 248-255.
8 KOLEPKE W, JUNG F, KIESEWETTER H. Measurement of intramuscular oxygen partial pressure in the tibialis anterior muscle of patients with stage I - III hypertension according to the WHO. In: EHRLY AM, FLECKENSTEIN W, HAUSS J, HUCH R, Hrsg. Clinical Oxygen Pressure Measurements II. Berlin: Blackwell Ueberreuter 1990; 51-60.
9 LIEBEGOTT G. Morphologie der hypertensiven Angiopathie. In: ZEITLER E, Hrsg. Hypertonie - Risikofaktor in der Angiologie. Baden-Baden: Witzstrock 1976; 15 - 26.
10 LÜBBERS DW. Quantitative measurement and description of oxygen supply to the tissue. In: JÖBSIS FF, Hrsg. Oxygen and physiological function. Dallas: Professional Information Library 1977; 254-271.
11 LUND OE. Der Augenhintergrund bei allgemeiner und cerebraler Gefäßsklerose. Fortschr Med 1963; 13: 511-518.
12 NEUBAUER H. Augenhintergrundsbefunde bei arterieller Hypertension. Internist 1974;15: 485-496.
13 NORDLANDER M, FRIBERG P. Strukturelle Autoregulation bei Ratten mit spontaner Hypertonie. Einflüsse von Alter und blutdrucksenkender Therapie. Prog Appl Microcirc 1985; 8: 96-104.

# Epidural spinal cord electrical stimulation (ESES) improves skin microcirculation in peripheral arterial occlusive disease with rest pain (Fontaine stage III)


M. Jünger, M. Hahn, F. Hoffmann, G. Fenchel, M. Schulze

M. Jünger, M. Hahn, F. Hoffmann
Universitäts-Hautklinik, Tübingen

G. Fenchel
Chirugische Klinik, Universität Tübingen

M. Schulze
Klinik für Anästhesiologie und Transfusionsmedizin, Universität Tübingen


## Abstract


21 patients with critical limb ischemia, in whom arterial reconstructive surgery was not feasible and conservative treatment not successful, received ESES. 7 suffered from rest pain, 14 from necrosis. In 4 of the 7 patients of stage III rest pain disappeared immediately after onset of ESES, patients with necrosis however did not have any benefit at all. A clinically successful course was accompanied by improved skin microcirculation at the dorsum of the forefoot: transcutaneous oxygen partial pressure increased (U1, before stimulation: 4,3 ± 6,8 mmHg; U2, during 1st week of ESES: 14 ± 11,5 mmHg; U3, during 4th week of ESES: 27,3 ± 10,6 mmHg), i.v. injected Na-fluorescein perfused nutritive skin capillaries more homogeneously, as indicated by a shortened filling time (U1: 44 ± 32,1 s; U2: 22,3 ± 9,9 s; U3: 36,6 ± 10,3 s), and fluxmotions, which were absent in 3 of 4 improved patients before therapy, reappeared after successful stimulation.
It can be concluded, that ESES is not justified in patients with stage IV. However ESES seems to be a successful therapy in patients with rest pain, in whom skin perfusion was improved and rest pain disappeared.

# Epidurale Elektrostimulation des Rückenmarks (ESES) bei kritischer Ischämie der Beine

M. Jünger, M. Hahn, F. Hoffmann, G. Fenchel, M. Schulze

M. Jünger, M. Hahn, F. Hoffmann
Universitäts-Hautklinik, Tübingen

G. Fenchel
Chirugische Klinik, Universität Tübingen

M. Schulze
Klinik für Anästhesiologie und Transfusionsmedizin, Universität Tübingen

## Einleitung

Patienten mit fortgeschrittener peripherer arterieller Verschlußkrankheit (pAVK) im Stadium III oder IV nach Fontaine ohne Revaskularisierungsmöglichkeit arterieller Obliterationen bleibt häufig nur die Gliedmaßenamputation, wenn eine konservative medikamentöse Therapie ebenfalls nicht zur Besserung führt. Für die ESES, die bisher meist bei neurologisch bedingten Schmerzzuständen eingesetzt wurde, belegen erste Beobachtungen eine günstige Wirkung auch bei der Therapie ischämischer Gewebeläsionen [3]. Vom Frühjahr 1988 bis zum Sommer 1989 wurde in der Abteilung für Thorax-, Herz- und Gefäßchirugie der Chirurgischen Universitätsklinik bei insgesamt 21 Patienten mit kritischer peripherer Ischämie eine Sonde zur ESES implantiert. Über die klinische Wirksamkeit und die Wirkung der ESES auf die Hautzirkulation am Fußrücken wird im folgenden berichtet.

## Patienten und Methodik

Sieben Patienten litten an einer pAVK mit Ruheschmerzen (Fontaine-Stadium III), 14 Patienten hatten bereits akrale trophische Hautstörungen, Nekrosen oder Gangräne entwickelt (Fontaine-Stadium IV). Unter den Patienten waren acht Frauen mit einem Durchschnittsalter von 72,6 Jahren (62 - 80 J.) und 13 Männer mit einem Durchschnittsalter von 63,8 Jahren (41 - 76 J.).

Fünf der 21 Patienten waren Diabetiker, sechs hatten eine Fettstoffwechsel-störung und elf eine arterielle Hypertonie.

Angiographisch wurden arterielle Verschlüsse der Arteria femoralis superficialis (n=6), der Arteria poplitea (n=15) und der Trifurkation (n=21) nachgewiesen. Eine Unterschenkelarterie kontrastierte sich bei zehn Patienten, zwei bei drei Patienten. Bei acht Patienten ließen sich keine Unterschenkelarterien darstellen. Die deutlich erniedrigten systolischen Knöchelarteriendrucke und transkutan mit einer Sondenkerntemperatur von 43°C am Fußrücken gemessenen Sauerstoffpartialdrucke objektivierten die extremitätenbedrohende Ischämie (Tab. 1 u. 2).

Gefäßchirurgische lumeneröffnende Eingriffe waren bei 14 Patienten früher bereits erfolgt. 12 der 21 Patienten hatten vor der ESES an einem Therapie-versuch mit parenteral applizierten Prostanoiden ($PGE_1$ oder Iloprost) weitge-hend erfolglos teilgenommen.

Die Sonde wurde in Lokalanästhesie nach einer Inzision in der Nähe der Lumbalwirbelkörper 3 / 4 in den Epiduralraum bis etwa auf Höhe des 1. bis 2. Lumbalwirbelkörpers vorgeschoben. Sie wurde so lokalisiert, daß der Patient durch die Elektrostimulation Kribbelparästhesien bis zu den Akren der Beine verspürte. Der Neurostimulator wurde in derselben Sitzung ebenfalls in Lokalanästhesie nach Untertunnelung an der vorderen Bauchwand subkutan plaziert. Die Stimulation erfolgte dann kontinuierlich mit einer individuell unter-schiedlichen Spannungseinstellung zwischen 1,5 und 4,5 Volt.

Um die Wirkung der ESES auf die Hämodynamik der Makro- und Mikrozirkulation der betroffenen Extremitäten zu objektivieren, wurden unmittelbar vor der Sondenimplantation (U1), eine Woche (U2) und einen Monat (U3) danach folgende Untersuchungen durchgeführt:

Makrozirkulation:
- Messung des systolischen Knöchelarteriendruckes mit Druckmanschette und Doppler-Ultraschallsonde sowie Bestimmung des Bein-/Armdruckindexes.

Mikrozirkulation der Haut:
- transkutane Messung des Sauerstoffpartialdruckes mit einer Sondenkern-temperatur von 43°C am Fußrücken (TCM2 Radiometer, Kopenhagen). Simultan wurde am lateralen und medialen Fußrücken gemessen, die Meßwerte der beiden Sonden wurden dann gemittelt.
- Fluoreszenz-Videomikroskopie proximal der Grundgelenke von 2. und 3. Zehe zur Bestimmung der Füllungszeit als Maß für die Homogenität der Durchblutung in den nutritiven Kapillaren der Haut. Dabei wurde auflicht-mikroskopisch der Einstrom eines in die Vena cubitalis injizierten

fluoreszierenden Farbstoffes (0,3 ml 20prozentiges Na-Fluoreszein pro
1 Blutvolumen) in die Hautkapillaren des mikroskopischen Gesichtsfeldes
(etwa 3 mm$^2$) am Fußrücken beobachtet. Die Zeitspanne, die zwischen
Farbstoffperfusion der ersten und der letzten Kapillare des Beobachtungs-
gebietes vergeht, die sogenannte Füllungszeit, gilt als einfach zu erhebendes
Maß für die Homogenität der kapillären Durchblutung [1].
- Laser-Doppler-Flux(LDF)-Messung am Fußrücken bei spontaner Haut-
  temperatur (Periflux PF2, Perimed, Stockholm). Der LDF korreliert mit der
  gesamten Hautdurchblutung am Meßort, die Eindringtiefe des Lichtkegels
  beträgt mindestens 1,5 mm. In das Meßsignal geht hauptsächlich die Durchblutung der tieferen Gefäßplexus, weniger der nutritiven Kapillaren der Haut
  ein. Schwerste Ischämie geht nach SEIFERT [9] und MONETA [7] mit
  pathologischen Fluxmotionsmustern (keine Fluxmotion oder "Nullinie".
  hochfrequente Fluxmotionen mit niedriger Amplitude) einher. Bei kompen-
  sierter Ischämie (Fontaine-Stadium II) fanden sich langsame sinusoidale
  Fluxmotionsmuster oder langsame Fluxmotionen mit großer Amplitude, die
  von schnellen Fuxmotionen niedriger Amplitude überlagert waren.

Zum Zeitpunkt U3, also ein Monat nach Sondenimplantation, konnte nur noch bei
vier der zwölf klinisch nicht gebesserten Patienten eine Nachuntersuchung
erfolgen.
Die Untersuchungen der Hautdurchblutung am Fußrücken des liegenden Patienten wurden nach einer 30minütigen Ruhezeit des Patienten bei einer Raumtemperatur zwischen 22°C und 24°C simultan durchgeführt.


## Ergebnisse

Vier der sieben Patienten mit Fontaine-Stadium III verloren sofort nach Beginn
der ESES ihre Ruheschmerzen. Unter den 14 Patienten im Stadium IV kam es zu
keiner klinischen Besserung.
In der Gruppe der gebesserten Patienten betrug der gemittelte Knöchel-/
Armdruckindex vor Stimulation 0,17 ± 0,39. Bereits nach einer Woche ESES zum
Zeitpunkt U2 stieg der Index auf 0,39± 0,10 an und blieb auf diesem Druckniveau
auch zum Zeitpunkt U3 mit 0,39 ± 0,13 (Tab. 1). Bei den 17 Patienten ohne
klinische Besserung wurde zum Zeitpunkt U2 kein Anstieg des Druckindexes
gemessen (U1: 0,20 ± 0,20; U2: 0,08 ± 0,13; U3: 0,14 ± 0,15).
Der am Fußrücken transkutan gemessene Sauerstoffpartialdruck stieg bei den
vier gebesserten Patienten von 4,3 ± 6,8 mmHg vor Therapie (U1) auf 14,0 ±
11,5 mmHg eine Woche nach Sondenimplantation (U2) und einen Monat später

*Tab. 1:* Veränderungen des Knöchel-/Armdruckindexes vor (U1) und während (U2, U3) ESES.

|            | U1          | U2          | U3          |
|------------|-------------|-------------|-------------|
| gebessert  | 0,17 ± 0,39 | 0,39 ± 0,10 | 0,39 ± 0,13 |
| unverändert| 0,20 ± 0,20 | 0,08 ± 0,13 | 0,14 ± 0,15 |

*Tab. 2:* Veränderungeng des transkutanen Sauerstoffpartialdruckes (mmHg) vor (U1) und während (U2, U3) ESES.

|            | U1        | U2          | U3          |
|------------|-----------|-------------|-------------|
| gebessert  | 4,3 ± 6,8 | 14,0 ± 11,5 | 27,3 ± 10,6 |
| unverändert| 5,7 ± 8,7 | 6,3 ± 13,8  | 8,3 ± 5,3   |

*Tab. 3:* Veränderungen der Füllungszeit (s) vor (U1) und während (U2, U3) ESES.

|            | U1          | U2          | U3          |
|------------|-------------|-------------|-------------|
| gebessert  | 44,0 ± 32,1 | 22,3 ± 9,9  | 36,6 ± 10,3 |
| unverändert| 44,5 ± 29,6 | 39,5 ± 19,6 | 48,2 ± 39,2 |

(U3) auf 27,3 ± 10,6 mmHg an (Tab. 2). Der transkutane Sauerstoffpartialdruck der nicht gebesserten Patienten blieb erniedrigt: U1: 5,7 ± 8,7 mmHg; U2: 6,3 ± 13,8 mmHg; U3: 8,3 ± 5,3 mmHg).

Drei der vier gebesserten Patienten hatten vor Stimulation keine Fluxmotion mehr bzw. hochfrequente Fluxmotionen mit niedriger Amplitude. Bereits eine Woche nach Sondenimplantation ließ sich bei drei Patienten eine niedrigfrequente Fluxmotion nachweisen, einen Monat später fand sich dieses Fluxmotionsmuster bei allen vier Patienten. Keine oder schnelle Fluxmotionen wurden bei fünf der zwölf nicht gebesserten Patienten vor Therapiebeginn abgeleitet. Die Häufigkeit der ungünstigen Fluxmotionsmuster erhöhte sich kurz nach Beginn der Stimulation auf acht Patienten.

Im Vergleich zur Ausgangssitutation strömte der in die Vena brachialis injizierte fluoreszierende Farbstoff unter Stimulation in die kapillarmikroskopisch am Fußrücken beobachteten Hautkapillaren schneller ein: Die kapilläre Füllungszeit verkürzte sich von 44,0 ± 32,1 s (U1) auf 22,3 ± 9,9 s (U2) bzw. 36,6 ± 10,3 s (U3).

Auch in der Gruppe der Patienten, die trotz Stimulation weiterhin unter Ruhe-schmerzen litten oder deren Nekrosen sich nicht verkleinerten, verkürzte sich die Füllungszeit im Vergleich zum Ausgangswert (U1) mit $44,5 \pm 29,6$ s. Sie blieb mit $39,5 \pm 19,6$ s zum Zeitpunkt U2 und $48,2 \pm 39,2$ s zum Zeitpunkt U3 jedoch im deutlich pathologisch verlängerten Bereich (Tab. 3).

## Diskussion

Vier der sieben Patienten mit ischämisch bedingten Ruheschmerzen erlebten durch die ESES eine eindrucksvolle klinische Besserung. Sie verloren ihre quälenden Ruheschmerzen sofort nach Einsetzen der Stimulation. Dabei handelt es sich nicht um eine kurzfristige analgetische Wirkung der ESES. Die Patienten mit klinischer Besserung wurden bisher zwischen 1 und 1,5 Jahren nach-beobachtet. Bei allen ist es in der Zwischenzeit zu einer weiteren klinischen Verbesserung mit Verlängerung der schmerzfreien Gehstrecken gekommen. Die systolischen Knöchelarteriendrucke und der transkutane Sauerstoff-partialdruck sind weiter angestiegen. Die Verbesserung der nutritiven Haut-durchblutung zu den Zeitpunkten U2, eine Woche nach Sondenimplantation, und U3, einen Monat nach Sondenimplantation, konnte durch einen deutlichen Anstieg des am Fußrücken transkutan gemessenen Sauerstoffpartialdruckes, eine Verkürzung der Füllungszeit [4] und ein Wiedereinsetzen der Fluxmotionen belegt werden. Dies beweist eindeutig eine über reine Analgesie hinausgehende Wirkung der ESES.
Keiner der Patienten mit trophischen Hautläsionen profitierte von der ESES. Dies erlaubt die Folgerung, daß im Stadium IV die ESES nicht indiziert ist.
Als Wirkungsweise der ESES werden die "gate-control"-Theorie von MELZACK und WALL [6], die Ausschüttung von analgetisch wirkenden Endorphinen [10], eine gesteigerte Produktion von Prostaglandin und Prostazyklin in der peripheren Muskulatur [2], die Freisetzung eines durchblutungsfördernden Oligopeptids (Substanz P) [5] und die Verringerung des Sympathikotonus [8] verantwortlich gemacht.

## Literaturverzeichnis

1 BOLLINGER A, JÜNGER M, JÄGER K. Fluoreszenz-Videomikroskopie zur Beurteilung der menschlichen Hautmikrozirkulation. In: MAHLER F, MESSMER K, HAMMERSEN F, Hrsg. Methoden der klinischen  Kapillarmikroskopie. Basel: Karger 1986; 85-106.

2 HILTON SM, MARSHALL JM. Dorsal root vasodilatation in cat skeletal muscle. J Physiol 1980; 299: 277-288.

3 JACOBS MJHM, JÖRNING PJG, JOSHI SR et al. Epidural spinal cord electrical stimulation improves microvascular blood flow in severe limb ischemia. Ann Surg 1988; 207: 179-183.

4 JÜNGER M, FREY-SCHNEWLIN G, BOLLINGER A. Microvascular flow distribution and transcapillary diffusion at the forefoot in patients with peripheral ischemia. Int J Microcirc Clin Exp 1989; 8: 3-24.

5 KRIEGER D, GANONG W, eds. ACTH and related peptids: Structure, Regulation and Action. An New York Acad Sci 1977; Vol 197.

6 MELZACK R, WALL PD. Pain mechanism. A new theory. Science 1965; 150: 971-979.

7 MONETA GL, SCHNEIDER E, JÄGER K, BRÜLISAUER M, THÜRING-VOLLENWEIDER U, BOLLINGER A. Laser doppler flux and vasomotion in patients before and after transluminal angioplasty for limb salvage. VASA 1988; 17: 26-31.

8 MUNDINGER F. Behandlung chronischer Schmerzzustände - Neurochirurgische Aspekte. Chirurg 1983 ; 54: 775-784.

9 SEIFERT H, JÄGER K, BOLLINGER A. Analysis of flow motion by the laser doppler technique in patients with peripheral arterial occlusive diseases. Int J Microcirc Clin Exp 1988; 7: 223-236.

10 ZIMMERMANN M. Schmerz und Schmerztherapie: Neue Konzepte aus der Grundlagenforschung. Klin J 1983; 12: 37-45.

# Effects of garlic on the electro-mechanical properties in the canine carotid artery


*G. Siegel, A. Walter, K.G. Wagner, K. Rückborn, J. Emden, F. Schnalke*

*G. Siegel, A. Walter, J. Emden, F. Schnalke*
Institut für Physiologie, Freie Universität Berlin

*K.G. Wagner*
Gesellschaft für Biotechnologische Forschung, Braunschweig

*K. Rückborn*
Institut für Physiologie, Universität Rostock


## Abstract


In isolated strips of canine carotid arteries, aqueous garlic extract (from 0.2 to 200 g powder/l) and ajoene ($10^{-6}$ to $10^{-3}$ mol/l) affected membrane potential and tension. A gradual increase of the effector concentration both hyperpolarized the membrane of the vascular smooth muscle cells and reduced the contractile tone in a dose-dependent manner. The maximum hyperpolarization of the cells amounted to 9.4 mV (4.2 mV with ajoene), the maximum relaxation to 0.287 g (0.160 g with ajoene). When the parameter 'effector concentration' was eliminated from the dose-response curves and the developed tension plotted against membrane potential, the lower, sigmoid part of the stationary activation curve was confirmed. Although flux measurements using radioisotopes and patch-clamp investigations of ionic currents are still pending, the membrane hyperpolarization through aqueous garlic extract indicates that substances in this extract could have $K^+$ channel opening properties [10].

# Wirkungen von Knoblauch auf die elektromechanischen Eigenschaften der Arteria carotis des Hundes

*G. Siegel, A. Walter, K.G. Wagner, K. Rückborn, J. Emden, F. Schnalke*

*G. Siegel, A. Walter, J. Emden, F. Schnalke*
Institut für Physiologie, Freie Universität Berlin

*K.G. Wagner*
Gesellschaft für Biotechnologische Forschung, Braunschweig

*K. Rückborn*
Institut für Physiologie, Universität Rostock

## Einleitung

In jüngster Zeit ist eine neue Klasse von Pharmaka in den Blickpunkt klinischen Interesses gerückt, die nicht durch Blockade eines speziellen Ionenkanals ($Ca^{2+}$-Antagonisten, $Na^+$-Antagonisten), sondern durch Stimulation eines solchen ($K^+$-Agonisten) ihre Wirkung entfaltet [10, 11]. Die heterogene Gruppe der $K^+$-Kanalöffner kann möglicherweise bei Bluthochdruck, Asthma, peripherer arterieller Verschlußkrankheit sowie bei Herz- und Nervenerkrankungen sehr wirksam therapeutisch eingesetzt werden. Zentraler Ausgangspunkt ihrer physiologischen Wirkungsweise ist die Hyperpolarisation der glatten Muskelzellen, die über ein Schließen von T- oder L-Typ $Ca^{2+}$-Kanälen zur Erschlaffung führt, ohne - im klassischen Sinne - Beteiligung von zyklischem Adenosinmonophosphat (cAMP) oder zyklischem Guanosinmonophosphat (cGMP). Deshalb erhob sich die Frage, ob einige gesundheitsfördernde Eigenschaften, die dem Knoblauch (Allium sativum) zugeschrieben werden, z.B. die Senkung des Blutdruckes [3], die hemmende Wirkung auf die Entstehung einer Arteriosklerose [1] und, im Falle von Ajoen, auf die Lipoxygenaseaktivität [2], mit einer Membranhyperpolarisation einhergehen, d.h. mit einem Anstieg der Öffnungswahrscheinlichkeit von $K^+$-Kanälen. Daher untersuchten wir den Einfluß von wäßrigem Knoblauchextrakt sowie von reinem Ajoen auf die elektromechanischen Eigenschaften arterieller Blutgefäße. In niedriger Konzentration bewirken beide Agenzien eine signifikante Membranhyperpolarisation. Aufgrund der stationären Aktivierungskurve bedeutet eine Hyperpolarisation

170

um 2,6 mV eine 50 %ige Reduktion des Gefäßtonus. Diese enge elektro-mechanische Kopplung findet ihre Erklärung in der hohen Potential-empfindlichkeit der $Ca^{2+}$-Kanäle.

## Material und Methoden

*Experimentelle Präparationen und Lösungen*

Intrazelluläre Potentialableitungen und isometrische Spannungsmessungen wurden an der glatten Gefäßmuskulatur der Arteria carotis communis vorge-nommen [9]. Die Karotiden wurden getöteten Hunden innerhalb von 3 - 4 Min. entnommen und in einer Krebslösung mit folgender Zusammensetzung äquilibriert: $Na^+$ 151,16; $K^+$ 4,69; $Ca^{2+}$ 2,52; $Mg^{2+}$ 1,1; $Cl^-$ 145,4; $HCO_3^-$ 16,31; $H_2PO_4^-$ 1,38; Glukose 7,77 mMol/l (Temp. 37°C; pH 7,35). Die Lösung wurde mit einem Gasgemisch aus 95 % $O_2$ und 5 % $CO_2$ (Karbogen) durchperlt. Wäßriger Knoblauchextrakt wurde in den Konzentrationsstufen 0,2, 2, 20 und 200 g eingesetztes Pulver pro Liter verwendet, wobei jede Lösung frisch angesetzt wurde. Für die Extraktion wurden 100 g Knoblauchpulver (Lichtwer Pharma, Berlin) mit 300 ml $H_2O$ aufgeschlämmt und nach 20 Min. zentrifugiert (6 000 x g). Die Extraktion wurde zweimal wiederholt. Etwa 900 ml Überstand wurden im Rotationsverdampfer eingetrocknet und in 500 ml Aqua bidest. aufgenommen. Da diese Suspension in unerwünscht hohem Maße $K^+$-Ionen enthielt (34,9 mMol/l), wurde sie zur Herstellung der Konzentrationsstufe 20 g/l Knoblauchextrakt mit einer Krebslösung verminderten $K^+$-Gehaltes (erhöhter Gehalt aller anderen Ionenspezies) gemischt. Für die Konzentrationsstufe 200 g/l mußte die Suspension mit Hilfe einer gemischten Ionenaustauschersäule von $K^+$-Ionen befreit werden. Hochleistungsflüssigkeitschromatographie (HPLC)-Untersu-chungen der frisch angesetzten Suspension ergaben eine Konzentration von 3,58 mMol/l Allicin und von 0,184 mMol/l Ajoen. Reines, öliges Ajoen wurde zunächst in Dimethylsulfoxid (Sigma, Deisenhofen) in einer Konzentration von 1 mMol/l (Stammlösung) gelöst. Hieraus wurden die Konzentrationsstufen $10^{-6}$, $10^{-5}$, $10^{-4}$ und $10^{-3}$ Mol/l in Krebslösung angestzt. Die entsprechenden DMSO-Konzentrationen waren 0,659, 6,59, 65,9 und 659 µMol/l. Die Wirkung von Ajoen wurde als relative Änderung gegenüber DMSO-Kontrollexperimenten gemessen. Jede Lösung wurde frisch zubereitet.

## Elektrische Ableitung

Intrazelluläre Ableitungen des Membranpotentials wurden mit Glasmikroelektroden ausgeführt, die mit 3 Mol/l KCl gefüllt waren. Elektrische und mechanische Spannungsmessungen wurden gleichzeitig vorgenommen. Der Elektrodenwiderstand variierte zwischen 60 und 100 M$\Omega$, die Spitzenpotentiale zwischen -40 und -80 mV. Die Elektroden waren bis knapp unter die Spitzen abgeschirmt; ansonsten wurden herkömmliche Ableittechniken benutzt [9, 10]. Die Mikroelektroden wurden von der intimalen Oberfläche her in die Muskelzellen eingestochen. Arterien in normaler Krebslösung mit Membranpotentialen zwischen -50 und -80 mV wurden für die endgültige Mittelung ausgewählt. Positivere Membranpotentiale als -50 mV (20 % aller Einstiche) mußten verworfen werden, weil sie nach eigenen Untersuchungen und solchen anderer Autoren [5] von Endothelzellen stammen.

## Mechanische Registrierung

4 - 5 mm lange, zylindrische Segmente der Karotisarterien wurden in Längsrichtung aufgeschnitten. Da die glatten Muskelzellen der Karotisarterie zirkulär angeordnet sind, wurde der aufgefaltete, 10 - 15 mm lange Gefäßring an seinen Schnittwunden zur isometrischen Kraftmessung an einem Dehnungsmeßstreifen befestigt [9]. Die Präparate wurden mit Krebslösung 15 Min. bei 10 ml/Min. Flußrate und einer anfänglichen Kraft von 2 g umspült. Nach dieser Zeit war die Spannung im Gleichgewicht und betrug zwischen 1,426 ± 0,111 g (n=5) (Serie mit Knoblauchextrakt) und 1,544 ± 0,109 g (n=5) (Serie mit Ajoen). Danach wurden Lösungen mit verschiedenen Konzentrationen von Knoblauchextrakt oder Ajoen jeweils 15 Min. lang appliziert, zunächst in steigenden, dann in fallenden Konzentrationen (Reversibilität). Nach dieser Zeit hatte die mechanische Kraftentwicklung einen Gleichgewichtszustand bei jeder Konzentrationsstufe erreicht. Membranpotential- und Kraftwerte wurden bei gleichen Effektorkonzentrationen gemittelt.

## Statistische Analyse

Für jede Gruppe von Präparaten innerhalb einer Knoblauchextrakt- oder Ajoenkonzentration entspricht die Anzahl der verwendeten Arterien auch der Anzahl der eingesetzten Hunde. Alle Werte sind Mittelwerte ± mittlere Standardabweichungen (SEM) der angegebenen Anzahl von Präparaten. Bei den intrazellulären Ableitungen wurden mindestens 10 Einstiche bei jeder Effektorkonzentration gemittelt. Bei einigen Präparaten wurden auch stehende

Einstiche für die endgültige Mittelwertbildung verwendet. Die Mittelwerte aller Membranpotentiale wurden für jede Konzentrationsstufe errechnet und sind in den Abbildungen dargestellt.

## Ergebnisse und Diskussion

*Wirkung von Knoblauchextrakt auf Membranpotential und Kraftentwicklung*

Das Ruhemembranpotential der glatten Gefäßmuskelzellen der Hunde-karotisarterie betrug -61,5 ± 0,7 mV (n=5) [10]. Appliziert man wäßrigen Knoblauchextrakt in Konzentrationen von 0,2 bis 20 g/l, so ergibt sich eine konzentrationsabhängige Membranhyperpolarisation von -61,5 ± 0,7 mV (n=5) auf maximal -70,9 ± 0,7 mV (n=5; P < 0,0005). Wenn man die Kurve von niedrigen zu hohen Knoblauchextraktkonzentrationen bei jeweils 15minütiger Applikationszeit nacheinander durchfährt, so erhält man die in Abb. 1A dargestellten Werte. Die Abbildung zeigt, daß das Membranpotential bei einer Knoblauchextraktkonzentration von 200 g/l im Vergleich zu normaler Krebslösung um 2,5 mV reduziert ist, wodurch die sigmoide Dosis-Wirkungskurve im hohen Konzentrationsbereich eine glockenförmige Gestalt erhält [7]. Wie für die neuen vasodilatatorischen Substanzen Nicorandil [4] und Iloprost [10] berichtet, könnte die stark hyperpolarisierende Wirkung von wäßrigem Knoblauchextrakt um 9,4 mV ebenfalls einem Anstieg der $K^+$-Permeabilität der glatten Muskelzellen der Karotisarterie zugeschrieben werden.
Abb. 1B zeigt die Wirkung von Knoblauchextrakt auf die mechanische Kraftentwicklung. Im Konzentrationsbereich zwischen 0,2 und 20 g/l verursacht Knoblauchextrakt eine dosisabhängige Erschlaffung der Muskelzellen, während dieser Effekt bei der Konzentrationsstufe 200 g/l in drastischer Weise umgekehrt wird (Änderung des Tonus um + 62,5 % verglichen mit 20 g/l Extraktkonzentration). Wie man sieht, gehen Membranhyperpolarisation und Tonushemmung als Funktion der Knoblauchextraktkonzentration parallel. Die maximale Hyperpolarisation der Zellen betrug 9,4 mV, die maximale Relaxation 0,287 g. Die sigmoiden, im hohen Konzentrationsbereich glockenförmigen Dosis-Wirkungskurven, die das Membranpotential oder den Tonus versus Konzentration von Knoblauchextrakt darstellen, haben einen $EC_{50}$-Wert von 0,85 g/l. Sehr hohe Dosen des Extraktes (200 g/l) führten zu Membrandepolarisation und Vasokonstriktion. Nimmt man an, daß 0,2 g/l ein realistischer Konzentrationsbereich für den Menschen ist, so wurde eine relevante Membranhyperpolarisation und Tonushemmung durch unsere Studien nachgewiesen.

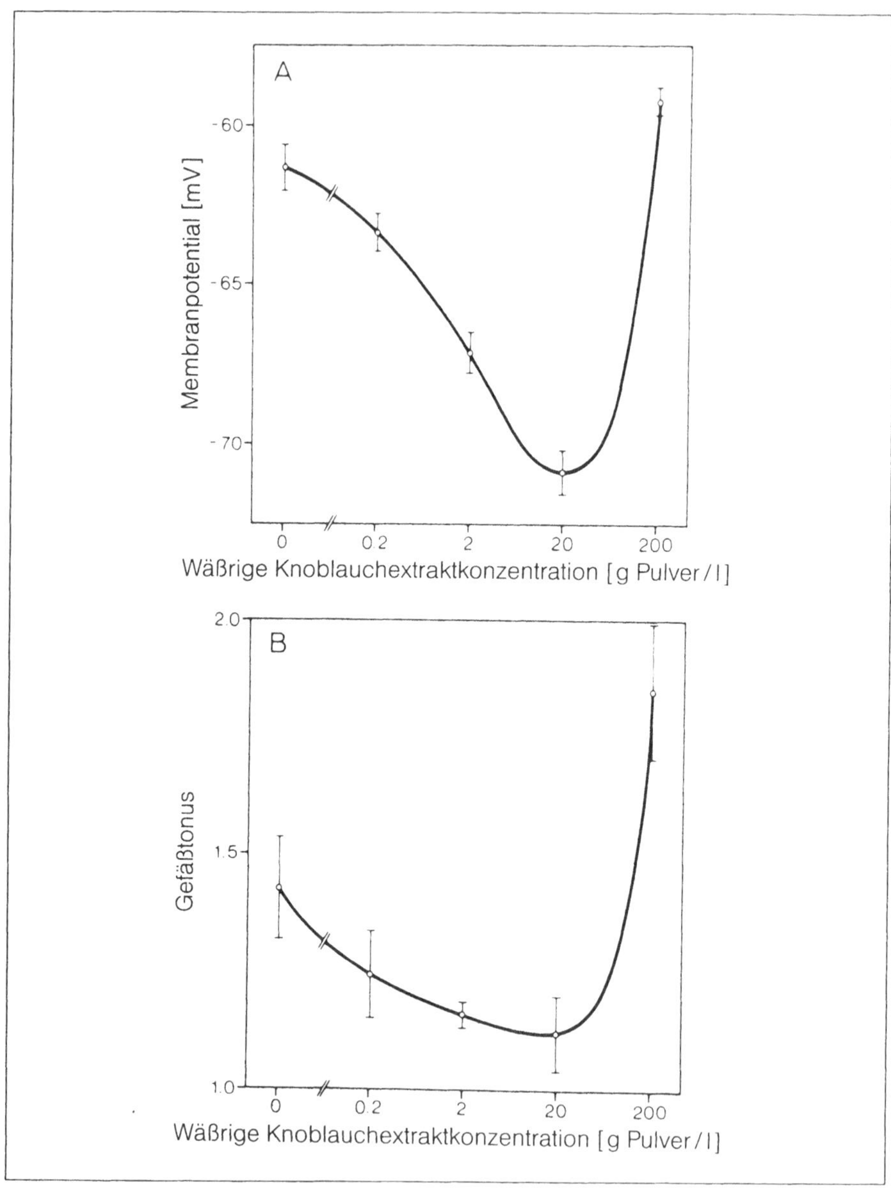


*Abb. 1:* Membranpotential (A) und Tonus (B) isolierter Karotissegmente in Abhängigkeit von der Konzentration wäßrigen Knoblauchextraktes in Krebslösung. Die Präparate (n=5) wurden jeweils 15 Min. in Knoblauchextrakt der entsprechenden Konzentrationsstufe (g eingesetztes Knoblauchpulver pro l) inkubiert.

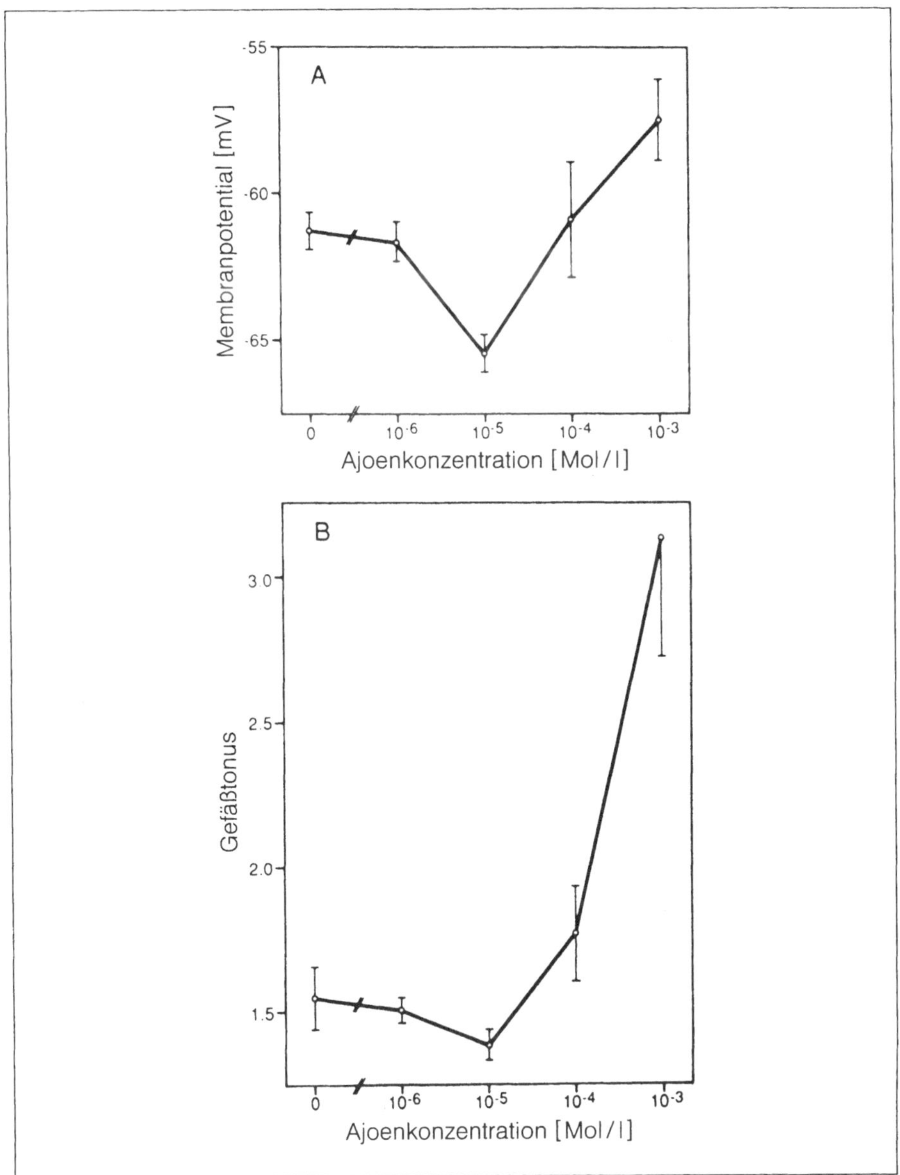


*Abb. 2:* Membranpotential (A) und Tonus (B) isolierter Karotissegmente in Abhängigkeit von der Ajoenkonzentration in Krebslösung. Die Präparate (n=5) wurden jeweils 15 Min. bei den entsprechenden Ajoenkonzentrationsstufen inkubiert.

## Einfluß von Ajoen auf Membranpotential und Tonus

Vergleicht man die Wirkungen von Knoblauchextrakt mit jenen von Ajoen, so findet man einen ähnlichen Verlauf von Membranpotential und Gefäßtonus für Konzentrationen zwischen $10^{-6}$ und $10^{-3}$ Mol/l (Abb. 2). 15minütige Applikation von Ajoen in kumulativer Weise hyperpolarisierte die Membran maximal um 4,2 mV und reduzierte die Kraft um 0,160 g. Halbmaximaler Effekt trat bei einer Konzentration von 2,4 x $10^{-6}$ Mol/l Ajoen auf. Die Konzentrationsstufe $10^{-3}$ Mol/l führte zu Depolarisation und Kontraktion. Bei den Experimenten mit wäßrigem Knoblauchextrakt oder Ajoen fiel besonders auf, daß die Reversibilität des Membranpotentials und Tonus bei fallenden Konzentrationen deutlich eingeschränkt war, d.h., daß wir eine deutliche Nachwirkung der Substanzen beobachten konnten.

Da wir 43 mg/l Ajoen und 580 mg/l Allicin in unserem wäßrigen Knoblauchextrakt der Konzentrationsstufe 200 g/l mit HPLC messen konnten, dürfen wir davon ausgehen, daß 35 % der Membranhyperpolarisation und Vasorelaxation unter dem Einfluß von Knoblauchextrakt auf die Wirkung von Ajoen zurückzuführen sind.

## Elektromechanische Kopplung

Die besprochenen Untersuchungen geben keine ursächliche Erklärung der Wirkung von Knoblauchextrakt oder Ajoen. Im Falle eines direkten Einflusses auf die Zellmembran könnte die Änderung von passiven Membraneigenschaften (Anstieg der $K^+$-Permeabilität, Abfall der $Na^+$-Permeabilität) oder von aktiven Transportprozessen (Stimulation der elektrogenen $Na^+$-Auswärtspumpe) als Grund für die Membranhyperpolarisation in Betracht gezogen werden. Die Schritte von einer Hyperpolarisation zu einem Abfall der intrazellulären $Ca^{2+}$-Aktivität wurden bereits früher detailliert diskutiert [6].

Trotz dieser offenen Alternativen oder der Kombinationen daraus fällt die offensichtliche Korrelation zwischen Membranhyperpolarisation und Relaxation auf. Die Anwendung einer Substanz, die Hyperpolarisation und Erschlaffung glatter Muskelzellen bewirkt, kann zu einer Bestätigung der Aktivierungskurve sowie zur Bestimmung ihres exakten Verlaufes dienen [8]. Tatsächlich unterstützt die Prüfung der elektromechanischen Kopplung (Abb. 3) die vormals gemessene Aktivierungskurve. In unseren Experimenten wurden Membranpotential und Tonus als Funktion der Knoblauchextrakt- oder Ajoenkonzentration gleichzeitig gemessen. Wenn man die Parameter "Knoblauchextraktkonzentration" oder "Ajoenkonzentration" aus den Dosis-Wirkungsbeziehungen eliminiert und die entwickelte Kraft gegen das Membranpotential aufträgt, so erhält man den

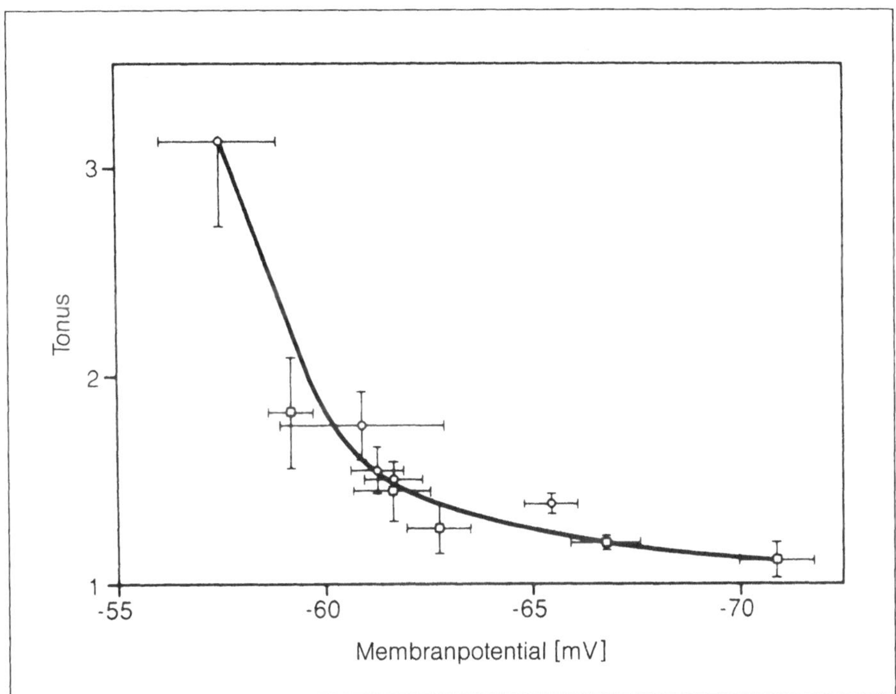



*Abb. 3:* Mechanische Kraftentwicklung als Funktion des Membranpotentials an isolierten Karotissegmenten (stationäre Aktivierungskurve). Das Membranpotential wurde durch Variation der Knoblauchextrakt-(□) oder der Ajoenkonzentration (o) in der Krebslösung geändert.

unteren, sigmoiden Teil der stationären Aktivierungskurve [8]. Man erkennt sofort, daß zunehmende Hyperpolarisation mit einer Abnahme im Muskeltonus verknüpft ist. Obwohl die dargestellten Experimente weder einen Schluß über eine direkte noch über eine indirekte Genese der Membranhyperpolarisation zulassen, scheinen die Ergebnisse darauf hinzuweisen, daß (hemmende) elektromechanische Kopplung (Schließen von $Ca^{2+}$-Kanälen) die entscheidene Rolle bei der Vasodilatation spielt [7].

## Zusammenfassung

An isolierten Gefäßstreifen der Karotisarterie vom Hund beeinflußten wäßriger Knoblauchextrakt (aus 0,2 bis 200 g Pulver/l) sowie Ajoen ($10^{-6}$ bis $10^{-3}$ Mol/l) das

Membranpotential und den Muskeltonus. Gradueller Zuwachs in der Konzentration der Wirksubstanzen hyperpolarisierte dosisabhängig die Membran der glatten Gefäßmuskelzellen und führte gleichzeitig zur Reduktion des kontraktilen Tonus. Die maximale Hyperpolarisation der Zellen betrug 9,4 mV (4,2 mV bei Ajoen), die maximale Relaxation 0,287 g (0,160 g bei Ajoen). Eliminiert man den Parameter "Effektorkonzentration" aus den Dosis-Wirkungskurven und trägt die entwickelte Kraft gegen das Membranpotential an, so wird der untere, sigmoide Teil der stationären Aktivierungskurve bestätigt. Obwohl Fluxmessungen mit Radioisotopen und Patch-clamp-Untersuchungen der Ionenströme noch ausstehen, weist die Membranhyperpolarisation durch wäßrigen Knoblauchextrakt darauf hin, daß Substanzen in diesem Extrakt $K^+$-kanalöffnende Eigenschaften besitzen könnten [10].

## Danksagung

Die Autoren danken Frau M. Krawczynski für die Erstellung ausgezeichneter Illustrationen und Herrn P. Holzner für die photographische Arbeit. Frau A. Scheuermann sind wir für die editorielle Bearbeitung des Manuskripts besonders dankbar.

## Literaturverzeichnis

1 BETZ E, WEIDLER R. Die Wirkung von Knoblauchextrakt auf die Atherogenese bei Kaninchen. In: BETZ E, Hrsg. Die Anwendung aktueller Methoden in der Arteriosklerose-Forschung. S. 304-311. Tübingen: Deutsche Gesellschaft für Arterioskleroseforschung 1989.

2 BLOCK E. Biologisch aktive Organo-Schwefelverbindungen im Knoblauch. D Apoth Z 1989; 28: 3-4.

3 HARENBERG J, GIESE C, ZIMMERMANN R. Effect of dried garlic on blood coagulation, fibrinolysis, platelet aggregation and serum cholesterol levels in patients with hyperlipoproteinemia. Atherosclerosis 1988; 74; 247-249.

4 KAJIWARA M, DROOGMANNS G, CASTEELS R. Effects of 2-nicotinamidoethyl nitrate (nicorandil) on excitation-contraction coupling in the smooth muscle cells of rabbit ear artery. J Pharmacol Exp Ther 1984; 230: 462-468.

5 NORTHOVER BJ. The membrane potential of vascular endothelial cells. Adv Microcirc 1980; 9: 135-160.

6 SIEGEL G, EHEHALT R, KOEPCHEN HP. Membrane potential and relaxation in vascular smooth muscle. In: VANHOUTTE PM, LEUSEN I, Hrsg. Mechanisms of vasodilatation. Basel, München, Paris, London, New York, Sydney: Karger 1978; 56-72.

7 SIEGEL G, STOCK G, SCHNALKE F, LITZA B. Electrical and mechanical effects of prostacyclin in the canine carotid artery. In: GRYGLEWSKI RJ, STOCK G, Hrsg.

Prostacyclin and its stable analogue iloprost. Berlin, Heidelberg, New York, London, Paris, Tokyo: Springer 1987; 143-149.

8 SIEGEL G, WALTER A, BOSTANJOGLO M, JANS AWH, KINNE R, PICULELL L, LINDMANN B. Ion transport and cation-polyanion interactions in vascular biomembranes. J Membr Sci 1989; 41: 353-375.

9 SIEGEL G, WALTER A, THIEL M, EBELING BJ. Local regulation of blood flow. Adv Exp Med Biol 1984; 169: 515-540.

10 SIEGEL G, WENZEL K, SCHNALKE F, MIRONNEAU J, SCHULTZ G, SCHRÖDER G, SCHILLINGER E, GRAUHAN O, HETZER R. Prostacyclin analogues as $K^+$-channel openers. Clin Pharmacol 1990; 7: 72-96.

11 WESTON AH, ABBOTT A. New class of antihypertensive acts by opening $K^+$-channels. Trends Pharmacol 1987; 8: 283-284.

# An immunohistochemical search for an age-related atrophy of smooth muscle cells in the aorta

*H.E. Schaefer, B. Bürger*
Pathologisches Institut, Universität Freiburg

## Abstract

Based on a morphometrical evaluation of paraffin sections obtained from 113 autopies covering the age range of 1 - 80 years in an approximately equal distribution, and immunohistochemically stained for $\alpha$-actin to visualize smooth muscle cells (SMC), evidence is presented that SMC of the media aortae undergo marked atrophy linearly progressing with age. Since the decrease in volumetrical as well as numerical density of SMC, in particular, has been encountred even outside overlaying atherosclerotic plaques, SMC atrophy seems to represent a primary event connected with general somatic ageing. - It can be expected that the speed of interstitial fluid transport directed along the pulse wave towards the periphery, slows down with increasing SMC atrophy and loss of contractile capacity. Those settings promote age-dependent chemical modification of stagnant intramural low density lipoprotein (LDL) and eventually lead to atheroma formation due to enhanced scavenger endocytosis. This chain of events may account mainly for the abdominal type of aortal atherosclerosis of the elderly, rather than for the more proximally residing atherosclerotic lesions as seen in younger individuals primarily suffering from hyperlipoproteinaemia with an intravascular increase of the life span of LDL and a more rapid endocytosis of chemically modified LDL immediately ensuing after transendothelial passage.

# Immunhistochemische Untersuchungen zur Frage einer altersbedingten Atrophie der glatten Muskelzellen in der Aorta


*H.E. Schaefer, B. Bürger*
Pathologisches Institut, Universität Freiburg


## Einleitung

An der multifaktoriellen Pathogenese der Arteriosklerose sind interagierende Prozesse einer gesteigerten Lipidablagerung sowie pathologischen Biomineralisation, Akkumulation interstitieller Matrix, einer zumindest intimalen Gewebsproliferation und eventuell auch einer Atrophie von Gefäßwandzellen beteiligt. Während die an der Plaquebildung beteiligte Zellproliferation in der Intima vielfache Aufmerksamkeit gefunden hat [1, 2, 3], ist das Schicksal der glatten Muskelzellen (GMZ) der Gefäßmedia wenig systematisch untersucht worden. Allerdings hat THOMA bereits im 19. Jahrhundert [4, 5] auf eine mit einer Gefäßwanddilatation verbundene Atrophie der Arterienmedia hingewiesen. Möglicherweise sind die Untersuchungen von THOMA später deshalb in Vergessenheit geraten, weil seinem Ansatz die in der Folge als unzutreffend erwiesene Hypothese zugrunde gelegen hatte, daß eine primäre Atrophie von einer als sekundäres Ereignis aufgefaßten, atheromatösen Intimaproliferation gewissermaßen kompensiert werde.

Besonders unter dem Eindruck tierexperimenteller Ergebnisse ist ganz im Gegensatz zu einer Atrophie eher eine Proliferation von GMZ postuliert worden, wobei sich die mit zunehmender Arteriosklerose in der Intima vermehrenden Zellen aus solchen GMZ rekrutieren sollen, die aus der Media ausgewandert seien [3]. Einer solchen, gewissermaßen unitarischen Ableitung plaquebildender Mesenchymzellen steht die Vorstellung entgegen, daß sich zumindest bei der spontanen Arteriosklerose des Menschen in den Plaques ortsständige, myointimale Zellen vermehren, die nach Art von Myofibroblasten [6] eine GMZ-ähnliche Differenzierung mit stärkerer Tendenz zur Faser- und Matrixbildung zeigen. Dieser zuerst von LANGHANS [7] als ortsständig in der Intima beschriebene Zelltyp unterscheidet sich von den eher bipolaren GMZ der Media durch eine multipolare, sternförmige Konfiguration, wie sie am ehesten in sog.

Häutchenpräparaten oder tangential zur Gefäßoberfläche geführten Flachschnitten erkennbar wird [8, 9, 10].

Da die Zahl und Ausdehnung von GMZ immunhistochemisch durch die Darstellung von α-Aktin gut darstellbar ist, haben wir die volumetrische und numerische Dichte der GMZ in der Media aortae des Menschen in allen Altersstufen mit dem Ergebnis einer fortschreitenden Atrophie dieses Zelltypes, insbesondere auch außerhalb von atheromatösen Plaques, morphometrisch analysiert.

## Material und Methoden

Bei Obduktionen wurden aus der Aorta thoracalis (2 cm distal der Klappen) und aus der Aorta abdominalis (direkt unterhalb der Abgänge der Arteriae renales) zirkuläre Gewebsstreifen von 113 Verstorbenen (38 weibliche und 75 männliche Fälle) aus allen Altersklassen entnommen und nach üblicher Formalinfixation in Paraffin eingebettet. An 5 μm dicken Schnittpräparaten wurde mit einer modifizierten [11] Avidin-Biotin-Peroxydase-Komplexmethode nach HSU [12] α-Aktin mit einem kommerziellen Primärantikörper der Fa. Sigma Diagnostics (A9172) und unter Verwendung des ABC-Kit Standart der Fa. Vector Laboratories (Nr. PK 4000) nachgewiesen. Die volumetrische und numerische Dichte der sich durch ihre intensive braune Anfärbung scharf von der Interzellularsubstanz und anderen Zellen abhebenden GMZ wurde in der Media nach dem Punkt-Treffer-Verfahren in solchen Gefäßabschnitten morphometrisch analysiert, in denen sich atherosklerotische Plaques nicht entwickelt hatten. Inneres, mittleres und äußeres Drittel dieser Gefäßwandschicht wurden separat gemessen. Außerdem wurde die Dicke von Media und Intima vermessen und der Grad der Atherosklerose semiquantitativ abgeschätzt.

## Ergebnisse

Mit der geschilderten immunhistochemischen Reaktion stellten sich sowohl die GMZ der Gefäßmedia als auch die myointimalen Langhanszellen (LZ) in tief braunem Farbton dar (Abb. 1a). Während jedoch die morphometrisch analysierten Media-GMZ gleichmäßig parallel angeordnete Lagen bipolarer Zellen bildeten, stellten sich die LZ mit schlankeren, unregelmäßig angeordneten Zellfortsätzen dar, die auf Flachschnitten in der Intima ein sternförmiges Netzwerk bildeten, aber auch bei der der morphometrischen Auswertung zugrunde gelegten senkrechten Schnittführung als solche gut von den Media-GMZ abgrenzbar waren.

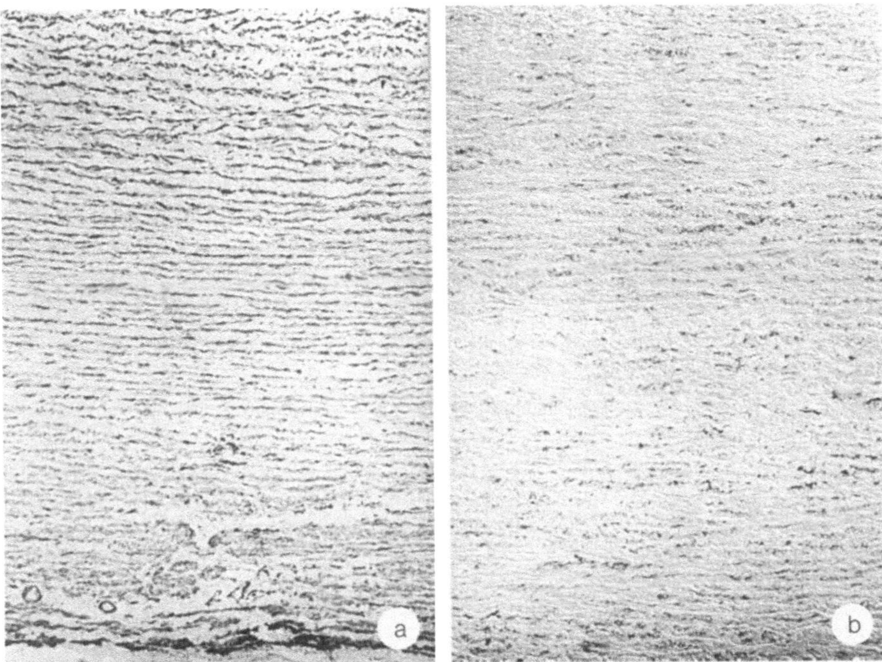

*Abb. 1:* Immunhistochemische Darstellung von α-Aktin in einem senkrecht durch die Wandung der Aorta thoracalis geführten Schnitt.
a) Gleichmäßige Anordnung der GMZ in der Media ohne wesentliche Atrophie bei einem 23jährigen Mann. Am oberen Bildrand stellt sich als schmaler Saum die Intima mit eher unregelmäßig geflechtartig angeordneten LZ dar.
b) Analoges Schnittpräparat bei einem 61jährigen Mann mit hochgradiger Atrophie der GMZ.

Schon bei semiquantitativer Abschätzung war ein mit dem Alter deutlich zunehmender Schwund der GMZ in der Media sichtbar (Abb. 1b), der am stärksten im inneren, subintimalen Drittel der Media sowohl in der Aorta thoracalis als auch abdominalis sichtbar war und in ausgeprägten Fällen bis zu einem kompletten Schwund jeglicher α-aktinhaltiger Strukturen führte. In diesen Fällen waren GMZ vollkommen durch vorwiegend kollagene Faserstrukturen mit Einlagerung weniger fibroblastenartiger Zellen ersetzt. Das mittlere Mediadrittel zeigte eine geringere, das äußere Drittel die am wenigsten ausgeprägte Reduktion der GMZ sowohl bezüglich ihrer volumetrischen als auch numerischen Dichte. Obwohl das Ausmaß der Atrophie innerhalb der jeweiligen Altersklassen individuell unterschiedlich stark ausgeprägt war, ergab sich auf dem Niveau einer Irrtumswahrscheinlichkeit > 0,001 (F-Verteilungstest) eine hohe Signifikanz für die volumetrische Reduktion im inneren Drittel der Aorta thoracalis und abdominalis bei einem altersbezogen insgesamt linearen Abfall der Werte mit einem jährlichen Gradienten von - 0,42 % in der Aorta thoracalis und - 0,33 % in der Aorta abdominalis. Die entsprechenden Werte betrugen im mittleren Drittel der genannten Gefäßabschnitte - 0,32 % und - 0,21 % und im äußeren Drittel - 0,31 % und - 0,9 %, wobei sich der entsprechende Wert lediglich für das äußere Drittel der Aorta abdominalis als nicht mehr signifikant erwies. Größenordnungsmäßig ließ sich für das innere und mittlere Drittel der Aortenmedia eine Reduktion der Flächendichte α-aktinhaltiger Strukturen zwischen dem 20. und 80. Lebensjahr um 50 % ermitteln (Abb. 2). Diese Reduktion der Volumendichte von GMZ beruhte sowohl auf einer im inneren Drittel der Media im Extrem gegen Null strebenden Reduktion der numerischen Dichte der GMZ als auch auf einem signifikanten Abfall des mittleren Myozytendurchmessers, ausgedrückt in µm

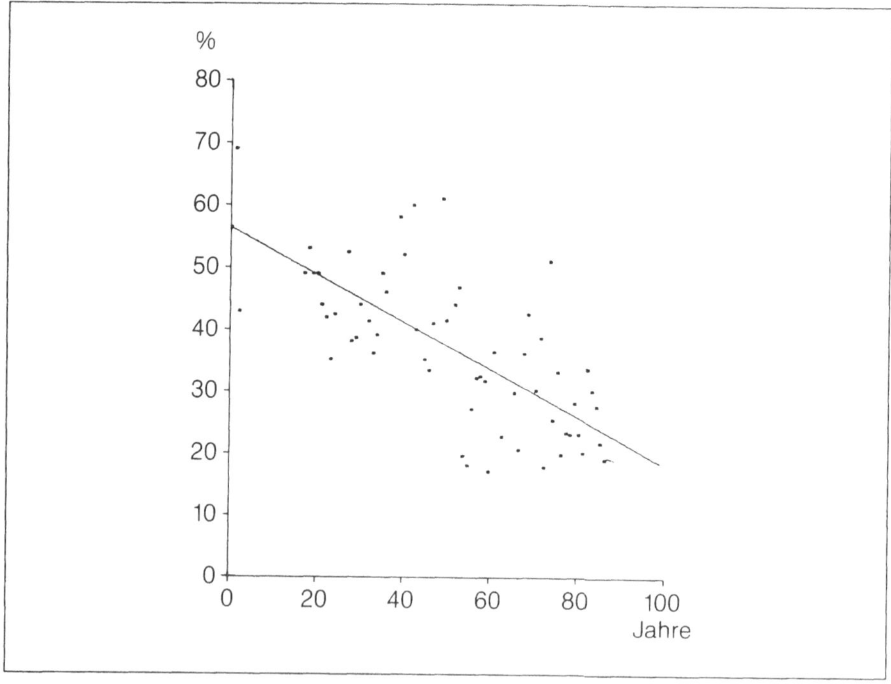



*Abb. 2:* Linearer Abfall der volumetrischen Dichte α-Aktin-positiv reagierender GMZ im inneren Mediadrittel der Aorta thoracalis. In der Aorta abdominalis (hier nicht dargestellt) hat sich ein identischer Befund erheben lassen. Im mittleren und äußeren Drittel ist die altersabhängige Regression etwas geringer ausgeprägt. Ein analoges Verhalten zeigt die numerische Dichte der GMZ.

pro Jahr im inneren, mittleren und äußeren Drittel der Aorta thoracalis um - 0,032, - 0,016 und - 0,02 sowie im inneren, mittleren und äußeren Drittel der Aorta abdominalis um - 0,041, - 0,028 und - 0,01. Die kompletten Meßdaten werden an anderer Stelle ausführlich mitgeteilt [13]. Diese Veränderungen erwiesen sich nur im äußeren Drittel der Aorta abdominalis als nicht signifikant. An die Stelle kontraktiler Substanz war vorwiegend kollagenes Fasermaterial getreten. In Mediaabschnitten unterhalb etablierter atherosklerotischer Plaques, die definitionsgemäß nicht in die Messung einbezogen wurden, war die Atrophie weit stärker ausgebildet. Unter größeren, ulzerierten Plaques konnte gelegentlich ein fast völliger Schwund α-Aktin-positiver Strukturen registriert werden.

Faßt man die Kollektive mit fehlender oder geringer Arteriosklerose einerseits und mit mittelgradiger oder hochgradiger Arteriosklerose andererseits zu zwei Gruppen zusammen, so ergibt sich, daß innerhalb vergleichbarer Altersklassen der Grad der GMZ-Atrophie bei mittlerer und hochgradiger Arteriosklerose am stärksten ausgeprägt war.

Die Dickenmessung der gesamten Arterienwand hat im Erwachsenenalter eine weitgehende Konstanz oder statistisch nur eine unbedeutende Reduktion der Dicke der Media ergeben, während die Intima auch außerhalb von Plaques signifikant an Stärke zunahm. Die Anzahl dort durchaus inkonstant zu beobachtender α-Aktin-positiver LZ korrelierte in keiner Hinsicht mit dem Schwund von GMZ in der Media. Strukturell ergaben sich keinerlei Indizien für eine Wanderung von GMZ aus der Media in die Intima.

Orientierende Untersuchungen mit simultaner Darstellung von α-Aktin und histochemischem Nachweis von Kalziumsalzablagerungen mit der von-Kossa-Reaktion haben ergeben, daß die lichtmikroskopisch sichtbaren Kalksalzablagerungen stets extrazellulär lokalisiert waren, wobei eine eindrucksmäßige Korrelation zum Grad der lokalen Atrophie und extrazellulären Kalzinose bestand (Abb. 3).

## Diskussion

Der hier für die Aorta beschriebene Vorgang einer leiomuskulären Mediaatrophie läßt sich mit gleicher Methodik im Prinzip auch bei der Koronarsklerose nachweisen, wobei die obstruktive Komponente stets auf einer intimalen Ansammlung lipidspeichernder Makrophagen, einer Proliferation myointimaler LZ mit vermehrter Matrixsynthese und u.U. massiver Kalzinose beruht. Es erscheint bemerkenswert, daß die in der Aorta zu beobachtende leiomuskuläre Mediaatrophie altersabhängig in solchen Zonen auftritt, die nicht direkt von einer Plaquebildung betroffen sind. Insofern scheint es sich um einen von der

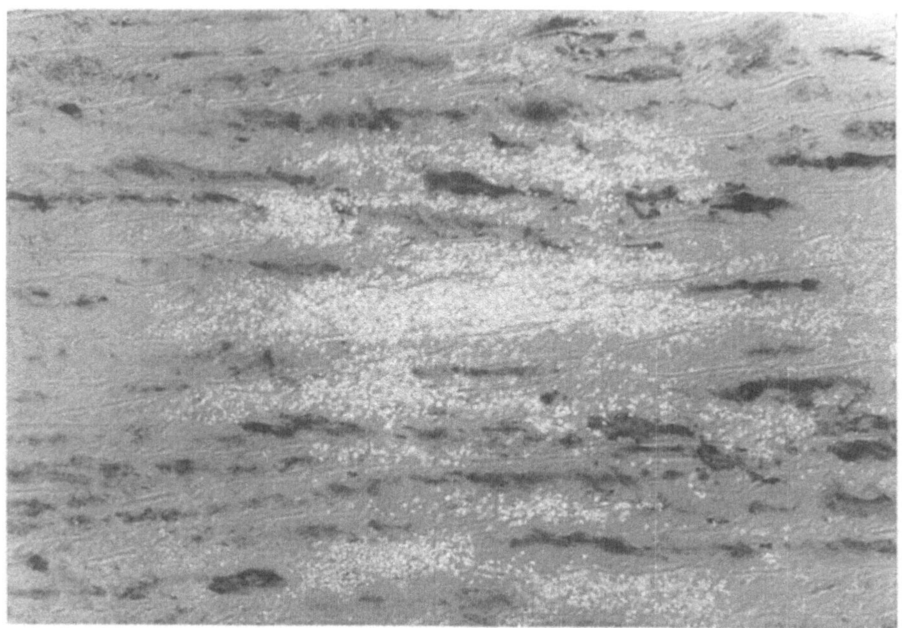

*Abb. 3:* Simultane Darstellung von Kalziumsalzablagerungen in Form heller Punkte (von-Kossa-Färbung, Epipolarisation) sowie von dunkel gefärbten glatten Muskelzellen (immunhistochemischer Nachweis von α-Aktin, gleichzeitige Transmissionsbeleuchtung) in einem Aortenabschnitt mit deutlicher leiomuskulärer Atrophie. Kalziumpräzipitate werden ausschließlich extrazellulär sichtbar.

Atherombildung unabhängigen Prozeß zu handeln. Der Grad dieser Atrophie ist innerhalb gleicher Altersklassen individuell unterschiedlich entwickelt, ohne daß bisher die wirksamen Faktoren - abgesehen von der Annahme einer individuellen Disposition - zu erklären wären. Zusammenhänge mit der allgemeinen Lebensweise sowie der Intensität und Ausdauer kreislaufwirksamer, körperlicher Aktivität können nur vermutet werden.

Die aus der leiomuskulären Atrophie resultierende Einschränkung der kontraktilen Kapazität der Arterienwand dürfte für den mit zunehmender Arteriosklerose bekannten Anstieg des Gradienten der Pulsdruckwelle mitverantwortlich sein und erklärt im Extremfall die Entwicklung arteriosklerotischer Aneurysmen [14].

Die mit der Atrophie einhergehende Matrixverdichtung und -verkalkung läßt weiterhin eine Behinderung des u.a. für den Cholesterinexport aus verfettenden Makrophagen so wichtigen intramuralen, in die Peripherie gerichteten Stromes interstitieller Flüssigkeit erwarten und erhöht so auch die Verweildauer des transendothelial in das interstitielle Kompartiment der Gefäßwand eingedrungenen Lipoproteins niedriger Dichte (LDL) [15, 16]. Damit wächst die Wahrscheinlichkeit einer alterungsabhängigen chemischen Modifikation [17, 18] des LDL mit der Konsequenz einer über den Scavenger-Rezeptor der Makrophagen erfolgenden Endozytose [19, 20, 21]. Insofern läßt sich eine unmittelbare Beziehung zwischen der altersabhängigen leiomuskulären Gefäßwandatrophie und der Tendenz zu einer in diesem Falle sekundären Atherombildung herstellen. Unter diesen Bedingungen resultieren Atherome weniger aus einer im Blut chronisch gesteigerten LDL-Konzentration, sondern eher aus einer stagnationsbedingt kritischen Verlängerung der mittleren Lebenszeit dieses Lipoproteins und seinem inhärenten Risiko einer chemischen Modifikation.

Ein solcher Zusammenhang könnte auch das unterschiedliche Verteilungsmuster von Atheromen bei primärer LDL-Hyperlipoproteinämie einerseits und altersabhängiger Atherosklerose andererseits erklären: Während beispielsweise bei der familiären Hypercholesterinämie Atherome maximal in der aszendierenden Aorta entwickelt sind [22], weil die LDL-Alterung bereits im zirkulierenden Blut einsetzt und das altersbedingt chemisch modifizierte LDL unmittelbar nach seinem Eintritt in das Gefäßwandinterstitium über die Scavenger-Endozytose gespeichert wird, bedingt die mit der altersabhängigen GMZ-Atrophie zusammenhängende Stagnation des intramuralen Flüssigkeitsstromes eine die Endozytose fördernde LDL-Alterung innerhalb der Gefäßwand. Dieser Vorgang nimmt mit zunehmender Transportstrecke an Bedeutung zu und provoziert daher erst in peripheren Aortenabschnitten eine Atherombildung. Auf dieser Grundlage ist eine auf LDL-Endozytose beruhende Atherombildung vorzugsweise im abdominalen Abschnitt auch ohne Hyperlipoproteinämie in der leiomuskulär atrophischen Aorta des alternden Menschen zu erklären.

## Literaturverzeichnis


1  SMITH P, HEATH D. The ultrastructure of age-associated intimal fibrosis in pulmonary blood vessels. J Pathol 1980; 130: 247-253.
2  TITUS JL, WEILBAECHER DG. Smooth muscle cells in atherosclerosis. In: GOTTO AM, SMITH LC, ALLEN B, eds. Atherosclerosis V. Berlin: Springer 1980: 126-129.
3  WISSLER RW. The artery wall and the pathogenesis of progressive atherosclerosis. In: GOTTO AM, SMITH LC, ALLEN B, eds. Atherosclerosis V. Berlin: Springer 1980: 407-414.
4  THOMA R. Ueber die compensatorische Endarteriitis. Virchows Arch 1888; 112: 10-16.
5  THOMA R (in Verbindung mit N. Kaefer). Ueber die Elasticität gesunder und kranker Arterien. Virchows Arch 1889; 116: 1-27.
6  GABBIANI G, HIRSCHEL BJ, RYAN GB, STATKOV PR, MAJNO G. Granulation tissue as a contractile organ. J Exp Med 1972; 135: 719-734.

7 LANGHANS TH. Beiträge zur normalen und pathologischen Anatomie der Arterien. Virchows Arch 1866; 36: 187-226.

8 SCHÖNFELDER M. Orthologie und Pathologie der Langhans-Zellen der Aortenintima des Menschen. Path Microbiol 1969; 33: 129-145.

9 KRUSHINSKY AV, OREKHOV AN, SMIRNOV VN. Stellate cells in the intima of human aorta. Application of alkaline dissociation method in the analysis of the vessel wall cellular content. Acta Anat (Basel) 1983; 117: 266-269.

10 OREKHOV AN, KARPOVA II, TERTOV VV et al. Cellular composition of atherosclerotic and uninvolved human aortic subendothelial intima. Light-microscopic study of dissociated aortic cells. Am J Pathol 1984; 115: 17-24.

11 HSU SM, RAINE L, FANGER H. Use of avidin-biotin-peroxidase complex (ABC) in immunoperoxidase techniques: A comparison between ABC and unlabeled antibody (PAP) procedures. J Histochem Cytochem 1981; 29: 577-580.

12 SCHAEFER HE. Methoden zur histologischen, zytologischen und zytochemischen Diagnostik von Blut und Knochenmark. In: REMMELE W, Hrsg. Pathologie Bd. 1. Berlin: Springer 1984: 435-452.

13 BÜRGER B. Die altersabhängige Atrophie der glatten Muskelzellen in der Media der Aorta. Eine immunhistochemisch-morphometrische Untersuchung. Inaugural-dissertation. Freiburg 1992.

14 SCHAEFER HE. Morphologische Gesichtspunkte bei Aneurysmen und Dissektionen der thorakalen Aorta. In: SCHLOSSER V, FRAEDRICH G, Hrsg. Aneurysmen der thorakalen Aorta. Darmstadt: Steinkopff 1990: 3-17.

15 SMITH EB, SLATER RS. Relationship between low-density lipoprotein in aortic intima and serum lipid levels. Lancet 1972; I:463-469.

16 STEIN O, STEIN Y, EISENBERG S. A radioautographic study of the transport of $^{125}y$ - labeled serum lipoproteins in rat aorta. Z Zellforsch 1973; 138: 223-227.

17 STEINBERG D, PARTHASARATHY S, CAREW TE, KHOO JC, WITZTUM JL. Beyond chlosterol. Modifications of low density lipoprotein that increase its atherogenicity. N Engl J Med 1989; 320: 915-924.

18 JÜRGENS G, HOFF HF, CHISOLM GM III, ESTERBAUER H. Modification of human serum low density lipoprotein by oxidation - characterization and pathophysiological implications. Chem Phys Lip 1987; 45: 315-336.

19 BROWN MS, GOLDSTEIN JL. How LDL receptors influence cholesterol and atherosclerosis. Sci Am 1984; 251: 58-66.

20 BROWN MS, GOLDSTEIN JL. Scavenging for receptors. Nature 1990; 343: 508-509.

21 KODAMA T, FREEMAN M, ROHRER L, ZABRECKY J, MATSUDAIRA P, KRIEGER M. Type I macrophage scavenger receptor contains alpha-helial and collagen-like coils. Nature 1990; 343: 531-535.

22 STANLEY P, CHARTRAND C, DAVIGNON A. Acquired aortic stenosis in a twelve-year-old girl with Xanthomatosis. N Engl J Med 1965; 273: 1378-1381.

# Immunohistochemical analysis of the extracellular matrix in tissue preparations from arteriosclerotic lesions

*A. Nerlich, D. Backa, E. Schleicher, I. Wiest, B. Höfling*

*A. Nerlich, I. Wiest*
Pathologisches Institut, Klinikum Großhadern, Universität München

*B. Backa, B. Höfling*
Medizinische Klinik I, Klinikum Großhadern, Universität München

*E. Schleicher*
Institut für Klinische Chemie und Forschergruppe Diabetes, Städtisches Krankenhaus München-Schwabing

## Abstract

We analyzed immunohistochemically the distribution of the interstitial extracellular matrix components collagen I, III and V and the basement membrane (BM) constituents collagen IV, laminin, heparan sulfate proteoglycan (HSPG) and fibronectin in 43 tissue specimens of arteriosclerotic intimal lesion obtained by the Simpson-atherectomy catheter. Cell rich intimal lesions revealed low deposition of interstitial collagens, esp. collagens V and III with only a little collagen I, while hypocellular lesions contained elevated amounts of collagen I, along with collagens III and V. Cells in highly cellular regions were surrounded by a basement membrane containing all components tested. In hypocellular areas the fibroblastoid cells retained BM-deposition, mainly composed of collagen IV and laminin, while only a little HSPG was present. Our results provide evidence that arteriosclerotic intimal lesions show both qualitative and quantitative changes during the increase of the cellular content. The "persistence" of pericellular BM in less cellular lesions additionally resembles the composition of normal smooth muscle cells of the vessel wall.

# Immunhistochemische Analyse der extrazellulären Matrix von Atherektomiepräparaten arteriosklerotischer Läsionen

*A. Nerlich, D. Backa, E. Schleicher, I. Wiest, B. Höfling*

*A. Nerlich, I. Wiest*
Pathologisches Institut, Klinikum Großhadern, Universität München

*B. Backa, B. Höfling*
Medizinische Klinik I, Klinikum Großhadern, Universität München

*E. Schleicher*
Institut für Klinische Chemie und Forschergruppe Diabetes, Städtisches Krankenhaus München-Schwabing

## Einleitung

Der Aufbau und die Zusammensetzung der extrazellulären Matrix sind entscheidend für die regelgerechte Funktion der Gefäßwand. Den Hauptbestandteil der Gefäßwandmatrix stellt hierbei Kollagen, das in mehreren genetisch verschiedenen Isoformen existiert. Diese verschiedenen Kollagentypen besitzen dabei unterschiedliche biomechanische Eigenschaften. In der Gefäßwand sind vor allem die interstitiellen Kollagentypen I, III und V vorhanden. Kollagen I kommt bevorzugt in der Adventitia vor, während Kollagen III vor allem in der Media zu finden ist [6]. Kollagen V kann in Media und Adventitia gefunden werden.
Daneben kommen in der Gefäßwand auch Basalmembran(BM)-Strukturen vor, entweder als endotheliale BM (hier als Hauptmatrixbestandteil in der nur sehr schmalen Intima) oder als perizelluläre BM um glatte Muskelzellen (SMC) der Media. Frühere Untersuchungen konnten zeigen, daß die endotheliale und die SMC-BM spezifische BM-Komponenten in quantitativ unterschiedlicher Menge enthalten. Insbesondere konnte gezeigt werden, daß der BM-spezifische Heparansulfatproteoglykan (HSPG) in der Endothel-BM in starker Färbereigenschaft zu finden ist, nur schwach dagegen um SMCs der Gefäßwand [8]. Die BM-Zusammensetzung gibt demzufolge die Differenzierungsrichtung der matrixbildenden Zellen wieder.
In der vorliegenden Studie sollte die Zusammensetzung der extrazellulären Matrix arteriosklerotischer Gefäßwandteile, die mit Hilfe der perkutanen

"

Atherektomie [4] gewonnen wurden, mit immunhistochemischen Techniken analysiert werden, um Einblick in die Matrixveränderungen bei Arteriosklerose zu gewinnen und insbesondere um mit Hilfe der Matrixanalyse die beteiligten Zellpopulationen zu charakterisieren.

## Material und Methoden

Wir untersuchten insgesamt 43 Atherektomieexzidate aus peripheren und koronaren Arterien, die von 29 verschiedenen Patienten gewonnen werden konnten. Hierbei lagen in 31 Fällen Primärstenosen vor, in 12 Fällen handelte es sich um Restenosematerial.

Das entnommene Gewebe wurde nach Formalinfixierung in Paraffin eingebettet. Für die immunhistochemische Untersuchung wurden Antikörper verwendet, die spezifisch gegen folgende Antigene gerichtet sind: gegen die BM-spezifischen Komponenten Kollagen IV, Laminin (beide von Eurodiagnostic, Leiden, NL), HSPG [8], gegen BM-assoziierte Proteine Fibronektin (Dako, Hamburg, FRG) und Kollagen V, sowie gegen die spezifische interstitiellen Komponenten Kollagen I und III [alle hergestellt nach: 9].

Für die immunhistochemische Analyse wurden die Paraffinschnitte deparaffi-niert, enzymatisch vorbehandelt [2, 7] und mit der ABC-Methode [5] oder APAAP-Methode [3] dargestellt (Vector, Burlingame, USA).

Ausgewertet wurden intimale Gefäßwandanteile, die nach morphologischen Kriterien als "zellreiche" bzw. "zellarme" Fibrose eingestuft wurden.

## Ergebnisse

*Interstitielle Kollagene:*
Die semiquantitative Abschätzung der Relation interstitieller Kollagene zueinan-der ergab in der zellreichen intimalen Fibrose nur eine geringe Menge an Kollagen I sowie relativ starke Färbungen für Kollagen III und V. In zellarmen intimalen Läsionen hingegen konnte eine erhebliche Zunahme der Kollagen I-Färbung festgestellt werden (Abb. 1).

*Basalmembrankomponenten:*
In zellreichen Intimaläsionen zeigten die proliferierenden Zellen deutlich vergrö-ßerte und plumpe Kerne und einen weit ausgedehnten, spindelartigen Zelleib. Dem morphologischen Aspekt nach können sie als "aktivierte fibroblastäre" Zellen angesehen werden. Perizellulär konnte hier insbesondere eine starke

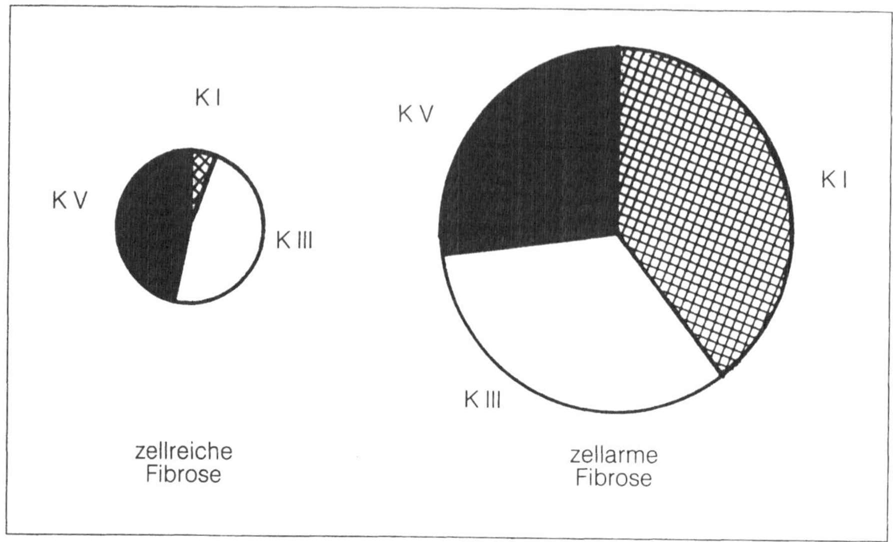



*Abb. 1:* Diagrammatische Darstellung des Verteilungsmusters interstitieller Kollagene in zellreichen und zellarmen intimalen Gefäßwandläsionen.
K I, K III, K V: Kollagentypen I, III, V

Anfärbung für Fibronektin, in etwas geringerem Ausmaß auch für Kollagen IV, Laminin und HSPG beobachtet werden (Abb. 2). Es kamen jedoch auch Stellen vor, die eine relativ intensive Anfärbung für HSPG auswiesen.
In zellarmen Fibrosearealen zeigten die vorhandenen Zellen ebenfalls eine perizelluläre BM-Anfärbung, die in etwa der der Zellen in zellreichen Läsionen glich. Auch hier war stellenweise nur eine geringe HSPG-Anfärbung festzustellen. Als Kontrollstrukturen dienten entweder die miterfaßte endotheliale BM oder die BM kleiner, in die Gefäßwand eingesproßter Kapillaren (Abb. 2).

## Diskussion

In der vorliegenden Studie konnten wir das Verteilungsmuster der wichtigsten interstitiellen Kollagene wie auch der bedeutendsten BM-spezifischen Proteine analysieren. Hierzu verwendeten wir Atherektomieexzidate, die mit dem Simpson-Katheter gewonnen werden konnten [4]. Dieses Material eröffnet die Möglichkeit, nach zeitlich definiertem Abstand im Falle einer Restenose Material für eine neuerliche morphologische Untersuchung zu entnehmen, so daß in diesem Fall die Entstehungsdauer der Veränderung bestimmbar ist. Nachteil

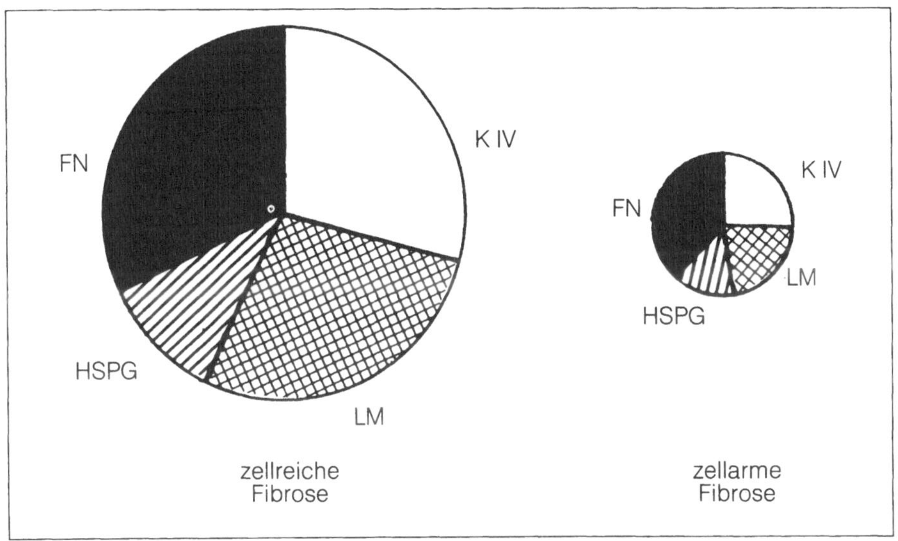


*Abb. 2:* Vergleichende Darstellung der Zusammensetzung der perizellulären BM bei zellreichen und zellarmen Gefäßwandläsionen.
K IV: Kollagentyp IV, FN: Fibronektin, HSPG: Heparansulfatproteoglykan, LM: Laminin

dieser Entnahmetechnik ist jedoch, daß kein kompletter Gefäßquerschnitt erfaßt werden kann und eine Orientierung nach lumenwärts und abluminal schwierig ist. Unsere bisherige Analyse zur Zusammensetzung der extrazellulären Matrix bei Arteriosklerose zeigt dabei nicht nur quantitative Veränderungen der Matrix, sondern auch typische qualitative Unterschiede je nach Zellreichtum der Läsion. Bedeutsam erscheint hierbei eine "Persistenz" einer perizellulären BM auch in zellarmen Intimaläsionen, die im BM-Aufbau normalen Gefäßwand-SMCs ähnelt, ohne deren Muster jedoch vollständig zu erreichen. Diese Befunde decken sich auch mit der Analyse von Intermediärfilamenten an einem analogen Patientenkollektiv [1].

Unsere bisherigen Beobachtungen sind noch nicht ausreichend, um eine Zeitabhängigkeit der Veränderungen zu erstellen. Auch muß noch offen bleiben, inwieweit die feststellbare proliferierende Zellpopulation der "myointimaler Zellen" entspricht.

## Literaturverzeichnis


1 BACKA D, HÖFLING B, NERLICH A. Funktionelle Charakterisierung arteriosklerotischer Biopsien durch Immunhistochemie. In diesem Buch S. 197.
2 BARSKY SH, RAO NC, RESTREPO C, LIOTTA LA. Immunocytochemical enhancement of basement membrane antigens by pepsin: application in diagnostic pathology. Am J Clin Pathol 1984; 82: 191-194.
3 CORDELL JL, FALINI B, ERBER WN, GHOSH AK, ABDULAZIZ Z, MacDONALD, PULFORD AF, STEIN H, MASON DY. Immunoenzymatic labeling of monoclonal antibodies using immune complexes of alkaline phosphatase and monoclonal anti-alkaline phosphatase. J Histochem Cytochem 1984; 32: 219-225.
4 HÖFLING B, von PÖLNITZ A, BACKA D, von ARMIN T, LAUTERJUNG I, JAUCH KW, SIMPSON JB. Percutaneous removal of atheromatous plaques in peripheral arteries. Lancet 1988; I: 384-386.
5 HSU SM, RAINE L, FANGER H. A comparative study of the peroxidase-antiperoxidase method and an avidin-biotin complex method for studying polypeptide hormones with radioimmunoassay antibodies. Am J Clin Pathol 1981; 75: 734-739.
6 McCULLAGH KG, DUANCE VC, BISHOP KA. The distribution of collagen types I, III and V (AB) in normal and atherosclerotic human aorta. J Pathol 1980; 130: 45-55.
7 NERLICH A, SCHLEICHER E. Immunohistochemical localization of extracellular matrix components in human diabetic nephropathy. Am J Pathol (in Druck).
8 SCHLEICHER E, WAGNER EM, OLGEMÖLLER B, NERLICH A, GERBITZ KD. Characterization and localization of basement membrane-associated heparan sulfate proteoglycan in human tissues. Lab Invest 1989; 61: 323-332.
9 TIMPL R, WICK G, GAY S. Antibodies to distinct types of collagens and procollagens and their application in immunohistology. J Immunol Methods 1977; 18: 165-175.

# A functional characterization of arteriosclerotic biopsies using immunohistochemistry


*D. Backa, A. Nerlich, B. Höfling*

*D. Backa, B. Höfling*
Medizinische Klinik I, Klinikum Großhadern, Universität München

*A. Nerlich*
Pathologisches Institut, Klinikum Großhadern, Universität München


## Abstract


117 biopsy specimens obtained by atherectomy from 31 peripheral and coronary arteriosclerotic lesions (primary- and restenoses) were histologically and immunohistochemically analysed in order to characterize the cellular components of the excised tissue. Immunohistochemical analysis for cell-specific intermediate filaments was used to distinguish between the classic smooth muscle cells of peripheral vessels, "myofibroblast" , cells producing a basement membrane, typical fibroblasts and macrophages. Histochemical techniques, in particular Alcian-PAS staining for acidic mucopolysaccharides, were employed to detect areas in a reparative process.
The analysis indicated a characteristic distribution of markers for the various components of the blood vessel walls, the cell-rich and cell-poor intima, the media, and for fresh and organized thrombi. The media contained almost exclusively mesenchymal cell populations (vimentin) with contractile elements ($\alpha$-actin) and pericellular basement membrane (collagen type IV). Because of their desmin content, many of the cells could be identified as classic peripheral smooth muscle cells. Evidence of reparative processes was rarely found. Macrophages were absent. The cellular distribution in the cell-rich intima was somewhat similar. Most cells belonged to a potentially contractile type with a typical basement membrane, though the classic appearance of smooth muscle cells was much less obvious. Unlike the media, the cell-rich intima provided clear evidence of reparative processes including macrophages. In the cell-poor intima there were only few cells with contractile intermediate filaments. Evidence of reparative processes and macrophages were also scarce. Most of the cells present were positive for the typical mesenchymal marker vimentin and indicated a pericellular basement membrane. This distinguished these cells from typical fibroblasts and implied a higher level of differentiation. Fresh thrombi served as

controls, in that they presented none of the investigated antigens in significant amounts. Organized thrombi on the other hand indicated vimentin-positive cells (without basement membrane production), increased amounts of macrophages and acidic mucopolysaccharides. No contractile intermediate filaments were found.

As a concluding hypothesis, it would appear that clinically acute lesions and restenoses comprise mainly cell-rich intima, whose cells are very similar to those of the media, though without the typical appearance of classic smooth muscle cells. Then, during the development of the arteriosclerosis, these intima cells lose their contractile potential and change into a more secretory type of cell. Thus in chronic lesions one finds more "fibroblastoid" cells, which unlike pure fibroblasts produce a pericellular basement membrane and are located within a substantial extracellular matrix, which they may have produced themselves. In the development of arteriosclerosis these cells might here lost their contractile potential.

# Funktionelle Charakterisierung arteriosklerotischer Biopsien durch Immunhistochemie


*D. Backa, A. Nerlich, B. Höfling*

*D. Backa, B. Höfling*
Medizinische Klinik I, Klinikum Großhadern, Universität München

*A. Nerlich*
Pathologisches Institut, Klinikum Großhadern, Universität München


## Einleitung

Mit dem Simpson-Atherektomiekatheter wird im Rahmen therapeutischer Interventionen zur Entfernung stenosierender Läsionen Biopsiematerial aus arteriosklerotisch veränderten Arterien gewonnen. Bisherige histologische Untersuchungen an diesem Gewebe aus peripheren und koronaren Gefäßen hatten ergeben, daß sich klinisch akut auftretende arteriosklerotische Läsionen und Restenosen nach Interventionen von klinisch chronischen Läsionen in erster Linie durch ihre Zellularität unterscheiden [3]. So setzen sich chronische Stenosen vermehrt aus zellarmem Intimagewebe mit großen Mengen strukturierter extrazellulärer Matrix zusammen, wohingegen frische Läsionen und Restenosen vor allem aus Intimagewebe mit polymorphem Zellreichtum und irregulärer Matrix bestehen. Eine weitere Zuordnung und Charakterisierung der Zelltypen war durch die morphologischen Untersuchungen alleine nicht möglich. Auch konnten mögliche funktionelle Aspekte der Zellen durch die Histologie nicht erfaßt werden.

Zur genaueren Analyse der Zellularität in den verschiedenen Läsionen wurden bei den hier beschriebenen Untersuchungen antigene zytoplasmatische Strukturen, welche für verschiedene Zelltypen charakteristisch sind, durch immunhistochemische Verfahren markiert. Vor dem Hintergrund der Arbeiten von GABBIANI et al. [9, 10] sollten zwischen klassischen glatten Muskelzellen peripherer Arterien, der transitorischen Form der Myofibroblasten, fibroblastenähnlichen Zellpopulationen und Makrophagen [8] in den Läsionen unterschiedlichen Alters differenziert werden.

## Material

Es wurden 117 durch Atherektomie gewonnene Gefäßbiopsien aus 31 Stenosen von 31 Patienten untersucht. Die Läsionen setzten sich wie folgt zusammen: 16 Stenosen aus koronaren Arterien (n=14 aus dem Ramus interventricularis anterior, n=2 aus der rechten Kranzarterie; 12 Primärstenosen, 4 Restenosen) und 15 Stenosen aus peripheren Arterien (Arteria femoralis superficialis n=11, Arteria poplitea n=3, Arteria iliaca communis n=1; 14 Primärstenosen, 1 Restenose).

## Methoden

An Gefrierschnitten (4 - 6 µm Dicke) wurden histologische Routinefärbungen (Hämatoxylin-Eosin, Elastica van Gieson) und einige histochemische Spezialfärbungen (Kalknachweis nach Kossa, Fettfärbung mit Scharlachrot, Trichromfärbung nach Masson, Alcian-PAS-Färbung) angefertigt, um die verschiedenen Arterienwandbestandteile (zellarme Intima, zellreiche Intima, Media, frische Thromben und organisierte Thromben) in den Biopsien zu erkennen. Die Alcian-PAS Färbung diente zur Darstellung von Bereichen mit sauren Mukopolysacchariden (= SMPS), welche als Zeichen reparativer Veränderungen im Gewebe interpretiert werden können.

Zur immunhistochemischen Färbung der Schnitte kam die Immunoperoxidasemethode mit der Avidin-Biotin-Technik zur Anwendung. Die verwandten Primärantikörper sind in Tab. 1 aufgelistet. Bei dieser ersten Analyse gingen nur die Bereiche der Exzidate in die Auswertung ein, in denen mehr als 50 % der Zellen pro Gesichtsfeld positiv markiert waren.

*Tab. 1:* Primärantikörper

| Antikörper gegen: | Klon | Verdünnung | charakteristisch für: |
|---|---|---|---|
| α-Aktin | asm-1 | 1: 150 | glatte Muskelzellen [10] |
| Desmin | D33 | 1: 500 | glatte Muskelzellen peripherer Gefäße [1] |
| Vimentin | V9 | 1: 100 | mesenchymale Zellen [2] |
| Kollagen IV | CIV22 | 1: 750 | perizelluläre Basalmembran [7] |
| CD-68 | KP1 | 1:1000 | Makrophagen [8] |

*Tab. 2:* Verteilung* der Primärantikörper in den Arterienwandbestandteilen von Atherektomieexzidaten arteriosklerotischer Gefäße. (n=31 Stenosen)

| Anti-körper | Intima zellarm (n=26/31) | Intima zellreich (n=21/31) | Media (n=5/31) | Thromben frisch (n=7/31) | Thromben alt (n=10/31) |
|---|---|---|---|---|---|
| Vimentin | 86 % | 100 % | 100 % | 0 % | 60 % |
| α-Aktin | 23 % | 81 % | 100 % | 0 % | 0 % |
| Desmin | 4 % | 11 % | 25 % | 0 % | 0 % |
| Makrophagen | 5 % | 29 % | 0 % | 0 % | 50 % |
| Kollagen IV | 76 % | 67 % | 80 % | 0 % | 10 % |
| | | | | | |
| SMPS | 8 % | 76 % | 20 % | 0 % | 40 % |

* Gewertet, wenn die gesuchte Struktur in > 50 % der untersuchten Zellen bzw. Flächen pro Gesichtsfeld vorhanden war.

# Ergebnisse

Die Verteilung der durch Primärantikörper markierten Strukturen und der sauren Mukopolysaccharide in den nachgewiesenen Arterienwandbestandteilen der Atherektomieexzidate aus 31 Läsionen ist in Tab. 2 aufgelistet.

Hinsichtlich der Verteilung des Intermediärfilaments Vimentin wiesen alle zellulären Bereiche (zellarme und zellreiche Intima, Media und in Organisation befindliche Thromben) eine starke Expression dieses ubiquitären Zyto-skelettproteins mesenchymaler Zellen auf. Erwartungsgemäß fanden sich in frischem thrombotischen Material keine Vimentin-positiven Zellen in größerem Ausmaß.

Das für glatte Muskelzellen typische und zum kontraktilen Apparat gehörende Intermediärfilament α-Aktin wurde in den miterfaßten Mediaanteilen in praktisch allen Zellen nachgewiesen. In 81 % der Bereiche mit zellreicher Intima fand sich ebenfalls eine starke α-Aktinexpression, wohingegen nur bei 23 % der zellarmen Intima mehr als 50 % der Zellen pro Gesichtsfeld mit diesem Antikörper angefärbt wurden. In thrombotischem Material war das α-Aktin-Antigen nicht nachweisbar.

Für Desmin, dem in der klassischen glatten Muskelzelle peripherer Gefäße vorkommenden Intermediärfilament, zeigte sich hinsichtlich der relativen Vertei-lung in den Arterienbestandteilen ein ähnliches Bild wie für α-Aktin, wobei Desmin typischerweise nicht sehr stark exprimiert wird: Am meisten wurde

Desmin in den Mediaanschnitten nachgewiesen. Zellreiche Intimaareale wiesen Desmin häufiger auf als zellarme Intimaareale.

Makrophagen fanden sich bei der Hälfte der organisierten Thromben, aber auch bei 29 % der dargestellten zellreichen Intima in größerem Ausmaß. Eine sehr geringe bis keine Expression des für Makrophagen typischen CD68-Antigens wurde in der zellarmen Intima, der Media und den frischen Thromben gefunden. Kollagen IV, ein Matrixprotein, welches dem Hauptbestandteil der perizellulären Basalmembran entspricht und nur von Zellen mit höherem Differenzierungsgrad gebildet werden kann, kam in etwa der gleichen Häufigkeit (67 - 80 %) in zellarmer und zellreicher Intima und der Media vor. Zellen mit perizellulärer Basalmembran wurden in organisierten Thromben in 10 % und in frischen Thromben bei nicht mehr als 50 % der vorhandenen Zellen nachgewiesen.

Bereiche mit sauren Mukopolysacchariden fanden sich am häufigsten in der zellreichen Intima und in den in Organisation befindlichen Thromben. Im Vergleich dazu zeigten Media (bei 20 %), zellarme Intima und frische Thromben kaum SMPS.


## Zusammenfassung

117 Atherektomieexzidate aus 31 peripheren und koronaren arteriosklerotisch veränderten Läsionen wurden histologisch und immunhistochemisch zur Charakterisierung der Zelltypen der exzidierten Arterienwandbestandteile untersucht.

Frühere Untersuchungen [3] hatten gezeigt, daß Primärläsionen, die bereits länger Symptome verursacht hatten, vor allem aus zellarmem Intimamaterial mit großen Mengen strukturierter extrazellulärer Matrix bestanden. Klinisch akut aufgetretene Läsionen und Restenosen nach Interventionen am Gefäß (z.B. Atherektomie [4, 5]) wiesen histologisch eher das Bild polymorphen Zellreichtums mit fleckiger, nicht geordneter extrazellulärer Matrix innerhalb der Intima auf.

Da eine Differenzierung der Zelltypen und der extrazellulären Matrix durch die morphologischen Untersuchungen alleine nicht möglich war, wurden mit Hilfe von immunhistochemischen Färbungen charakteristische Antigene bestimmter Zelltypen und Formen der extrazellulären Matrix dargestellt. Über die immunhistochemische Analyse der extrazellulären Matrix wird gesondert berichtet [6]. Die Analyse der zellassoziierten Intermediärfilamente sollte zwischen klassischen glatten Muskelzellen peripherer Gefäße, glatten Muskelzellen, Zellen mit Basalmembranproduktion, Fibroblasten [9] und Makrophagen [8] mit Hilfe der in Tab. 1 aufgeführten Antikörper unterscheiden. Zur Darstellung von

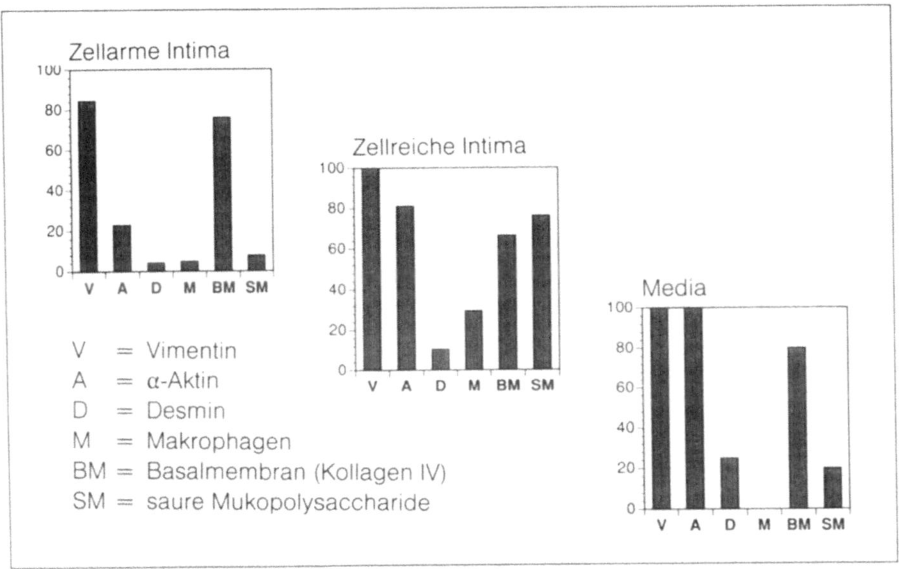



*Abb. 1:* Verteilungsmuster der nachgewiesenen Strukturen innerhalb der zellarmen Intima, der zellreichen Intima und der Media im Vergleich.

Bereichen mit reparativen Veränderungen (saure Mukopolysaccharide) wurde neben anderen histochemischen Färbungen die Alcian-PAS-Färbung verwandt.

Die immunhistochemischen Färbungen zeigten für die in den Atherektomieexzidaten vorhandenen Arterienwandbestandteile zellarme und zellreiche Intima, Media, frische und organisierte Thromben, charakteristische Verteilungsmuster der antigenen Markierbarkeit (Abb. 1):

In der Media fanden sich in allen Fällen fast ausschließlich mesenchymale Zellpopulationen (Vimentin) mit kontraktilen Elementen (α-Aktin) und perizellulärer Basalmembran (Kollagen IV). Aufgrund ihres Desminverhaltens konnten viele dieser Zellen als klassische glatte Muskelzelle peripherer Gefäße identifiziert werden. Anhaltspunkte für reparative Veränderungen (SMPS) fanden sich in der Media kaum. Makrophagen wurden nicht nachgewiesen.

Das Verteilungsmuster der zellreichen Intima ähnelte dem der Media bis zu einem gewissen Grad: Auch hier gehörten die meisten Zellen einem potentiell kontraktilen Typ mit perizellulärer Basalmembran an, jedoch war der typisch glattmuskuläre Aspekt deutlich geringer als in der Media ausgeprägt. Im Gegensatz zur Media fanden sich in der zellreichen Intima vermehrt Hinweise für reparative Vorgänge und Makrophagen.

In den Bereichen mit zellarmer Intima traten Zellen mit kontraktilen Intermediärfilamenten nur noch in geringem Umfang auf. Auch waren reparative Vorgänge oder Makrophagen kaum vorhanden. Die am meisten vorkommende Zellpopulation wies neben dem für mesenchymale Zellen typischen Vimentin eine perizelluläre Basalmembran auf. Hierdurch unterscheiden sich diese Zellen von typischen Fibroblasten und lassen für sie einen höheren Differenzierungsgrad vermuten.

Frische Thromben wiesen als Kontrollgewebe erwartungsgemäß keines der untersuchten Antigenen in größerer Menge auf.

Organisierte Thromben hingegen zeigten neben Vimentin-positiven Zellen (ohne Basalmembranproduktion) vermehrt Makrophagen und saure Mukopolysaccharide. Intermediärfilamente vom kontraktilen Typ wurden in organisierten Thromben nicht nachgewiesen.


## Hypothetische Schlußfolgerung

Aus den vorliegenden histologischen und immunhistochemischen Untersuchungen an durch Atherektomie entnommenem Biopsiegewebe aus arteriosklerotisch veränderten Arterien läßt sich folgender Teilaspekt zur Hypothese der Atherogenese formulieren:

Klinisch akut auftretende Läsionen und Restenosen bestehen vor allem aus zellreicher Intima, deren Zellen der Zellpopulation der Media stark ähneln, jedoch nicht (mehr?) den klassischen glattmuskulären Aspekt aufweisen. Im Laufe der Atherogenese verlieren diese Intimazellen ihre kontraktile Potenz und wandeln sich in einen eventuell sekretorischen Zelltyp um. So finden sich bei klinisch chronischen Läsionen vor allem "fibroblastoide" Zellen, die im Gegensatz zu reinen Fibroblasten eine perizelluläre Basalmembran produzieren und sich innerhalb großer Mengen extrazellulärer Matrix befinden, die sie selbst produziert haben könnten. Kontraktile Filamente werden in dieser Zellpopulation kaum mehr nachgewiesen.


Gefördert von der Wilhelm Sander-Stiftung, Sachbeihilfeantrag Nr. 90.026.1.

# Literaturverzeichnis


1 ALTMANNSBERGER M, WEBER K, DROSTE R, OSBORN M. Desmin is a specific marker for rhabdomyosarcomas of human and rat origin. Am J Pathol 1985; 118: 85-95.

2 AZUMI N, BATTIFORA H. The distribution of vimentin and keratin in epithelial and nonepithelial neoplasms. A comprehensive immunohistochemical study on formalin- and alcohol-fixed tumours. Am J Clin Pathol 1987; 88: 286-296.

3 BACKA D, von PÖLNITZ A, NERLICH A, HÖFLING B. Histochemische und morphometrische Untersuchungen an Atherektomieexzidaten aus peripheren und koronaren Arterien. In: ASSMANN G, BETZ E, HEINLE H, SCHULTE H, Hrsg. Koronare Herzkrankheit. Molekulargenetische Aspekte und zelluläre Mechanismen, Risikoprofile vor und nach invasiven Therapieverfahren. Tagung der Deutschen Gesellschaft für Arteriosphäreforschung. Braunschweig; Vieweg 1991; 145-152.

4 HÖFLING B, von PÖLNITZ A, BACKA D, von ARNIM TH, LAUTERJUNG L, JAUCH KW, SIMPSON JB. Percutaneous atherectomy: a new technique for non-operative removal of obstructive plaques in peripheral vascular disease. Lancet 1988; I: 384-386.

5 IP JH, FUSTER V, BADIMON L, BADIMON J, TAUBMANN MB, CHESEBRO JH. Syndromes of accelerated atherosclerosis: Role of vascular injury and smooth muscle cell proliferation. JACC 1990; 15: 1667-1687.

6 NERLICH A, BACKA D, SCHLEICHER E, HÖFLING B. Immunhistochemische Analyse der extrazellulären Matrix von Atherektomiepräparaten arteriosklerotischer Läsionen. In diesem Buch S. 190 .

7 ODERMATT BF, LANG AB, RÜTTNER JR, WINTERHALTEN KH, TREB B. Monoclonal antibodies to human type IV collagen: useful reagents to demonstrate the heterotrimeric nature of the molecule. Proc Natl Acad Sci 1984; 81: 7343-7347.

8 PULFORD KAF, RIGNEY EM, MICKLEM KJ et al. KP1 - a new monoclonal antibody that detects a monocyte/macrophage associated antigen in routinely processed tissue sections. J Clin Pathol 1989; 42: 414-421.

9 SAPPINO AP, SCHURCH W, GABBIANI G. Differentiation repertoire of fibroblastic cells. Expression of cytoskeletal proteins as marker of phenotypic modulations. Lab Invest 1990; 63: 144-161.

10 SKALLI O, SCHÜRCH W, SEEMAYER T, LAGACE R, MONTANDON D, PITTET B, GABBIANI G. Myofibroblasts from diverse pathologic settings are heterogeneous in their content of actin isoforms and intermediate filament proteins. Lab Invest 1989; 60: 275-285.

# Effect of colchicine on the proliferation, migration and ultrastructural characteristics of smooth muscle cells cultured from human arteriosclerotic lesions


*G. Bauriedel, U. Windstetter, S. Ganesch, P. Überfuhr, R.W. Beyer, U. Welsch, B. Höfling*

*G. Bauriedel, U. Windstetter, S. Ganesch, R.W. Beyer, B. Höfling*
Medizinische Klinik I, Klinikum Großhadern, Universität München

*P. Überfuhr*
Herzchirurgische Klinik, Klinikum Großhadern, Universität München

*U. Welsch*
Anatomische Anstalt, Klinikum Großhadern, Universität München


## Abstract


The proliferative and migratory activity of vascular smooth muscle cells are currently under discussion as determinants of human plaque and restenosis formation. Influencing these determinants by drugs might result in an anti-arteriosclerotic effect. Plaque tissue was removed from peripheral as well as coronary lesions of a total of 18 patients to cultivate smooth muscle cells (SMC) for subsequent in vitro studies. The antitubulin colchicine (C) caused a small increase (18 %) of the SMC number at C-concentrations between $10^{-9}$ and $10^{-8}$ M; at C > $10^{-8}$ M a decrease of the SMC proliferative activity was observed ($IC_{50}$: $3 \times 10^{-8}$ M). Migrational activity was analysed by a standardized semi-automatic video system. This parameter was reduced by C in a concentration-dependent manner ($IC_{50}$: $3 \times 10^{-9}$ M). As shown by immunofluorescence microscopy, microtubuli of C-treated SMCs were collapsed, whereas the pattern of a-actin filaments remained unaltered. Transmission electron microscopy revealed that the typical structure of microtubuli was diminished after addition of C, and that a distinct disorganization of cytoplasmic organelles as well as formation of vacuoles had occurred. In vitro studies of human smooth muscle cells derived from vascular plaques indicate that colchicine may gain importance as an anti-arteriosclerotic drug, since a concentration dependent influence on the parameters proliferation, migration and metabolism could be demonstrated.

# Einfluß von Colchizin auf Proliferations- und Migrationsverhalten und die Ultrastruktur kultivierter glatter Muskelzellen aus menschlichen Arterioskleroseläsionen


*G. Bauriedel, U. Windstetter, S. Ganesch, P. Überfuhr, R.W. Beyer,*
*U. Welsch, B. Höfling*

*G. Bauriedel, U. Windstetter, S. Ganesch, R.W. Beyer, B. Höfling*
Medizinische Klinik I, Klinikum Großhadern, Universität München

*P. Überfuhr*
Herzchirurgische Klinik, Klinikum Großhadern, Universität München

*U. Welsch*
Anatomische Anstalt, Klinikum Großhadern, Universität München


## Zusammenfassung


Proliferative und migratorische Aktivität glatter Gefäßwandmuskelzellen werden als Determinanten der Plaqueformierung und Restenosierung diskutiert. Eine medikamentöse Beeinflussung dieser Parameter könnte im Sinne eines antiarteriosklerotischen Effektes erfolgversprechend sein. Von 18 Patienten wurde Plaquegewebe aus peripheren und koronaren Gefäßwandläsionen entnommen und glatte Muskelzellen (SMC) für in-vitro-Studien kultiviert. Inkubation mit dem Antitubulin Colchizin (C) führte bei Konzentrationen zwischen $10^{-9}$ und $10^{-8}$ zu einer 18 %igen Zunahme der SMC-Zahl; C > $10^{-8}$ M bewirkte konzentrationsabhängig eine signifikante Verminderung der Proliferationsaktivität ($IC_{50}$: 3 x $10^{-8}$ M). Die SMC-Motilitätsaktivität, quantifiziert durch ein computerassistiertes Videoanalyse-System, nahm bei Zugabe von C konzentrationsabhängig ab ($IC_{50}$: 3 x $10^{-9}$ M). Immunfluoreszenzmikroskopisch wurde ein C-bedingter Kollaps des Mikrotubuli-Zytoskeletts nachgewiesen, während sich die a-Aktinfilamente in ihrer Struktur unverändert darstellten. Ultrastrukturell (Transmissionselektronenmikroskopie) waren Mikrotubuli in C-behandelten SMC nicht mehr nachweisbar. Es zeigte sich eine deutliche Disorganisation zytoplasmatischer Organellen, erweiterte endoplasmatische Retikulum (ER)-Membranen und eine ausgeprägte Vakuolenbildung. Die in-vitro-Studien an humanen glatten Muskelzellen aus Gefäßplaque zeigen, daß dem Medikament

Colchizin möglicherweise Bedeutung als antiarteriosklerotisch wirksames Medikament zukommen könnte, nachdem - zumindest in vitro - eine konzentrationsabhängige Beeinflussung der Parameter Proliferation, Migration und Stoffwechselaktivität von SMCs gezeigt werden konnte.

## Einleitung

Fortschritte auf dem Gebiet der interventionellen Kard-/Angiologie haben nicht nur verbesserte Behandlungsmöglichkeiten limitierender Gefäßstenosen ermöglicht, sondern darüber hinaus das Interesse an einem verbesserten Verständnis der zugrunde liegenden Mechanismen degenerativer Gefäßerkrankungen neu belebt. Die Möglichkeit, mit dem Simpson-Atherektomiekatheter Stenosematerial aus peripheren und koronaren Arterien abzutragen und zu bergen, führte zu wertvollen Erkenntnissen hinsichtlich der menschlichen Plaqueentwicklung und ihren wesentlichen morphologischen Charakteristika [2-5, 8, 19]. Zellkulturstudien dieses Plaquegewebes sind dabei von besonderem Interesse, zumal bei dieser Methodik funktionelle Eigenschaften glatter Muskelzellen aus Gefäßplaque erhalten bleiben und für eine gezielte Beeinflussung mit verschiedensten Substanzen zur Verfügung stehen. Strategien zur medikamentösen Restenoseprophylaxe und generelle Bemühungen um eine Primärprophylaxe der Arteriosklerose haben bisher zu zahlreichen, allerdings vorwiegend tierexperimentellen Ansätzen einer antiarteriosklerotisch wirksamen Therapie geführt. Im breiten Spektrum potentiell wirksamer Substanzen wurde mehrfach der Einsatz von Colchizin diskutiert [6, 10, 13]. In der vorliegenden Arbeit wird erstmalig an menschlichen glatten Muskelzellen aus menschlichen Arterioskleroseläsionen die Wirkung von Colchizin auf Determinanten der Plaqueformierung in vitro studiert.

## Materialien und Methoden

Bei 18 symptomatischen Patienten wurde Plaquegewebe koronarer und peripherer Gefäßläsionen intraoperativ oder perkutan mit dem Simpson-Atherektomiekatheter entfernt. Methodische Einzelheiten bezüglich Zellkultivierung und Immunfluoreszenzmikroskopie finden sich in der Literatur [2, 8], hinsichtlich Motilitätsanalyse in [3, 4, 20], Charakterisierung proliferativer Aktivität in [8] und Transmissionselektronenmikroskopie in [6, 16].

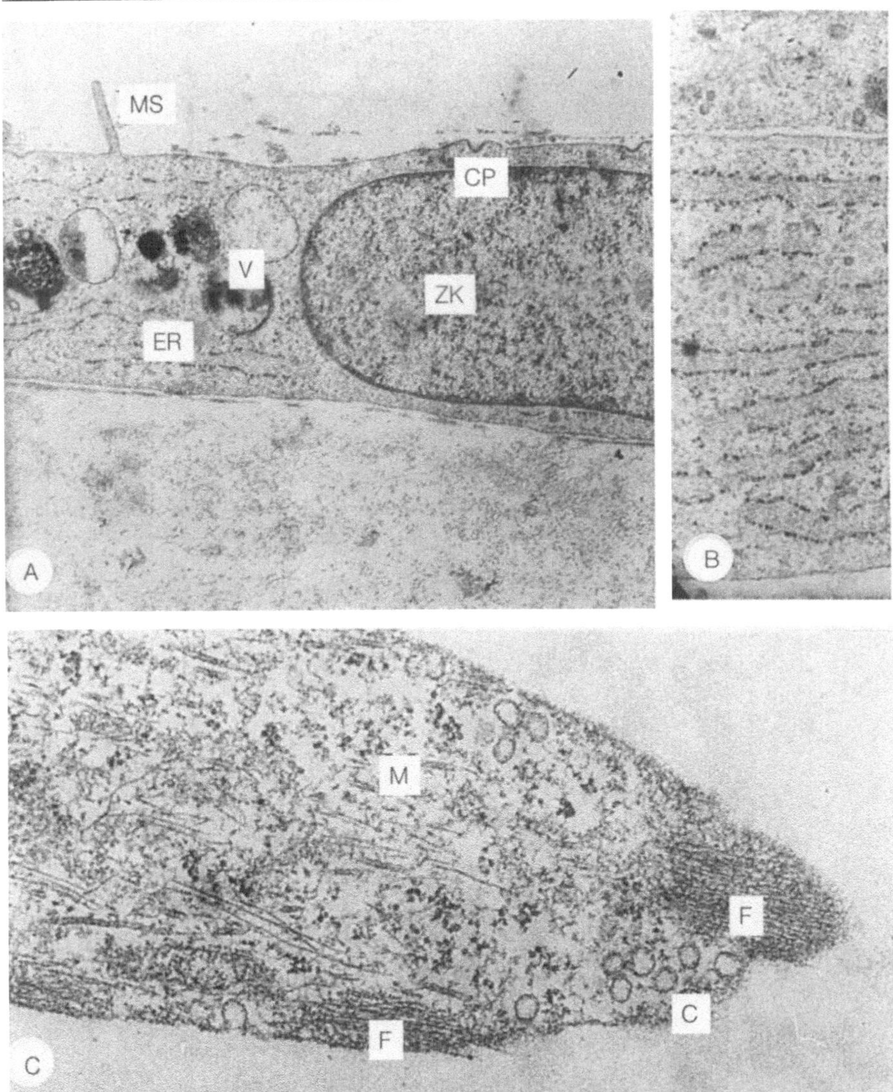



*Abb. 1A-C:* Transmissionselektronenmikroskopie (TEM) kultivierter glatter Muskelzellen.
A) Zellausschnitt mit großem Zellkern (ZK), coated pits (CP), zytoplasmatischen Vakuolen (V) und Membranen des endoplasmatischen Retikulums (ER); microspike (MS). x 16000.
B) Detail mit ribosomenbesetzten ER-Membranen. x 26200.
C) Intermediärer Zelltyp mit peripher lokalisierten Filamenten (F) und tangential angeschnittenen Caveolae (C), zahlreiche Mikrotubuli (M). x 33600.

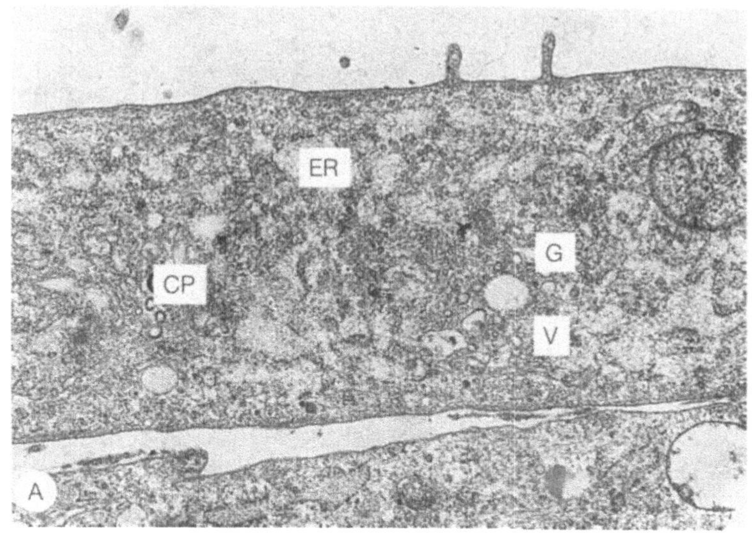


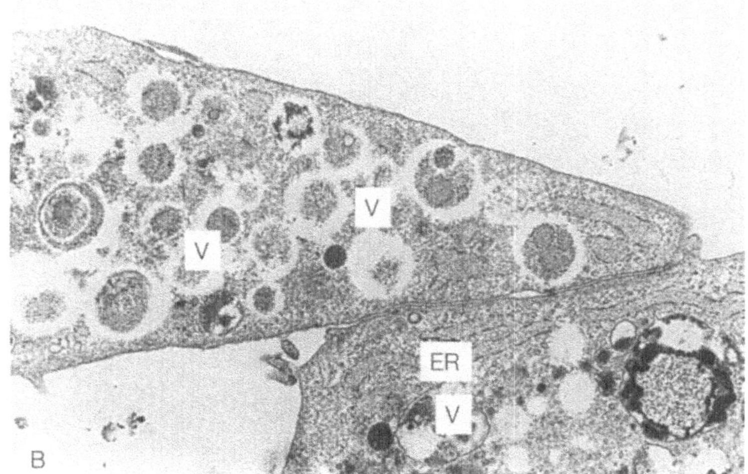


*Abb. 2A-B:* TEM kultivierter glatter Muskelzellen nach Colchizingabe.
A) Inkubation in $10^{-8}$ M C für 24 h: Bild einer gestörten zytoplasmatischen Organisation mit fragmentierten Golgi-Membranen (G), lakunenartig erweiterten ER-Zysternen (ER), zahlreichen Vakuolen (V) unterschiedler Größe, z.T. mit zytoplasmatischen Abbauprodukten, und Gruppen von coated pits (CP). x 23000.
B) Inkubation in $10^{-5}$ M C für 24 h: Stark umgewandeltes Zytoplasma mit vakuolären Einschlüssen (V) mit heteromorphem Inhalt, typisch für sekundäre Lysosomen; daneben noch aktive Membranbereiche (ER). x 16000.

# Ergebnisse

Lichtmikroskopisch zeigen humane Gefäßwandmyozyten nach Zugabe von Colchizin > $10^{-8}$ M eine veränderte Morphologie, indem sie sich abrunden und ihre typische polarisierte Gestalt verlieren. Statt fokaler Ausstülpungen zellulärer Lamellipodien wird eine radiäre Ausbildung der "ruffling membrane" beobachtet, ohne daß dabei eine Ablösung der kultivierten Zellen vom Boden der Zellkulturflasche eintritt. Immunfluoreszenzmikroskopisch imponieren kollabierte Mikrotubuli, während die typische dreidimensionale Struktur des glattmuskulären $\alpha$-Aktins als Zytoskelett der Mikrofilamentgruppe gleichermaßen in C-behandelten SMC wie in Kontrollzellen nachweisbar bleibt. Ultrastrukturell stellt sich nach Colchizingabe > $10^{-8}$ M konzentrations- und zeitabhängig eine gestörte zytoplasmatische Organisation mit fragmentierten Golgi-Membranen (Diktyosomen) dar. Darüber hinaus wird ein lakunenartiges Anschwellen der mikrosomenbesetzten ER-Membranen, die Ausbildung lysosomaler Vakuolen, die z. T. zytoplasmatische Abbauprodukte beinhalten, und eine vermehrte Darstellung von coated pits beobachtet, während die typische Doppelstruktur der Mikrotubuli nicht mehr nachweisbar ist (Abb. 1 und 2).

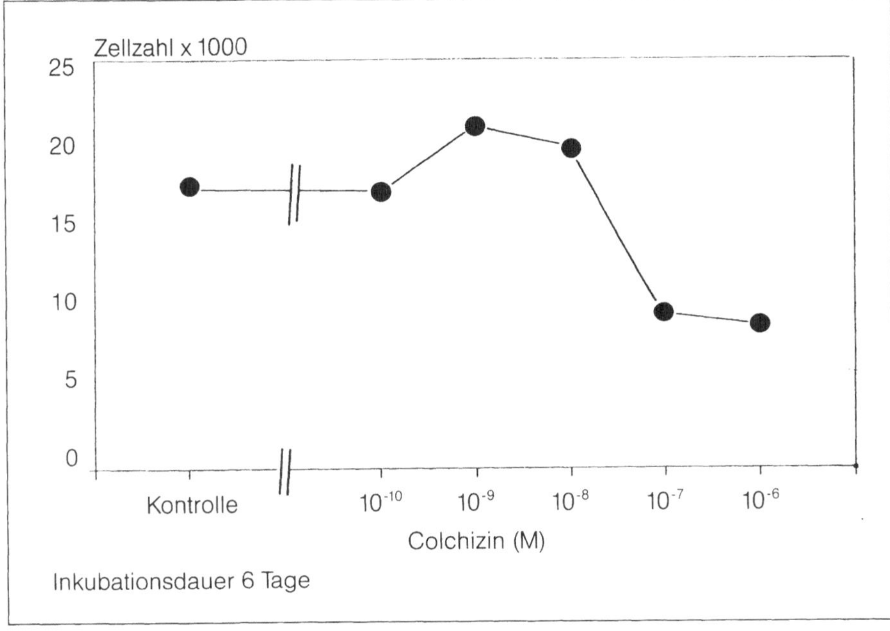


*Abb. 3:* Proliferation glatter Muskelzellen, Wirkung von Colchizin.

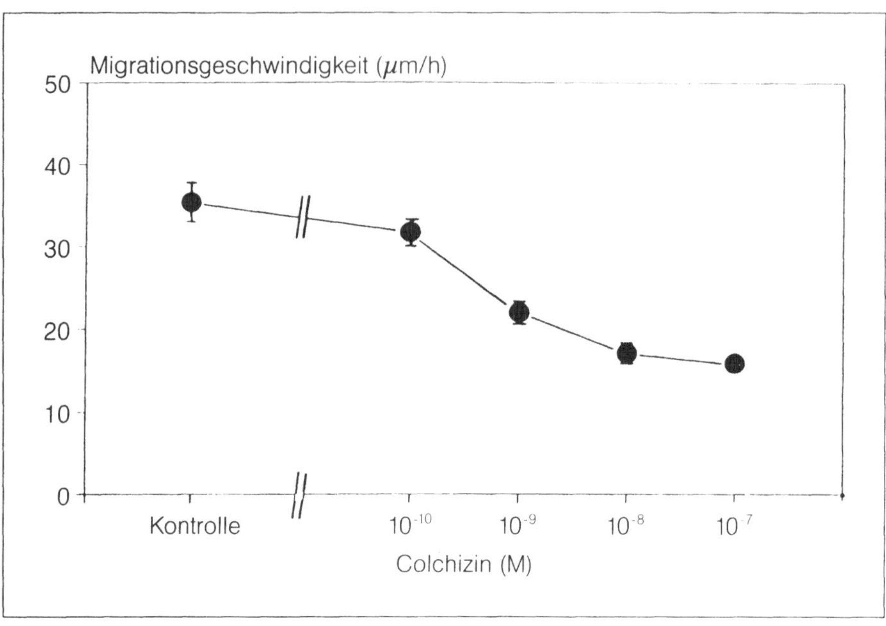


*Abb. 4:* Migrationsaktivität humaner SMC, Wirkung von Colchizin.

Die proliferative Aktivität humaner Plaquemyozyten wird in Abhängigkeit von der Colchizinkonzentration unterschiedlich beeinflußt (Abb. 3). Geringe C-Dosen zwischen $10^{-9}$ und $10^{-8}$ M bewirken eine geringe Zunahme (18 %) der Zellzahl, bei Konzentrationen > $10^{-8}$ M kommt es zu einer ausgeprägten Verminderung der Proliferationsaktivität ($IC_{50}$: 3 x $10^{-8}$ M). Weiterhin stellt Colchizin eine potente antimigratorische Substanz dar: An einem standardisierten, semiautomatischen Videoanalysesystem [4, 20] werden erste inhibitorische Effekte bei C-Konzentrationen > $10^{-9}$ M, die halbmaximale Wirkung bei 3 x $10^{-9}$ M beobachtet (Abb. 4).

## Diskussion

Colchizin gilt als etabliertes Medikament in der Behandlung des akuten Gichtanfalls, verschiedener Arthritisformen und des Mittelmeerfiebers [1, 14]. Aufgrund seiner antiproliferativen und antiinflammatorischen Eigenschaften wurde die Gabe von Colchizin auch für Krankheitsbilder, wie die chronische Perikarditis, Amyloidose, Leberzirrhose und auch die Arteriosklerose diskutiert [6, 11, 13, 15]. Bisherige Untersuchungen am Tiermodell weisen auf eine antiarteriosklerotische

Wirkung von Colchizin hin [7, 13], deren Übertragbarkeit auf den Menschen allerdings fraglich bleibt.

Um die Wirkung von Colchizin unter definierten Bedingungen auf zellulärer Ebene zu studieren, wurden homogene Zellkulturen glatter Muskelzellen aus menschlichen Arterioskleroseläsionen verwendet. Zugabe von Colchizin führte zeit- und konzentrationsabhängig zu einer Abrundung der Zelle unter Aufgabe ihrer polarisierten Zellgestalt. Dieser Effekt ist durch den Zusammenbruch des Mikrotubili-Netzwerkes zu erklären, wie die parallel durchgeführten immunfluorezenz- und elektronenmikroskopischen Untersuchungen zeigen. α-Aktine, als Komponenten der Mikrofilamente, sind auch nach Colchizingabe strukturell unverändert nachweisbar und daher für die Aufrechterhaltung der Zellpolarität alleine nicht ausreichend. Die positive Korrelation zwischen dem fortbestehenden Zytoskelett kontraktiler Proteine einerseits, der fortbestehenden Zelladhäsion und den weiterhin nachweisbaren "ruffling membrane"-Arealen andererseits weist auf die Bedeutung dieser Filamente für die Funktion peripherer Membranbezirke hin.

Bereits von CHALDAKOV wurde auf die antisekretorische Wirkung antitubulärer Substanzen hingewiesen und eine mögliche Bedeutung als antiarteriosklerotisch wirksame Substanzen diskutiert [6]. Die eigenen ultrastrukturellen Untersuchungen zeigen, daß bei C-behandelten Zellen ein Sekretstau mit nachfolgender Anschwellung von ER-Membranen eintritt und zusätzlich die rezeptorvermittelte Endozytose (coated pits) blockiert wird. Vor allem dem letzteren Mechanismus könnte bei einer Therapie der Restenoseformierung - einem Prozeß, bei dem eine vermehrte Expression von Wachstumsfaktoren postuliert wird - wesentliche Bedeutung zukommen: Spekulativ könnte selbst nach erfolgter Ligandenbildung die weitere Signaltransduktion gestört und darüber hinaus die Sekretion von Matrixproteinen, Wachstumsfaktoren und ihrer Rezeptoren reduziert sein [18].

Die migrationshemmende Eigenschaft von Colchizin ist für Leukozyten und Makrophagen bereits bekannt [9]. Unsere Motilitätsuntersuchungen mit einem standardisierten Videoanalysesystem [3, 4, 20] zeigen erstmals eine signifikante Inhibition der Migrationsgeschwindigkeit kultivierter Myozyten aus menschlichem Plaquegewebe in therapeutisch erreichbaren Konzentrationen, die bei $8 \times 10^{-9}$ M im Plasma liegen [9, 14]. Interessanterweise zeigt die Proliferationsaktivität ein biphasisches Verhalten bei der Inkubation mit steigenden Konzentrationen von Colchizin. Während eine geringe Zunahme (18 %) der Zellzahl bei C-Konzentrationen zwischen $10^{-9}$ und $10^{-8}$ M eintritt, zeigt sich eine ausgeprägte Hemmung der SMC-Proliferation um bis zu 55 % im darüber liegenden Konzentrationsbereich. Der stimulierende Effekt mag zunächst für das Antitubulin Colchizin unerwartet sein und ist auch nach Einsicht der Literatur noch nicht vollständig geklärt. NILSSON et al. berichten über einen stimulierenden Effekt von Colchizin auf die Desoxiribonukleinsäure(DNA)-Synthese kultivierter Ratten-SMCs unter speziellen Bedingungen der Zellkultur und diskutieren, daß partielle Depolymerisierungen der Mikrotubuli möglicherweise der DNA-Replikation und der Mitose vorgeschaltet seien [16]. O' KEEFE et al. zeigten in einer ersten klinischen Studie an Patienten nach Angioplastie, daß die Gabe von Colchizin die Restenoseraten nicht beeinflußt [17]. Möglicherweise sind diese Ergebnisse vor dem Hintergrund der gegensätzlichen Effekte von C auf Migration und Proliferation im therapeutischen Konzentrationsbereich differenzierter zu interpretieren. Unter der Voraussetzung, Colchizin selektiv im behandelten Gefäßsegment höher dosiert applizieren zu können, gewinnt C als antiproliferative, antisekretorische und antimigratorische Substanz neue Bedeutung im Spektrum antiarteriosklerotischer Medikamente.

(Unterstützt durch die Deutsche Forschungsgemeinschaft DFG Ba 1076/1-1)

## Literaturverzeichnis

1 ADOLPH RJ. Old drug with new uses: colchicine for treatment of recurrent pericarditis. Circulation 1990; 82: 1505-1506.

2 BAURIEDEL G, DARTSCH PC, VOISARD R, ROTH D, SIMPSON JB, HÖFLING B, BETZ E. Selective percutaneous "biopsy" of atheromatous plaque tissue for cell culture. Basic Res Cardiol 1989; 84: 326-331.

3 BAURIEDEL G, WINDSTETTER U, SCHÖNKE H, vonPÖLNITZ A, KANDOLF R, HÖFLING B. Colchicine reduces motility of smooth muscle cells cultivated from human plaques. Eur Heart J 1990; 11 (Suppl): 128.

4 BAURIEDEL G, WINDSTETTER U, SCHÖNKE H, von PÖLNITZ A, DARTSCH PC, BETZ E, KANDOLF R, HÖFLING B. Motility of cultivated myocytes from atherectomized primary and restenotic plaques. Eur J Clin Invest 1990; 20: A57.

5 BAURIEDEL G, SCHINKO I, WINDSTETTER U, WELSCH U, HÖFLING B. Ultrastructure of human coronary and peripheral atheromatous plaques removed by percutaneous atherectomy. JACC 1991; 17: 52A.

6 CHALDAKOV GN. Antitubulins - a new therapeutic approach for atherosclerosis? Atherosclerosis 1982; 44: 385-390.

7 CURRIER JW, POW TK, MINIHAN AC, HAUDENSCHILD CC, FAXON DP, RYAN TJ. Colchicine inhibits restenosis after iliac angioplasty in the atherosclerotic rabbit. Circulation 1989; 80 (Suppl II): II-66.

8 DARTSCH PC, VOISARD R, BAURIEDEL G, HÖFLING B, BETZ E. Growth characteristics and cytoskeletal organization of cultured smooth muscle cells from human primary stenosing and restenosing lesions. Arteriosclerosis 1990; 10: 62-75.

9 EHRENFELD M, LEVY M, BAR ELI M, GALLILY R, ELIAKIM M. Effect of colchicine on polymorphonuclear leucocyte chemotaxis in human volunteers. Br J Clin Pharmac 1980; 10: 297-300.

10  FORRESTER JS, FISHBEIN M, HELFANT R, FAGIN J. A paradigm for restenosis based on cell biology: clues for the development of new preventive therapies. J Am Coll Cardiol 1991; 17: 758-769.

11  GUINDO J, de la SERNA AR, RAMIÓ J, DIAZ M, SUBIRANA MT, AYUSO MJP, COSÍN J, de LUNA AB. Recurrent pericarditis: relief with colchicine. Circulation 1990; 82: 1117-1120.

12  HÖFLING B, von PÖLNITZ A, BACKA D, VON ARNIM T, LAUTERJUNG L, JAUCH KW, SIMPSON JB. Percutaneous removal of atheromatous plaques in peripheral arteries. Lancet 1988; I: 384-386.

13  HOLLANDER W, KRAMSCH DM, FRANZBLAU C, PADDOCK J, COLOMBO MA. Suppression of atheromatous fibrous plaque formation by antiproliferative and anti-inflammatory drugs. Circ Res 1974; 34 (Suppl I): I-131 - I-141.

14  KATZ EZ, EHRENFELD M, LEVY EM, ELIAKIM M. Plasma colchicine concentration in patients with recurrent polyserositis (familial mediteranean fever) on long-term prophylaxis. Arthritis Rheum 1982;25:227-231.

15  KERSHENOBICH D, VARGAS F, GARCIA-TSAO G, TAMAYO RP, GENT M, ROJKIND M. Colchicine in the treatment of cirrhosis of the liver. N Engl J Med 1988; 318: 1709-1713.

16  NILSSON J, KSIAZEK T, THYBERG J. Effects of colchicine on DNA synthesis, endocytosis and fine structure of cultivated arterial smooth muscle cells. Exp Cell Res 1983; 143: 367-375.

17  O'KEEFE JH, MCCALLISTER BD, BATEMAN TM, KUHNLEIN D, LIGON RW, HARTZLER GO. Colchicine for the prevention of restenosis after coronary angioplasty. JACC 1991; 17: 181A.

18  RENNARD SI, BITTERMAN PB, OZAKI T, ROM WN, CRYSTAL RG. Colchicine suppresses the release of fibroblast growth factors from alveolar macrophages in vitro. Am Rev Respir Dis 1988; 137: 181-85.

19  SAFIAN RD, GELBFISH JS, RAYMOND EE, SCHNITT SJ, SCHMIDT DA, BAIM DS. Coronary atherectomy. Clinical, angiographic, and histological findings and observations regarding potential mechanismus. Circulation 1990; 82: 69-79.

20  WINDSTETTER U, BAURIEDEL G, SCHÖNKE H, von PÖLNITZ A, DARTSCH PC, BETZ E, KANDOLF R, HÖFLING B. Migrationsverhalten kultivierter Gefäßwandmyozyten aus koronarem und peripherem perkutan atherektomiertem Plaquegewebe. In: ASSMANN G, BETZ E, HEINLE H, SCHULTE H, Hrsg. Koronare Herzkrankheit: Molekulargenetische Aspekte und zelluläre Mechanismen, Risikoprofile vor und nach invasiven Therapieverfahren. Braunschweig: Vieweg 1991; 347-356.

# The role of growth factors in the regulation of collagen synthesis and collagenase activity in cultured smooth muscle cells

*W. Schlumberger, U. Falken, M. Thie, H. Robenek*
Institut für Arterioskleroseforschung, Westfälische Wilhelms-Universität
Münster

## Abstract

The proliferation of smooth muscle cells (SMC) and the production of excessive amounts of extracellular matrix proteins are key events in the formation of intimal thickening during the course of atherogenesis. Multifunctional regulatory growth factors are believed to play important roles in triggering the modulation of behaviour in SMC. We examined the role of PDGF-AB, bFGF, TGF-ß1, EGF and TNF-α on collagenase activity, protein and collagen synthesis and proliferation of cultured SMC. In comparison to skin fibroblasts, SMC produce only low amounts of measurable collagenase. Even after treatment of SMC with growth factors or cultivation within three-dimensional collagen lattices, collagenase activity of the cells is only slightly increased. Among all growth factors tested only TGF-ß1 stimulates protein and specifically collagen synthesis. TGF-ß1 leads to a doubling in protein synthesis and a doubling in the proportion of collagen in the total protein synthesized. PDGF-AB and bFGF act as strong mitogens for cultured SMC in a dose-dependent manner. Moreover, we could show that a combined incubation of SMC with PDGF-AB and TGF-ß1 abolished the stimulating effect of PDGF-AB on the rate of proliferation and the stimulating effect of TGF-ß1 on collagen synthesis.

# Die Rolle von Wachstumsfaktoren für die Regulation der Kollagensynthese und Kollagenaseaktivität kultivierter glatter Muskelzellen


*W. Schlumberger, U. Falken, M. Thie, H. Robenek*
Institut für Arterioskleroseforschung, Westfälische Wilhelms-Universität
Münster


## Zusammenfassung


An der Bildung intimaler Gefäßverdickungen im Verlauf der Pathogenese der Arteriosklerose sind glatte Muskelzellen wesentlich beteiligt, die proliferieren und überschüssige Mengen extrazellulärer Matrix produzieren. Wachstumsfaktoren unterschiedlicher Herkunft scheinen bei der Regulation des veränderten Verhaltens der glatten Muskelzellen eine entscheidende Rolle zu spielen. Wir haben den Einfluß verschiedener Wachstumsfaktoren, wie Platelet Derived Growth Factor(PDGF)-AB, Epidermal Growth Factor (EGF), basic Fibroblast Growth Factor (bFGF), Transforming Growth Factor (TGF) und Tumor Necrosis Factor(TNF)-$\alpha$, auf die Kollagenaseaktivität, Protein- und Kollagensynthese sowie die Proliferation kultivierter glatter Muskelzellen untersucht. Im Vergleich zu Hautfibroblasten produzieren die Zellen nur geringe Mengen aktiver oder aktivierbarer Kollagenase. Auch durch Inkubation mit Wachstumsfaktoren oder Kultivierung in Kollagengelen läßt sich die Kollagenaseaktivität der Zellen nur geringfügig steigern. Von allen getesteten Wachstumsfaktoren wirkt sich nur TGF-ß1 stimulierend auf die Protein- und spezifisch auf die Kollagensynthese aus. Am stärksten proliferationsstimulierend wirken PDGF-AB und bFGF. Weiterhin konnten wir am Beispiel von PDGF-AB und TGF-ß1 zeigen, daß sich Wachstumsfaktoren wechselseitig beeinflussen können, so daß stimulierende Effekte des einen Faktors durch den anderen Faktor wieder aufgehoben werden.


## Einleitung

Im Verlauf der Pathogenese der Arteriosklerose kann es zur Ausbildung von Stenosen kommen, die durch eine intimale Verdickung der Arterienwand charakterisiert sind. An der Bildung intimaler Verdickungen sind glatte Muskelzellen wesentlich beteiligt. Die diesem Prozeß zugrunde liegenden Ereignisse sind eine intimale Proliferation glatter Muskelzellen, die Akkumulation von Lipiden in Makrophagen und glatten Muskelzellen sowie die Neusynthese und exzessive Ablagerung von Komponenten der extrazellulären Matrix [14]. Kollagen stellt mit ca. 60 % des Gesamtproteins einer arteriosklerotischen Plaque den Hauptanteil der extrazellulären Matrixproteine [1]. Nicht eindeutig ist der Ursprung der in der Intima proliferierenden glatten Muskelzellen geklärt: Es könnten intimale Zellen sein, aber auch mediale Zellen, die erst durch Migration in die Intima gelangt sind. Ein Hauptziel der Forschung auf dem Gebiet der Arteriosklerose ist es, die Stimuli für das veränderte Verhalten der glatten Muskelzellen bei der Pathogenese der Arteriosklerose zu bestimmen. Wachstumsfaktoren unterschiedlicher Herkunft scheinen bei der Regulation der genannten Prozesse - Migration, gesteigerte Syntheseaktivität, Proliferation - eine entscheidende Rolle zu spielen. Ziel unserer Untersuchung war es, den Einfluß verschiedener Wachstumsfaktoren wie Platelet Derived Growth Factor (PDGF), basic Fibroblast Growth Factor (bFGF), Transforming Growth Factor-ß1 (TGF-ß1), Epidermal Growth Factor (EGF) und Tumor Necrosis Factor-$\alpha$ (TNF-$\alpha$) auf die Kollagenaseaktivität, Protein- und Kollagensynthese sowie die Proliferation kultivierter glatter Muskelzellen zu bestimmen.


## Material und Methoden

*Zellkultur*

Thorakale Aorten von Schweinen wurden für die Präparation arterieller glatter Muskelzellen benutzt, die nach der Methode von CHAMLEY-CAMPBELL et al. [3] durch enzymatischen Abbau kleiner Gewebestücke aus der Tunica media isoliert wurden. Die Zellen wurden in Medium-199 (M-199) mit 10 % Serum kultiviert. Für den experimentellen Einsatz wurden Zellen der 3. Passage benutzt. Humane Hautfibroblasten wurden in Dulbeccos modifiziertes Eagle Medium (DMEM) kultiviert und zwischen der 5. und 10. Passage für Versuche benutzt. Kollagengele wurden aus Typ-I-Kollagen mit 2,5 x $10^5$ Zellen, wie an anderer Stelle beschrieben, hergestellt [15].

*Wachstumsfaktoren und Cytokine*

TGF-ß1: human rekombinant (SERVA); PDGF-AB: human rekombinant (Boehringer); bFGF: human rekombinant (Boehringer); EGF: aus Submaxillarisdrüsen der Maus, Reinheitsgrad I (Boehringer); TNF-$\alpha$: human rekombinant (Boehringer). Die Substanzen wurden - wenn nicht anders vermerkt - für die verschiedenen Messungen in folgenden Konzentrationen eingesetzt: 5 ng/ml TGF-ß1, 5 ng/ml PDGF-AB, 10 ng/ml bFGF, 5 ng/ml EGF, $10^3$ U/ml TNF-$\alpha$.

## Messung der Kollagenaseaktivität

Zur Bestimmung der Kollagenaseaktivität wurden glatte Muskelzellen oder Hautfibroblasten als konfluente Monolayer oder in fünf Tage alten retrahierten Kollagengelen 24 Stunden in serumfreiem Medium mit den genannten Faktoren inkubiert. Die Kulturmedien und Zellen wurden anschließend dreimal eingefroren und aufgetaut, bei 10 000 x g 5 Min. zentrifugiert und bei 4°C gegen Wasser dialysiert. Nach Lyophilisation und jeweiliger Konzentrierung wurden die Proben in Assay-Puffer (50 mM E-Aminocapronsäure, 170 mM NaCl, 5 mM $CaCl_2$, 20 mM Tris-HCl, pH 7,6) aufgenommen. Latente Kollagenase wurde durch Trypsin bei 37°C 10 Min. aktiviert. Die Kollagenaseaktivität wurde durch Messung derjenigen Radioaktivität bestimmt, die von einer Probe in Mikrotiterplatten freigesetzt wurde. Die Beschichtung der Mikrotiterplatten mit $^{14}$C-markiertem fibrillärem Kollagen Typ I [13] erfolgte nach der Methode von JOHNSON-WINT [7].

## Messung der Protein- und Kollagensynthese

Konfluente Monolayer-Kulturen wurden serumfrei gewaschen und anschließend 24 Stunden mit M-199 in Anwesenheit von 1 % Serum mit den genannten Faktoren vorinkubiert. Für die Messung der Protein- und Kollagensynthese wurden dem Inkubationsmedium 0,37 MBq/ml [$^{14}$C] Prolin und 50 µg/ml Ascorbinsäure zugefügt und weitere 24 Stunden inkubiert. Die Proteinsynthese wurde aus der Menge an nichtdialysierbarer Radioaktivität bestimmt. Die Bestimmung der beiden markierten Aminosäuren Hydroxiprolin und Prolin wurde durch saure Hydrolyse bei 110°C und anschließender Auftrennung über Ionenaustauscherchromatographie erreicht [15]. Die Kollagensynthese wurde aus dem Verhältnis von Hydroxiprolin zu Prolin nach einer Formel von KRIEG et al. [9] berechnet.

## Messung der Zellproliferation

Zur Bestimmung der Zellproliferation wurden glatte Muskelzellen in einer Dichte von 4000 Zellen/$cm^2$ ausgesät und 24 Stunden in Anwesenheit von 10 % Serum kultiviert. Anschließend wurden die Kulturen drei Tage mit 0,5 % Serum ruhiggestellt und dann zwei Tage mit den Wachstumsfaktoren in Anwesenheit von

0,5 % Serum inkubiert. Die Bestimmung der Zellzahl erfolgte vor (Basiswert) und nach der Inkubation mit den Faktoren mit Hilfe eines Zellzählgerätes (Casy 1, Schärfe Systems, Reutlingen).

## Ergebnisse

*Kollagenaseaktivität*

Im Vergleich zu Hautfibroblasten produzieren glatte Muskelzellen nur geringe Mengen meßbarer Kollagenase. Bezogen auf $1 \times 10^6$ Zellen beträgt die durch

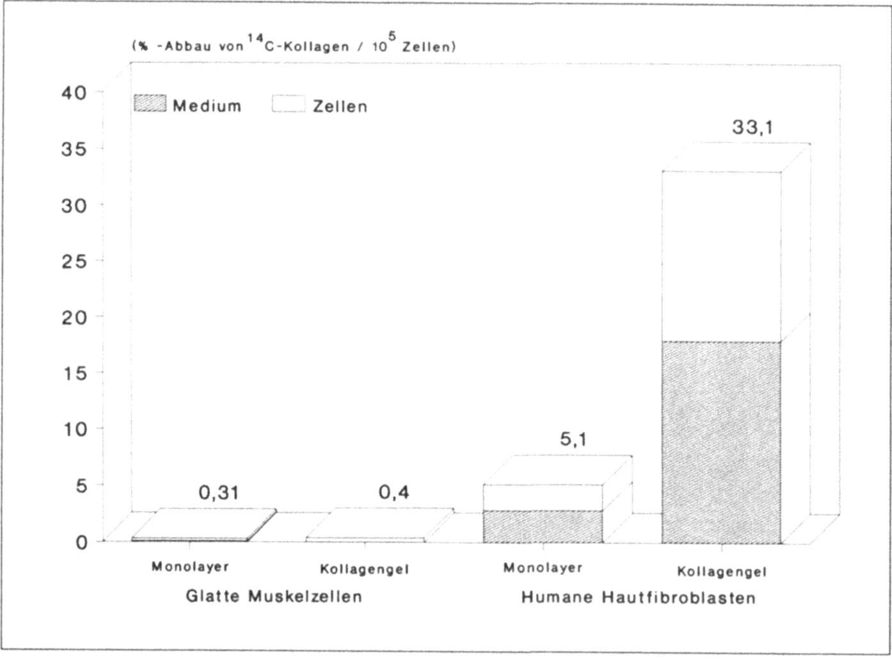


*Abb. 1:* Kollagenaseaktivität glatter Muskelzellen vom Schwein und humaner Hautfibroblasten, die als konfluente Monolayer oder in retrahierten Kollagengelen kultiviert wurden. Nach 24stündiger Inkubation mit den genannten Wachstumsfaktoren in serumfreiem Medium wurden die Kulturmedien und die Zellschichten getrennt aufgearbeitet. Die Kollagenaseaktivität wurde durch Messung derjenigen Radioaktivität bestimmt, die von einer Probe aus $^{14}$C-markiertem fibrillärem Kollagen Typ I freigesetzt wurde. Angegeben sind prozentuale Werte der gesamten im Assay eingesetzten Radioaktivität.

Kollagenase glatter Muskelzellen freigesetzte Radioaktivität nur ca. 6 % der durch Fibroblastenproben freigesetzten Radioaktivität. Auch bei Kultivierung glatter Muskelzellen in Kollagengelen ist die Kollagenaseproduktion im Vergleich zu Monolayer-Kulturen kaum erhöht, während solche Kulturbedingungen bei Hautfibroblasten zu einer starken Erhöhung führen. In beiden Zellkultursystemen enthalten die Zellschicht und das Medium nahezu gleiche Mengen Kollagenase (Abb. 1).

Die Kollagenaseproduktion glatter Muskelzellen in Kollagengelen läßt sich durch TNF-α und bFGF ca. dreifach erhöhen. Die anderen getesteten Faktoren zeigen keinen signifikanten Effekt.

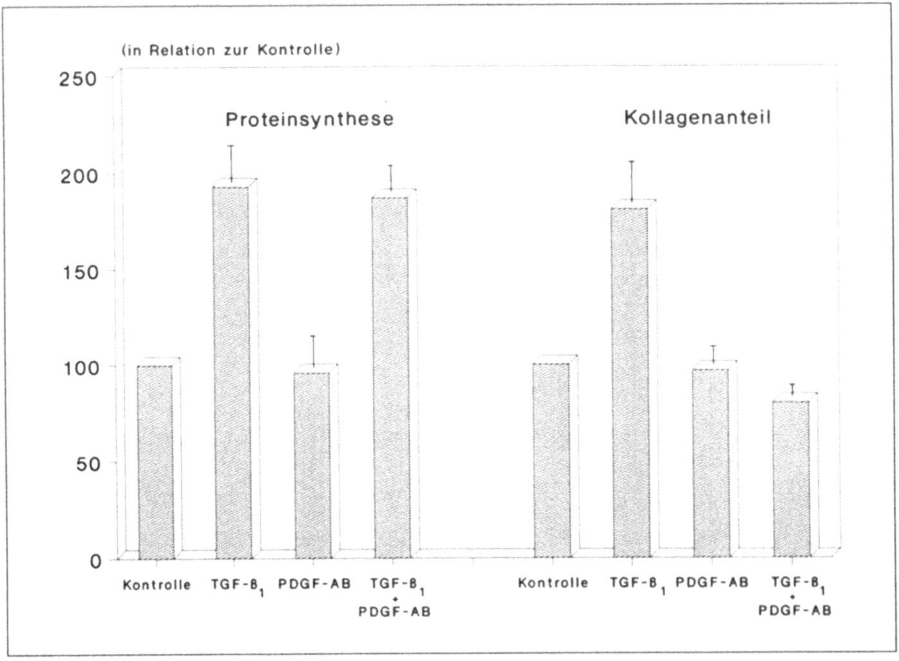


*Abb. 2:* Proteinsynthese und prozentualer Anteil des Kollagens an der Proteinsynthese glatter Muskelzellen, die als konfluente Monolayer kultiviert wurden. Die Zellen wurden 24 Stunden mit den genannten Wachstumsfaktoren vorinkubiert und weitere 24 Stunden mit [$^{14}$C]-Prolin markiert. Die Proteinsynthese wurde aus der gesamten nichtdialysierbaren Radioaktivität kalkuliert. Der Kollagenanteil wurde aus dem Verhältnis von nichtdialysierbarem markiertem Hydroxiprolin und Prolin berechnet. Die ermittelten Werte sind Mittelwerte ± Standardabweichungen von vier separaten Kulturen eines typischen Versuchs.

## Protein- und Kollagensynthese

Von allen getesteten Wachstumsfaktoren wirkt sich nur TGF-ß1 stimulierend auf die biosynthetische Aktivität konfluenter glatter Muskelzellen aus. TGF-ß1 führt etwa zu einer Verdoppelung der Proteinsynthese im Vergleich zu Kontrollen. Daneben stimuliert TGF-ß1 spezifisch die Kollagensynthese, wodurch der Anteil des Kollagens an den synthetisierten Proteinen etwa verdoppelt wird. Der Anteil des Kollagens erhöht sich von ca. 10 % auf ca. 20 % der Gesamtproteinsynthese. Leicht inhibierend auf die Kollagensynthese wirken TNF-α und bFGF, die den Kollagenanteil um ca. 20 % reduzieren. Um Aussagen über eine mögliche wechselseitige Beeinflussung verschiedener Wachstumsfaktoren treffen zu können, wurden Zellkulturen gleichzeitig mit TGF-ß1 und PDGF-AB inkubiert (Abb. 2). Bei einer kombinierten Inkubation hat PDGF-AB keinen Einfluß auf die proteinsynthesestimulierende Wirkung von TGF-ß1. Anders verhält es sich jedoch bei dem Anteil des Kollagens an der Gesamtproteinsynthese. PDGF-AB

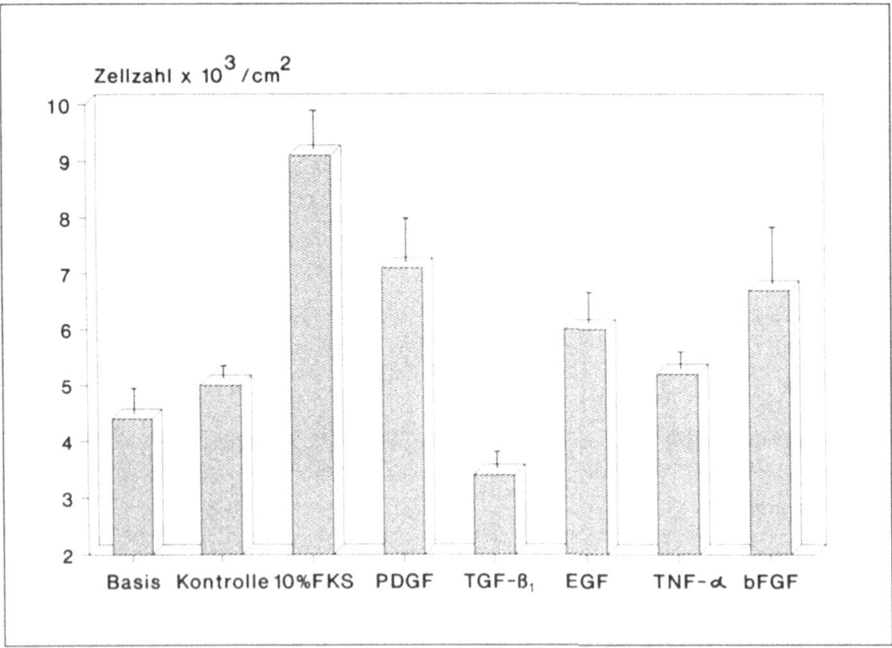



*Abb. 3:* Der Effekt der genannten Wachstumsfaktoren auf die Proliferation kultivierter glatter Muskelzellen. Als Basiswert ist die Zellzahl/cm² zu Beginn der zweitägigen Inkubation in Anwesenheit von 0,5 % Serum angegeben.

allein hat keinen Einfluß auf den Kollagenanteil. Bei einer kombinierten Inkubation mit TGF-ß1 kommt es aber zu einer 20 - 30 %igen Reduzierung des Kollagenanteils im Vergleich zur Kontrolle.

*Zellproliferation*

In Abb. 3 ist der Einfluß der Wachstumsfaktoren in den oben genannten Konzentrationen auf die Zellzahl nach zweitägiger Inkubation dargestellt. Es zeigt sich, daß PDGF-AB, bFGF und EGF stark proliferationsstimulierend auf dünn ausgesäte glatte Muskelzellen wirken. Die Inkubation mit EGF wirkt sich innerhalb dieses Zeitraumes zwar noch nicht so deutlich auf die Zellzahl aus, doch ist der [$^3$H]-Thymidineinbau während der ersten 24 Stunden der Inkubation vergleichbar hoch wie bei PDGF-AB oder bFGF (Daten nicht gezeigt). TGF-ß1 bewirkt eine starke Abnahme der Zellzahl im Vergleich zur Kontrolle. Die Konzentrationsabhängigkeit der beschriebenen Effekte ist in Abb. 4 exem-

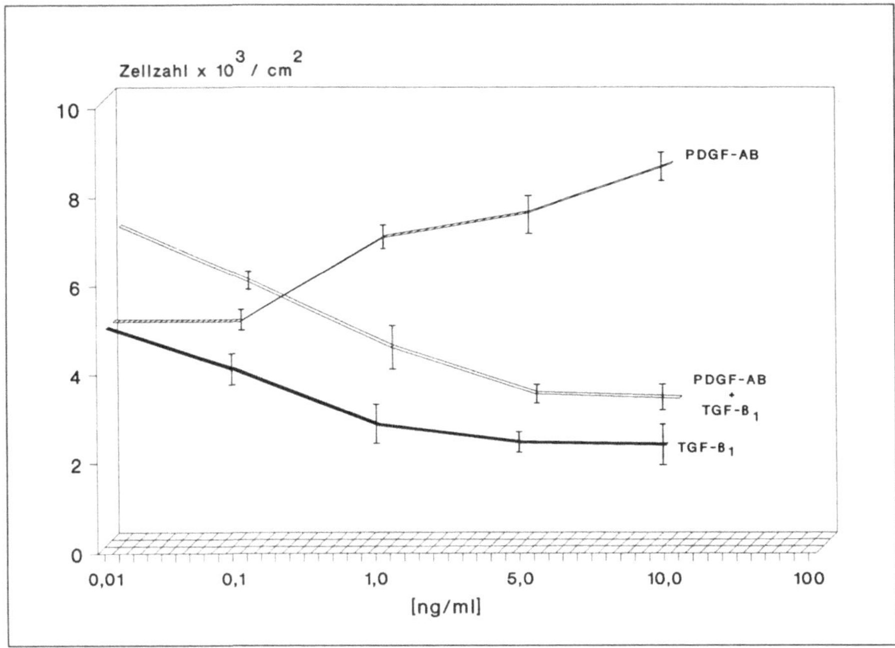


*Abb. 4:* Der Effekt der genannten Wachstumsfaktoren auf die Proliferation kultivierter glatter Muskelzellen in Abhängigkeit von der Konzentration. Bei der kombinierten Inkubation wurden 5 ng/ml PDGF-AB mit verschiedenen Konzentrationen an TGF-ß1 eingesetzt.

plarisch für PDGF-AB und TGF-ß1 gezeigt. Bei einer kombinierten Inkubation mit beiden Faktoren setzt sich TGF-ß1 in seiner Wirkung durch, und mit steigenden TGF-ß1-Konzentrationen kommt es zu einer zunehmenden Unterdrückung der durch PDGF-AB ausgelösten proliferationsstimulierenden Wirkung.

## Diskussion

In dieser Arbeit wurde der Einfluß verschiedener Wachstumsfaktoren auf die Kollagenaseaktivität, die Protein- und Kollagensynthese sowie die Proliferation kultivierter glatter Muskelzellen untersucht. Eine luminal gerichtete Migration glatter Muskelzellen könnte bei der Entstehung intimaler Verdickungen eine Rolle spielen [5, 6]. Dabei ist theoretisch zu fordern, daß sich die Zellen aus dem Gewebeverband lösen, was durch die Synthese matrixdegradierender Enzyme erreicht werden könnte. So könnte etwa eine erhöhte extrazelluläre Kollagen-aseaktivität möglicherweise die Migration glatter Muskelzellen aus der Media in die Intima erleichtern. Unsere Ergebnisse haben aber gezeigt, daß kultivierte glatte Muskelzellen im Vergleich zu kultivierten Hautfibroblasten nur geringe Mengen aktiver oder durch Trypsin aktivierbarer Kollagenase produzieren. Auch durch Inkubation mit Wachstumsfaktoren (z.B. TNF-$\alpha$) oder Kultivierung in Kollagengelen läßt sich die Kollagenaseaktivität glatter Muskelzellen nur ge-ringfügig steigern, während solche Bedingungen bei Fibroblasten zu einer starken Erhöhung der Kollagenaseaktivität führen [4, 11].
Einer der bedeutendsten Faktoren bei der Entstehung einer arteriosklerotischen Plaque ist wahrscheinlich die exzessive oder unkontrollierte Proliferation glatter Muskelzellen. Unter den von uns getesteten Wachstumsfaktoren erwiesen sich PDGF und bFGF als am stärksten proliferationsstimulierend. Unklarheit herrscht nach wie vor über die Quelle der lokal in einer arteriosklerotischen Plaque wirksamen Wachstumsfaktoren. Auch im Hinblick auf ihre Verfügbarkeit er-scheinen PDGF und bFGF sehr interessant. PDGF kann nahezu von allen in einer arteriosklerotischen Plaque vorkommenden Zelltypen sezerniert werden. bFGF liegt assoziiert mit Endothelzellen, der subendothelialen extrazellulären Matrix und mit Basallaminae vor, so daß es in einer Form gespeichert werden kann, in der es für die Zellrezeptoren nicht zugänglich ist [8]. Eine veränderte Situation, in deren Verlauf Proteasen oder Heparanasen die extrazelluläre Matrix abbauen, könnte so lokal bFGF freisetzen, das dann als Mitogen für glatte Muskelzellen wirkt.
In einer arteriosklerotischen Plaque befinden sich die glatten Muskelzellen im "synthetischen Status" und synthetisieren große Mengen extrazelluläre Matrixproteine. Geht man von unseren Ergebnissen an kultivierten Zellen aus, so

scheint bei der Regulation dieses Phänomens TGF-ß1 wesentlich beteiligt zu sein. Von allen getesteten Faktoren ist nur TGF-ß1 in der Lage, die Proteinsynthese und auch spezifisch die Kollagensynthese stark zu erhöhen [16].
Unsere Ergebnisse haben gezeigt, daß sich unter Kulturbedingungen Phänomene wie Proliferationsstimulierung und erhöhte biosynthetische Aktivität der Zellen ganz bestimmten Wachstumsfaktoren zuordnen lassen. Für eine sehr komplexe Regulation dieser Prozesse in vivo sprechen aber Versuche, bei denen die Zellen z.B. mit einer Kombination zweier Wachstumsfaktoren inkubiert werden. Wir haben am Beispiel von PDGF-AB und TGF-ß1 gezeigt, daß sich Wachstumsfaktoren wechselseitig beeinflussen können, so daß etwa stimulierende Wirkungen des einen Faktors durch den anderen Faktor wieder aufgehoben werden. Der proliferationsstimulierenden Wirkung von PDGF-AB wirkt TGF-ß1 konzentrationsabhängig entgegen. Ein solch inhibierender Effekt von TGF-ß1 auf die durch andere Wachstumsfaktoren vermittelte Mitogenität bei glatten Muskelzellen ist auch von anderen am Beispiel von PDGF-AA, -AB, -BB sowie bFGF beschrieben worden [2, 10]. Dieser inhibitorische Effekt von TGF-ß1 bei höheren Konzentrationen korreliert mit einer Inhibierung der Expression der $\alpha$-Untereinheit des PDGF-Rezeptors, die für die biologische Antwort auf PDGF-AA notwendig ist [2, 12]. Sehr interessant ist auch der inhibierende Effekt auf die Kollagensynthese glatter Muskelzellen bei einer Kombination von PDGF-AB und TGF-ß1, wohingegen die durch TGF-ß1 gesteigerte Proteinsynthese durch die Kombination mit PDGF-AB nicht reduziert wird. Welche molekularen Mechanismen diesem Phänomen zugrunde liegen, ist Ziel weiterführender Untersuchungen.
Überträgt man unsere Ergebnisse an Zellkulturen auf die in-vivo-Situation, so scheint eine lokale Balance zwischen stimulierenden und inhibierenden Stimuli die regionale Wachstumskontrolle in der Arterienwand zu bestimmen. In der gesunden Arterie herrscht ein Gleichgewicht zwischen entgegengesetzten Stimuli vor. Eine Veränderung dieser Balance, sei es durch erhöhte Konzentration eines aktiven Wachstumsfaktors oder durch unterschiedliche Rezeptorexpression, könnte zu Ereignissen führen, die zur Entstehung intimaler Verdickungen beitragen.

## Literaturverzeichnis

1 BARNES MJ. Collagens in atherosclerosis. Collagen Rel Res 1985; 5: 65-97.
2 BATTEGAY EJ, RAINES EW, SEIFERT RA, BOWEN-POPE DF, ROSS R. TGF-ß induces bimodal proliferation of connective tissue cells via complex control of an autocrine PDGF loop. Cell 1990; 63: 515-522.

3 CHAMLEY-CAMPBELL JH, CAMPBELL GR, ROSS R. Phenotype-dependent response of cultured aortic smooth muscle cells to serum mitogens. J Cell Biol 1981; 89: 379-383.

4 DUNCAN MR, BERMAN B. Differential regulation of glycosaminoglycan, fibronectin, and collagenase production in cultured human dermal fibroblasts by interferon-alpha, -beta, and -gamma. Arch Dermatol Res 1989; 281: 11-18.

5 FINGERLE J, JOHNSON R, CLOWES AW, MAJESKY MW, REIDY MA. Role of platelets in smooth muscle cell proliferation and migration after vascular injury in rat carotid artery. Proc Natl Acad Sci USA 1989; 86: 8412-8416.

6 GRÜNWALD J, HAUDENSCHILD CC. Intimal injury in vivo activates vascular smooth muscle cell migration and explant outgrowth in vitro. Arteriosclerosis 1984; 4: 183-188.

7 JOHNSON-WINT B. A quantitative collagen film collagenase assay for large numbers of samples. Anal Biochem 1980; 104: 175-181.

8 KLAGSBRUN M, EDELMAN ER. Biological and biochemical properties of Fibroblast Growth Factors: implications for the pathogenesis of atherosclerosis. Arteriosclerosis 1989; 9: 269-278.

9 KRIEG T, HÖRLEIN D, WIESTNER M, MÜLLER PK. Aminoterminal extension peptides from type I procollagen normalize excessive collagen synthesis of scleroderma fibroblasts. Arch Dermatol Res 1978; 263: 171-180.

10 MAJACK RA, MAJESKY MW, GOODMAN LV. Role of PDGF-A expression in the control of vascular smooth muscle cell growth by Transforming Growth Factor-ß. J Cell Biol 1990; 111: 239-247.

11 MAUCH C, ADELMANN-GRILL B, HATAMOCHI A, KRIEG T. Collagenase gene expression in fibroblasts is regulated by a three-dimensional contact with collagen. FEBS Letters 1989; 250: 301-305.

12 MOSES HL, YANG EY, PIETENPOL JA. TGF-ß stimulation and inhibition of cell proliferation: new mechanistic insights. Cell 1990; 63: 245-247.

13 RICE RH, MEANS GE. Radioactive labeling of proteins in vitro. J Biol Chem 1971; 246: 831-832.

14 ROSS R. The pathogenesis of atherosclerosis - an update. N Engl J Med 1986; 314: 488-499.

15 SCHLUMBERGER W, THIE M, RAUTERBERG J, ROBENEK H. Deposition and ultrastructural organization of collagen and proteoglycans in the extracellular matrix of gel-cultured fibroblasts. Eur J Cell Biol 1989; 50: 100-110.

16 SCHLUMBERGER W, THIE M, RAUTERBERG J, ROBENEK H. Collagen synthesis in cultured aortic smooth muscle cells: modulation by collagen lattice culture, Transforming Growth Factor-ß1 and Epidermal Growth Factor. Arteriosclerosis and Thrombosis (in Druck).

# Regulation of protein synthesis in smooth muscle cells from spontaneously hypertensive rats during collagen lattice culture


*M. Thie, B. Schüßler, H. Robenek, W. Zidek*

*M. Thie, H. Robenek*
Institut für Arterioskleroseforschung, Westfälische Wilhelms-Universität
Münster

*B. Schüßler, W. Zidek*
Medizinische Poliklinik, Westfälische Wilhelms-Universität Münster


## Abstract


The effect of a three-dimensional matrix of type I collagen on ultrastructure, total protein and collagen synthesis and cell cycle distribution of smooth muscle cells (SMC) from spontaneously hypertensive rats (SHRs) and normotensive Wistar-Kyoto (WKY) rats was studied. Collagen lattice cultured SMC from SHRs and WKY rats showed the synthetic phenotype, i.e. the cytoplasm was filled with organelles characteristic of the synthesis of secretory proteins. There was a decrease in the percentage of cells in the S phase as compared to monolayer cultures. Total protein synthesized by SMC from SHRs and WKY rats in lattices was lowered as compared to monolayer cultures. However, reduction of protein synthesis in SMC from SHRs was less than in SMC from WKY rats. Differences in proportion of collagen in SMC from SHRs and WKY rats were not demonstrable in collagen lattice cultures. The present study suggests that type I collagen may modulate total protein synthesis in SMC from SHRs and WKY rats. However, cells from SHRs react less to type I collagen than cells from WKY rats.

# Unterschiedliche Biosyntheseleistungen glatter Muskelzellen aus der Gefäßwand normotoner und hypertoner Ratten, aufgezeigt an der Kollagengelkultur

*M. Thie, B. Schüßler, H. Robenek, W. Zidek*

*M. Thie, H. Robenek*
Institut für Arterioskleroseforschung, Westfälische Wilhelms-Universität
Münster

*B. Schüßler, W. Zidek*
Medizinische Poliklinik, Westfälische Wilhelms-Universität Münster

## Einleitung

Bluthochdruck ist einer der Hauptrisikofaktoren für die Entstehung der Arteriosklerose. Im Verlauf der primären Hypertonie treten charakteristische funktionelle und strukturelle Veränderungen der Arterienwand auf. Man beobachtet u.a. eine Verdickung der Media, die sich auf eine Hypertrophie der glatten Muskelzellen und eine Anreicherung von Kollagen in der extrazellulären Matrix zurückführen läßt [4, 7]. Die Mechanismen, die zu erhöhter Synthese und Sekretion von Matrixproteinen - im besonderen von Kollagen - durch die Gefäßwandzellen führen, sind bislang wenig bekannt.
Ziel der vorliegenden Arbeit ist es, den Einfluß von extrazellulärem Kollagen auf die biosynthetischen und morphologischen Eigenschaften von isolierten glatten Muskelzellen aus spontan hypertonen Ratten zu untersuchen. Wir gehen damit der Frage nach, inwieweit die Gefäßwandproteine selbst einen regulierenden Einfluß auf die Syntheseleistung der Muskelzellen ausüben können [10].
Untersuchungen zur Biosyntheseaktivität glatter Muskelzellen werden herkömmlich in zweidimensionalen Kultursystemen durchgeführt. Dreidimensionale Systeme, in denen die zu untersuchenden Zellen allseitig von einer Matrix umgeben sind, kommen den in-vivo-Bedingungen aber näher und stellen damit ein geeigneteres System zur Untersuchung der Stoffwechselleistungen von Mesenchymzellen dar [8]. Zur Bestimmung des Einflusses von Typ-I-Kollagen auf die Syntheseleistung von glatten Muskelzellen verwenden wir deshalb eine dreidimensionale Kollagenmatrix, das sogenannte Kollagengel.

## Material und Methoden

*Isolierung der Zellen*

Die Untersuchungen wurden an 3, 10 und 22 Monate alten männlichen Ratten des spontan hypertonen Stammes Münster (SHR) mit einem systolischen Blutdruck von 196,5 ± 11,3 mmHg (3 Monate), 202,3 ± 12,7 mmHg (10 Monate) und 208,7 ± 13,4 mmHg (22 Monate) sowie an normotonen Wistar-Kyoto-Ratten (WKY) mit einem Blutdruck von 118,2 ± 5,9 mmHg (3 Monate), 122,0 ± 6,8 mmHg (10 Monate) und 127,1 ± 7,2 mmHg (22 Monate) durchgeführt. Glatte Muskelzellen der Media der thorakalen Aorta wurden nach der Explantattechnik gewonnen [3]. Die Zellen wurden in Dulbeccos modifiziertem Eagle Medium, versetzt mit 10% fetalem Kälberserum, kultiviert und in der 3. Passage zum Versuch eingesetzt.

*Herstellung von Zellkollagengelen*

Für Kollagengelkulturen wurden die Zellen in Typ-I-Kollagen eingelagert [8]. 250000 Zellen in 150 µl Kulturmedium wurden mit 1350 µl Kollagenlösung (1,11 mg Typ-I-Kollagen/ml Kulturmedium) bei 4°C vermischt und in eine 35 mm Kulturschale gegossen. Nach Ausbildung eines festen Zellkollagengels bei 37°C wurde das Gel vom Schalenboden gelöst und in 1 ml Medium, versetzt mit 10 % fetalem Kälberserum, aufgeschwemmt. Die Kultivierung des Zellkollagengels erfolgte bei 37°C in 5%igem $CO_2$. Zur Wiederauflösung wurden die Kollagengele in Kollagenase (2,5 mg Enzym, Worthington CLS/ml PBS) 20 Min. bei 37°C inkubiert, die freigesetzten Zellen anschließend zentrifugiert und mit Kulturmedium mehrfach gewaschen.
Für Monolayer-Kulturen wurden 80 000 Zellen in 35 mm Kulturschalen ausgesät und bis zur Präkonfluenz kultiviert.

*Bestimmung des Desoxiribonukleinsäure(DNA)-Gehaltes*

Die Bestimmung der Zellzyklusphase der Zellen erfolgte durch DNA-Messung mit einem Cycle TEST Kit der Fa. Becton Dickinson, Belgien. Freigesetzte Zellen aus Kollagengelkulturen oder aus Monolayer-Kulturen wurden mit Trypsinlösung disaggregiert und aufgeschlossen. Die isolierten Zellkerne wurden nach Ribonukleinsäure(RNA)-Abbau mit Propidiumjodid angefärbt und mit einem FAC-Scan Durchflußcytometer ausgewertet.

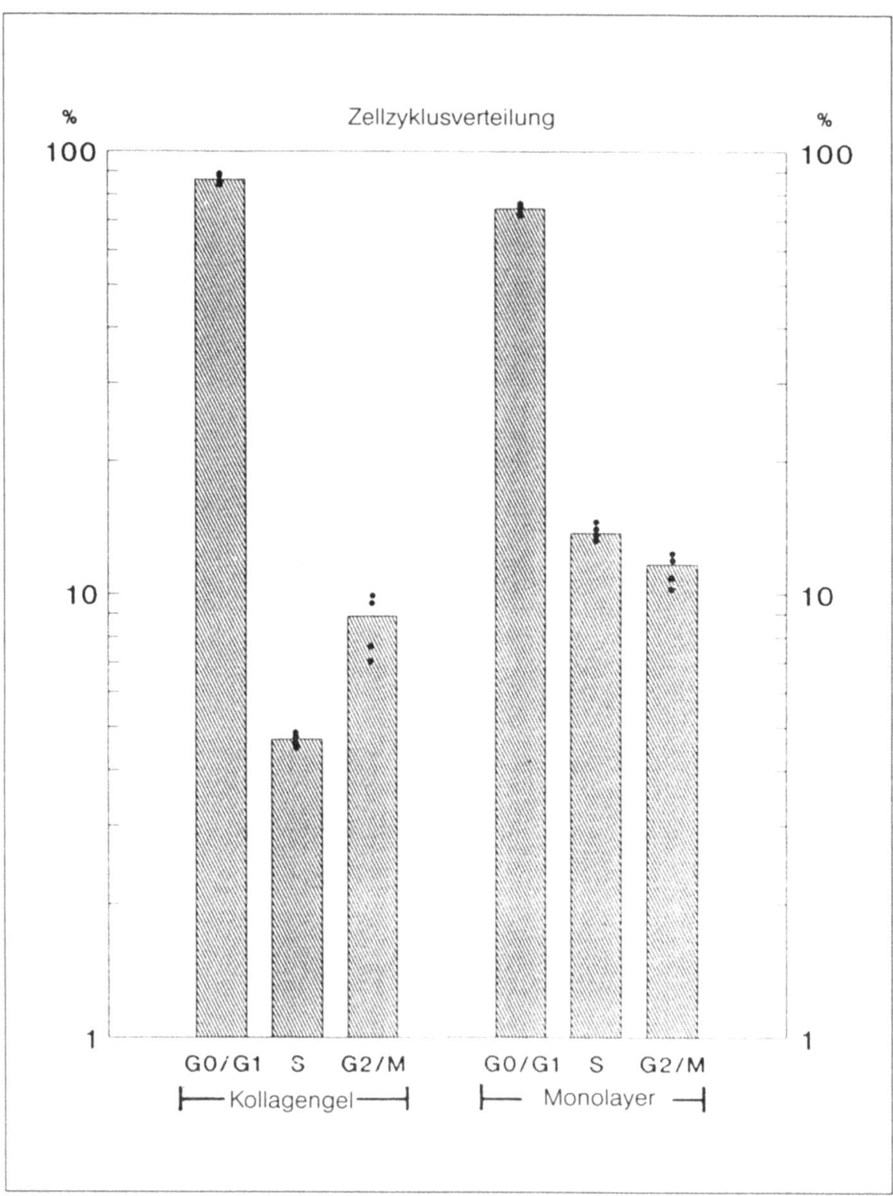


*Abb. 1:* Zellzyklusverteilung glatter Muskelzellen aus 10 Monate alten SHR-Tieren nach Kultivierung im Kollagengel und als Monolayer. Punkte geben den Meßwert eines Experiments an, Säulen stellen den Mittelwert aller Meßwerte dar.

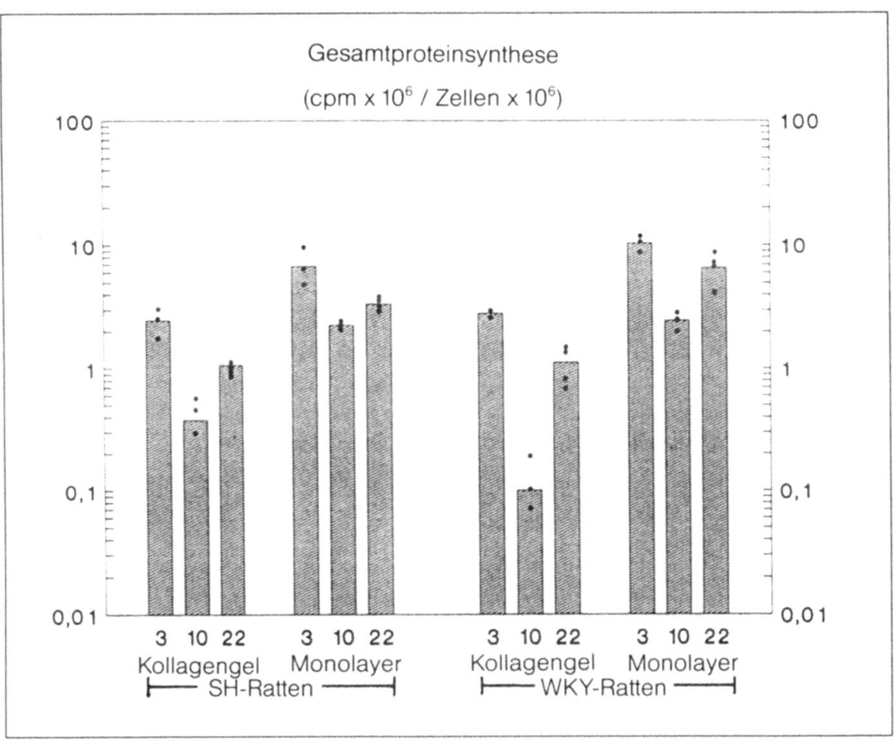



*Abb. 2:* Gesamtproteinsynthese glatter Muskelzellen aus 3 (3), 10 (10) und 22 (22) Monate alten SHR- und WKY-Tieren nach Kultivierung im Kollagengel und als Monolayer. Punkte geben den Meßwert eines Experiments an, Säulen stellen den Mittelwert aller Meßwerte dar.

*Bestimmung der Kollagensynthese und Gesamtproteinsynthese*

Die Kollagensynthese wurde nach THIE et al. bestimmt [11]. Monolayer-Kulturen und Zellkollagengele wurden dazu mit $^{14}$C-Prolin 24 Stunden inkubiert. Kulturmedium und Zellen bzw. Zellkollagengel wurden anschließend gegen 0,1 M Essigsäure dialysiert und mit 6 N HCl hydrolysiert. Markiertes Prolin und markiertes Hydroxyprolin wurden über Ionenaustauscherchromatographie aufgetrennt. Die Syntheserate wurde anschließend nach KRIEG et al. bestimmt [6]. Die Gesamtproteinsynthese wurde anhand der markierten Prolin- und Hydroxyprolinmengen ermittelt.

*Aufarbeitung der Proben für die Elektronenmikroskopie*

Die Proben wurden mit Karnovsky-Fixierer [5] bei 4°C fixiert und in Epon 812 eingebettet. Ultradünnschnitte wurden mit einem Philips EM 410 bei 60 kV ausgewertet.


## Ergebnisse

Werden jeweils SHR-Zellen und WKY-Zellen in Kollagengel kultiviert, so zeigen sie ultrastrukturelle Merkmale, die mit Monolayer-Kulturen vergleichbar sind. Die Zellen zeichnen sich durch den synthetischen Phänotyp aus, d. h. das Zytoplasma ist mit endoplasmatischem Retikulum, Golgi Komplex und Mitochondrien angefüllt. Altersbedingte Unterschiede in der Ultrastruktur zwischen 3, 10 und 22 Monate alten Tieren sind nicht festzustellen.

Glatte Muskelzellen, die im Kollagengel kultiviert wurden, haben generell einen geringeren prozentualen Anteil an S-Phase-Zellen als solche in Monolayer-Kulturen (Abb. 1). Statistisch signifikante Unterschiede hinsichtlich der Verteilung der Zellen auf die verschiedenen Zellzyklusphasen können zwischen 3, 10 und 22 Monate alten SHR oder WKY-Tieren nicht festgestellt werden.

Bei der Bestimmung der Gesamtproteinsynthese von SHR-Zellen und WKY-Zellen zeigt sich folgendes Bild (Abb. 2): Im Vergleich zur Monolayer-Kultur zeigen glatte Muskelzellen unabhängig vom Alter der Tiere eine Reduktion der Gesamtproteinsynthese bei Kultivierung im Kollagengel. Das Ausmaß der Reduktion ist in SHR-Zellen deutlich geringer als in WKY-Zellen (Abb. 3).

Die Bestimmung des prozentualen Anteils von Kollagen am Gesamtprotein zeigt, daß bei Kultivierung im Kollagengel kein signifikanter Unterschied zwischen SHR-Zellen und WKY-Zellen auszumachen ist (Abb. 4).


## Diskussion

In der vorliegenden Arbeit untersuchen wir den Einfluß einer dreidimensionalen Kollagenmatrix auf die Ultrastruktur und die Biosyntheseleistung von glatten Muskelzellen aus spontan hypertonen Ratten. Die ultrastrukturelle Analyse der Zellen zeigt, daß sie bei Kultivierung in Kollagengel im synthetischen Phänotyp vorliegen. Dieser Status ist typisch für glatte Muskelzellen im Embryonal- und Postnatalzustand [1], für Arteriosklerose und Hypertonie [2] sowie für Monolayer-Kulturen [2]. Diese Zellstruktur soll mit einem Zustand höchster metabolischer Aktivität gekoppelt sein. Unsere biochemischen Untersuchungen zeigen aber,

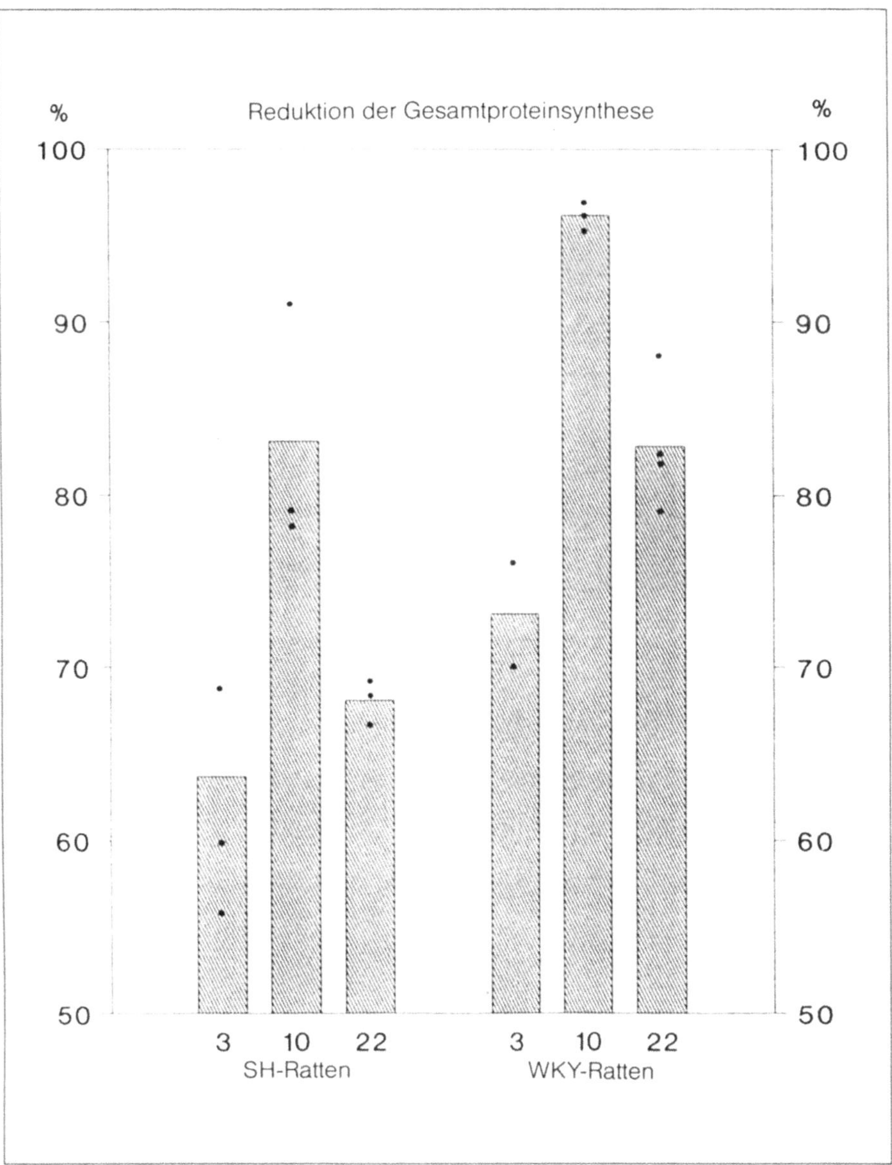


*Abb. 3:* Reduzierbarkeit der Gesamtproteinsynthese glatter Muskelzellen aus 3 (3), 10 (10) und 22 (22) Monate alten SHRs und WKY-Tieren bei Kultivierung im Kollagengel. Punkte geben den Meßwert eines Experiments an, Säulen stellen den Mittelwert aller Meßwerte dar.

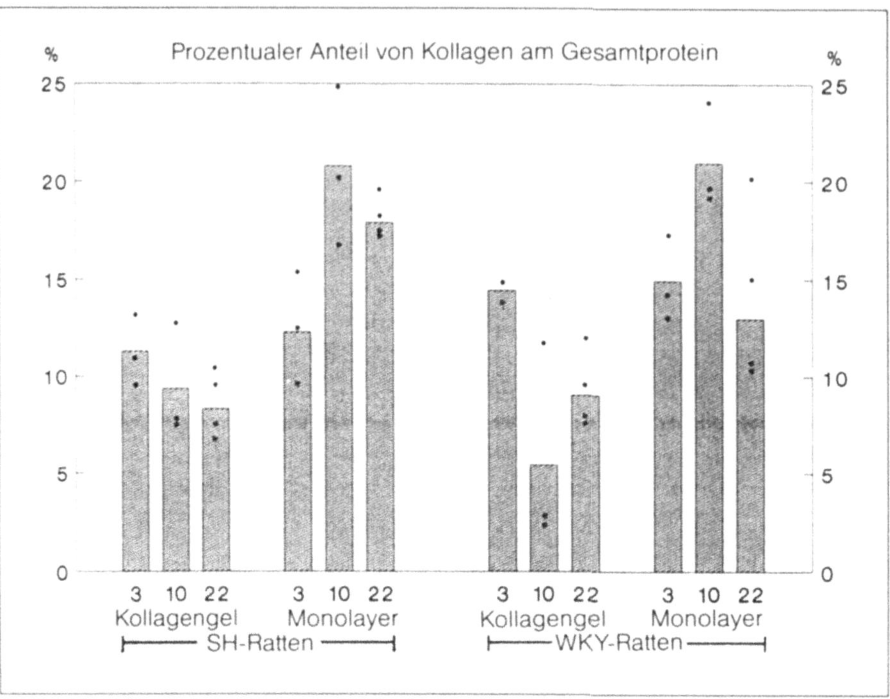



*Abb. 4:* Kollagensynthese als prozentualer Anteil am Gesamtprotein von glatten Muskel-
zellen aus 3 (3), 10 (10) und 22 (22) Monate alten SHR- und WKY-Tieren nach
Kultivierung im Kollagengel und als Monolayer. Punkte geben den Meßwert eines
Experiments an, Säulen stellen den Mittelwert aller Meßwerte dar.

daß die Gesamtproteinsynthese und die Teilungsaktivität der Zellen gegenüber
Monolayer-Kulturen herabgesetzt sind. Wir können somit zeigen, daß glatte
Muskelzellen auch im synthetischen Phänotyp auf Signale der extrazellulären
Matrix reagieren und die Stoffwechselaktivität entsprechend modifizieren, d.h.
reduzieren können. Inwieweit dies auf einen direkten Kontakt mit fibrillärem
Kollagen [9], auf die mechanisch-physikalische Einengung durch die
extrazelluläre Matrix [11] oder auf im Perizellularraum akkumulierende
Stoffwechselprodukte zurückzuführen ist, bleibt zu untersuchen. Im Unterschied
zu Zellen aus normotonen Kontrolltieren zeigen glatte Muskelzellen aus spontan
hypertonen Tieren eine verminderte Reaktivität gegenüber Signalen der
extrazellulären Matrix. Dies wird deutlich an der eingeschränkten Reduzierbarkeit der Gesamtproteinsynthese dieser Zellen bei Kollagengelkultur.
Während bei Monolayer-Kulturen für glatte Muskelzellen aus spontan

hypertonen Tieren eine Erhöhung des Kollagenanteils am Gesamtprotein festzustellen ist, verliert sich dieser Unterschied zwischen SHR-Zellen und WKY-Zellen bei Kultivierung im Kollagengel.

Unsere Untersuchungen am Zellkollagengel zeigen, daß glatte Muskelzellen aus spontan hypertonen Tieren synthetischen Phänotyps auf Signale der extrazellulären Matrix grundsätzlich reagieren, sich aber in der Stärke dieser Reaktion von glatten Muskelzellen aus normotonen Kontrolltieren unterscheiden. Diese verminderte Reaktion der Zellen aus spontan hypertonen Tieren auf extrazelluläre Matrixsignale mag mit zu den typischen morphologischen Veränderungen im hypertonen Gefäß beitragen.

## Literaturverzeichnis


1 CAYATTE AJ, ASHRAF M, SUBBIAH MTR. Morphological and smooth muscle cell phenotypic changes in fetal rabbit aorta during early development. Basic Res Cardiol 1989; 84: 259-267.

2 CHAMLEY-CAMPBELL JH, CAMPBELL GR. What controls smooth muscle phenotype? Atherosclerosis 1981; 40: 347-357.

3 CHAMLEY-CAMPBELL J, CAMPBELL GR, ROSS R. The smooth muscle cell in culture. Physiol Rev 1979; 59: 1-61.

4 GRÜNWALD J, ROBENEK H, MEY J, HAUSS WH. In vivo and in vitro cellular changes in experimental hypertension: Electronmicroscopic and morphometric studies of aortic smooth muscle cells. Exp Mol Pathol 1982; 36: 164-176.

5 KARNOVSKY MJ. A formaldehyde-glutaraldehyde fixative of high osmolality for use in electron microscopy. J Cell Biol 1965; 27: 137-138A.

6 KRIEG T, HÖRLEIN D, WIESTNER M, MÜLLER PK. Aminoterminal extension peptides from type I procollagen normalize excessive collagen synthesis of scleroderma fibroblasts. Arch Dermatol Res 1978; 263: 171-180.

7 LIMAS C, WESTRUM B, LIMAS CJ. The evolution of vascular changes in the spontaneously hypertensive rat. Am J Pathol 1980; 98: 357-384.

8 NUSGENS B, MERRILL C, LAPIERE C, BELL E. Collagen biosynthesis by cells in a tissue equivalent matrix in vitro. Coll Relat Res 1984; 4: 351-364.

9 PAYE M, NUSGENS BV, LAPIERE CM. Modulation of cellular biosynthetic activity in the retracting collagen lattice. Eur J Cell Biol 1987; 45: 44-50.

10 THIE M, SCHLUMBERGER W, RAUTERBERG J, ROBENEK H. Fibrilläres Kollagen als regulierender Faktor der Kollagensynthese von isolierten glattmuskulären Zellen. In: ASSMANN G, BETZ E, HEINLE H, SCHULTE H, Hrsg. Koronare Herzkrankheit. Braunschweig: Vieweg 1991; 161-166.

11 THIE M, SCHLUMBERGER W, RAUTERBERG J, ROBENEK H. Mechanical confinement inhibits collagen synthesis in gel-cultured fibroblasts. Eur J Cell Biol 1989; 48: 294-302.

# Induction of a 95 kDA gelatinase in cultured smooth muscle cells from rabbit aorta


*R. Schreiber, J. Rupp, G. Murphy, J. Fingerle*

*R. Schreiber, J. Rupp*
Physiologisches Institut I, Universität Tübingen

*G. Murphy*
Strangeways Research Laboratory, Cambridge

*J. Fingerle*
Hoffmann La Roche, Basel


## Abstract


Rearrangement and production of extracellular matrix by vascular smooth muscle cells (SMC) in arteries are main features in the pathogenesis of arteriosclerosis. During the process of SMC migration into the intima, breakdown of the matrix surrounding the cells seems to be important. Therefore, expression of proteinases such as gelatinase may be relevant. We have investigated the inducibility of a 95 kD-gelatinase (GT) in cultured SMC by different stimuli. Rabbit aortic SMC were cultured in serum free medium (SFM) containing insulin, transferrin and thyroglobulin.

After 24 h and 48 h incubation in SFM, GT was detected in the culture medium by substrate gel electrophoreses, and inside the cells by immunofluorescence using a polyclonal antibody. Induction of GT could be achieved by stimulation with phorbolester and PDGF (Platelet-Derived Growth Factor) BB homodimer (25 ng/ml were able to induce immunoreactive GT material in 10 % of the SMC after 24 h). Stimulation with PDGF-AA homodimer did not induce GT, although the cells expressed mRNA for both receptor subtypes and a weak proliferative reaction could be elicited after addition of PDGF-AA. This study suggests a specific role for PDGF in the expression of GT in rabbit aortic SMC, which may be mediated through the B-type PDGF receptor.

# Induktion der Expression einer 95 kDa Gelatinase in kultivierten glatten Muskelzellen der Kaninchenaorta

*R. Schreiber, J. Rupp, G. Murphy, J. Fingerle*

*R. Schreiber, J. Rupp*
Physiologisches Institut I, Universität Tübingen

*G. Murphy*
Strangeways Research Laboratory, Cambridge

*J. Fingerle*
Hoffmann La Roche, Basel

## Einleitung

Die Migration glatter Muskelzellen (SMC), die Synthese und der Abbau extrazellulärer Matrix in der arteriellen Gefäßwand sind zentrale Prozesse, die zur Entstehung einer arteriosklerotischen Neointima im Tiermodell führen [1, 2, 4]. Als eine Voraussetzung für die Migration von SMC aus der Media in die Intima wird angenommen, daß die Zellen ihre Basalmembran und die extrazelluläre Matrix auflösen und reorganisieren müssen.

Es ist daher anzunehmen, daß die Aktivierung von extrazellulären Proteinasen, die von SMC selbst gebildet werden, von Bedeutung ist.

Eine wichtige Gruppe extrazellulärer Proteinasen stellen die neutralen Metallendoproteinasen (MEPs) dar. Sie können von Gewebezellen produziert werden und sind bei neutralem pH-Wert aktiv.

MEPs sind in der Lage, die wichtigsten Matrixkomponenten, wie Kollagen, Gelatin, Proteoglykane etc., abzubauen und unterliegen sowohl einer intrazellulären als auch extrazellulären Regulation [12].

Die Gelatinasen sind eine Gruppe von MEPs, die denaturierte fibrilläre Kollagene (Gelatine) vom Typ I, II und III [15] und auch Kollagene vom Typ IV [13, 11], V [13, 11], VII [16], XI [10], Fibronectin [5] und Elastin [14] abbauen können.

Diese breite Substratspezifität der Gelatinasen zeigt, daß diese Enzyme bei der Reorganisation der extrazellulären Matrix eine wichtige Rolle spielen und deswegen für die Migration von SMC von Bedeutung sein könnten.

In Kulturen von SMC wurde untersucht, ob Zytokine, die in der Atherogenese und für die Migration von SMC eine Rolle spielen, wie der Wachstumsfaktor der

Blutplättchen PDGF (Platelet Derived Growth Factor [8]), in der Lage sind, die Produktion von Gelatinasen in glatten Muskelzellen zu induzieren. Somit könnte deren Produktion eine wichtige Voraussetzung für die Migration von SMC sein.

## Material und Methode

*Zellkultur*

SMC wurden aus der Media der Kaninchenaorta enzymatisch isoliert und in Dulbeccos modifiziertem Eagle Medium(DMEM)/F12 (1 : 5, Gibco BRL) mit 20 % fetalem Kälberserum (FCS) (Boehringer, Mannheim) unter Standardbedingungen bis zur 3. Passage kultiviert [6].
Zur Stimulation der Produktion von Gelatinasen wurden die subkonfluenten Zellen 48 Stunden in serumfreiem Medium (SFM: DMEM/F12) versetzt und mit Insulin (5 µg/ml, Sigma), Thyroglobulin (10 µg/ml, Sigma) und Transferrin (10 µg/ml, Sigma) kultiviert. Danach wurden die Zellen weitere 48 Stunden in serumfreiem Medium mit rPDGF-AA (Dr. M. Pech, Hoffmann La Roche), rPDGF-BB (Bowen-Pope, Seattle) und Phorbol-12-myristat-13-acetat (PMA, Sigma) stimuliert.
Die Kulturmedien wurden gesammelt und bei -20°C eingefroren.

*Immunzytologie*

Die Zellen wurden für die Immunzytologie drei Stunden vor der Fixierung mit Monensin (5 µM, Sigma) inkubiert und anschließend fünf Minuten mit 4 %igem Paraformaldehyd (Merck) und 0,2%igem Triton X-100 (Merck) bei Raumtemperatur fixiert.
Nach Waschen mit PBS⁻ wurden die Zellen mit den spezifischen Schaf-Antikörpern gegen eine 95 kDa Gelatinase aus Schwein-Monozyten (50 µg/ml, Murphy G., Cambridge) und humanem Stromelysin (50 mg/ml, Murphy G., Cambridge) für 30 Minuten bei 37°C inkubiert. Nach einer weiteren Inkubation für 30 Minuten bei 37°C mit einem Fluoreszinisothiocyanat(FITC)-konjugierten Zweit-Antikörper (Sigma) wurde der Anteil der positiven Zellen mittels eines Auflichtfluoreszenzmikroskops (Olympus BH-2) bestimmt.

*Aktivitätsgel (Substratgel)*

In ein 10 %iges SDS-Polyacrylamidgel wurde das Substrat Gelatine (0,5 mg/ml) copolymerisiert [9].

Die Kulturmedien wurden in Probenpuffer (Stammlösung [x5]: 0,625 M Tris/HCl. pH 6,8, 2 % SDS, 5 % Glyzerol, 0,02 % Bromphenolblau) aufgenommen und in jede Probetasche 10 µl aufgetragen. Die Trennung erfolgte bei einer Stromstärke von 20 mA bei 4°C.

Nach der Elektrophorese wurde das Gel zweimal 15 Minuten bei 25°C mit 2,5%igem Triton X-100 gewaschen und für eine Stunde mit aktivierten Metallendoproteinasen aus Hautfibroblasten des Kaninchens (Murphy G, Cambridge) und für weitere 16 Stunden im Assay-Puffer (50 mM Tris/HCl, pH 7,9, 10 mM $CaCl_2$, 0,02 % $NaN_3$) mit und ohne Ethylendiamintetraessigsäure (EDTA) (20 mM, Merck) inkubiert.

Das Gel wurde mit 0,5 % Coomassie-Blue G-250-Farbstoff (Merck) in Eisessig : Methanol : Wasser (1 : 5 : 4) 15 Minuten fixiert und gefärbt.


*Nachweis der messenger-Ribonukleinsäure (mRNA) für die α- und ß- Rezeptoreinheiten von PDGF*


Die SMC wurden unter serumhaltigen (20 % FCS) und serumfreien Bedingungen kultiviert. Als Kontrollzellen dienten Endothelzellen aus der Kaninchenaorta (Elaine Rainers, Seattle).

Die Gesamt-RNA wurde aus den Zellen isoliert [3], mit Hilfe eines 1,5%igen Formaldehyd-Agarose-Gels getrennt und auf Nitrozellulose geblottet [17].

Die Nothern-Blots wurden mit Proben für den α-Rezeptor (0,75 kb humanes α-Rezeptor cDNA Fragment, $1,32 \times 10^9$ dpm/µg DNA; Dr. H. Weich, Freiburg) und ß-Rezeptor (3 kb humanes ß-Rezeptor cDNA Fragment, $1,07 \times 10^9$ dpm/µg DNA, Dr. H. Weich, Freiburg) von PDGF hybridisiert. Die radioaktive Markierung der Proben mit $[\alpha\text{-}^{32}P]$dCTP (1,85 MBq, Amersham Buchler) erfolgte mit einem Oligolabeling-Kit (Pharmacia, Freiburg).


*Proliferationsassay*


SMC wurden in Hungermedium (DMEM/F12 mit 1 % FCS) überführt und 24 Stunden mit rPDGF-AA und rPDGF-BB in verschiedenen Konzentrationen stimuliert.

Nach Stimulation wurde das Medium für 1,5 Stunden durch ein Medium mit Methyl-$^3$H-Thymidin (69,6 kBq/ml, Amersham) ersetzt.

Die Zellen wurden durch zweimalige Zugabe von eiskalter Trichloressigsäure (5 %ige TCA) fixiert und mit NaOH (1 N, 10 Min.) lysiert.

Die Radioaktivität im Lysat wurde in einem Flüssigkeitsszintillationszähler (LS 11001, Beckmann) bestimmt. Die Einbaurate von Methyl-$^3$H-Thymidin in die stimulierten Zellen wurde als das Vielfache der Einbaurate der Kontrolle ohne Stimulation (ca. 1000 cpm) angegeben (Abb. 3).

## Ergebnisse und Diskussion

Nach Stimulation der glatten Muskelzellen sind Gelatinasen mit verschiedenen Molekulargewichten (65 kDa, 72 kDa und 95 kDa) im Kulturmedium nachweisbar (Abb. 1).

Die Aktivität dieser kalziumabhängigen Gelatinasen wird durch die Zugabe von EDTA ins Assay-Medium wie erwartet gehemmt.

Nach Stimulation mit PMA ($10^{-8}$ M, $10^{-6}$ M) und PDGF-BB (25 ng/ml) erhöht sich die Aktivität der 95 kDa-Gelatinase im Kulturmedium gegenüber der Kontrolle ohne Stimulation (Abb. 1). Die Stimulation mit PDGF-AA (25 ng/ml) zeigt dagegen keinen Effekt gegenüber der Kontrolle.

Das Gel zeigt zwei dunkle Banden. An diesen Banden wurde der Abbau der Gelatine während der Inkubation des Gels mit Metallendoproteinasen (1 Std.) gehemmt. Diese Banden können TIMP-1 (28 kDa) und TIMP-2 (21 kDa) (Gewebeinhibitoren für Metallendoproteinasen) zugeordnet werden, deren Aktivität durch PMA ($10^{-8}$ M, $10^{-6}$ M) und PDGF-BB (25 ng/ml) ebenfalls erhöht wird.

Die Aktivitätserhöhung der 95 kDa-Gelatinase im Kulturmedium kann durch die Immunzytologie bestätigt werden (Tab. 1).

Die Stimulation der Zellen mit PMA ($10^{-8}$ M) bewirkt nach 24 Stunden bei 16,2 % der glatten Muskelzellen die Produktion einer 95 kDa-Gelatinase und bei 3,8 %

*Tab. 1:* Zusammenstellung der Ergebnisse der immunzytologischen Untersuchungen. Die SMC wurden 3 Stunden vor Fixierung mit 5 µM Monensin behandelt.
Nach Fixierung mit 4 %igem Paraformaldehyd und 0,2 %igem Triton X-100 wurden die SMC mit spezifischen Antikörpern gegen eine 95 kDa-Gelatinase und Stromelysin inkubiert. Der Anteil der positiven SMC für die 95 kDa-Gelatinase und Stromelysin wurde durch Auszählen bestimmt und mit dem Standardfehler angegeben.

| 24stündige Stimulation mit | 95 kDa-Gelatinase positive Zellen | Stromelysin positive Zellen |
| --- | --- | --- |
| serumfreiem Medium | 0 % | 0 % |
| rPDGF-AA 25 ng/ml | 0 % | 0 % |
| rPDGF-BB 25 ng/ml | 10,5 % ± 1,7 % | 0 % |
| PMA $10^{-8}$ M | 16,2 % ± 4,0 % | 3,8 % ± 0,3 % |

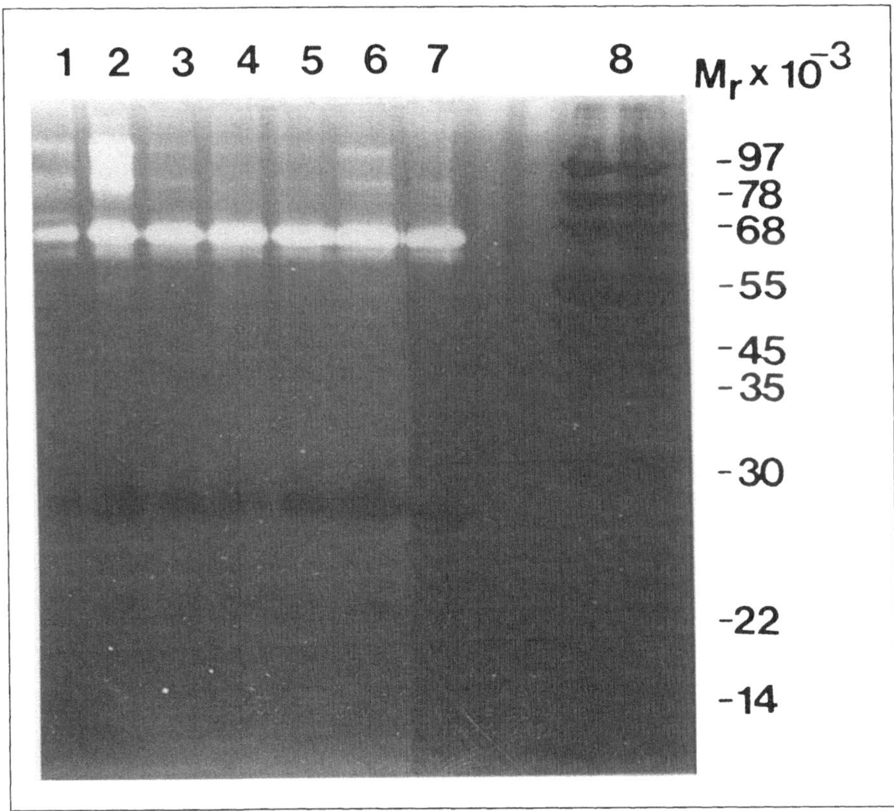


*Abb. 1:* Aktivitätsgel (Substratgel). Nachweis von Gelatinaseaktivitäten im Kulturmedium von stimulierten SMC. Proben von Kulturmedien (10 µl) wurden auf ein 10 %iges SDS-Polyacrylamidgel mit dem Substrat Gelatine (0,5 mg/ml) aufgetragen und unter nicht reduzierenden Bedingungen getrennt. Die subkonfluenten Kulturen wurden mit PMA (10⁻⁸ M: Spur 1; 10⁻⁶ M: Spur 2), PDGF-AA (10 ng/ml: Spur 3; 25 ng/ml: Spur 4) und PDGF-BB (10 ng/ml: Spur 5; 25 ng/ml: Spur 6) stimuliert. Auf Spur 7 ist die Kontrolle ohne Stimulation und auf Spur 8 sind die Molekulargewichtsmarker aufgetragen.

der Zellen die Synthese von Stromelysin. Das Homodimer PDGF-BB (25 ng/ml) stimuliert dagegen nur die Expression einer 95 kDa-Gelatinase bei 10 % der Zellen.

PDGF-AA (25 ng/ml) zeigt auch hier keinen Effekt auf die Produktion einer 95 kDa-Gelatinase.

Diese unterschiedliche Wirkung von PDGF-AA und PDGF-BB könnte dadurch erklärt werden, daß die SMC keinen α-Rezeptor für PDGF-AA besitzen und sie

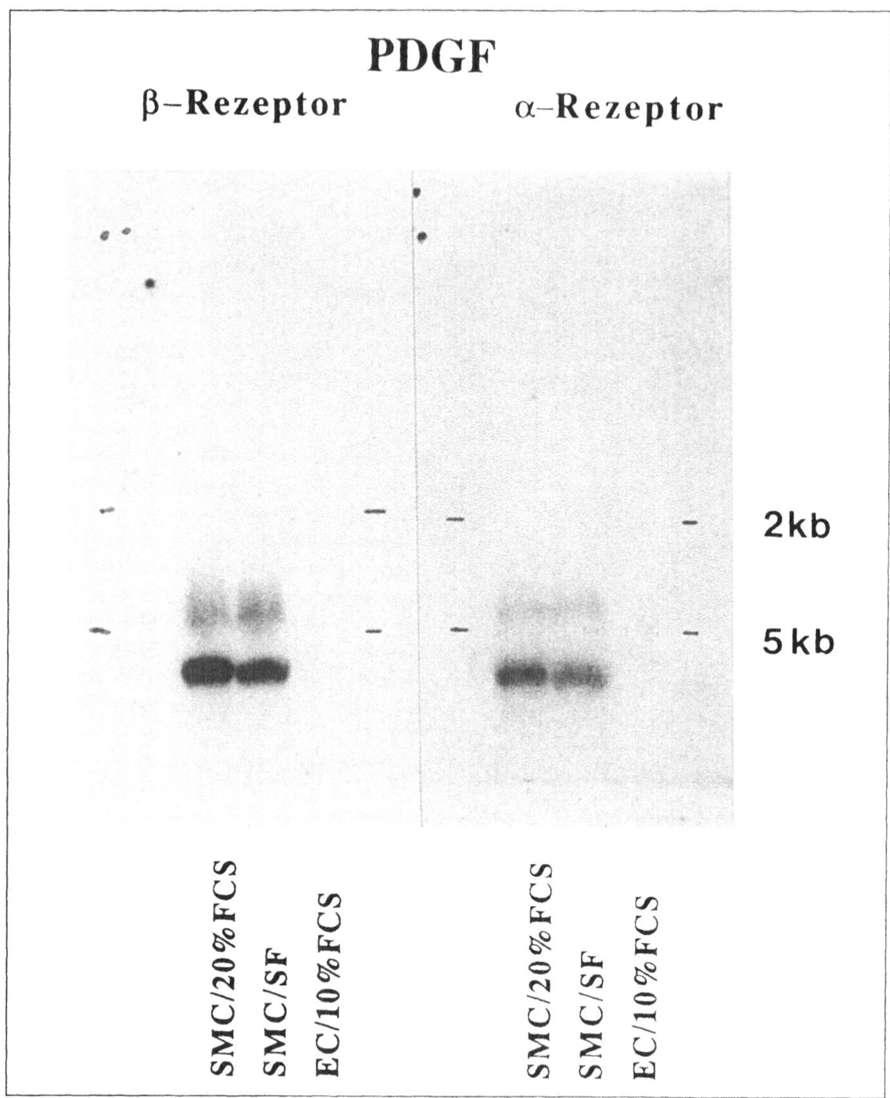


*Abb. 2:* Nachweis der mRNA für die α- und ß-Rezeptoruntereinheiten von PDGF. 10 µg Gesamt-RNA von SMC und Endothelzellen wurden auf einem 1,5 %igen Formaldehyd-Agarose-Gel aufgetrennt und auf Nitrozellulose geblottet. Die Nothern-Blots wurden mit [α-$^{32}$P]dCTP-markierten Proben für den PDGF α- und ß-Rezeptor hybridisiert. Die SMC wurden unter serumhaltigen (20 % FCS) und serumfreien Kulturbedingungen kultiviert. Als Kontrolle wurde die RNA von Endothelzellen aus der Kaninchenaorta aufgetragen.

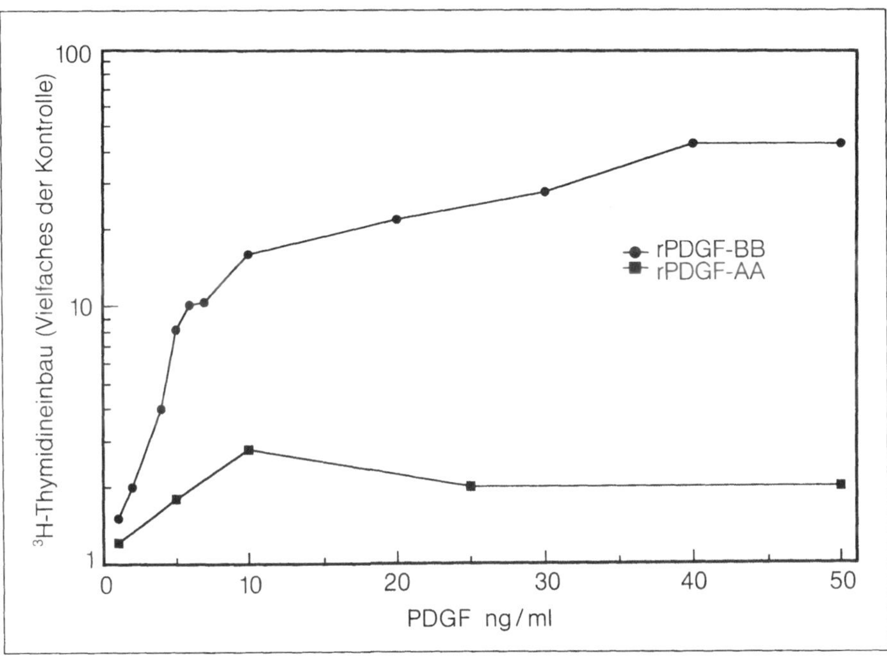


*Abb. 3:* SMC wurden in Hungermedium (DMEM/F12 mit 1 % Serum) überführt und 24 Stunden mit rPDGF-AA und rPDGF-BB in verschiedenen Konzentrationen stimuliert. Nach Stimulation wurde das Medium für 1,5 Stunden durch ein Medium mit Methyl-³H-Thymidin (69,6 kBq/ml) ersetzt.
Die Zellen wurden durch zweimalige Zugabe von eiskalter Trichloressigsäure (5 %ige TCA) fixiert und mit NaOH (1 N, 10 Min.) lysiert.
Die Radioaktivität im Lysat wurde in einem Flüssigkeitsszintillationszähler bestimmt und als das Vielfache der Kontrolle (ca. 1 000 cpm) aufgetragen.

nicht auf die Stimulation mit PDGF-AA reagieren können. Zur Klärung dieser Frage wurden SMC unter serumfreien und serumhaltigen Kulturbedingungen kultiviert und auf die Expression von mRNAs, die für den $\alpha$- und ß-Rezeptor von PDGF kodieren, untersucht.

Die Hybridisierung der Nothern-Blots mit spezifischen cDNA-Proben für den $\alpha$- und ß-Rezeptor zeigt, daß die SMC unter serumhaltigen (20 % FCS) und serumfreien Kulturbedingungen eine mRNA für beide Rezeptortypen exprimieren. Als Kontrolle dienen Endothelzellen aus der Kaninchenaorta, die keine mRNA für diese Rezeptoren zeigen (Abb. 2).

Beide Isoformen von PDGF zeigen im Proliferations-Assay mit SMC eine Stimulation der DNA-Replikation.

PDGF-BB erhöht den Einbau von [3]H-Thymidin auf das 50fache der Kontrolle. Die Stimulation mit PDGF-AA erhöht den [3]H-Thymidineinbau dagegen nur um das Doppelte gegenüber der Kontrolle.

Die proliferationssteigernde Wirkung beider Isoformen zeigt, daß beide Rezeptortypen von PDGF aktiv sind.

Untersuchungen von FINGERLE et al. [7] zeigen, daß die Induktion der Neointimabildung in der ballonisierten Karotis von thrombozytopenischen Ratten unterdrückt ist. Da Rattenthrombozyten ausschließlich PDGF-BB enthalten, kann die Hypothese aufgestellt werden, daß PDGF-BB spezifisch über den ß-Rezeptor die Produktion von 95 kDa-Gelatinasen induziert und damit eine Voraussetzung für die Migration von SMC in die Intima schafft.

## Literaturverzeichnis


1 BAUMGARTNER H-R, STUDER A. Folgen des Gefäßkatheterismus am normo- und hypercholesterinämischen Kaninchen. Pathol Microbiol 1966; 29: 393-405.

2 BETZ E, SCHLOTE W. Responses of vessel walls to chronically applied electrical stimuli. Basic Res Cardiol 1979; 74: 10-20.

3 CHIRGWIN JM, PRZYBLA AE, MacDONALD RJ, RUTTNER WJ. Isolation of biologically active ribonucleic acid from soures enriched in ribonuclease. Biochemistry 1979; 18: 5294-5299.

4 CLOWES AW, SCHWARTZ SM. Significane of quiescent smooth muscle migration in the injured rat carotid artery. Circ Res 1985; 56: 139-145.

5 COLLIER IE, WILHELM SM, EISEN AZ, MARMER BL, GRANT GA, SELZER JL, KRONBERGER A, HE C, BAUER EA, GOLDBERG GI. H-ras oncogene-transformed human bronchial epithelial cells (TBE-1) secrete a single metalloproteinase capable of degrading basement membrane collagen. J Biol Chem 1988; 263: 6579-6578.

6 FALLIER-BECKER P, RUPP J, FINGERLE J, BETZ E. Smooth muscle cells from rabbit aorta. In: Piper HM. Cell culture techniques in heart and vessel research. Berlin, Heidelberg, New York: Springer 1990.

7 FINGERLE J, JOHNSON R, CLOWES A, MAJESKY MW, REIDY MA. Role of platelets in smooth muscle cell proliferation and migration after vascular injury in rat carotid artery. Proc Natl Acad Sci USA 1989; 86: 8412-8416.

8 GROTENDORST GR, SEPPÄ HE, KLEINMANN HK, MARTIN GR. Attachment of smooth muscle cells to collagen and their migration toward platelet-derived growth factor. Proc Natl Acad Sci USA 1981; 78: 3669-3672.

9 HEUSSEN C, DOWDLE EB. Electroohoretic analysis of plasminogen activators in polyacrylamide gels containing sodium dodecyl sulfate and copolymerized substrates. Anal Biochem 1980; 102: 196-202.

10 MURPHY G, CAWSTON TE, GALLOWAY WA, BARNES MJ, BUNNING RAD, MERCER E, REYNOLDS JJ, BURGESON RE. Metalloproteinases from rabbit bone culture medium degrade types IV and V collagens, laminin and fibronectin. Biochem J 1981; 199: 807-811.

11 MURPHY G, McALPINE CG, POLL CT, REYNOLDS JJ. Purification and characterization

of a bone metalloproteinase that degrades gelatin and types IV and V collagen. Biochim Biophys Acta 1985; 831: 49-58.

12  MURPHY G, REYNOLDS JJ. Current views of collagen degradation. Bioessays 1985; 2: 55-60.

13  MURPHY G, REYNOLDS JJ, BRETZ U, BAGGIOLINI M. Partial purification of collagenase and gelatinase from polymorphonuclear leucocytes. Biochem J 1982; 203: 209-221.

14  MURPHY G, WARD R, HEMBRY RM, REYNOLDS JJ, KÜHN K, TRYGGVASON K. Characterization of gelatinase from pig polymorphonuclear leucocytes. A metalloproteinases resembling tumor type IV colagenase. Biochem J 1989b; 258: 463-472.

15  SELZER JL, ADAMS SA, GRANT GA, EISEN AZ. Purification and properties of a gelatin-specific neutral protease from human skin. J Biol Chem 1981; 256: 4662-4668.

16  SELZER JL, EISEN AZ, BAUER EA, MORRIS NP, GLANVILLE RW, BURGESON RE. Cleavage of typ VII collagen by interstitial collagenase and type IV collagenase (gelatinase) derived from human skin. J Biol Chem 1989; 264: 3822-3826.

17  THOMAS PS. Hybridization of denatured RNA and small DNA fragments transferred to nitrocellulose. Proc Natl Acad Sci USA 1980; 77: 5201-5205.

# Influence of atherogenic risk factors on prostanoid-metabolism in cultured aortic smooth muscle cells


H.-J. Bauch, L. Fliege, W. Erdbrügger, J. Grünwald, W.H. Hauss
Institut für Arterioskleroseforschung, Westfälische Wilhelms-Universität
Münster


## Abstract


Prostanoid metabolism was investigated in cultured smooth muscle cells (SMC), obtained from the aortas of diabetic, hypertensive or balloon-injured rats. After administration of radioactively labelled arachidonic acid to cultured smooth muscle, $PGI_2$, $PGE_2$, $PGF_{2\alpha}$ and $TxA_2$ were isolated from culture media and quantified by measuring the radioactivity incorporated into these metabolites. Prostanoid biosynthesis generally was highest in primary cultures and rapidly decreased with time of culture. The formation of $PGE_2$ in vascular SMC, a prostanoid with vasodilatory and platelet antiaggregatory action, was generally suppressed by exposure of the rats to the above mentioned atherogenic risk factors. On the other hand the relative amount of $PGF_{2\alpha}$, exhibiting an antagonistic pharmacological action, increased under these conditions. This imbalance of prostanoid formation in the vascular wall affected by atherogenic risk factors is discussed.

# Einfluß von atherogenen Risikofaktoren auf den Prostanoidstoffwechsel bei kultivierten aortalen glatten Muskelzellen


*H.-J. Bauch, L. Fliege, W. Erdbrügger, J. Grünwald, W.H. Hauss*
Institut für Arterioskleroseforschung, Westfälische Wilhelms-Universität
Münster


## Einleitung

Die Wanderung von glatten Muskelzellen (SMC) von der Media in die Intima und deren Replikation gehören zu den bedeutenden initialen Vorgängen bei der Bildung fibröser Plaques [9]. Diese Veränderungen in der Arterienwand werden von einer funktionellen Differenzierung der SMC begleitet, die sich in einer ausgeprägten phänotypischen Modulation äußert [2]. Das Verhalten der SMC während der frühen Atherogenese wird u.a. von Wachstumsfaktoren sowie Interaktionen mit anderen mesenchymalen Zellen entscheidend beeinflußt [10]. Zahlreiche biologische Funktionen dieser mesenchymalen Zellen, Endothel- und glatten Muskelzellen der Arterienwand sowie zirkulierenden Blutzellen, Thrombo- und Monozyten/Makrophagen, die für die Pathogenese der Arteriosklerose von entscheidender Bedeutung sind, werden von Metaboliten der Arachidonsäure [4, 12], insbesondere von Prostanoiden, Prostaglandinen und Thromboxan, beeinflußt oder gesteuert [5 - 7, 13]. Insofern können Veränderungen im Prostanoidstoffwechsel der Mesenchymzellen, die bei der Pathogenese der Arteriosklerose eine entscheidende Rolle spielen, wesentlich zur Auslösung bzw. zur klinischen Manifestation dieser Gefäßkrankheit beitragen. Demzufolge beobachteten bereits ERDBRÜGGER et al. bei einer Exposition von Müttern gegen atherogene Risikofaktoren charakteristische Veränderungen im Prostanoidstoffwechsel bei deren Endothelzellen, die beispielsweise atherogene Prozesse in der Gefäßwand fördern könnten [3]. Vergleichbare Untersuchungen zum Prostanoidstoffwechsel von kultivierten SMC liegen bislang nicht vor. In der vorliegenden Arbeit wurde daher unter Verwendung von diabetischen, hypertonen sowie ballonkatheterbehandelten Ratten der Einfluß dieser atherogenen Noxen auf den Prostaglandinstoffwechsel der


Herrn Professor Dr. med. E. Betz in Anerkennung seiner Verdienste um die Arterioskleroseforschung und in Dankbarkeit zum 65. Geburtstag gewidmet.

aortalen glatten Muskelzellen und dessen mögliche Bedeutung für die Pathogenese der Arteriosklerose überprüft.

## Material und Methoden

*Tiermodelle und Zellkulturen*

Die glatten Muskelzellen wurden aus der thorakalen Aorta von männlichen Wistarratten bzw. spontan hypertonen Ratten gewonnen. Die renale Hypertonie wurde mittels einer Zellophanperinephritis erzeugt, während Diabetes mellitus durch eine intravenöse Gabe von 45 mg Streptozotozin pro kg Körpergewicht bei den Ratten induziert wurde. Die Endothelläsionen wurden in der thorakalen Aorta durch einen Ballonkatheter erzeugt. Als geeignetes Tiermodell für eine essentielle Hypertonie wurden spontan hypertone Ratten gewählt. Zellkulturen von aortalen glatten Muskelzellen wurden über Mediaexplantate nach der von

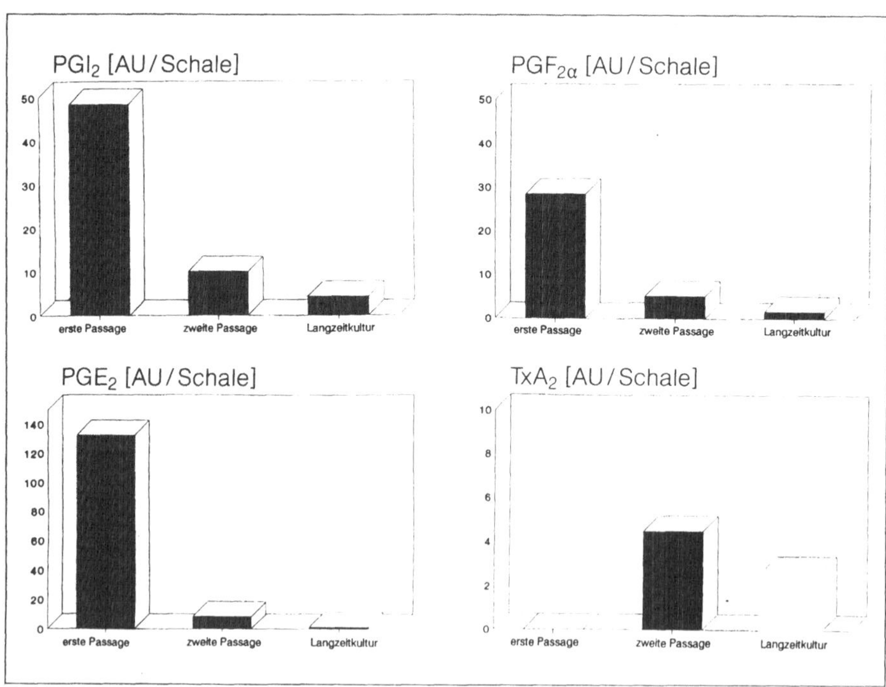


*Abb. 1:* Synthese von Prostanoiden bei Primär-, Sekundär- und Langzeitkulturen von aortalen Ratten SMC (glatte Muskelzellen).

ROSS [8] beschriebenen Methode hergestellt. Weitere experimentelle Details zur Etablierung der Tiermodelle und Zellkulturen sind der Originalliteratur zu entnehmen [1].

*Isolierung von Prostanoiden aus Kulturüberständen*

Glatte Muskelzellen wurden 24 Stunden nach Kulturbeginn mit $10\mu Ci$ $^3$H-Arachidonsäure (spez.Akt. 140 Ci/mMol) versetzt. Die Inkubationszeit mit dem Tracer betrug 16 Stunden. Die Metaboliten der Arachidonsäure wurden aus den jeweiligen Kulturmedien nach Azetonfällung und Lipidextraktion mit Chloroform extrahiert [11]. Ein Aliquot der einzelnen Prostaglandinextrakte wurde als 1 cm breite Bande auf Kieselgelplatten (Schichtdicke 0,2 mm) aufgetragen. Anschließend wurden die Platten in Ethylazetat/Isooctan/Eisessig/Wasser = 150/60/30/150 (organische Phase) entwickelt. Nach dem Trocknen wurden die Platten mit EN$^3$HANCE Spray (DuPont) besprüht und die Prostanoide autofluorographisch detektiert. Der Gehalt an Prostazyklin ($PGI_2$), Prostaglandin $E_2$ ($PGE_2$), Prostaglandin $F_{2\alpha}$ ($PGF_{2\alpha}$) und Thromboxan $A_2$ ($TXA_2$) wurde laserdensitometrisch bestimmt. Der Prostazyklin- und Thromboxangehalt wurde über die stabilen Metabolite 6-keto-$PGF_{1\alpha}$ bzw. $TXB_2$ bestimmt. Die Identifizierung der einzelnen Prostanoide erfolgte durch Co-Chromatographie mit autentischen Referenzsubstanzen.

## Ergebnisse

Die Prostanoidbiosynthese zeigte bei kultivierten aortalen glatten Muskelzellen eine ausgeprägte Abhängigkeit vom jeweiligen Kulturalter (Abb. 1). Die Syntheserate für die vasodilatatorisch und plättchenantiaggregatorisch wirksamen Prostanoide $PGI_2$ und $PGE_2$ war in den Primärkulturen am höchsten. Bereits in der zweiten Kulturpassage nahm die Syntheseleistung für diese beiden Prostaglandinderivate erheblich ab. Langzeitkulturen synthetisierten noch geringere Mengen an $PGI_2$ und $PGE_2$. Die Synthese des vasokonstriktorisch und plättchenaggregationsfördernd wirkenden $PGF_{2\alpha}$ verhielt sich bei Langzeitkultivierung der SMC (glatte Muskelzellen) ähnlich wie die Synthese von $PGI_2$ und $PGE_2$. $TXA_2$, eine Substanz mit vergleichbarer pharmakologischer Wirkung, konnte in Primärkulturen nicht nachgewiesen werden. Erst mit zunehmendem Alter der Zellkulturen konnte die Bildung dieses vasokonstriktorisch wirksamen Prostanoids beobachtet werden (Abb. 1).
Abb. 2 zeigt den prozentualen Prostanoidgehalt bei kultivierten SMC zu verschiedenen Kulturstadien. Bei den untersuchten Kulturstadien war der prozentuale Anteil der Prostanoide $PGI_2$, $PGE_2$, $PGF_{2\alpha}$ und $TXA_2$ am gesamten

Metabolitenspektrum deutlich unterschiedlich. So war beispielsweise der Anteil des vasodilatatorisch wirksamen $PGE_2$ am Metabolitenspektrum bei Primärkulturen > 60 %, in Langzeitkulturen dagegen nur noch 10 %. Der Anteil des antagonistisch wirksamen $TXA_2$ am Metabolitenspektrum dagegen stieg mit zunehmendem Kulturalter stetig an. Er betrug bei Langzeitkulturen 27 %.

Die Abb. 3 und 4 zeigen die Biosynthese von $PGI_2$, $PGE_2$, $PGF_{2\alpha}$ und $TXA_2$ bei SMC, die aus diabetischen und hypertonen Ratten sowie Tieren, denen durch eine Ballonkatheterbehandlung eine Endothelläsion zugefügt wurde, gewonnen wurden. Im Vergleich zu SMC aus adäquaten Kontrolltieren zeigten SMC aus diabetischen und hypertonen Ratten eine ausgeprägte Reduktion der Synthese von $PGI_2$ und $PGE_2$. Die Induktion einer Endothelläsion bewirkte ebenfalls eine starke Reduktion der Synthese von $PGE_2$, wirkte dagegen aber stimulierend auf die Prostazyklinsynthese der SMC. Außerdem führte die Induktion einer Endothelläsion zu einer vermehrten Synthese von $TXA_2$ bei den aortalen SMC. Ansonsten wurde bei einer Exposition mit den atherogenen Risikofaktoren Diabetes mellitus, essentielle und renale Hypertonie in der Regel eine Reduktion der Synthese von $PGF_{2\alpha}$ und $TXA_2$ bei den SMC beobachtet (Abb. 3).

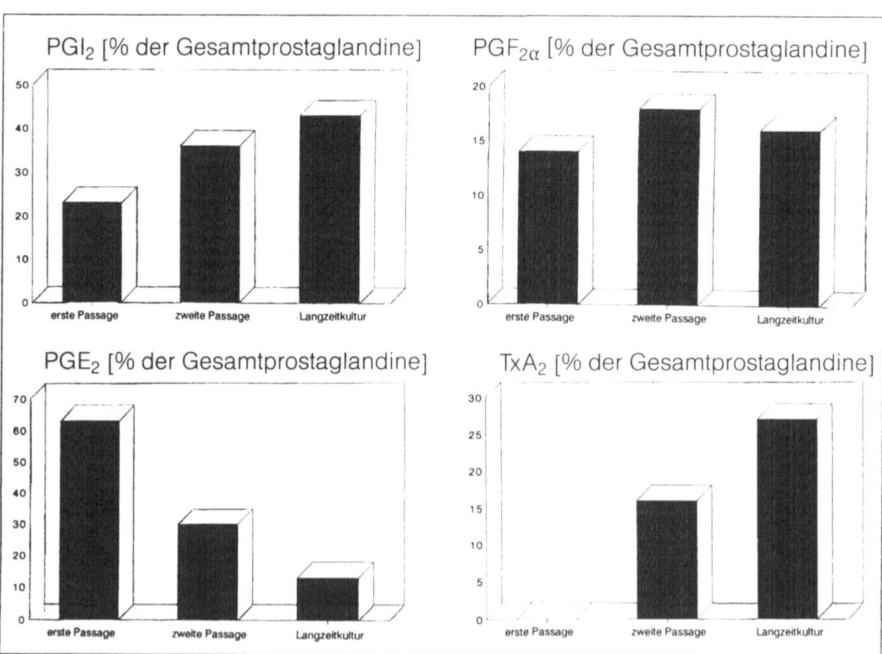


*Abb. 2:* Prozentuale Zusammensetzung des Prostanoidmetabolitenspektrums bei aortalen Ratten SMC bei verschiedenen Kulturstadien.

Die Prostanoidsynthese der aortalen SMC wurde durch die Exposition der Versuchstiere gegen atherogene Risikofaktoren stark beeinträchtigt. Vor allem die Biosynthese des Vasodilatators $PGE_2$ wurde dabei besonders stark reduziert. Darüber hinaus konnte bei den SMC unter dem Einfluß atherogener Faktoren häufig eine Zunahme der Synthese des Vasokonstriktors $TXA_2$ beobachtet werden. Infolgedessen zeigte die quantitative Zusammensetzung des Metabolitenspektrums der Prostanoide unter dem Einfluß von Diabetes eine essentielle und renale Hypertonie sowie bei induzierten Endothelläsionen ausgeprägte Veränderungen. Während der prozentuale Anteil des Prostazyklins am Gesamtmetabolitenspektrum relativ konstant blieb, konnte beim $PGE_2$ i.d.R. eine deutliche Abnahme, beim $PGF_{2\alpha}$ dagegen eine starke Zunahme des Anteils am gesamten Metabolitenspektrum beobachtet werden (Abb. 4).

## Diskussion

Die dargestellten Ergebnisse haben gezeigt, daß der Einfluß atherogener Risikofaktoren auf aortale SMC in vivo zu ausgeprägten, auch unter Kultur-

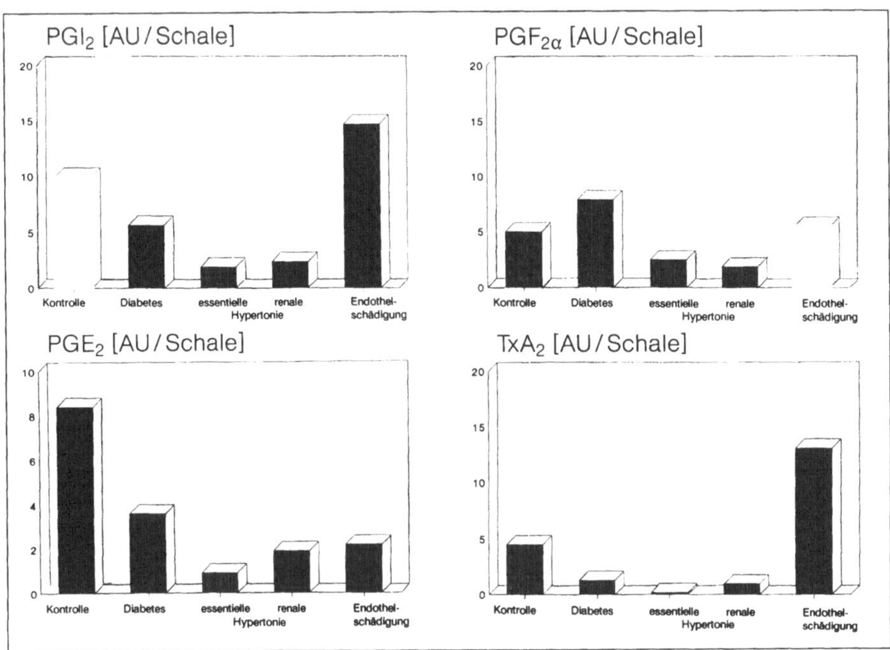


*Abb. 3:* Einfluß von Diabetes, Hypertonie und Endothelläsion auf die Synthese von Prostanoiden bei SMC aus Rattenaorten

bedingungen stabilen Veränderungen im Prostanoidstoffwechsel dieser Zellen führt. Dabei zeigten die SMC, die aus diabetischen, spontan sowie renal hypertonen Ratten gewonnen wurden, eine generelle Inhibierung der $PGI_2$- und $PGE_2$-Synthese, die durchschnittlich wesentlich mehr als 50 % betrug. $PGI_2$ und $PGE_2$ sind Vasodilatatoren, die darüber hinaus zahlreiche zellbiologische Reaktionen kontrollieren oder zumindest beeinflussen, die für die Pathogenese der Arteriosklerose von zentraler Bedeutung sind [5-7, 12, 13]. Die Syntheserate von $TXA_2$ und $PGF_{2\alpha}$, zwei pharmakologisch hochwirksame Antagonisten von $PGI_2$ und $PGE_2$, deren atherogene Potenz unstrittig ist [12], wurde ebenfalls durch eine Exposition gegen atherogene Risikofaktoren beeinflußt. Glatte Muskelzellen, die aus diabetischen oder hypertonen Ratten gewonnen wurden, synthetisierten im Vergleich zu Zellen, die aus unbehandelten Kontrollen stammten, durchschnittlich weniger $TXA_2$, während die Synthese von $PGF_{2\alpha}$ entweder vermehrt war oder aber nahezu unverändert blieb. Infolgedessen stieg der prozentuale Anteil von $PGF_{2\alpha}$ am gesamten Prostanoidmetabolitenspektrum bei den SMC, die aus Tieren isoliert wurden, die atherogenen Risikofaktoren ausgesetzt waren, deutlich an. Ein relatives Übergewicht an vasokonstriktorisch wirksamen, die

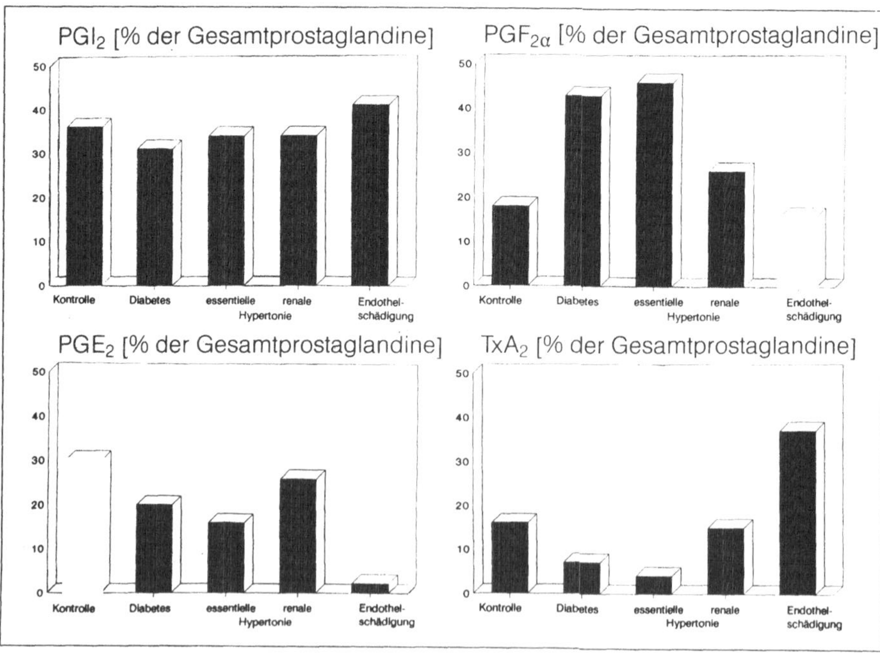


*Abb. 4:* Einfluß von Diabetes, Hypertonie und Endothelläsion auf die prozentuale Zusammensetzung des Prostanoidmetabolitenspektrums.

Plättchenaggregation fördernden Prostanoiden stellt eine erhebliche Störung des stoffwechselphysiologischen Gleichgewichts der von Gefäßwandzellen synthetisierten Prostanoide dar und könnte somit wesentlich zur Entstehung und Manifestation arteriosklerotischer Gefäßveränderungen beitragen. Vergleichbare Veränderungen im Prostanoidstoffwechsel, bedingt durch den Einfluß atherogener Risikofaktoren, wurden bereits bei humanen Endothelzellen beschrieben [3]. Auch bei diesen Zellen wurde unter dem Einfluß von Diabetes mellitus, Nikotinabusus und Hypertonie eine generelle Inhibierung der $PGE_2$-Synthese von 80 - 90 % beobachtet. Die dargelegten Ergebnisse unterstreichen die Bedeutung der Regulation der Biosynthese von Prostanoiden bei Gefäßwandzellen, Endothel- und glatten Muskelzellen als einen wichtigen Faktor bei der Pathogenese der Arteriosklerose. Die Prostanoide könnten hier als biologisch aktive Mediatoren einen wesentlichen Beitrag zur Entstehung und Manifestation der arteriosklerotischen Gefäßläsionen leisten.

## Literaturverzeichnis


1 BAUCH HJ, GRÜNWALD J, VISCHER P, GERLACH U, HAUSS WH. A possible role of catecholamines in atherogenesis and subsequent complications of atherosclerosis. Exp Pathol 1987; 31: 193-204.
2 CAMPBELL GR, CAMPBELL JH. The phenotypes of smooth muscle expressed in human atheroma. Ann NY Acad Sci 1990; 598: 143-158.
3 ERDBRÜGGER W, BAUCH HJ, KEHREL B, KARBOWSKI B, HAUSS WH. Veränderungen im Prostaglandinstoffwechsel humaner Endothelzellen unter dem Einfluß atherogener Risikofaktoren in vivo. In: BETZ E, Hrsg. Die Anwendung aktueller Methoden in der Arterioskleroseforschung. Stuttgart: Kohlhammer 1989; 340-349.
4 FORD-HUTCHINSON AW, BRAY MA, DOIG MV, SHIPLEY ME, SMITH MJH. Leukotriene B, a potent chemokinetic and aggregating substance released from polymorph-nuclear leukocytes. Nature 1980; 286: 264-273.
5 GOLDYNE ME, STOBO JD. Immunoregulatory role of prostaglandins and related lipids. CRC Crit Rev Immunol 1981; 189-204.
6 MARCUS AJ. The role of lipids in platelet function: with particular reference to the arachidonic acid pathway. J Lipid Res 1978; 19: 793-802.
7 NILSSON J, OLSSON AG. Prostaglandin E1 inhibits DNA synthesis in arterial smooth muscle cells stimulated with platelet derived growth factor. Atherosclerosis 1984; 53: 77-82.
8 ROSS R. The smooth muscle cell. II. Growth of smooth muscle in culture and formation of elastic fibers. J Cell Biol 1971; 50: 172-186.
9 ROSS R. The pathogenesis of atherosclerosis - an update. N Engl J Med 1986; 314: 488-500.
10 ROSS R, MASUDA J, RAINES EW. Cellular interactions, growth factors, and smooth muscle proliferation in atherogenesis. Ann NY Acad Sci 1990; 598: 102-112.
11 SALMON JA, FLOWER RJ. Extraction and thinlayer chromatography of arachidonic acid

metabolites. In: LANDS WEM, SMITH WL, eds. Prostaglandins and arachidonate metabolites, Meth. in Enzym. New York: Academic Press 1982; 86: 447-493.

12 SCHRÖR K. Prostaglandine und verwandte Verbindungen. Stuttgart, New York: Thieme 1984.

13 SCHRÖR K. Prostaglandins, other eicosanoids and endothelial cells. Basic Res Cardiol 1985; 80: 502-514.

# Changes of smooth muscle α-actin expression in an organ culture system of rabbit thoracic aorta


*H. Hahn, J. Fingerle*

*H. Hahn*
Physiologisches Institut I, Universität Tübingen

*J. Fingerle*
Hoffmann-La Roche, Basel


## Abstract


Changes in smooth muscle α-actin expression in an organ culture system was examined by bidimensional gel electrophoresis (2-D PAGE) and isoelectric focussing (IEF).

It has been shown that in normal arteries smooth muscle cells predominantly express smooth muscle α-actin whereas in cultured smooth muscle cells a switch in actin-isoform pattern to a predominance of cytoplasmatic ß-actin has been observed. Therefore we examined whether this phenomenon also occurs in the media of cultured aorta segments (organ cultures). These segments can be maintained in culture without loss of endothelium and contractility. After a period of three, seven and eleven days in culture no reduction of smooth muscle α-actin content was observed compared with normal rabbit thoracic aorta despite maintenance in 30 % calf serum. Even denudation of the rabbit thoracic aorta prior to cultivation did not cause a decrease in smooth muscle α-actin content. We conclude that three dimensional structure and extracellular matrix components of organ culture segments play a major role in maintenance of smooth muscle α-actin expression.

# Quantitative Veränderung der α-Aktinexpression in Organkulturen der Aorta thorakalis des Kaninchens

*H. Hahn, J. Fingerle*

*H. Hahn*
Physiologisches Institut I, Universität Tübingen

*J. Fingerle*
Hoffmann-La Roche, Basel

## Einleitung

Aktin ist ein wichtiges Zytoskelettprotein in glatten Muskelzellen von Blutgefäßen. In eukaryontischen Zellen gibt es mindestens sechs Aktinisoformen, die von verschiedenen Genen kodiert werden. In glatten Muskelzellen kann glattmuskuläres α-Aktin sowie zytoplasmatisches ß- und γ-Aktin durch 2-D PAGE (zweidimensionale Polyacrylamidgelelektrophorese) nachgewiesen werden [27, 28]. Die Aktinisoformen in glatten Muskelzellen weisen kein starres Expressionsmuster auf. Der relative Anteil der Isoformen ist vielmehr Schwankungen unterworfen, von denen man annimmt, daß sie im Zusammenhang mit dem Differenzierungszustand der Zellen stehen. Der α-Aktingehalt nimmt in glatten Muskelzellen von Arterien während der Ontogenese kontinuierlich zu [14]. Differenzierte glatte Muskelzellen exprimieren vorwiegend glattmuskuläres α-Aktin, d. h. diese Aktinisoform ist charakteristisch für gesunde, ausgewachsene Gefäßmuskelzellen [9, 14, 19].
Glattmuskuläres α-Aktin kann daher als ein Markerprotein für glatte Muskelzellen angesehen werden [25]. Werden differenzierte glatte Muskelzellen in Kultur genommen, nimmt der α-Aktingehalt der glatten Muskelzellen drastisch ab; statt dessen steigt der Gehalt von zytoplasmatischem ß-Aktin stark an [20]. Diese Dedifferenzierung [23] und die dabei erkennbaren charakteristischen Veränderungen des relativen Anteils der Aktinisoformen wurden auch in glatten Muskelzellen pathologisch veränderter Gefäße beobachtet. Solche Gefäße enthalten hauptsächlich zytoplasmatisches ß-Aktin, der α-Aktingehalt geht auf einen sehr kleinen Anteil zurück [9].
Mit dem von FINGERLE [8] entwickelten System der Organkultur läßt sich der Differenzierungszustand glatter Muskelzellen in Kultur sehr gut erhalten. Es konnte mit ultrastrukturellen und immunhistologischen Untersuchungen sowie mit Kontraktionsmessungen nachgewiesen werden, daß sich die glatten

Muskelzellen in einem differenzierten und teilungsinaktiven Zustand befinden, selbst wenn sie mehrere Wochen in Kultur gehalten wurden.

Es sollte deshalb zunächst gezeigt werden, ob bei glatten Gefäßmuskelzellen in Organkultur der $\alpha$-Aktingehalt erhalten bleibt. Dies kann als Hinweis dafür gewertet werden, daß sich die glatten Muskelzellen in einem Zustand befinden, der weitgehend den Verhältnissen in der gesunden Aorta entspricht.

In einer zweiten Versuchsgruppe wurde mit Hilfe der Ballonkathetertechnik [2] das Gefäß gedehnt sowie das Endothel entfernt und untersucht, ob ein Rückgang des $\alpha$-Aktingehalts zu verzeichnen ist.

## Material und Methoden

*Kultivierung der Aorta thoracica des Kaninchens*

Die Operation, Präparation und Kultivierung der thorakalen Kaninchenaorta wurde nach der von PEDERSON u. BOWYER [21] beschriebenen und von FINGERLE [8] modifizierten Methode durchgeführt. Mit den Aorten von drei Tieren konnten maximal 18 Aortensegmente von 1 cm² Größe pro Versuchsgruppe gewonnen werden, von denen jeweils sechs Segmente für drei, sieben und längstens elf Tage im Brutschrank bei 37°C, 5 % $CO_2$, 21 % $O_2$ kultiviert wurden (Kulturmedium: RPMI 1640 mit 30 % FCS). Die Deendothelialisierung der A. thoracica des Kaninchens wurde mit einem F3-Embolektomiekatheter (Edwards Laboratory, St. Ana, USA) vorgenommen.

*Probenaufarbeitung und quantitative Proteinbestimmung*

Am Ende der Kultivierungszeit wurde an den Organkultursegmenten eine Intima-Mediapräparation vorgenommen und die so gewonnenen Gewebestücke in Samplepuffer (9,8 M Harnstoff, 2 % Ampholine (Pharmacia, Freiburg), 65 mM Chaps (Serva, Heidelberg), 65 mM DTT (Dithiothreitol)) homogenisiert. Der Proteingehalt der Proben konnte mit der Bradfordproteinbestimmung nach RAMAGLI u. RODRIGUEZ [22] bestimmt werden, so daß jedes Gel mit der gleichen Proteinmenge beschickt werden konnte. Auf ein IEF (isoelektrische Fokussierung)-Gel wurden 10 µg Protein und auf ein 2-D-Gel 7,5 µg Protein aufgetragen.

*Elektrophoresemethoden*

Die Aktinisoformen wurden nach der von O'FARELL [18] 1975 beschriebenen und von SKALLI et al. [23] sowie HOCHSTRASSER et al. [10] modifizierten

Methode getrennt. Nach der Homogenisation und der Ermittlung des quantitativen Proteingehalts der Proben wurde eine isoelektrische Fokussierung (1. Dimension der 2-D Gelelektrophorese) bei einem pH-Gradienten von 4 - 6,5 bei 750 Volt für 3,5 Stunden durchgeführt. Als Anodenpuffer wurde 10 mM Glutaminsäure und als Kathodenpuffer 10 mM Histidin verwendet. Die Acrylamidkonzentration des Trenngels der 2. Dimension betrug 12,5 %. Der Nachweis der Aktinisoformen im Gel konnte mit Coomassie Blau-Färbung geführt werden [17].

*Westernblotexperimente [26]*

Im Anschluß an die 2-D Gelelektrophorese wurde der immunologische Nachweis von glattmuskulärem α-Aktin erbracht. Zu diesem Zweck wurden die Aktinisoformen nach der von KYSE-ANDERSEN [16] beschriebenen Methode auf eine Nitrozellulosemembran (Schleicher & Schüll, Dassel) übertragen und diese mit einem für glattmuskuläres α-Aktin spezifischen Antikörper für 2,5 Stunden bei 37°C inkubiert (Arbeitskonzentration 1 : 1000 in 3 % w/v BSA (bovines Serumalbumin), 10 mM Tris/HCl, 0,9 % w/v NaCl, pH 7,6). Nach einer weiteren Inkubation mit einem biotinylierten Zweitantikörper (Arbeitskonzentration 1 : 1000 in 3 % w/v BSA, 10 mM Tris/HCl, 0,9 % w/v NaCl, pH 7,6) wurde der glattmuskuläre α-Aktinspot mit Hilfe der Avidin-Biotin-Peroxidase-Reaktion angefärbt [11].

*Quantifizierung der Aktinisoformen*

Die Quantifizierung der Aktinisoformen konnte nach Coomassie Blau-Färbung [12] der IEF-Gele nach der Methode von BALL [1] vorgenommen werden. Zu diesem Zweck wurden die gefärbten Aktinbanden des IEF-Gels ausgeschnitten und der gebundene Coomassie Blau-Farbstoff für 18 Stunden bei 37°C in 3 % w/v SDS (Natriumdodecylsulfat) und 50 % 2-Propanol eluiert. Anschließend konnte die Extinktion des Eluats photometrisch bei einer Wellenlänge von 595 nm bestimmt werden.

## Ergebnisse

*2-D Gelelektrophorese und Westernblotting*

Die 2-D Gelektrophorese zeigte (Abb. 1 a), daß in der A. thoracica des Kaninchens glattmuskuläres α-Aktin sowie zytoplasmatisches ß- und γ-Aktin

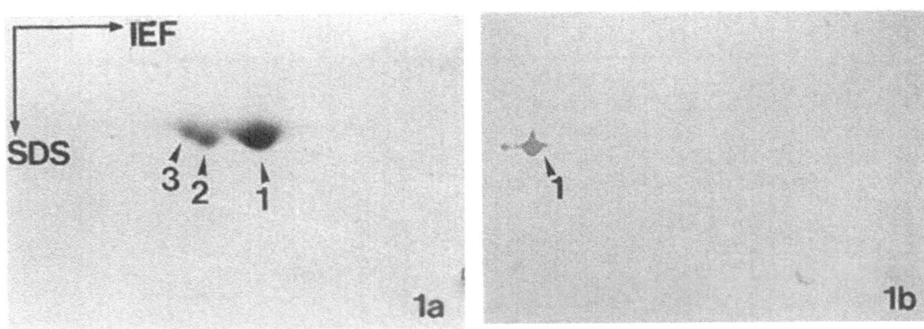



*Abb. 1 a:* Zweidimensionales Proteinmuster der Aktinisoformen medialer glatter Muskelzellen der Aorta thoracica des Kaninchens. Es konnten glattmuskuläres α-Aktin (Spot 1) sowie zytoplasmatisches ß- und γ-Aktin (Spot 2 und Spot 3) mit Coomassie Blau-Färbung nachgewiesen werden. Glattmuskuläres α-Aktin ist die dominante Aktinisoform (Spot 1).

x-Achse: IEF (isoelektrische Fokussierung, 1. Dimension); y-Achse: SDS (Natriumdodecylsulfat, 2. Dimension)

*Abb. 1 b:* Westernblotexperiment zum immunologischen Nachweis von glattmuskulärem α-Aktin. Nach der 2-D Gelelektrophorese wurden die Aktinisoformen auf eine Nitrozellulosemembran übertragen und glattmuskuläres α-Aktin mit einem spezifischen Antikörper nachgewiesen. Spot 1: glattmuskuläres α-Aktin

exprimiert wurden und daß glattmuskuläres α-Aktin die dominante Aktinisoform war.

Durch den spezifischen immunologischen Nachweis des glattmuskulären α-Aktins konnte, nachdem die Aktinisoformen auf eine Nitrozellulosemembran übertragen worden waren, der dominante Proteinspot auf dem 2-D Gel der glattmuskulären α-Aktinisoform eindeutig zugeordnet werden (Abb. 1 b).

*Untersuchung der quantitativen Veränderung der α-Aktinexpression von Organkulturen der A. thoracica des Kaninchens*

Die glatten Gefäßmuskelzellen der A. thoracica wurden unter Erhalt des Gewebeverbandes kultiviert, so daß diese Kultivierungsform möglichst weitgehend mit der Situation der Gefäßwand in vivo vergleichbar war. Die quantitative Veränderung des glattmuskulären α-Aktins wurde an Aortensegmenten untersucht, die möglichst ohne Endothelverletzung präpariert wurden (Versuchsgruppe 1) und an Aortensegmenten, deren Endothel mit Hilfe der Ballonkathetertechnik entfernt worden war (Versuchsgruppe 2).

Der Gehalt des α-, ß- und γ-Aktins wurde in Abhängigkeit einer drei-, sieben- und elftägigen Kultivierungszeit ermittelt. Dabei zeigte es sich, daß glattmuskuläres

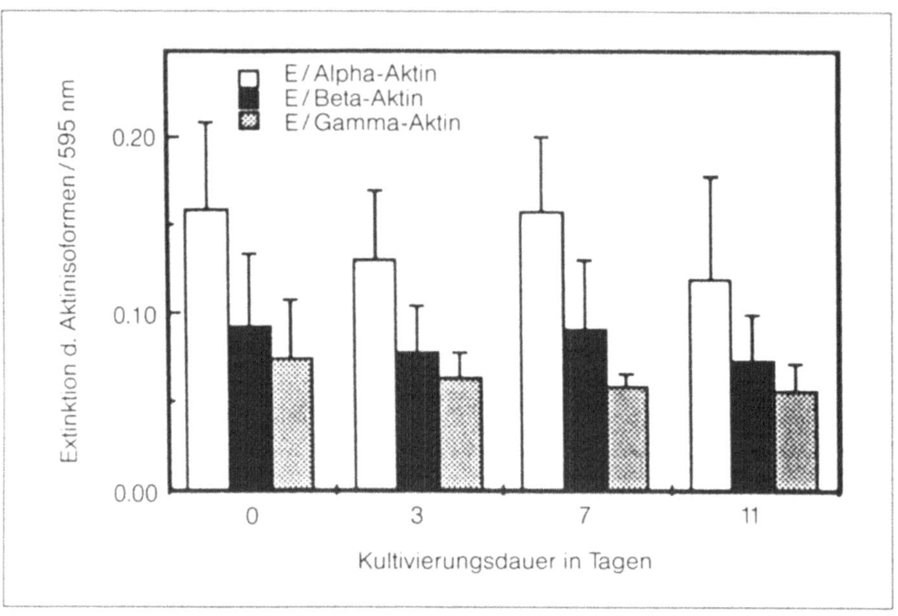


*Abb. 2:* Relativer Anteil der Aktinisoformen glatter Muskelzellen unbehandelter Aortensegmente in Abhängigkeit von der Kultivierungszeit. Die Extinktion wurde nach Elution des an die Aktinisoformen gebundenen Coomassie Blau-Farbstoffes photometrisch bestimmt. Die Extinktion blieb bei allen Aktinisoformen weitgehend unverändert. Glattmuskuläres α-Aktin war selbst nach elf Tagen Kultivierungszeit die dominante Aktinisoform.
Anzahl der ausgewerteten Organkultursegmente in Versuchsgruppe 1 (unbehandelte Aortensegmente).

| Kultivierungsdauer (t) | 0 | 3 | 7 | 11 |
|---|---|---|---|---|
| Aktinisoform | | | | |
| α-Aktin | 2 | 3 | 4 | 4 |
| ß-Aktin | 2 | 2 | 4 | 4 |
| γ-Aktin | 2 | 3 | 4 | 3 |

α-Aktin bei den unbehandelten Aortensegmenten (Versuchsgruppe 1) selbst nach elf Tagen Kultivierungszeit die dominante Aktinisoform war (Abb. 2), trotz der Tatsache, daß im Kulturmedium 30 % Serum enthalten waren.
Die glatten Muskelzellen der deendothelialisierten Aortensegmente (Versuchsgruppe 2) enthielten ebenfalls während der gesamten Kultivierungszeit hauptsächlich glattmuskuläres α-Aktin (Abb. 3).

# Diskussion

*Unbehandelte Aortensegmente (Versuchsgruppe 1)*

Die Ergebnisse zeigten, daß die Aorta ausgewachsener Kaninchen in vivo hauptsächlich glattmuskuläres $\alpha$-Aktin enthält. Glattmuskuläres $\alpha$-Aktin war in Organkultur auch noch nach elftägiger Kultivierungszeit die dominante Aktinisoform, obwohl die Organkulturen in Gegenwart von 30 % Serum kultiviert wurden. Dagegen nimmt der glattmuskuläre $\alpha$-Aktingehalt bei glatten Muskelzellen drastisch ab, wenn sie in Zellkultur als isolierte Einzelzellen in Gegenwart

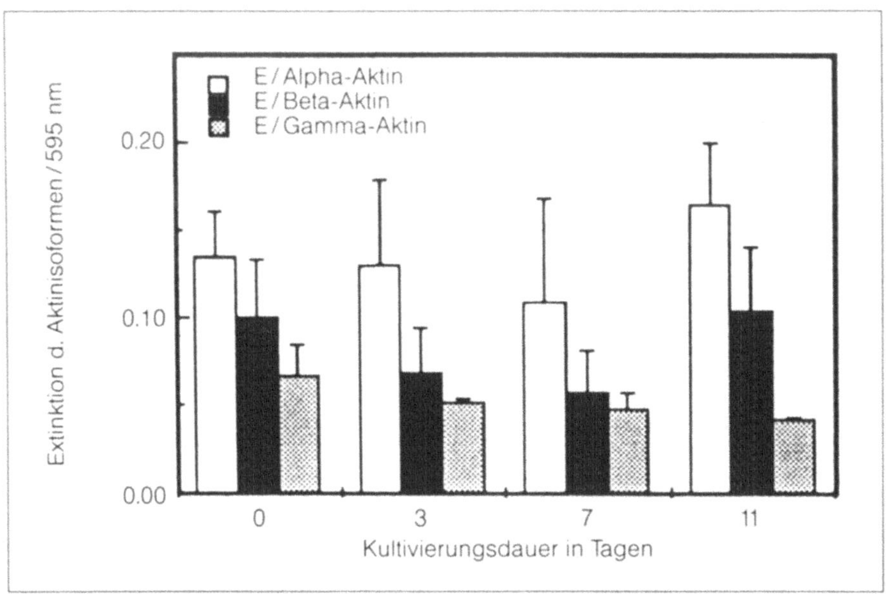


*Abb. 3:* Relativer Anteil der Aktinisoformen in Aortensegmenten deendothelialisierter Aortensegmente in Abhängigkeit von der Kultivierungszeit. Glattmuskuläres $\alpha$-Aktin blieb auch in deendothelialisierten Aortensegmenten die dominante Aktinisoform.
Anzahl der ausgewerteten Organkultursegmente in Versuchsgruppe 2 (deendothelialisierte Aortensegmente).

| Kultivierungszeit (t) | 0 | 3 | 7 | 11 |
|---|---|---|---|---|
| Aktinisoform | | | | |
| $\alpha$-Aktin | 3 | 4 | 6 | 2 |
| ß-Aktin | 3 | 4 | 6 | 2 |
| $\gamma$-Aktin | 2 | 2 | 3 | 2 |

von Serummitogenen kultiviert werden. Unter diesen Bedingungen, die mit den Kultivierungsbedingungen der glatten Muskelzellen in Organkultur vergleichbar sind, ist zytoplasmatisches ß-Aktin die vorherrschende Aktinisoform [19].

In konventioneller Zellkultur beginnen sich die glatten Muskelzellen in schneller Folge zu teilen, und der Mitoseindex bleibt auch im Stadium der Postkonfluenz oder unter Hungerbedingungen höher als 1 % pro Tag [5]. Demgegenüber konnte gezeigt werden, daß der Mitoseindex der glatten Muskelzellen in Organkultur kleiner als 0,1 % war und damit dem von glatten Muskelzellen in vivo entspricht [6, 15].

Betrachtet man die Ergebnisse der ersten Versuchsgruppe, könnte man annehmen, daß ein intaktes Endothel eine entscheidende Rolle bei der anhaltenden α-Aktinexpression der glatten Muskelzellen in Organkultur spielt, da die Kultivierung in Gegenwart von Serum erfolgte, das Stoffe enthielt, wie z. B. PDGF (Platelet derived growth factor), von dem angenommen werden mußte, daß es die α-Aktinexpression unterdrückt. Dies gilt insbesondere für die homodimere Form PDGF-BB [3, 4, 7].

Eine konfluente Endothelzellschicht könnte als physiologische Barriere dienen, über die eine wirksame Kontrolle der Aufnahme von Wachstumsfaktoren in die Gefäßwand möglich ist.

Die glatten Muskelzellen der Organkultursegmente waren aber über die Schnittkanten und die Adventitia frei zugänglich. Außerdem zeigten auch die Ergebnisse der zweiten Versuchsgruppe, bei der kein Endothel vorhanden war, daß die Aufrechterhaltung der α-Aktinexpression vom Endothel unabhängig war. Nachdem der Einfluß des Endothels auf die Erhaltung der α-Aktinexpression ausgeschlossen werden konnte, hätte man, wenn man die Erkenntnisse von BLANK u. OWENS [3] auf die Verhältnisse der Organkultur übertragen würde, mit einem Rückgang des α-Aktingehaltes rechnen können. Da in Organkultur keine Abnahme des α-Aktingehaltes eingetreten ist, kann vermutet werden, daß die Erhaltung des Gewebeverbandes und der extrazellulären Matrix eine entscheidende Rolle bei der fortgesetzten α-Aktinexpression spielt.

*Deendothelialisierte Aortensegmente (Versuchsgruppe 2)*

Es zeigte sich, daß glattmuskuläres α-Aktin in den glatten Muskelzellen der Organkultur trotz der Entfernung des Endothels die dominante Aktinisoform war. Untersuchungen, bei denen das Endothel von Rattenaorten entfernt worden war, ergaben, daß in der sich bildenden Neointima der α-Aktingehalt deutlich zurückging und vorwiegend zytoplasmatisches ß-Aktin exprimiert wurde. Die unter der Neointima liegende Media war von dieser Verschiebung der Anteile der α- und ß-Isoformen nicht betroffen [13].

Nach Deendothelialisierung von Kaninchenaorten in Organkultur kam es zur Bildung einer kleinen Neointima [15].

Ein Rückgang des α-Aktingehalts der glatten Muskelzellen in Organkultur konnte nicht beobachtet werden. Offenbar blieb α-Aktin in der Media dieser Aortensegmente erhalten. Dieser Befund steht im Einklang mit Untersuchungen von KRAFT [15], die zeigten, daß selbst in der Media deendothelialisierter Aortensegmente keine erhöhten Proliferationsraten festgestellt werden konnten. Die medialen und intimalen glatten Muskelzellen der in der vorliegenden Untersuchung verwendeten Aortensegmente konnten nicht getrennt voneinander präpariert werden. Es war also nicht möglich zu bestimmen, wie groß der α-Aktingehalt der neointimalen glatten Muskelzellen für sich genommen war. Möglicherweise war der Rückgang des α-Aktingehalts in der Neointima im Verhältnis zur Media nur so gering, daß er, mit der in der vorliegenden Arbeit angewandten Methode, nicht feststellbar war.

## Literaturverzeichnis


1 BALL EH. Quantitation of proteins by elution of Coomassie Brilliant Blue F from stained bands after sodium dodecyl sulfate-polyacrylamide gel electrophoresis. Anal Biochem 1986; 155: 23-27.

2 BAUMGARTNER HR, STUDER A. Folgen des Gefäßkatheterismus am normo- und hypercholesterinämischen Kaninchen. Acta Pathol Microbiol Immunol Scand 1966; 29: 393-405.

3 BLANK RS, OWENS GK. Platelet-derived growth factor regulates actin isoform expression and growth state in cultured rat aortic smooth muscle cells. J Cell Physiol 1990; 142: 635-642.

4 BLANK RS, THOMPSON MM, OWENS GK. Cell cycle versus density dependence of smooth muscle alpha-actin expression in cultured rat aortic smooth muscle cells. J Cell Biol 1988; 107: 299-306.

5 CLOWES AW, CLOWES MM, KOCHER O, ROPRAZ P, CHAPONNIER C, GABBIANI G. Arterial smooth muscle cells in vivo: Relationship between actin isoform expression and mitogenesis and their modulation by heparin. J Cell Biol 1988; 107: 1939-1945.

6 CLOWES AW, REIDY MA, CLOWES MM. Kinetics of cellular proliferation after arterial injury. I. Smooth muscle growth in the absence of endothelium. Lab Invest 1983; 49: 327-332.

7 CORJAY MH, THOMPSON MM, LYNCH KR, OWENS GK. Differential effect of platelet-derived growth factor versus serum-induced growth on smooth muscle α-actin and nonmuscle ß-actin mRNA expression in cultured rat aortic smooth muscle cells. J Biol Chem 1989; 18: 10501-10506.

8 FINGERLE J. Organkultur der thorakalen Kaninchenaorta. Dissertation der Fakultät für Biologie. Universität Tübingen 1986.

9 GABBIANI G, KOCHER O, BLOOM WS, VANDERKERCKHOVE J, WEBER K. Actin expression in smooth muscle cells of rat aortic intimal thickening, human atheromatous plaque, and cultured rat aortic media. J Clin Invest 1984; 73: 148-152.

10 HOCHSTRASSER DF, HARRINGTON MG, HOCHSTRASSER A-C, MILLER MJ, MERRIL CR. Methods for increasing the resolution of two-dimensional protein electrophoresis. Anal Biochem 1988; 173: 424-435.

11 HSU S-M, RAINE L, FANGER H. Use of Avidin-Biotin-Peroxidase Complex (ABC) in immunoperoxidase techniques: A comparison between ABC and unlabeled antibody (PAP) procedures. J Histochem Cytochem 1981; 29: 577-580.

12 JÄCKLE H. Visualization of proteins after isoelectric focusing during two-dimensional gel electrophoresis. Anal Biochem 1979; 98: 81-84.

13 KOCHER O, SKALLI O, BLOOM WS, GABBIANI G. Cytoskeleton of rat aortic smooth muscle cells. Lab Invest 1984; 50: 645-652.

14 KOCHER O, SKALLI O, CERUTTI D, GABBIANI F, GABBIANI G. Cytoskeletal features of rat aortic cells during development. Circ Res 1985; 56: 829-838.

15 KRAFT T. Immunhistologische Untersuchungen an der Organkultur der thorakalen Kaninchenaorta. Diplomarbeit der Fakultät für Biologie. Universität Tübingen 1986.

16 KYSE-ANDERSEN J. Electroblotting of multiple gels: a simple apparatus without buffer tank for rapid transfer of proteins from polyacrylamide to nitrocellulose. J Biochem Biophys Methods 1984; 10: 203-209.

17 NEUHOFF VAN, TAUBE D, EHRHARDT W. Improved staining of proteins polyacrylamide gels including isoelectric focusing gels with clear background at nanogram sensitivity using Coomassie Brilliant Blue G-250 and R 250. Electrophoresis 1988; 9: 255-262.

18 O'FARRELL PH. High resolution two-dimensional electrophoresis of proteins. J Biol Chem 1975; 250: 4007-4021.

19 OWENS GK, LOEB A, GORDON D, THOMPSON MM. Expression of smooth muscle-specific α-isoactin in cultured vascular smooth muscle cells: relationship between growth and cytodifferentiation. J Cell Biol 1986; 102: 343-352.

20 OWENS GK, THOMPSON MM. Developmental changes in isoactin expression in rat aortic smooth muscle cells in vivo. Relationship between growth and cytodifferentiation. J Biol Chem 1986; 261: 13373-13380.

21 PEDERSON DC, BOWYER DE. Endothelial injury and healing in vitro. Am J Pathol 1985; 119: 264-272.

22 RAMAGLI LS, RODRIGUEZ LV. Quantitation of microgram amounts of protein in two-dimensional polyacrylamide gel electrophoresis sample buffer. Electrophoresis 1985; 6: 559-563.

23 SKALLI O, GABBIANI G. Remodeling of the aortic smooth muscle cell cytoskeleton during development and pathological conditions. Pathol Res Pract 1985; 180: 338-341.

24 SKALLI O, BLOOM WS, ROPRAZ P, AZZARONE B, GABBIANI G. A monoclonal antibody against α-smooth muscle actin: a new probe for smooth muscle differentiation. J Cell Biol 1986; 103: 2787-2796.

25 SKALLI O, VANDEKERCKHOVE J, GABBIANI G. Actin-isoform pattern as a marker of normal or pathological smooth-muscle and fibroblastic tissues. Differentiation 1987; 33: 232-238.

26 TOWBIN H, STAEHELIN T, GORDON J. Electrophoretic transfer of proteins from polyacrylamide gels to nitrocellulose sheets: procedure and some applications. Proc Natl Acad Sci USA 1979; 9: 4350-4353.

27 VANDEKERCKHOVE J, WEBER K. The complete amino acid sequence of actins from bovine aorta, bovine heart, bovine fast skeletal muscle, and rabbit, slow skeletal muscle. Differentiation 1979; 14: 123-133.
28 VANDEKERCKHOVE J, WEBER K. Actin typing on total cellular extracts. Eur J Biochem 1981; 113: 595-603.

# Distribution of B,E receptors in the plasma membrane of fibroblasts and hepatocytes

*B. Harrach, H. Robenek*
Institut für Arterioskleroseforschung, Westfälische Wilhelms-Universität
Münster

## Abstract

Receptor mediated endocytosis of LDL is known to be very important in regulating plasma cholesterol levels. While the principal details of LDL uptake by cells seem to be elucidated, there are still conflicting reports concerning the manner of display of B,E receptors in the plasma membrane before they are trapped in coated pits. To clarify whether B,E receptors are inserted into the plasma membrane uniformly, individually and at widely dispersed sites, or as groups of loosely associated receptors (plaques or clusters), we performed experiments to visualize B,E receptors at the cell surface. Our experiments included the use of LDL-gold complexes, the application of anti-apo B-100 antibodies to detect receptor-bound LDL molecules as well as the application of monoclonal anti-receptor antibodies. In every set of experiments electron microscopy of platinum-carbon replicas revealed a loose cluster arrangement of B,E receptors in fixed and in unfixed fibroblasts and hepatocytes. With the label-fracture technique we were able to demonstrate that the clusters of B,E receptors are mostly located nearby but not in coated pits. Using different ligands for detection of B,E receptors in hepatocytes we got evidence that, in addition to B,E receptors, additional lipoprotein receptors, that putatively recognize apo E, must be present in the plasma membrane of this cell type. This receptor differs from the B,E receptor in that it is displayed in a more dispersed form. From our results we conclude that 1) it is possible to discriminate different labeling patterns of receptors with the aid of morphological techniques and that 2) B,E receptors are initially inserted and displayed as aggregates and remain in this form until they reach coated pits.

# Verteilung von B,E-Rezeptoren in der Plasmamembran von Fibroblasten und Hepatozyten

*B. Harrach, H. Robenek*
Institut für Arterioskleroseforschung, Westfälische Wilhelms-Universität
Münster

## Zusammenfassung

Die rezeptorvermittelte Endozytose von LDL (Low density lipoprotein) ist ein wesentlicher Vorgang bei der Regulation des Plasmacholesterinspiegels. Während die grundlegenden Vorgänge der LDL-Aufnahme durch Zellen bekannt sind, ist die Verteilung der B,E-Rezeptoren in der Plasmamembran strittig. Um zu klären, ob B,E-Rezeptoren in die Plasmamembran als einzelne Moleküle, weit voneinander entfernt, oder in Form von Gruppen (Clustern) eingebaut werden, haben wir B,E-Rezeptoren mit Hilfe verschiedener experimenteller Ansätze auf der Zelloberfläche von Fibroblasten und Hepatozyten nachgewiesen. Unsere Experimente umfassen die Anwendung von LDL-Goldkomplexen, den Einsatz von anti-Apo-B-100-Antikörpern, um rezeptorgebundene LDL-Moleküle nachzuweisen, und den Einsatz von anti-B,E-Rezeptor-Antikörpern. Die elektronenmikroskopische Auswertung von Platin-Kohlenstoffrepliken zeigt, daß B,E-Rezeptoren auf fixierten und unfixierten Fibroblasten und Hepatozyten ausschließlich in Clustern angeordnet sind, unabhängig von der eingesetzten Detektionsmethode. Mit der Label-Fracture-Technik läßt sich zeigen, daß diese Cluster meistens in der Nähe von Coated pits lokalisiert sind. Unsere Ergebnisse lassen weiterhin Rückschlüsse darauf zu, daß in der Plasmamembran der Hepatozyten weitere Lipoproteinrezeptoren, die vermutlich APO (Apolipoprotein) E erkennen, existieren. Diese Rezeptoren unterscheiden sich von B,E-Rezeptoren in ihrem Verteilungsmuster in der Zellmembran. Unsere Ergebnisse zeigen damit erstens, daß unterschiedliche Verteilungsmuster von Rezeptoren mit morphologischen Techniken gezeigt werden können und zweitens, daß B,E-Rezeptoren im Gegensatz zu anderen Zelloberflächenrezeptoren ausschließlich in Form von Clustern in der Plasmamembran angeordnet sind.

## Einleitung

B,E-Rezeptoren sind transmembranöse Glykoproteine, die Apo-B-100- und Apo-E-haltige Lipoproteine mit hoher Affinität binden. B,E-rezeptorgebundene Liganden werden über spezialisierte Membranbereiche, die Coated pits, in die Zellen aufgenommen. Über welche Mechanismen Rezeptoren in Coated pits gelangen, ist bislang unklar. Für einige Rezeptoren, wie z.B. für die des Epidermal growth factor (EGF) wird angenommen, daß die einzelnen Rezeptormoleküle diffus in der Membran verteilt sind und erst nach Ligandbindung in Coated pits aggregieren [5]. Andere Rezeptoren, wie z.B. die B,E-Rezeptoren, gelangen auch ohne Ligand in Coated pits und werden kontinuierlich aufgenommen und recycled [3]. In welcher Form B,E-Rezeptoren in die Plasmamembran eingebaut werden, ob als einzelne Moleküle, weit voneinander entfernt, oder direkt in Gruppen, ist umstritten.

Die Art der Rezeptorinsertion in die Plasmamembran - frei verteilt oder geclustert - kann jedoch die Zeit, die Rezeptormoleküle benötigen, um Coated pits zu erreichen, und damit die Aufnahmerate von Liganden erheblich beeinflussen. Dies scheint für B,E-Rezeptoren von besonderer Bedeutung zu sein, da für sie ein zehnfach niedrigerer Diffusionskoeffizient ermittelt wurde als für andere Zelloberflächenrezeptoren [2]. Die räumliche Verteilung neu integrierter B,E-Rezeptormoleküle in die Plasmamembran war daher Gegenstand zahlreicher Untersuchungen. Verschiedene morphologische Ansätze führten zu unterschiedlichen Hypothesen:

Auf elektronenmikroskopischen Beobachtungen an Ultradünnschnitten basiert die ursprüngliche Annahme, daß B,E-Rezeptoren als einzelne Moleküle - möglicherweise weit voneinander entfernt - in die Membran inseriert werden [1, 8]. Die Aggregation in Coated pits soll dieser Theorie zufolge dadurch zustande kommen, daß einzelne Rezeptormoleküle während ihrer lateralen Bewegung in der Plasmamembran irreversibel in Coated pits immobilisiert werden.

Die elektronenmikroskopische Auswertung der Oberflächenrepliken von Zellmonolayern legte eine andere Theorie nahe. Da LDL-Goldkonjugate ausschließlich in Form von Plaques (Clustern) auf der Membran angeordnet waren, wird postuliert, daß die B,E-Rezeptoren direkt in Form von Gruppen in die Plasmamembran integriert werden [12, 13]. Eine bevorzugte Insertion der Rezeptoren in speziellen Membranbereichen, in denen Coated pits gebildet werden, wird diskutiert.

Angesichts dieser konträren Hypothesen wurden in dieser Arbeit weitere Experimente durchgeführt, um das Verteilungsmuster der B,E-Rezeptoren in der Plasmamembran von Fibroblasten und Hepatozyten zu bestimmen.

## Material und Methoden

*Monolayer-Zellkulturen*

Humane Hautfibroblasten wurden in DMEM (Dulbeccos modifiziertes Eagle Medium) mit 10 % fetalem Kälberserum, 100 IU/ml Penizillin und 100 µg/ml Streptomyzin kultiviert. Für Experimente wurden Zellen zwischen der 4. und 10. Passage in 35 x 10 mm Zellkulturschalen ausgesät.

Primärkulturen von Rattenhepatozyten wurden von R. Gebhardt, Universität Tübingen, zur Verfügung gestellt. Die Zellen wurden in 35 x 10 mm Zellkulturschalen ausgesät und 48 Stunden in W/AB 77-Medium mit 10 % fetalem Kälberserum, 50 IU/ml Penizillin und 50 µg/ml Streptomyzin kultiviert.

Vor Versuchsbeginn wurden die Zellen 48 Stunden mit dem entsprechenden Kulturmedium, versetzt mit 10 % lipoproteinfreiem Humanserum anstelle des fetalen Kälberserums, inkubiert.

*Herstellung der Protein-Goldkonjugate*

Kolloidale Goldpartikel mit einem Durchmesser von 15 nm wurden nach der Methode von FRENS [6] hergestellt. Die Herstellung der Protein-Goldkonjugate erfolgte durch rasches Vermischen von Protein- und Goldlösung bei 4°C. Alle Lösungen wurden zuvor auf den pH-Bereich des pIs des jeweiligen Proteins eingestellt. Die Kopplung von LDL (d=1,019-1,063 g/ml), das aus Humanserum durch sequenzielle Ultrazentrifugation gewonnen wurde, an Goldpartikel erfolgte nach ROBENEK et al. [13]. ß-VLDL (Very low density lipoprotein) (d=1,006 g/ml), nach 14tägiger Fettdiät (Altromin) aus Kaninchenserum isoliert, wurde nach ROBENEK et al. [15] gekoppelt. Die Kopplung von Protein A erfolgte nach ROTH [16] und die von Ziege anti-Maus IgG (Immunglobulin G) nach De MEY et al. [4].

*Bindungsexperimente*

Für die Bindungsexperimente wurden die Zellen und alle benötigten Lösungen (Puffer, Lipoproteine, Lipoprotein-Goldkonjugate, Antikörper) zunächst auf 0 bis 4°C gekühlt. Alle Inkubations- und Waschschritte wurden auf Eis durchgeführt. Nach dem letzten Waschschritt mit PBS wurden die Zellen mit 2,5 % Glutaraldehyd in 0,1 M Cacodylatpuffer, pH 7,2, bei 4°C fixiert.

*Label fracture*

Label fracture erfolgte nach PINTO da SILVA und KAN [11]. Zellen wurden für eine Stunde bei 0 bis 4°C mit LDL-Goldkonjugaten inkubiert und nach gründlichem Waschen mit PBS für zwei Stunden mit Karnovskys Fixan fixiert. Nach dem Auswaschen des Fixans wurden die Zellen für zwei Stunden bei 4°C mit Filipin

(200 µg/ml PBS) inkubiert und anschließend in Glyzerin (30 %ig in PBS) aufgenommen. Die Zellschicht wurde auf einen Tropfen Polyvinylalkohol mit Freon und flüssigem Stickstoff aufgefroren und in einer Balzers BA 300 Gefrierätzanlage gefriergebrochen. Die freigelegten Oberflächen wurden mit Platin und Kohlenstoff bedampft, mit Aqua destilata gewaschen und auf Kupfernetzen aufgenommen.

*Oberflächenreplikation*
Die in den Kulturschalen fixierten Zellmonolayer wurden in einer aufsteigenden Alkoholreihe dehydriert und im Warmluftstrom getrocknet. Repliken der Zellschichten wurden anschließend in einer Balzers BA 300 Gefrierätzanlage hergestellt [13]. Die Platin-Kohlerepliken wurden mit Natriumhypochlorid von der Zellschicht abgelöst, mit Aqua destilata gewaschen, auf Kupfernetzen aufgenommen und an einem Philips EM 410 bei 60 kV ausgewertet.

## Ergebnisse

Die Verteilung der B,E-Rezeptoren auf den Zellen wurde nach Oberflächenreplikation der Zellmonolayer beurteilt, eine Methode, die die Auswertung großer Plasmamembranareale ermöglicht. Als Liganden für die indirekten Nachweise der B,E-Rezeptoren wurden sowohl LDL-Moleküle (Apo-B-haltig) als auch ß-VLDL (Apo-B- und Apo-E-haltig) eingesetzt.
Nach einstündiger Inkubation der Fibroblasten mit LDL-Goldkonjugaten (Abb. 1 A) oder ß-VLDL-Goldkonjugaten (Abb. 1 B) bei 0 bis 4°C sind zahlreiche Goldpartikel auf der Zelloberfläche in Form von Gruppen gebunden. Außerhalb dieser Cluster sind nur wenige, einzelne LDL-Goldpartikel zu finden. Da einzelne Goldpartikel mit gleicher Häufigkeit auf der Zellmembran und auf nichtzellulären Bereichen auftreten, kann angenommen werden, daß es sich hierbei um eine geringe Menge unspezifischer Bindungen der Goldkonjugate handelt. Die Spezifität der Bindung der Lipoprotein-Goldkonjugate wurde durch Kompetitionsexperimente mit 50fachem Überschuß an unmarkiertem LDL bzw. ß-VLDL geprüft. Die Ergebnisse der Kompetitionsexperimente zeigen, daß goldkonjugierte Lipoproteine spezifisch binden, B,E-Rezeptoren somit über goldmarkierte Liganden dargestellt werden können.
Gleiche Resultate wurden an Fibroblasten erzielt, die vor der Inkubation mit den Lipoprotein-Goldkonjugaten mit Glutaraldehyd fixiert wurden, um die Rezeptoren vor der Bindung der Liganden in ihren "ursprünglichen Positionen" zu fixieren. Es zeigte sich, daß Fixierung keinen Einfluß auf die Bindung der Lipoprotein-Goldkonjugate an die Zellmembran hat. Goldkonjugierte Liganden

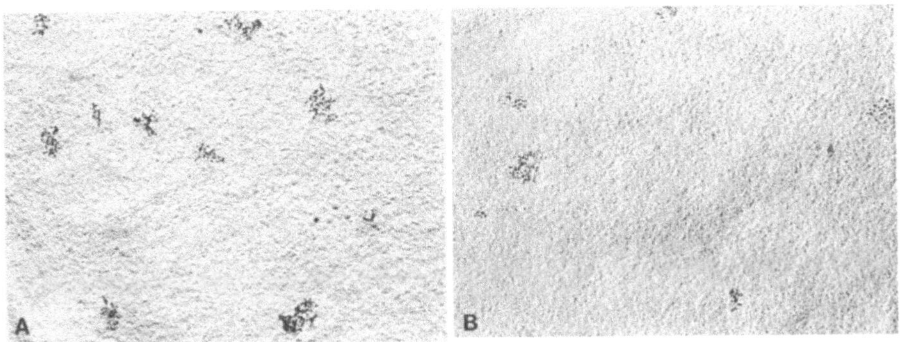

*Abb. 1:* Verteilungsmuster von LDL- bzw. ß-VLDL-Goldkonjugaten auf der Zelloberfläche kultivierter Fibroblasten.
Oberflächenrepliken von Fibroblasten, die für eine Stunde bei 0 bis 4°C mit LDL-Goldkonjugaten (40 µg Protein/ml) (A), bzw. mit ß-VLDL-Goldkonjugaten (20 µg Protein/ml) (B) inkubiert wurden. Goldpartikel sind in Clustern an der Zelloberfläche angeordnet.
Vergr.: 17900 x (A), 14000 x (B)

sind an glutaraldehydfixierten Zellen ebenfalls in Clustern gebunden und weisen damit das gleiche Verteilungsmuster auf wie an unfixierten Zellen.

In einem weiteren Ansatz wurden Fibroblasten mit unveränderten LDL-Molekülen bei 4°C inkubiert und die rezeptorgebundenen LDL-Moleküle mit Antikörpern gegen Apo B-100 (Armstrong, Göttingen) und Protein A-Gold markiert. Immunmarkierte LDL-Moleküle zeigen das gleiche Verteilungsmuster an der Zellmembran wie die LDL-Goldkonjugate. Goldmarker sind ausschließlich in Clustern lokalisiert (Abb. 2 A). Die Markierungsintensität ist allerdings geringer als nach Inkubation der goldmarkierten Liganden.

Mit monoklonalen Antikörpern gegen den B,E-Rezeptor (Beisiegel, Hamburg) lassen sich die B,E-Rezeptoren direkt, d. h. ohne Bindung ihres Liganden, nachweisen. Die B,E-Rezeptoren, bei 4°C immunmarkiert, liegen in der Fibroblastenzellmembran in geclusterter Form vor (Abb. 2 B). Die Anordnung der Rezeptoren in Clustern ist somit nicht erst auf die Bindung der spezifischen Liganden zurückzuführen.

Es konnte gezeigt werden, daß B,E-Rezeptoren in der Plasmamembran von Fibroblasten ausschließlich in Gruppen vorliegen. Die morphologische Zuordnung dieser Cluster zu Coated-pit-Strukturen ist mit Hilfe der Label-fracture-Technik möglich. Die Label-fracture-Technik erlaubt die gleichzeitige Darstellung der Strukturen auf der E-Seite der Plasmamembranbruchfläche und die Markierung der B,E-Rezeptoren auf der Zelloberfläche. Auf der E-Seite der Membranbruchfläche lassen sich Coated pits (CP) als Erhebungen nachweisen

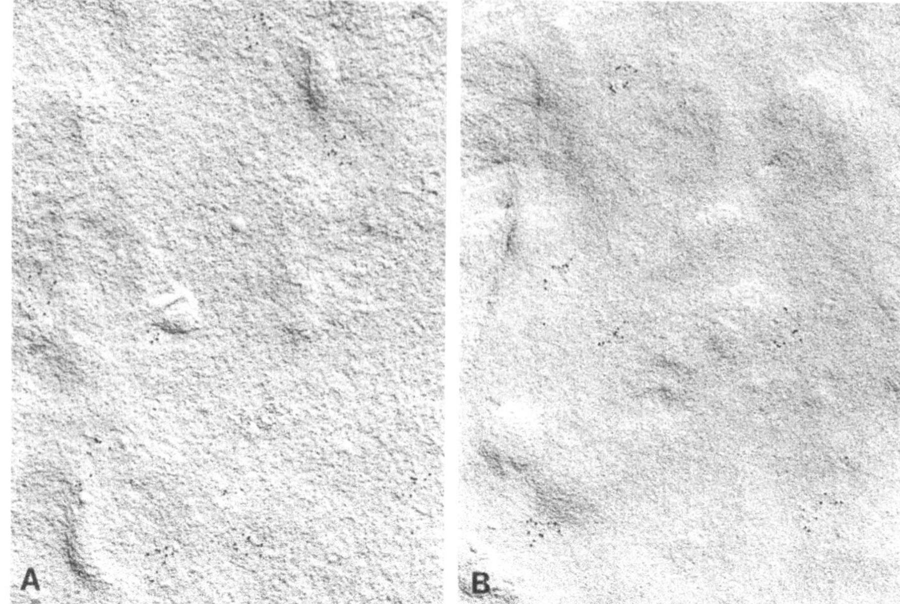

*Abb. 2:* Immunmarkierung von B,E-rezeptorgebundenen LDL-Molekülen bzw. von B,E-Rezeptoren in der Plasmamembran humaner Fibroblasten.
A: Fibroblasten wurden für eine Stunde bei 0 bis 4°C mit LDL (40 µg Protein/ml) inkubiert. Anschließend wurden die zellassoziierten LDL-Moleküle mit anti-Apo-B-100 (V. Armstrong, Göttingen) und Protein A-Gold (je eine Stunde bei 0 bis 4°C) markiert.
B: B,E-Rezeptoren wurden bei 0 bis 4°C durch je einstündige Inkubation mit monoklonalen anti-B,E-Rezeptor-Antikörpern (Beisiegel, Hamburg) und gold-konjugierten Ziege anti-Maus IgG markiert.
Sowohl der Immunnachweis rezeptorgebundener LDL-Moleküle als auch die direkte Immunmarkierung der B,E-Rezeptoren zeigen, daß die B,E-Rezeptoren in der Plasmamembran der Fibroblasten in Clustern vorliegen.
Vergr.: 20100 x (A), (B)

(Abb. 3). Durch Behandlung der Zellen mit Filipin, das freies Cholesterin in der Membran bindet, entstehen Läsionen, die im Gefrierbruch als 20 nm große Löcher auf der E-Seite zu erkennen sind und die Oberfläche rauh erscheinen lassen. Im Bereich der Coated pits bilden sich keine Läsionen, die Oberfläche ist glatt. Abb. 3 zeigt, daß B,E-Rezeptorgruppen, über LDL-Goldkonjugate markiert, nur z. T. in Coated pits lokalisiert sind.
Im folgenden wurde geprüft, ob das ausschließliche Auftreten der B,E-Rezeptoren in Clustern auch an anderen Zelltypen zu beobachten ist. Dazu wurden

kultivierte Rattenhepatozyten mit LDL-Gold oder ß-VLDL-Gold bei 4°C inkubiert. Die LDL-Goldkonjugate sind bei Rattenhepatozyten ebenfalls in Clustern lokalisiert (Abb. 4 A). B,E-Rezeptoren weisen damit das gleiche Verteilungsmuster auf wie bei Fibroblasten. Nach Inkubation mit ß-VLDL-Goldkonjugaten sind Goldcluster nachweisbar. Es sind jedoch zusätzlich auch zahlreiche einzelne Goldpartikel auf der Zelle zu finden (Abb. 4 B). Das Verteilungsmuster der ß-VLDL-Goldkonjugate unterscheidet sich somit von dem der LDL-Goldkonjugate an Hepatozyten und dem der ß-VLDL- und LDL-Goldkonjugate an Fibroblasten durch die Existenz frei verteilter ß-VLDL-Goldkonjugate an der Zelloberfläche.

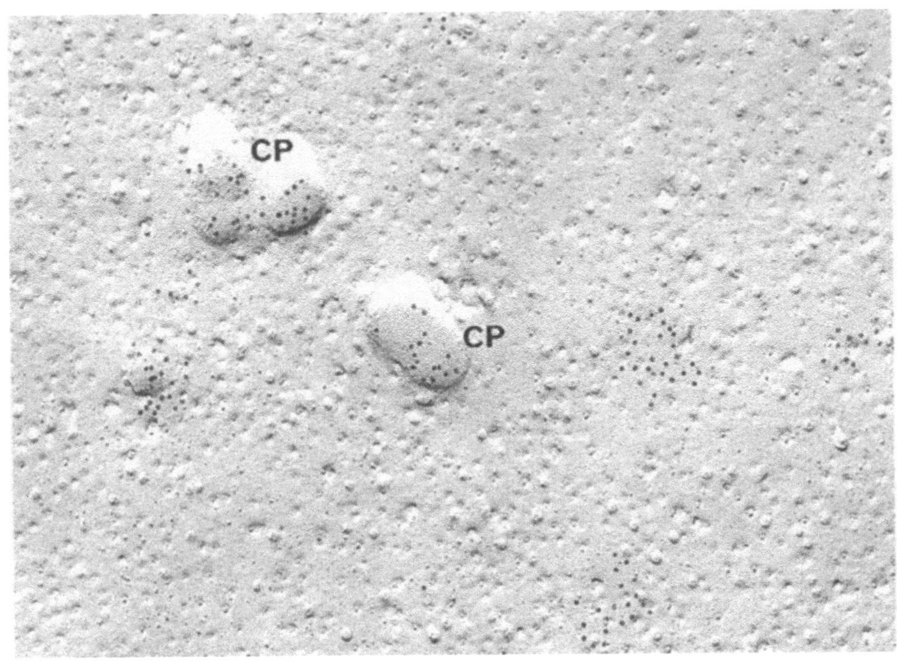


*Abb. 3:* Verteilung der LDL-Rezeptorgruppen innerhalb und außerhalb von Coated pits. E-Seite der Plasmamembranbruchfläche: Nach einstündiger Inkubation der Fibroblasten mit LDL-Goldkonjugaten bei 0 bis 4°C sind Goldkonjugate in Coated pits (CP, Erhebungen der Membran) und außerhalb von Coated pits, jedoch ebenfalls in Form von Clustern, lokalisiert. Coated pits sind im Replika als glatte Membranareale zu erkennen. Die übrige Membranfläche erscheint rauh aufgrund der Bindung von Filipin an freies Cholesterin in der Membran.
Vergr.: 39000 x

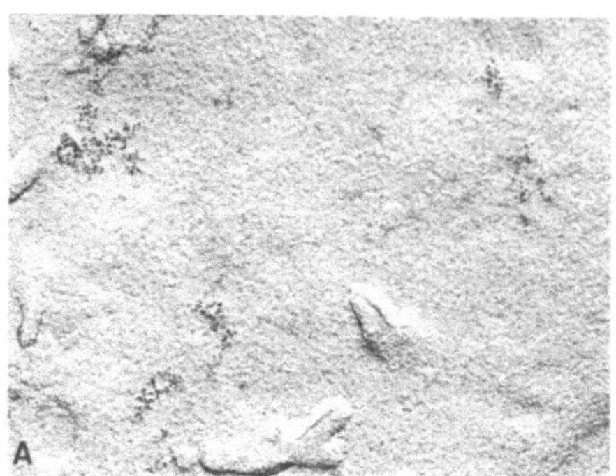

*Abb. 4:* Verteilungsmuster von LDL- bzw. ß-VLDL-Goldkonjugaten auf der Zelloberfläche kultivierter Rattenhepatozyten.
Oberflächenrepliken von Rattenhepatozyten, die für eine Stunde bei 0 bis 4°C mit LDL-Goldkonjugaten (40 µg Protein/ml) (A) bzw. mit ß-VLDL-Goldkonjugaten (20 µg Protein/ml) (B) inkubiert wurden. LDL-Goldkonjugate sind wie bei Fibroblasten ausschließlich in Clustern lokalisiert. ß-VLDL-Goldkonjugate sind im Gegensatz zu den LDL-Goldkonjugaten nicht nur in Form von Clustern gebunden. Es sind zahlreiche einzelne ß-VLDL-Goldpartikel auf der Zelle zu finden.
Vergr.: 17500 x (A), 13500 x (B)

## Diskussion

Die Ergebnisse dieser Arbeit zeigen, daß B,E-Rezeptoren in der Plasmamembran von Fibroblasten und Hepatozyten ausschließlich in Form von Gruppen auftreten. Dies wurde mit Hilfe verschiedener morphologischer Detektionsmethoden gezeigt. Einer der beschriebenen Ansätze beinhaltet den Einsatz goldkonjugierter LDL-Moleküle als Liganden.
LDL-Goldkonjugate sind Komplexe, die wesentlich größer sind als einzelne LDL-Moleküle. Sie haben entsprechend der Anzahl der LDL-Moleküle, die das Goldkolloid umgeben, mehrere Bindungsstellen für den B,E-Rezeptor. Diese Multivalenz der Konjugate könnte, wie von einigen Autoren vermutet wird [17], ein Patching einzelner B,E-Rezeptormoleküle bewirken und damit ein verändertes Bindungsmuster gegenüber den monovalenten LDL-Molekülen bedingen. Da in dieser Arbeit kein Unterschied im Verteilungsmuster der LDL-Goldkonjugate an unfixierten und glutaraldehydfixierten Zellen festzustellen war, muß angenommen werden, daß LDL-Goldkonjugate kein Patching der B,E-Rezeptoren induzieren.
Es ist nicht auszuschließen, daß die multivalenten Liganden eine höhere Affinität

272

zu Rezeptorclustern als zu einzelnen Rezeptormolekülen haben und somit einzelne Rezeptormoleküle nicht dargestellt werden. Rezeptoren wurden deshalb sowohl direkt als auch indirekt immunzytochemisch markiert, um den Einsatz des multivalenten Liganden zu umgehen. Es wird vorausgesetzt, daß LDL mit gleicher Affinität an einzelne B,E-Rezeptoren und B,E-Rezeptoren in Clustern binden. Mit beiden Ansätzen können einzelne Rezeptormoleküle nicht nachgewiesen werden. Daß frei verteilte, nicht geclusterte Rezeptoren mittels goldmarkierter Liganden prinzipiell nachweisbar sind, haben Untersuchungen zur Verteilung des IgA-Rezeptors [7] und vor allem des Scavenger-Rezeptors an Makrophagen [14] gezeigt. Für die Untersuchungen der Scavenger-Rezeptoren wurden Azetyl-LDL-Goldkonjugate eingesetzt, Goldkomplexe, die in ihrer Größe und Multivalenz den LDL-Goldpartikeln entsprechen.

Wie zu erwarten, lassen sich B,E-Rezeptoren mit unterschiedlichen Liganden darstellen. Sie sind nicht nur in Fibroblasten in Gruppen in der Plasmamembran angeordnet, sondern zeigen dieses Verteilungsmuster auch bei Hepatozyten und Endothelzellen [10]. Bei Inkubation von Hepatozyten mit Apo-E-reichen ß-VLDL-Goldkonjugaten werden jedoch nicht nur die B,E-Rezeptorgruppen markiert, sondern auch andere Rezeptoren, die nicht in Gruppen in der Plasmamembran inseriert sind. Diese Rezeptoren binden ß-VLDL, nicht aber LDL. Es wird sich dabei um das LDL-receptor-related protein (LRP), ein Apo-E-bindendes Protein [9], handeln. B,E-Rezeptoren und LRP weisen damit ein unterschiedliches Verteilungsmuster in der Plasmamembran der Hepatozyten auf.

B,E-Rezeptoren unterliegen auch in Abwesenheit von Liganden der kontinuierlichen Endozytose und dem Recycling. Bei den zytochemischen Nachweisen werden daher sowohl die Rezeptormoleküle erfaßt, die gerade in die Plasmamembran eingefügt wurden, als auch solche, die kurz vor ihrer Endozytose in Coated pits aggregiert sind. Da B,E-Rezeptoren, wie in dieser Arbeit gezeigt wurde, an der Zelloberfläche von Fibroblasten und Hepatozyten ausschließlich in Form von Clustern auftreten, muß angenommen werden, daß sie auch in Form von Gruppen in die Plasmamembran integriert werden, und daß diese Anordnung in Gruppen bis zum Erreichen der Coated pits erhalten bleibt. Diese Annahme wird durch die mit der Label-fracture-Technik erzielten Ergebnisse verifiziert. Es ist klar ersichtlich, daß B,E-Rezeptorgruppen auch außerhalb von Coated pits lokalisiert sind. Aufgrund der sehr kurzen intrazellulären Transitzeit [3] könnte man spekulieren, daß die die B,E-Rezeptoren enthaltenden Membranvesikel in der Nähe des vorherigen Endozytoseortes wieder in die Plasmamembran eingefügt werden. Der Vorteil der Insertion der Rezeptoren in der Nähe von Coated pits besteht in der Verkürzung der Diffusionsstrecke und damit der Diffusionszeit, die Rezeptoren benötigen, um Coated pits zu erreichen.

## Literaturverzeichnis


1  ANDERSON RGW, GOLDSTEIN JL, BROWN MS. Localization of low density lipoprotein receptors on plasma membrane of normal human fibroblasts and their absence in cells from a familial hypercholesterolemia homozygote. Proc Natl Acad Sci USA 1976; 73: 2434-2438.

2  BARAK LS, WEBB WW. Diffusion of low density lipoprotein receptor complex on human fibroblasts. J Cell Biol 1982; 95: 846-852.

3  BASU SK, GOLDSTEIN JL, ANDERSON RGW, BROWN MS. Monensin interrupts the recycling of low density lipoprotein receptors in human fibroblasts. Cell 1981; 24: 493-502.

4  De MEY J. Colloidal gold probes in immunocytochemistry. In: POLAK JM, van NOORDEN S, eds. Immunocytochemistry. London: P.S.G. Wright 82-112.

5  DUNN WA, HUBBARD AL. Receptor-mediated endocytosis of epidermal growth factor by hepatocytes in the perfused rat liver: ligand and receptor dynamics. J Cell Biol 1984; 98: 2148-2159.

6  FRENS G. Controlled nucleation for the regulation of the particle size in mono-dispersed gold solutions. Nature Phys Sci 1973; 241: 20-22.

7  GEBHARDT R, ROBENEK H. Ligand-dependent redistribution of the IgA receptor on cultured rat hepatocytes and its disturbance by cytochalasin B. J Histochem Cytochem 1987; 35: 301-309.

8  GOLDSTEIN JL, ANDERSON RGW, BROWN MS. Coated pits, coated vesicles and receptor-mediated endocytosis. Nature 1979; 279: 679-685.

9  KOWAL RC, HERZ J, GOLDSTEIN JL, ESSER V, BROWN MS. Low density lipoprotein receptor-related protein mediates uptake of cholesteryl esters derived from apoprotein E-enriched lipoproteins. Proc Natl Acad Sci USA 1989; 86: 5810-5814.

10  MOMMAAS-KIENHUIS AM, KRIJBOLDER LH, van HINSBERG VWM, DAEMS WTH, VERMEER BJ. Visualization of binding and receptor-mediated uptake of low density lipoproteins by human endothelial cells. Eur J Cell Biol 1985; 36: 201-208.

11  PINTO da SILVA P, KAN FWK. Label-fracture: A method for high resolution labeling of cell surfaces. J Cell Biol 1984; 99: 1156-1161.

12  ROBENEK H, HESZ A. Dynamics of low density lipoprotein receptors in the plasma membrane of cultured human skin fibroblasts as visualized by colloidal gold in conjunction with surface replicas. Eur J Cell Biol 1983; 31: 275-282.

13  ROBENEK H, RASSAT J, HESZ A, GRÜNWALD J. A correlative study on the topographical distribution of the receptors for low density lipoprotein (LDL) conjugated to colloidal gold in cultured human skin fibroblasts employing thin section, freeze-fracture, deep-etching, and surface replication techniques. Eur J Cell Biol 1982; 27: 242-250.

14  ROBENEK H, SCHMITZ G, ASSMANN G. Topography and dynamics of receptors for acetylated and malondialdehyde-modified low density lipoproteins in the plasma membrane of mouse peritoneal macrophages as visualized by colloidal gold in conjunction with surface replicas. J Histochem Cytochem 1984; 32: 1017-1027.

15  ROBENEK H, SCHMITZ G, GREVEN H. Cell surface distribution and intracellular fate of human ß-very low density lipoprotein in cultured peritoneal macrophages: a cytochemical and immunocytochemical study. Eur J Cell Biol 1987; 43: 110-145.

16  ROTH J, BENDAYAN M, ORCI L. The protein A-gold (pAg) technique: A qualitative and

quantitative approach for antigen localization on thin sections. In: BULLOCK GP, PETRUSZ P, eds. Techniques in Immunocytochemistry. London: Academic Press 1982; 107-133.
17  WOFSY C, ECHAVARRIA-HERAS H, GOLDSTEIN B. Effect of preferential insertion of LDL receptors near coated pits. Cell Biophys 1985; 7: 197-204.

# Effect of lipid-loaden macrophages on smooth muscle cell proliferation in an indirect co-culture system


*A. Bartmann, P. Wülfroth*
Merz + Co., Dept. of Pharmacology, Frankfurt/Main


## Abstract


In the present study the effect of lipid-loaden macrophages on SMC proliferation was investigated in an indirect co-culture system. The cells, SMC and macrophages, were separated by a membrane which allows diffusion of molecules but no cell-cell-contact. Mouse peritoneal macrophages (MPM) and the macrophage-like cell-line U937 were incubated with oxidized and acetylated LDL and co-cultivated with rat SMC.
It could be demonstrated that macrophages loaded with modified LDL and transformed to foam cells have a direct effect on SMC by increasing cell proliferation.

# Einfluß von lipidbeladenen Makrophagen auf die Proliferation glatter Muskelzellen in einem indirekten Co-Kultursystem


*A. Bartmann, P. Wülfroth*

Merz + Co. GmbH & Co., Abt. Pharmakologie, Frankfurt/Main


## Einleitung

Der Einsatz von Zellkulturmodellen zur Erforschung pathologischer Vorgänge und möglicher pharmakologischer Therapieansätze gewinnt mehr und mehr an Bedeutung. Zur Gewährleistung der Übertragbarkeit auf Organe bzw. den Gesamtorganismus ist eine hohe Komplexität der in-vitro-Testsysteme notwendig, um Einblick in die vielfältigen Stoffwechselprozesse und die damit verbundene interzelluläre Kommunikation zu erhalten. Dazu bedarf es einer Erweiterung der bisher üblichen eindimensionalen Modelle und Monokultursysteme.

Das hier vorgestellte Testsystem ermöglicht die Untersuchung von Zell-/Zell-Interaktionen verschiedenartiger Zelltypen, wie z.B. glatte Muskelzellen (SMC) und Makrophagen. Beiden Zelltypen, ihrem Zusammenspiel und der gegenseitigen Beeinflussung kommt eine große Bedeutung in der Pathogenese der Atherosklerose und der Entstehung einer atherosklerotischen Plaque zu [1]. So führt die Einwanderung von Makrophagen in den subendothelialen Raum und die Umwandlung in Schaumzellen zur Bildung der charakteristischen "fatty streaks" [2, 3].

In den folgenden Untersuchungen wurde die Stimulierung der glatten Muskelzellen durch Makrophagen und durch lipidbeladene Schaumzellen in vitro nachvollzogen. Bei diesem Modell handelt es sich um eine indirekte Co-Kultivierung, wobei Makrophagen und glatte Muskelzellen räumlich durch eine permeable Membran voneinander getrennt sind; so wird zwar ein Stoffaustausch, aber kein direkter Zellkontakt ermöglicht, und die Filtermembran simuliert die noch intakte Lamina elastica externa. Dabei wurde in diesem System die Wirkung von azetyliertem bzw. oxidiertem Low density lipoprotein(ac-LDL bzw. ox-LDL) sowie von ox-LDL- und ac-LDL-beladenen Makrophagen auf die Proliferationsrate von glatten Muskelzellen untersucht.

## Material und Methoden

*Zellen*
Die Untersuchungen wurden an glatten Muskelzellen (SMC) aus Rattenaorten durchgeführt [4]. Makrophagen (Maus-Peritoneal-Makrophagen = MPM) wurden aus dem Peritoneum unstimulierter männlicher NMRI-Mäuse gewonnen; die makrophagenähnliche humane Zellinie U 937 wurde über Type Culture Collection (ATCC) bezogen.

*Co-Kultivierung*
Die Aussaaten der SMC erfolgten aus einer subkonfluenten Kultur (Dichte: 10 000 Zellen/well) in Multiwell-Platten. Nach 4 Stunden wurde das Adhäsionsmedium (Dulbeccos modifiziertes Eagle Medium = DMEM + 10 % fetales Kälberserum = FKS) abgenommen, DMEM + 1 % FKS zugegeben und dann die Filtereinsätze (Transwell-Col, Costar) eingesetzt. In diese wurden die Makrophagen mit 1,5 Mill. Zellen/Einsatz (MPM) bzw. 500 000 Zellen/Einsatz (U 937) ausgesät. Die Co-Kultivierung erfolgte unter Low-Serum-Bedingungen (1 % FKS) über drei Tage.

*Lipidbeladung der Makrophagen*
Für die Bildung von Schaumzellen wurde modifiziertes LDL (Low density lipoprotein) in oxidiertem (Einsatz: 150 µg Prot./ml) und azetyliertem (Einsatz: 75 µg Prot./ml) Zustand verwendet.

*Auswertung*
Die Auswertung wurde mit Hilfe des Coulter Counters (Zellzahlbestimmung) sowie mikroskopisch (Adhäsion, Morphologie) vorgenommen. Die Daten sind als x ± SD (Standardabweichung) angegeben.

## Ergebnisse und Diskussion

Eine mögliche Induktion gesteigerter SMC-Proliferation ist durch die Sekretionsprodukte der Makrophagen gegeben. Durch Zugabe von modifiziertem LDL ist es möglich, die veränderten Interaktionen zwischen SMC und Monozyten/Makrophagen bzw. Schaumzellen zu untersuchen.

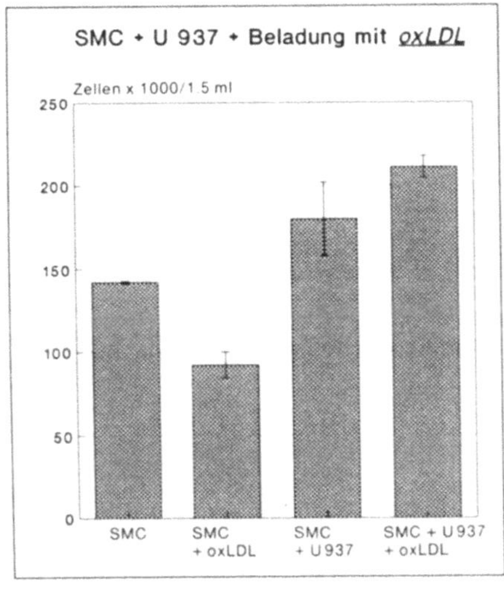


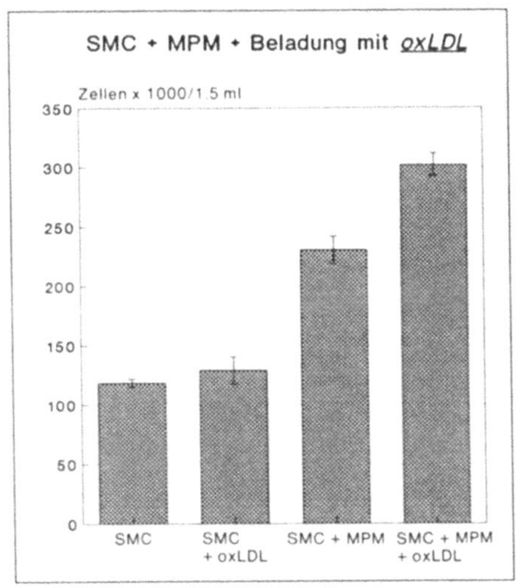


*Abb. 1: siehe Text*  *Abb. 2: siehe Text*

## Einfluß von ox-LDL-beladenen Makrophagen auf glatte Muskelzellen

Wie Abb. 1 zeigt, führen MPM zu einer leichten Proliferationssteigerung der SMC. Sind die Makrophagen jedoch mit ox-LDL beladen, wird diese Stimulation deutlich erhöht. Vergleichbare Daten erhält man auch bei dem Versuchsansatz mit der humanen Makrophagenzellinie U 937 (Abb. 2); hier ist auch ein sichtbarer Zytotoxizitätseffekt von ox-LDL auf die SMC zu erkennen, der mit einer Zellreduktion einhergeht. Mit den Makrophagen in Co-Kultur kann diese Zellschädigung jedoch nicht nur aufgehoben, sondern eine deutliche Proliferationssteigerung gegenüber der Kontrolle erreicht werden.

## Einfluß von ac-LDL-beladenen Makrophagen auf glatte Muskelzellen

Abb. 3 bestätigt das Ergebnis aus Abb. 1; ohne Lipidbeladung zeichnet sich eine leichte Stimulation der SMC durch die Makrophagen ab, die jedoch bei Beladung mit ac-LDL und damit verbundener massiver Schaumzellbildung um ein Vielfaches verstärkt wird.

Wiederum hiermit vergleichbar sind die Ergebnisse mit U 937-Makrophagen; Abb. 4 zeigt eine deutliche Erhöhung der SMC-Proliferationsrate in Gegenwart von ac-LDL-beladenen U 937-Makrophagen.

Zwei wichtige Komponenten, die zur Entstehung atherosklerotischer Plaques

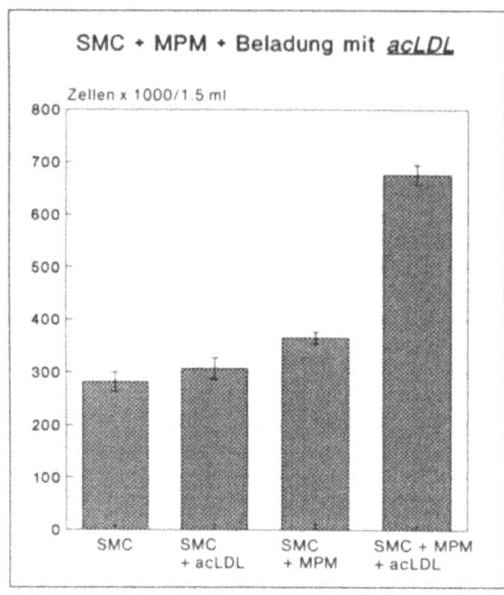


*Abb. 3: siehe Text*

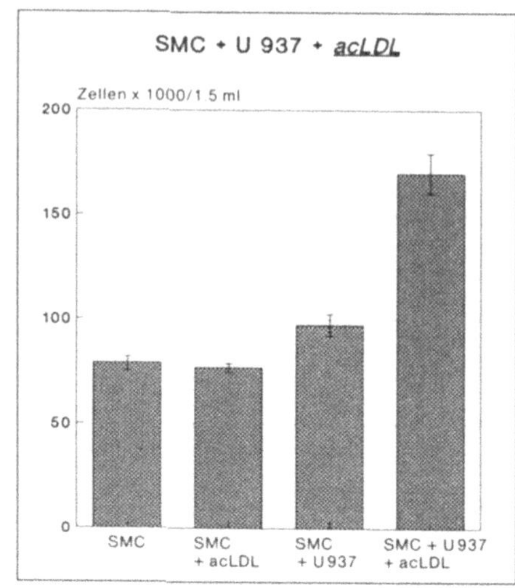


*Abb. 4: siehe Text*

führen, wurden untersucht: Makrophagen und SMC als zelluläre Elemente und LDL bzw. modifiziertes LDL als atherogene Lipoproteine.

In allen Versuchsansätzen konnte gezeigt werden, daß Makrophagen, Primärkultur wie auch Zellinie, in vitro eine Erhöhung der SMC-Proliferationsrate induzieren. Dieser Effekt wird jedoch um ein Vielfaches verstärkt, wenn die Makrophagen mit modifiziertem LDL (ox-LDL Abb. 1 + 2, ac-LDL Abb. 3 + 4) beladen sind, also als immobile Schaumzellen vorliegen.

Eine wichtige Aufgabe der Makrophagen besteht darin, modifizierte Lipoproteine, die ihrerseits zytotoxisch wirken können, aufzunehmen [5]. Da die Aufnahme modifizierter Lipoproteine unreguliert über den Scavenger-Rezeptor erfolgt [6], beginnt bei einem Überangebot von LDL bzw. bei zu langer Zirkulation im Blut ein circulus vitiosus.

Der Anstieg von modifiziertem LDL (vor allem ox-LDL) bedingt

> --> erhöhte Zytotoxizität [7],
> --> ungeregelte Aufnahme und intensive Verstoffwechselung
> in den Makrophagen (Bildung von verestertem Cholesterin) [8],
> --> massive Schaumzellbildung und Immobilisierung [9],
> --> atherosklerotische Plaquebildung und -vergrößerung [2, 3],
> --> Stimulierung der SMC zu erhöhter Proliferation durch
> Sekretionsprodukte, insbesondere durch die Freisetzung von
> Wachstumsfaktoren [10],
> --> atherogenes Risiko [11].

Für mögliche Therapieansätze zur Unterbrechung oder gar Verhinderung dieses pathogenen Ablaufs ist daher nicht nur die Quantität der Lipoproteine, sondern auch die Qualität von entscheidender Bedeutung.

Modifikationen des LDL, biologisch (ox-LDL) wie auch chemisch (ac-LDL), stehen in engem (direktem + indirekten) Zusammenhang mit einer beschleunigten Atherogenese; sie bewirken massive Störungen in den zellulären Gefäßanteilen und im Lipidstoffwechsel und lösen damit wichtige Initialzündungen für verschiedenartige atherosklerotische Prozesse aus.

## Zusammenfassung

Das hier beschriebene Co-Kultursystem bietet eine hervorragende Grundlage zur Erforschung zellulärer Interaktionen und der dadurch bedingten Veränderungen im Umfeld dieser Zellsysteme. Es konnte erstmals gezeigt werden, welche pathologischen Konsequenzen die biologischen Modifikationen des LDL auf der zellulären Ebene der Gefäße mit sich bringen; auch die zentrale Stellung der Makrophagen/Schaumzellen und ihre verbindende Rolle im Atheroskleroseprozeß konnte weiter unterstützt werden.

## Literaturverzeichnis


1 ROSS R. The pathogenesis of atherosclerosis - an update. New Engl J Med 1986; 314: 488-500.
2 GERRITY RG. The role of the monocyte in atherogenesis. I. Transition of blood-borne monocytes into foam cells in fatty lesions. Am J Pathol 1981; 103: 181-190.
3 GERRITY RG. The role of the monocyte in atherogenesis. II. Migration of foam cells from atherosclerotic lesions. Am J Pathol 1981; 103: 191-200.
4 ROSS R. The smooth muscle cell. II. Growth of smooth muscle in culture and formation of elastic fibers. J Cell Biol 1971; 50: 172-186.
5 MOREL DW, HESSLER JR, CHISOLM GM. Low density lipoprotein cytotoxicity induced by free radical peroxidation of lipid. J Lipid Res 1983; 24: 1070-1076.
6 HENRIKSEN T, MAHONEY EM, STEINBERG D. Enhanced macrophage degradation of biologically modified low density lipoprotein. Arteriosclerosis 1983; 3: 149-159.
7 TANIMURA N, ASADA Y, HAYASHI T, KISANUKI A, SUMIYOSHI A. Aortic endothelial cell damage induced by ß-VLDL and macrophages in vitro. Atherosclerosis 1990; 85: 161-167.
8 GOLDSTEIN JL, HO YK, BASU SK, BROWN MS. Binding site on macrophages that mediates the uptake and degradation of acetylated low density lipoprotein, producing massive cholesterol deposition. Proc Natl Acad Sci USA 1979; 76: 333-337.
9 ZHANG H, BASRA HJK, STEINBRECHER UP. Effects of oxidatively modified LDL on cholesterol esterification in cultured macrophages. J Lipid Res 1990; 31: 1361-1369.

10 THYBERG J, HEDIN U, SJÖLUND M, PALMBERG L, BOTTGER BA. Regulation of differentiated properties and proliferation of arterial smooth muscle cells. Arteriosclerosis 1990; 10: 966-990.
11 STEINBERG D, PARTHASARATHY S, CAREW TE, KHOO JC, WITZTUM JL. Modifications of low density lipoprotein that increase its atherogenicity. New Engl J Med 1989; 320: 915-924.

# The influence of endothelium and adventitia on media explants in "Sandwich"-filter-cultures


*K. Wolburg-Buchholz, P. Fallier-Becker, D. Roth, E. Betz*
Physiologisches Institut I, Universität Tübingen


## Abstract


Media explants from rabbit aorta were cultivated in Sandwich-filter-cultures between two polycarbonate membrane filters. Migration and proliferation of smooth muscle cells through the filter at the endothelial side and at the adventitial side of the media was studied without and in the presence of confluent endothelium and adventitia on the outside of the filters. Using two identical filters with 5 µm pore size growth behaviour through the pores of the filter and proliferative capacity of smooth muscle cells situated at the inner (intimal) side of the media showed no significant difference when compared with those located at the outer (adventitial) side of the media. However, by co-cultivating adventitial tissue, smooth muscle cell proliferation was considerably inhibited, not only near the adventitia but also at the endothelial side. A confluent monolayer of co-cultivated endothelial cells was able to inhibit migration of smooth muscle cells through the pores to the opposite side of the filter. This new technique represents a useful tool for the study of growth behaviour and interactions of cultured vascular cells.

# Einflüsse von Endothel und Adventitia auf Mediaexplantate in "Sandwich"-Filterkulturen

*K. Wolburg-Buchholz, P. Fallier-Becker, D. Roth, E. Betz*
Physiologisches Institut I, Universität Tübingen

## Einleitung

Atherogene Stimuli bewirken im Kaninchenexperiment an Arterienwandabschnitten, die zur Arterioskleroseentwicklung disponiert sind, eine lokale Migration und Proliferation glatter Muskelzellen (SMC) aus der Media in den subendothelialen Raum mit anschließender Stenosierung der betroffenen arteriellen Gefäße durch ein fibromuskuläres plaqueförmiges Proliferat. Unklar ist, weshalb abluminale glatte Muskelzellen der gleichen Gefäßabschnitte nicht in dieser Weise stimuliert werden. Hat die Adventitia eine inhibitorische Wirkung auf die Mediamyozyten, oder gibt es unterschiedliche Populationen von glatten Muskelzellen in die Media? Ausgehend vom Transfilter-Kultursystem [2 - 5] haben wir eine Sandwich-Filterkultur entwickelt, die es uns ermöglicht, den Einfluß von Endothel und Adventitia auf das Wachstum glatter Muskelzellen der Media getrennt zu untersuchen [1].

## Material und Methoden

Transfilter-Kultursystem: Polycarbonatfilter (10 µm dick, mit 5 µm oder 0,2 µm Porendurchmesser) werden mit lathyritischem Kollagen Typ I beschichtet und zwischen zwei Makrolon®-Ringe gespannt, die wiederum so in eine mit Silikon ringförmig ausgegossene Petrischale eingepaßt sind, daß ein Zweikammersystem entsteht. Explantate werden wie folgt gewonnen: Aus längs aufgeschnittenen Kaninchenaorten (Chinchilla, männlich, unter spezifisch pathogenfreien Bedingungen gezüchtet, 2 - 2,5 kg Körpergewicht, Thomae, Biberach) werden nach mechanischer Entfernung der Endothelzellschicht (EC) zuerst Mediaexplantate (ca. 0,25 cm²) vorsichtig abgezogen und danach Adventitiaexplantate entnommen [4, 6].

In der Transfilter-Kultur (ohne EC) werden Mediaexplantate auf die obere Filterseite gelegt und mit Kulturmedium (Dulbeccos modifiziertes Eagle Medium = DMEM/F12, 20 % fetales Kälberserum, 1% Penizillin/Streptomycin) inkubiert (Abb. 1a). Mit dieser Versuchsanordnung lassen sich die Proliferation und das Migrationsverhalten von glatten Muskelzellen sowie deren Proliferation nach der Migration untersuchen.

In der Transfilter-Co-Kultur werden auf der Filterunterseite Endothelzellen gezüchtet. Nach Erreichen der Konfluenz werden auf die Filteroberseite Mediaexplantate ausgelegt und co-kultiviert (Abb. 1b). Damit kann der Einfluß von Endothelzellen auf das Wachstum glatter Muskelzellen untersucht werden.

In der Sandwich-Filterkultur werden:

a) Mediaexplantate zwischen zwei Filtern mit 5 µm oder 0,2 µm Porengröße kultiviert (Abb. 2a). Mit dieser Versuchsanordnung kann untersucht werden, ob die Migration bzw. Proliferation der intimalen oder adventitiellen Seite der Tunica media unterschiedlich ist.

b) Mediaexplantate zwischen einem 5 µm Filter (Endothelseite der Media = intimal) und einem 0,2 µm Filter (Adventitiaseite der Media = adventitiell) kultiviert. Zusätzlich können auf der gegenüberliegenden Seite des engerporigen Filters Adventitiaexplantate co-kultiviert werden (Abb. 2b). Fibroblasten der Adventitia und Myozyten der Media können den Filter mit 0,2 µm Porendurchmesser nicht passieren. Als Kontrolle wird der gleiche Versuchsansatz ohne Adventitia-explantate durchgeführt. Mit dieser Versuchsanordnung kann der Einfluß der Adventitia auf die Mediamyozyten untersucht werden.

Nach 14 Tagen in vitro werden die Transfilter-, Transfilter-Co- und Sandwich-Filterkulturen fixiert und histologisch aufgearbeitet [1,5].


## Ergebnisse und Diskussion


*1. Transfilter-Kulturen und Transfilter-Co-Kulturen*

In Abb. 1, die den Vergleich von Mediaexplantaten mit und ohne den Einfluß konfluenter Endothelzellen zeigt, ist eindeutig zu erkennen, daß ein konfluentes Endothel die Bildung eines Proliferates aus glatten Muskelzellen auf der Filter-unterseite hemmt. In Transfilter-Kulturen ohne Endothel bildet sich nach 14 Tagen in vitro ein 5- bis 10schichtiges Proliferat (Prol. A) aus glatten Muskelzellen (Abb. 1c). In der Transfilter-Co-Kultur sind dagegen subintimal nur ein bis zwei Zellschichten zu beobachten (Abb. 1d). FALLIER-BECKER et al. [5] konnten durch Bestimmung der Einbaurate von BrdU zeigen, daß durch ein konfluentes Endothel in erster Linie die Migrationsaktivität der glatten Muskelzellen gehemmt wird. Die Bildung von SMC-Proliferaten an der adventitiawärts gelegenen

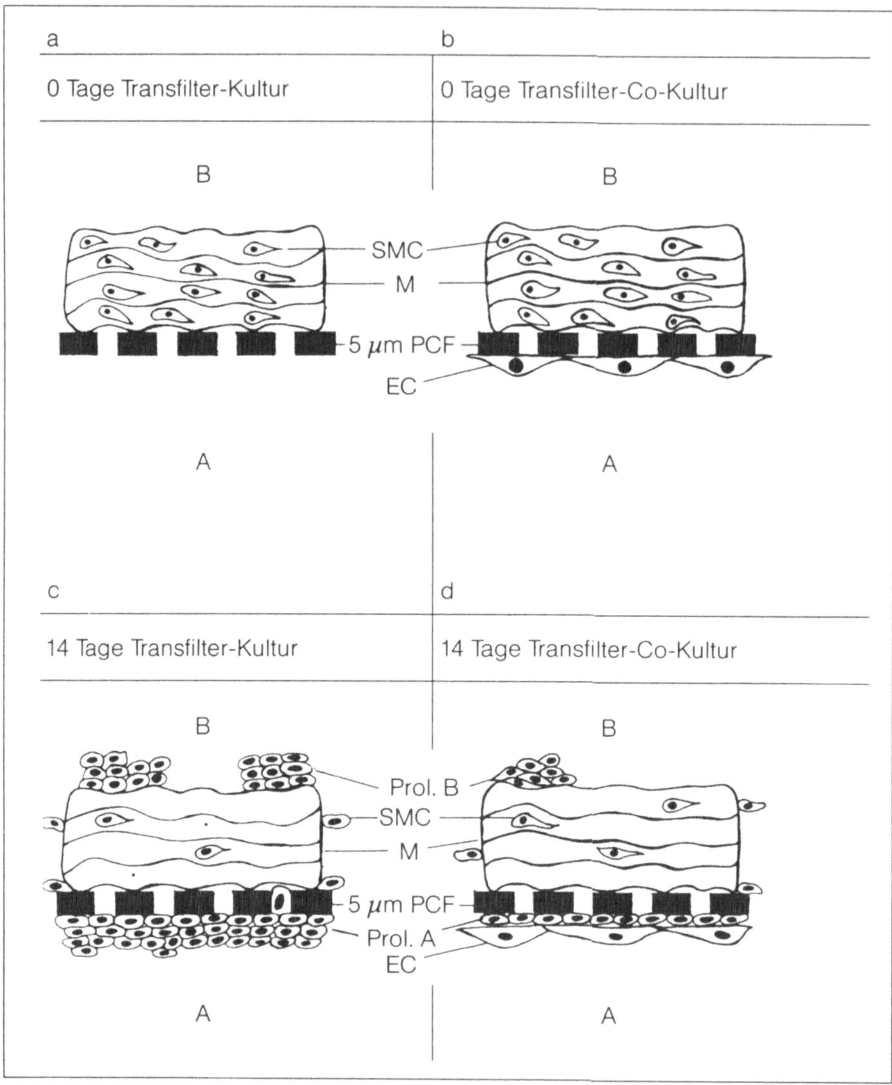



*Abb. 1:* Schematische Darstellung der Transfilter-Kultursysteme.
  a + c) Transfilter-Kultur ohne Endothelzellen; Mediaexplantate (M) werden auf die Filteroberseite (PCF) mit 5 µm Porendurchmesser gelegt und 14 Tage lang kultiviert. Proliferat A (Prol. A), Proliferat B (Prol. B).
  b + d) Transfilter-Co-Kultur, konfluente Endothelzellen (EC) werden auf der Filterunterseite mit Mediaexplantaten 14 Tage lang co-kultiviert.

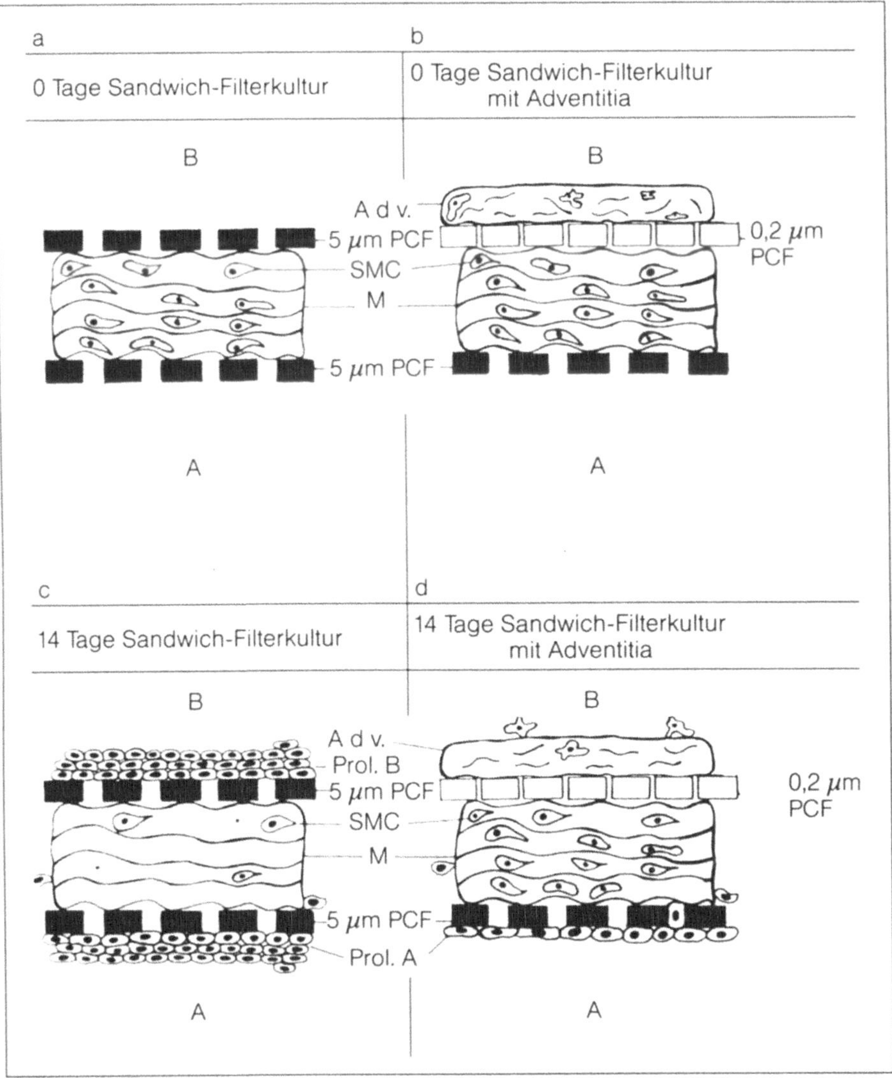


*Abb. 2:* Schematische Darstellung der Sandwich-Filterkultursysteme.
a + c) Sandwich-Filterkultur, Mediaexplantate werden zwischen zwei 5 µm Filtern 14 Tage lang kultiviert.
b + d) Sandwich-Filterkultur mit Adventitia (Adv), Mediaexplantate werden zwischen einem Filter mit 5 µm Porendurchmesser und einem Filter mit 0,2 µm Porendurchmesser 14 Tage lang kultiviert, auf dem kleinporigen Filter werden Adventitiaexplantate co-kultiviert.

Explantatseite (Prol. B) wurde durch ein konfluentes Endothel allerdings nicht verhindert.

## 2. Sandwich-Filterkultur

a) Werden Mediaexplantate zwischen zwei Polycarbonatfiler mit 5 µm Porendurchmesser 14 Tage lang kultiviert, dann wandern an beiden Seiten der Media, d.h. intimal und adventitiell, gleich viele glatte Muskelzellen durch die Poren, wo sie sich dann teilen und fibromuskuläre Proliferate gleicher Stärke bilden (Abb. 2c, 3a). Der Desoxyribonukleinsäure(DNA)-Gehalt der Proliferate, bestimmt nach einer Methode von LABARCA und PAIGEN [7], beträgt auf der intimalen Seite 135 ± 10ng/Expl. und auf der adventitiellen Seite 139 ± 12 ng/Expl. Die glatten Muskelzellen zeigen also keine Polarität des Migrations- und Proliferationsverhaltens.

Bei Verwendung von Polycarbonatfiltern mit 0,2 µm Porendurchmesser wird die Migration von glatten Muskelzellen durch die Filterporen vollständig verhindert. Durch die Präparationstechnik bedingt liegen die Filter an wenigen Stellen nicht ganz eben auf den Explantaten auf. In diesen Nischen werden regelmäßig Proliferate glatter Muskelzellen gefunden (Abb. 3b). Werden die Mediaexplantate zwischen zwei Filtern mit 0,2 µm Porendurchmesser 14 Tage lang kultiviert, so werden auf beiden Seiten des Explantats mit glatten Muskelzellen gefüllte Nischen gefunden.

b) Werden Mediaexplantate zwischen einem 5 µm Filter (intimal) und einem 0,2 µm Filter (adventitiell) kultiviert, so migrieren die glatten Muskelzellen vorwiegend auf den größerporigen Filter zu. Es entsteht ein 3- bis 4schichtiges SMC-Proliferat auf der anderen Seite des 5 µm Filters (Abb. 3c). Die Bildung dieses Proliferates wird gehemmt, wenn auf dem 0,2 µm Filter (adventitiell) gleichzeitig Adventitiaexplantate co-kultiviert werden. Auf dem 5 µm Filter entsteht dann nur ein geringes SMC-Proliferat, welches im Beispiel der Abb. 2d und 3d nur einschichtig ist.

Bei Co-Kultivierung mit Adventitiaexplantaten wird außer der Migration auch die Modulation der kontraktilen glatten Muskelzellen zu metabolischen glatten Muskelzellen adventitianah stark und endothelnah weniger deutlich gehemmt. Dieser Effekt erfolgt wahrscheinlich über einen Konzentrationsgradienten, der sich im Kulturmedium aufbaut.

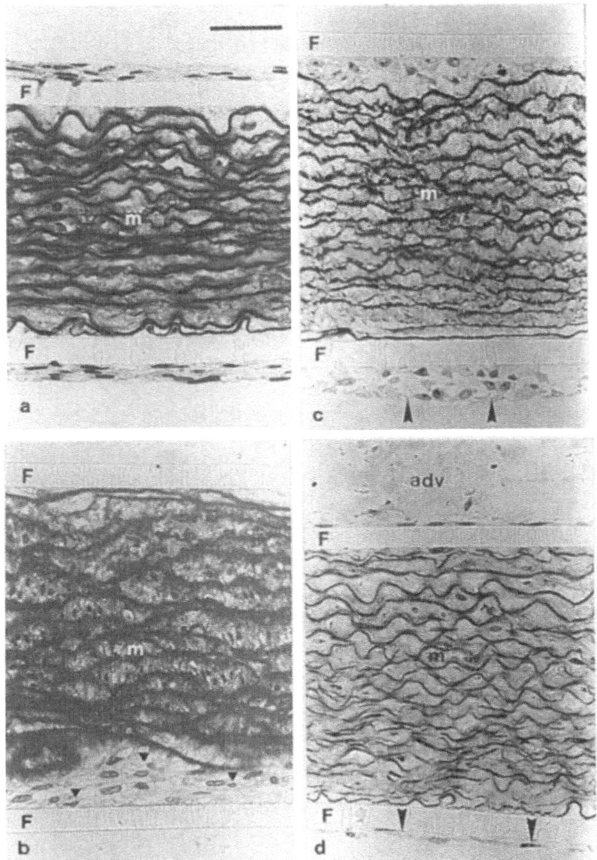

*Abb. 3:* Sandwich-Filterkulturen, Semidünnschnitte.

a) Mediaexplantate (m) zwischen zwei Filtern (F) mit 5 µm Porendurchmesser; nach 14 Tagen in vitro hat sich auf beiden Filterseiten ein 3 - 4schichtiges Proliferat aus glatten Muskelzellen gebildet.

b) Mediaexplantat (m) zwischen zwei Filtern (F) mit 0,2 µm Porendurchmesser; migrierende glatte Muskelzellen (▲) können die Filter nicht passieren und lagern sich an den Filterinnenseiten ab.

c) Mediaexplantate (m) zwischen einem großporigen (5 µm) und einem kleinporigen Filter (0,2 µm); nach 14 Tagen in vitro hat sich auf der dem Explantat gegenüberliegenden Seite des großporigen Filters ein 3schichtiges Proliferat A gebildet (➤).

d) Mediaexplantat (m) zwischen einem 5 µm und einem 0,2 µm Filter; auf dem kleinporigen Filter wird ein Adventitiaexplantat (adv) co-kultiviert. Unter dem Einfluß des Adventitiaexplantats sind Migration und Proliferation reduziert, auf dem großporigen Filter entsteht nur ein einschichtiges Proliferat aus glatten Muskelzellen (Prol. A). Balken - 45 µm.

## Danksagungen

Wir danken Frau Regine Baur für ihre ausgezeichnete technische Unterstützung und Herrn K. Ulmer für die sorgfältige Anfertigung der Filterrahmen. Das Forschungsvorhaben wird durch die Deutsche Forschungsgemeinschaft (Be 324/16-2) und die Alfred Teufel Stiftung unterstützt.

## Literaturverzeichnis

1 BETZ E, FALLIER-BECKER P, WOLBURG-BUCHHOLZ K, FOTEV Z. Proliferation of smooth muscle cells in the inner and outer layers of the tunica media of arteries - an in vitro study; J Cell Physiol 1991 (in Druck).

2 FALLIER P, HÄMMERLE H, BETZ E. Transfilterkulturen als Modelle für Untersuchungen von Frühveränderungen bei der Atherogenese; In: BETZ E, Hrsg. Frühveränderungen bei der Atherogenese. München: Zuckschwerdt 1987; 112-116.

3 FALLIER-BECKER P, WOLBURG-BUCHHOLZ K, BAUR R, BETZ E. Einflüsse von Adventitia und Endothel in Explantatkulturen; In: BETZ E, Hrsg. Die Anwendung aktueller Methoden in der Arterioskleroseforschung. Dtsch. Ges. f. Arterioskleroseforschung e.V. 1989; 332-339.

4 FALLIER-BECKER P, RUPP J, FINGERLE J, BETZ E. Smooth muscle cells from rabbit aorta; In: Piper HM, ed. Cell culture techniques in heart and vessel research. Berlin, Heidelberg: Springer 1990; 247-270.

5 FALLIER-BECKER P, BETZ E, WOLBURG-BUCHHOLZ K, FOTEV Z. Fibromuscular proliferates induced using a trans-filter culture system; Res Exp Med 1991: 191; 11-25.

6 FALLIER-BECKER P. Dissertation Universität Tübingen, Fakultät Biologie 1991.

7 LABARCA C, PAIGEN K. A simple, rapid and sensitive DNA assay procedure. Anu Rev Biochem 1980; 102: 344-352.

# Influence of chronically applied electrical stimuli on the growth of smooth muscle cells in transfilter cultures


*S. Klempp, K. Wolburg-Buchholz, P. Fallier-Becker, R. Baur, E. Betz, D. Roth*
Physiologisches Institut I, Universität Tübingen


## Abstract


Media explants from rabbit aorta were cultivated in a modified transfilter culture system after FALLIER-BECKER et al. [2, 3, 4]. During incubation cultures were stimulated two times daily for 30 minutes with weak electrical current impulses (10, 15, 20, 25 µA, 15 ms, 10 Hz). Cultures were fixed for histological examination after 14 days. Weak electrical stimulation of media explants in transfilter cultures induced proliferation and orientation of smooth muscle cells towards the cathode. However, size of proliferates and growth orientation was independent of the current intensities applied. In all stimulated cultures, proliferates, orientated towards the cathode, consisted of 8 to 10 cell layers of smooth muscle cells, whereas in unstimulated control cultures these proliferates were 3 to 4 cell layers thick.

# Einfluß von chronisch applizierten Reizströmen auf das Wachstum von glatten Muskelzellen in Transfilter-Kulturen

*S. Klempp, K. Wolburg-Buchholz, P. Fallier-Becker, R. Baur, E. Betz, D. Roth*
Physiologisches Institut I, Universität Tübingen

## Einleitung

Im Elektrostimulationsmodell nach BETZ und SCHLOTE kann mittels transmural applizierter Reizströme in der Arteria carotis des Kaninchens die Bildung von fibromuskulären Proliferaten induziert werden [1]. Zur weiteren Aufklärung der dabei beteiligten zellulären Prozesse wurde aufbauend auf das Transfilter-Kulturmodell nach FALLIER-BECKER et al. ein in-vitro-Elektrostimulationsmodell entwickelt. Dieses Modell und erste Ergebnisse aus Versuchen werden vorgestellt.

## Material und Methoden

In-vitro-Elektrostimulationsmodell: Das Transfilter-Kulturmodell nach FALLIER-BECKER et al. [2, 3, 4] wurde folgendermaßen modifiziert:
Im Kulturschalenboden wurde eine ringförmige Elektrode (max. Durchmesser 2,7 cm) und im Kulturschalendeckel eine punktförmige Elektrode (max. Durchmesser 0,7 cm) angebracht (Abb. 1 und 2). Die Elektroden stehen in direktem Kontakt mit dem Kulturmedium. Die Elektroden wurden entweder aus Silber oder Platin oder einem elektrisch leitenden Silikonkautschuk (Elastosil R 570/70-C1) hergestellt. Polymerisation und Aufarbeitung des Kautschuk-materials erfolgten nach Angaben des Herstellers Wacker-Chemie GmbH, München.
Anlage der Transfilter-Kulturen: Nach Entfernung der Intima und der Adventitia wurden 8 bis 16 mm² große Mediaexplantate aus der Arteria thoracalis von sechs bis acht Monate alten männlichen Chinchillakaninchen (spf-Tiere, Thomae, Biberach) gewonnen. Die Explantate wurden mit der intimalen Seite auf kollagenbeschichtete Polycarbonatfilter mit einem Porendurchmesser von 5 μm kreisförmig über der auf dem Kulturschalenboden befindlichen Elektrode aus-

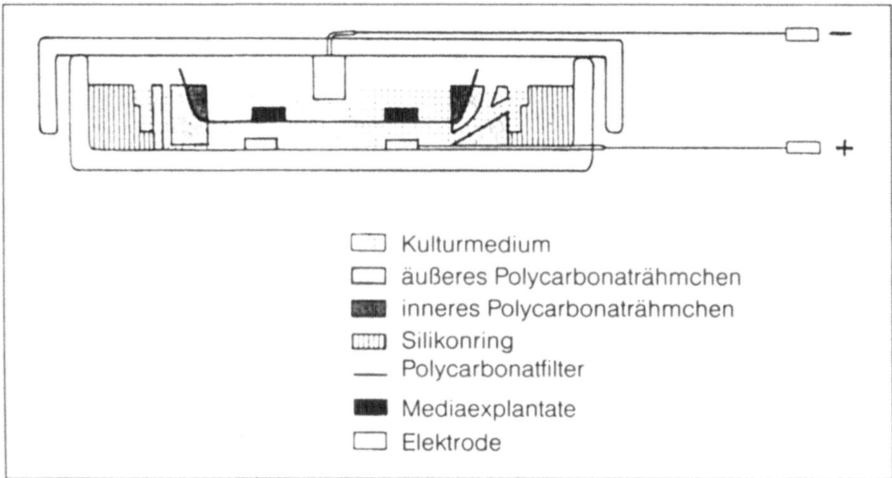



*Abb. 1:* Schema Transfilter-Kulturschale.
Im Deckel der Transfilter-Kulturschale wurde eine punktförmige und im Boden eine ringförmige Elektrode angebracht. Die Mediaexplantate wurden genau über der ringförmigen Elektrode auf den Filter ausgelegt.

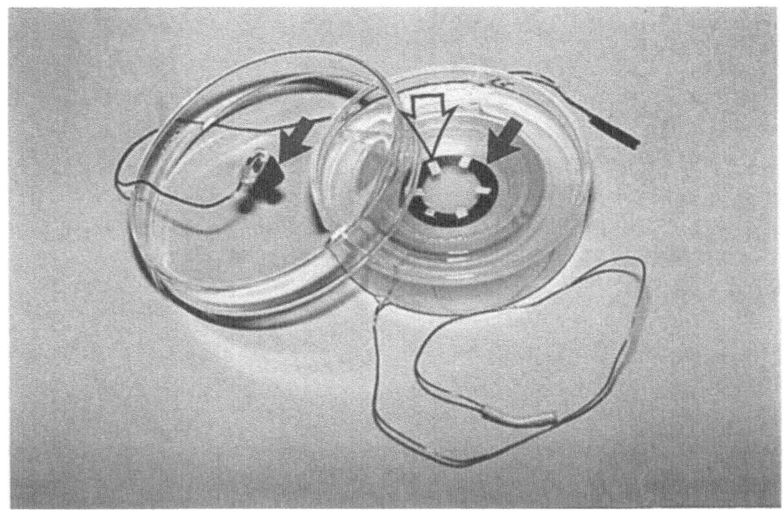

*Abb. 2:* Transfilter-Kulturschale mit Elektroden aus Elastosil.
Die Mediaexplantate ( ⇒) sind kreisförmig auf Polycarbonatfilter mit 5 μm Poren-durchmesser über der ringförmigen Elektrode (Anode) im Kulturschalenboden ausgelegt ( ➡ ). Die punktförmige Kathode ist im Kulturschalendeckel ( ➡ ). Beide Elektroden stehen in direktem Kontakt mit dem Kulturmedium.

gelegt (Abb. 2). Die Explantatkulturen wurden in wasserdampfgesättigter Atmosphäre im Brutschrank bei 37°C mit 5 % $CO^2$ kultiviert. Das Kulturmedium (DMEM (Dulbeccos modifiziertes Eagle Medium)/F12; 1:4, supplementiert mit 20 % fetalem Kälberserum und 1 % Penizillin/Streptomycin) wurde alle drei Tage gewechselt.

Elektrische Reizung der Kulturen: Die Kulturen wurden während des Versuchszeitraumes alle 12 Stunden 30 Minuten lang elektrisch gereizt (Anode im Schalenboden, Kathode im Schalendeckel). Es wurden Gleichstrom-Rechteckimpulse mit einer Frequenz von 10 Hz und einer Dauer von 15 ms appliziert. Die Stromstärken betrugen entweder 10, 15, 20 oder 25 μA. Gleichzeitig wurden Kontrollkulturen mit und ohne Elektroden kultiviert, jedoch nicht elektrisch gereizt.

Fixierung und Auswertung: Nach 14 Tagen Inkubationszeit wurden die Kulturen mit 4 % Paraformaldehyd fixiert, entwässert und in Araldit eingebettet. Die lichtmikroskopische Auswertung der Kulturen erfolgte an Semidünnschnitten (4 μm) nach Toluidinblaufärbung.


## Ergebnisse

1. Die verwendeten Elektrodenmaterialien hatten selbst keinen Einfluß auf das Wachstumsverhalten von glatten Muskelzellen in den Mediaexplantaten. Ungereizte Kulturen mit und ohne Elektroden konnten histologisch nicht voneinander unterschieden werden. Auffällig bei Platin als Elektrodenmaterial war, daß sich während der Versuchsdauer bei gereizten Kulturen sehr viele Explantate (etwa 60 %) von den Filtern lösten.

2. Bei allen angelegten Explantatkulturen wanderten glatte Muskelzellen aus allen Seiten der Explantate aus und bildeten nach 14 Tagen Kultivierungszeit Proliferate (a - d) (Abb. 3 und 4).

a) Proliferat A (Prol A) entwickelte sich auf der dem Explantat gegenüberliegenden Filterseite aus glatten Muskelzellen, die zuvor durch die Poren des Filters migriert sind. Bei den ungereizten Kontrollkulturen bestand das Proliferat A im Mittel aus 2 bis 3 Zellagen. Nach Reizung bestand das Proliferat A bei Kulturen mit Silberelektroden aus fünf Zellagen, mit Platinelektroden aus drei Zellagen und mit Elastosilelektroden aus drei Zellagen. Bei den gereizten Kulturen wurde dabei keine Abhängigkeit von der applizierten Stromstärke gefunden.

b) Proliferat B (Prol B) entwickelte sich auf der adventitiellen Seite des Explantats zur Kathode hin. Bei den ungereizten Kontrollkulturen bestand das Proliferat B im Mittel aus drei bis vier Zellagen. Nach Reizung bestand das Proliferat B bei Kulturen mit Silberelektroden aus acht Zellagen, mit Platinelektroden aus drei bis

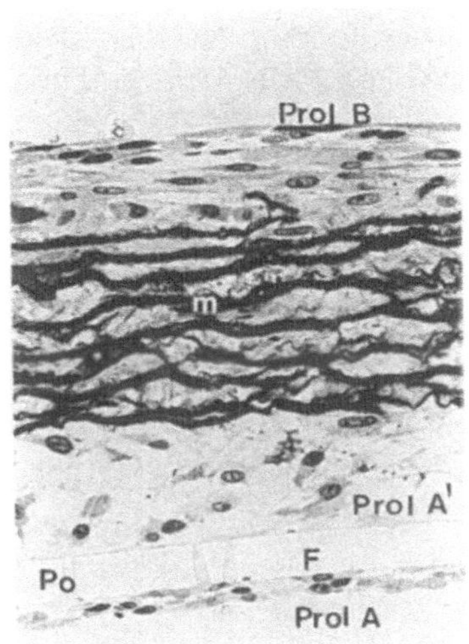



*Abb. 3:* Mediaexplantat, 14 Tage lang elektrisch gereizt, Elastosilelektrode.
In allen Kulturen wurden Proliferate glatter Muskelzellen unterschiedlicher Stärke gefunden. Proliferat A' befindet sich auf der intimalen Seite des Explantats zwischen Explantat und Filter. Proliferat B befindet sich auf der adventitiellen Seite des Explantats. Die Proliferate B, die zur Kathode hin orientiert sind, sind bei allen gereizten Kulturen signifikant stärker ausgeprägt. Das Proliferat (Prol A) auf der dem Explantat gegenüberliegenden Filterseite (zur Anode hin) war bei allen Kulturen ein bis zwei Zellagen stark. F = Polycarbonatfilter, Po = Pore, m = Mediaexplantat.

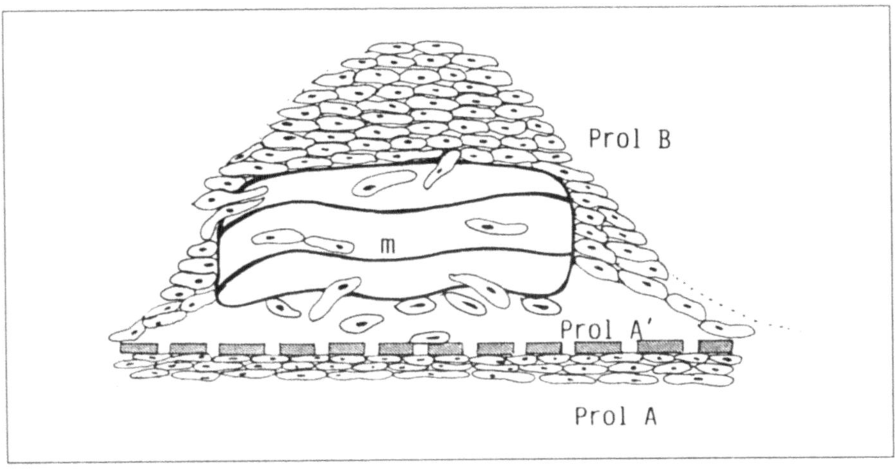



*Abb. 4:* Schematische Darstellung eines Mediaexplantats in der Transfilter-Kultur mit den Proliferaten A, A', B und lateralen Proliferaten 14 Tage nach Anlage der Kultur.

vier Zellagen und bei gereizten Kulturen mit Elastosilelektroden aus 10 Zellagen. Bei den gereizten Kulturen wurde dabei keine Abhängigkeit von der applizierten Stromstärke gefunden.

c) Ferner bildeten sich an den Seiten der Explantate Proliferate. Laterale Proliferate waren in gereizten und in ungereizten Kulturen gleich stark ausgeprägt.

d) An wenigen Stellen, wo das Explantat technisch bedingt nicht direkt auf dem Filter auflag, bildete sich auf der intimalen Seite des Explantats zwischen Media und Filter ein Proliferat (Prol A'), bestehend aus glatten Muskelzellen.

3. In bislang erst einem Experiment mit Elastosilelektroden wurde die Polarität der Elektroden gewechselt (Anode im Schalendeckel und Kathode im Schalenboden). In diesen Kulturen war das Proliferat A im Mittel fünf bis sechs und das Proliferat B nur noch acht Zellagen stark.


## Diskussion

Nach Applikation von chronischen Reizströmen (Gleichstrom-Rechteckimpulse, 15 ms, 10 Hz, 10 bis 24 µA, Anode im Kulturschalenboden, Kathode im Kulturschalendeckel) wurde unabhängig von der Stromstärke mit Silber- und Elastosilelektroden eine signifikant verstärkte Bildung von glatten Muskelzellproliferaten in Richtung Kathode beobachtet. Bei kathodennaher Lage der adventitiellen Seite war dort bei Reizung das Proliferat beträchtlich dicker als an der endothelnahen Seite. Dies ist insofern bemerkenswert, als in vivo keine adventitiawärts gelegenen Proliferate oder Atherome entstehen. Die glatten Muskelzellen behielten diese Wachstumsorientierung in Richtung Kathode auch nach Umpolung der Stromrichtung (Anode im Kulturschalendeckel, Kathode im Kulturschalenboden) bei. Diese Wachstumsorientierung der glatten Muskelzellen in Richtung Kathode wird auch im Elektrostimulationsmodell nach BETZ und SCHLOTE beobachtet [1]. Die applizierten Stromstärken sind im Tiermodell allerdings 100mal höher. In unmittelbarer Elektrodennähe wurden im Gegensatz zu THIEDEMANN et al. [5] keine Nekrosen gefunden. Nach bisher vorliegenden Erfahrungen sind für die in-vitro-Elektrostimulation von Transfilter-Kulturen Elektroden aus Silber und Elastosil am besten geeignet. Weitere Untersuchungen, u.a. auch mit Goldelektroden und Stromstärken, wie sie auch im Tierexperiment verwendet werden, sollen durchgeführt werden.

## Danksagungen

Wir danken Herrn P. Dürr, Physiologisches Institut I, für die Herstellung der Metallelektroden und der Firma Wacker Chemie, Stuttgart, für die kostenlose Bereitstellung von Elastosil.
Das Forschungsvorhaben wird durch das Ministerium für Wissenschaft und Kunst des Landes Baden-Württemberg (Forschungsprojekt: Ersatzmethoden für die Elektrostimulation der Arteria carotis von Kaninchen) sowie durch die Alfred Teufel Stiftung gefördert.

## Literaturverzeichnis

1 BETZ E, SCHLOTE W. Responses of vessel walls to chronical applied electrical stimuli. Basic Res Cardiol 1979; 74: 10-20.

2 FALLIER P, HÄMMERLE H, BETZ E. Transfilterkulturen als Modelle für Untersuchungen von Frühveränderungen bei der Atherogenese; In: BETZ E, Hrsg. Frühveränderungen bei der Atherogenese. München: Zuckschwerdt 1987; 112-116.

3 FALLIER-BECKER P, BETZ E, WOLBURG-BUCHHOLZ K, FOTEV Z. Fibromuscular proliferates induced in vitro using a trans-filter culture system. Res Exp Med 1991: 191; 11-25.

4 FALLIER-BECKER P, RUPP J, FINGERLE J, BETZ E. Smooth muscle cells from rabbit aorta. In: PIPER HH, ed. Cell culture techniques in heart and vessel research. Berlin, Heidelberg, New York: Springer 1990; 248-270.

5 THIEDEMANN KV, HEINLE H, SHOW-KLETT A, DREWS U. Electrical stimulation of vascular SMC in tissue culture. Folia Angiol 1980; 28: 69-71.

# An intravital microscopic investigation of leukocyte adhesion to the microvascular endothelium following intravenous administration of oxidated human low density lipoprotein (oxLDL)


*H.A. Lehr, C. Hübner, A. Kohlschütter, K. Messmer*

*H.A. Lehr, K. Messmer*
Institut für Chirurgische Forschung, Universität München

*C. Hübner, A. Kohlschütter*
Universitätskinderklinik Hamburg


## Abstract


The adhesion of circulating leukocytes to the vascular endothelium is a constant accompaniment of arteriosclerosis and precedes the formation of foam cells and sclerotic plaques. Using an in vivo hamster model with a microscopy chamber implanted in the superficial muscle of the back, it is possible to quantify haemodynamic parameters, blood flow velocity and leukocyte-endothelium interaction in arterioles and post-capillary venoles. Systemic administration of oxidatively modified low density lipoprotein (oxLDL) stimulated the interaction of leukocytes with the endothelium of the microvasculature. Injection of native LDL had no effect. However, pretreatment with either the leukotriene biosynthesis inhibitor MK886, or a fish oil diet supplement, prevented this stimulatory effect of oxLDL. MK866 inhibits the enzyme 5-lipoxygenase, whereas fish oil contains a competitive substrate for this enzyme which leads to a compound with reduced chemotactic or adhesion-inducing activity. It is concluded that leukotriene biosynthesis plays a key role in the development of arteriosclerosis, and that this mechanism is stimulated by oxLDL. Intravital microscopy could provide a very useful model in which to assess various therapeutic applications in the treatment of arteriosclerosis.

# Intravitalmikroskopische Darstellung der Leukozytenadhäsion am mikrovaskulären Endothel nach intravenöser Gabe oxidativ modifizierter humaner Low density Lipoproteine (oxLDL)


*H.A. Lehr, C. Hübner, A. Kohlschütter, K. Messmer*

*H.A. Lehr, K. Messmer*
Institut für Chirurgische Forschung, Universität München

*C. Hübner, A. Kohlschütter*
Universitätskinderklinik Hamburg


Die Adhäsion zirkulierender Leukozyten am vaskulären Endothel geht der Entstehung atherosklerotischer Veränderungen voraus [1, 2]. Aufgrund von in-vitro-Untersuchungen wurde ein ursächlicher Zusammenhang zwischen der oxidativen Modifikation von Low density lipoproteins (LDL) und der chemotaktischen Akkumulation und Steigerung der Adhäsion von Leukozyten am Endothel postuliert [3, 4]. Um diesen Zusammenhang in vivo zu verifizieren, haben wir ein experimentelles Modell entwickelt, welches die intravitalmikroskopische Visualisierung und quantitative Analyse der Leukozyten/Endothelinteraktion nach Stimulation mit systemisch verabreichten, oxidativ modifizierten, humanen Low density lipoproteins (oxLDL) im Hamster ermöglicht [5]. Dieser Beitrag faßt die Ergebnisse zweier Studien zusammen, in denen gezeigt wurde, daß Leukotriene in der durch oxLDL ausgelösten Leukozytenadhärenzsteigerung eine entscheidende Rolle als Mediatoren übernehmen [6, 7].

## Methode

*Tiermodell:*
Für unsere Studien verwandten wir die Rückenhautkammerpräparation vom Syrischen Goldhamster [8]. Dieses Modell erlaubt die intravitalmikroskopische Visualisierung der durch Injektion eines Fluoreszenzfarbstoffes (Acridin Orange) kontrastierten Leukozyten am mikrovaskulären Endothel im Bereich eines feinen, quergestreiften Hautmuskels von wachen Syrischen Goldhamstern. Die Technik der Kammerimplantation sowie der intravitalmikroskopischen Untersuchungen wurde zuvor im Detail beschrieben [9].

*Lipoproteine:*
LDL-Fraktionen wurden über Dichtegradientenzentrifugation aus humanem EDTA(Ethylendiamintetraessigsäure)-Blut gewonnen [10]. Die oxidative Modifikation erfolgte durch Inkubation (6 Std., 37°C) der LDL-Suspension in 7,5 µM Cu$^{++}$-Pufferlösung [11] und wurde durch Bestimmung von Vitamin E-Gehalt, Fettsäurezusammensetzung, elektrophoretischer Mobilität und Lipoperoxid-synthese verifiziert [6].

*Studienprotokoll:*
Unmittelbar nach oxidativer Modifikation wurde den Hamstern über Verweilkatheter in der Vena jugularis oxLDL (4 mg/kg Körpergewicht) infundiert. In der zwei Tage zuvor implantierten Beobachtungskammer in der Rücken-hautfalte der Hamster wurden intravitalmikroskopisch Gefäßdurchmesser, Blutflußgeschwindigkeit und Leukozyten/Endothelinteraktion in fünf Arteriolen und fünf postkapillären Venolen vor oxLDL-Injektion sowie in fünfminütigen Abständen danach erfaßt. Diese Versuche wurden an sieben Tieren der unbehandelten Kontrollgruppe durchgeführt sowie an Tieren, deren endogene Leukotrienbiosynthese entweder pharmakologisch durch Vorbehandlung mit dem Leukotrienbiosynthese-Inhibitor MK886 ([12] Merck Frosst Canada, 20 µmol/kg Körpergewicht, 30 Min. vor oxLDL-Injektion, n=7 Tiere) oder diätetisch durch Fütterung einer mit Fischöl angereicherten Diät während vier Wochen vor Versuchsbeginn ([13] 5 % eines kommerziell erhältlichen Fischölpräparates, bestehend aus 18 % Eicosapentaensäure und 12 % Docosahexaensäure, n=7 Tiere) unterdrückt wurde.


## Ergebnisse

Während sich unter Kontrollbedingungen die Mehrzahl der zirkulierenden Leukozyten im Zentralstrom der Gefäße befand und mit dem mikrovaskulären Endothel nicht in Kontakt trat, führte die Injektion von oxLDL zu einer Stimulation der Leukozyten/Endothelinteraktion in Arteriolen sowie postkapillären Venolen (Abb. 1, 2). Die Injektion nativer LDL führte nicht zu einer Adhärenzsteigerung der Leukozyten (Abb. 1, 2). Die Vorbehandlung der Tiere mit dem Inhibitor MK886 verhinderte die durch oxLDL ausgelöste Leukozyten/Endothelinteraktion weitgehend (Abb. 1, 2). Dieses Phänomen war gleichermaßen unterdrückt bei Tieren, die mit der Fischöldiät vorbehandelt worden waren.
Diese Effekte können nicht auf Veränderungen hämodynamischer Parameter zurückgeführt werden, da weder arterieller Blutdruck und Herzfrequenz noch die mikrohämodynamischen Meßgrößen mikrovaskulärer Gefäßdurchmesser und

Erythrozytenflußgeschwindigkeit durch MK886 oder die Fischöldiät beeinflußt wurden.

## Diskussion

Die Ergebnisse weisen darauf hin, daß die durch oxLDL induzierte Leukozyten/ Endothelinteraktion von der endogenen Synthese biologisch aktiver Leukotriene abhängt. MK886 hemmt die Aktivierung des Enzyms 5-Lipoxigenase, welches die Synthese von Leukotrienen aus Arachidonsäure katalysiert; MK886 besitzt darüber hinaus keine unspezifischen antioxidativen Eigenschaften [12]. Ein

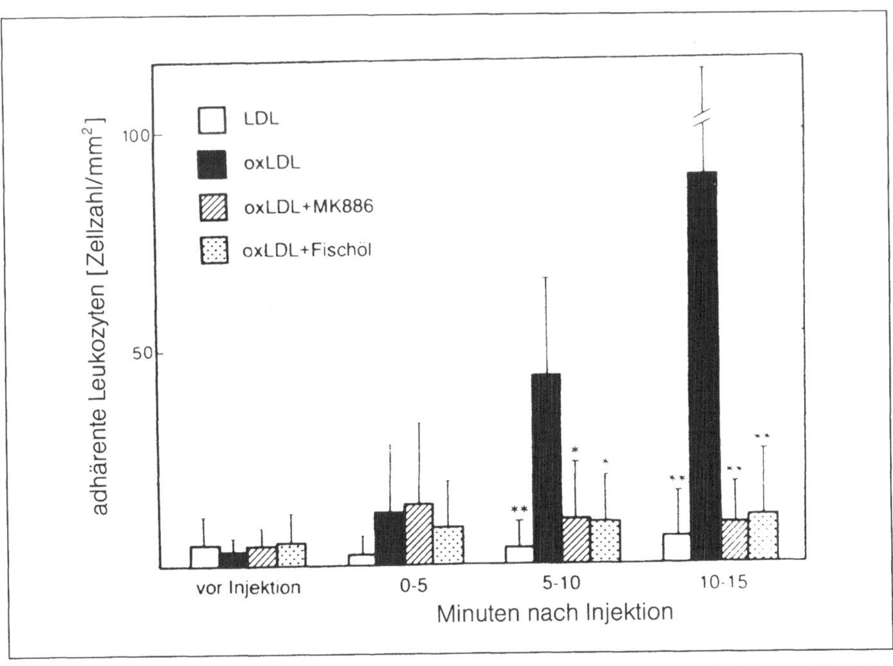


*Abb. 1:* Leukozyten/Endothelinteraktion nach Injektion nativer und oxidativ modifizierter LDL: **Arteriolen**.
oxLDL (4 mg/kg) wurde intravenös sieben unbehandelten Tieren injiziert sowie Tieren, die entweder mit dem Leukotrienbiosynthese-Inhibitor MK886 (20 µmol/kg, iv, 30 Min. vor oxLDL, n=7) oder mit einer Fischöldiät (n=7) behandelt worden waren. Die Leukozyten/Endothelinteraktion wurde in fünf Arteriolen pro Beobachtungskammer vor und im Zeitverlauf nach Injektion von oxLDL bestimmt. Adhärente Leukozyten sind als Zahl/mm² Endotheloberfläche (Durchschnitt ± SD; *p<0.05, **p<0.01 vs. oxLDL in Kontrolltieren) angegeben.

weiteres Substrat für das Enzym 5-Lipoxigenase ist die in Fischöl in hoher Konzentration enthaltene Eicosapentaensäure [14]. Im Gegensatz zu dem aus Arachidonsäure gebildeten $LTB_4$ entfaltet das aus Eicosapentaensäure gebildete $LTB_5$ eine wesentlich geringere chemotaktische und adhärenzsteigernde Aktivität [15]. Wenngleich Fischöl eine Reihe weiterer Wirkungen besitzt, die zu der beobachteten Inhibition der Leukozytenadhärenz beigetragen haben mögen [16], so legt die Gegenüberstellung der Fischöleffekte mit den Ergebnissen, die mit dem hochselektiven Leukotrienbiosynthese-Inhibitor erbracht wurden, die Vermutung nahe, daß unter den Bedingungen unseres Experimentes die Inhibition der Leukotrienbiosynthese bei fischölbehandelten Tieren bei der

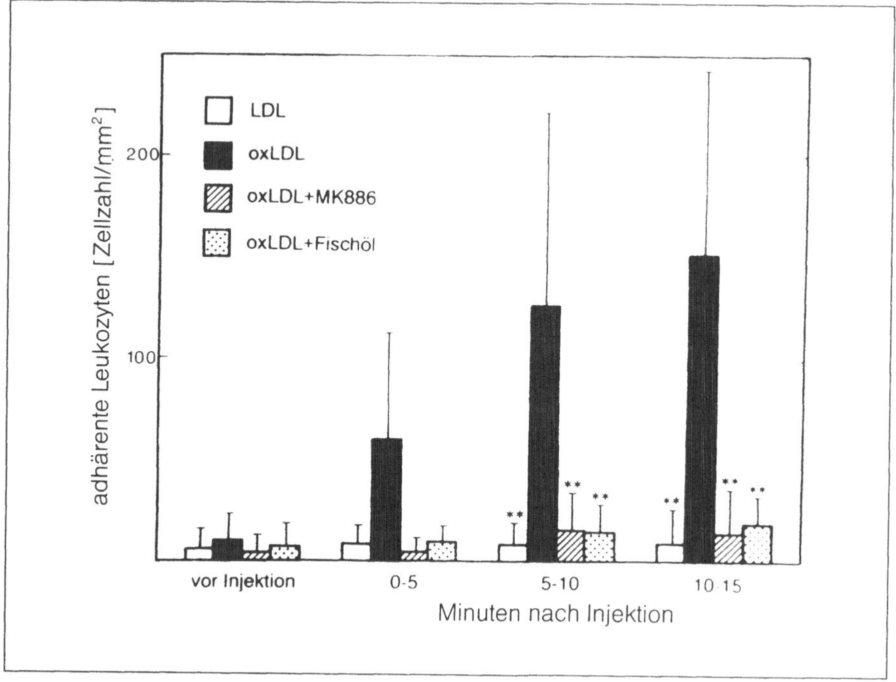



*Abb. 2:* Leukozyten/Endothelinteraktion nach Injektion nativer und oxidativ modifizierter LDL: **Postkapilläre Venolen**.
oxLDL (4 mg/kg) wurde intravenös sieben unbehandelten Tieren injiziert sowie Tieren, die entweder mit dem Leukotrienbiosynthese-Inhibitor MK886 (20 μmol/kg, iv, 30 Min. vor oxLDL, n=7) oder mit einer Fischöldiät (n=7) behandelt worden waren. Die Leukozyten/Endothelinteraktion wurde in fünf Arteriolen pro Beobachtungskammer vor und im Zeitverlauf nach Injektion von oxLDL bestimmt. Adhärente Leukozyten sind als Zahl/mm² Endotheloberfläche (Durchschnitt ± SD; *p<0.05, **p<0.01 vs. oxLDL in Kontrolltieren) angegeben.

Unterdrückung der oxLDL-induzierten Leukozyten/Endothelinteraktion als der entscheidende Wirkungsmechanismus angesehen werden kann.

In morphologischen Untersuchungen an cholesteringefütterten Labortieren ist die Adhärenz zirkulierender Leukozyten ein konstantes Phänomen und geht der Entstehung von Schaumzellen und schließlich fibröser Plaques voraus [1, 2, 17]. Aufgrund der Chronizität dieser Versuche und der multifaktoriellen Ätiopathogenese der Arteriosklerose war es bei diesen morphologischen Versuchsansätzen nicht möglich, den Einfluß einzelner Pathogene bzw. Mediatoren im Rahmen der Atherogenese zu untersuchen. Diese Möglichkeit ist dagegen mit unserem Modell gegeben. Die Relevanz der durch oxLDL ausgelösten Leukozytenadhärenzsteigerung im Rahmen der frühen Atherogenese basiert auf zahlreichen in-vitro-Untersuchungen, in denen die chemotaktische und adhärenzsteigernde Wirkung oxidativer Lipoproteine gezeigt worden war [3, 4], sowie auf dem Nachweis oxidativ modifizierter Lipoproteine in arteriosklerotischen Plaques [18, 19].

Wenngleich die Übertragbarkeit der in unserem Versuchsansatz gewonnenen Erkenntnisse über die Rolle von Leukotrienen in der durch oxLDL stimulierten Leukozyten/Endothelinteraktion auf die experimentelle und klinische Atherogenese zunächst sorgfältig geprüft werden muß, so ermöglicht das vorgestellte Modell die Untersuchung von Therapieansätzen mit dem Ziel, die Ausbildung früher arteriosklerotischer Veränderungen zu verhindern und/oder deren Progression zu retardieren.

## Literaturverzeichnis


1 ROSS R. The pathogenesis of atherosclerosis - an update. N Engl J Med 1986; 314: 488-500.

2 TRILLO AA. The cell population of aortic fatty streaks in African Green monkeys with special reference to granulocytic cells. An ultrastructural study. Atherosclerosis 1982; 43: 259-275.

3 STEINBERG D, PARTHASARATHY S, CAREW TE, KHOO JC, WITZTUM JL. Beyond cholesterol. Modifications of low density lipoprotein that increase its atherogenicity. N Engl J Med 1989; 320: 915-924.

4 FROSTEGARD J, NILSSON J, HAEGERSTRAND A, HAMSTEN A, WIGZELL H, GIGLUND M. Oxidized low density lipoprotein induces differentiation and adhesion of human monocytes and the monocytic cell line U937. Proc Natl Acad Sci USA 1990; 87: 904-908.

5 LEHR HA, HÜBNER C, NOLTE D, FINCKH B, BEISIEGEL U, KOHLSCHÜTTER A, MESSMER K. Oxidatively modified human low density lipoprotein stimulates leukocyte adherence to the microvascular endothelium in vivo. Res Exp Med 1991; 191: 85-90.

6 LEHR HA, HÜBNER C, FINCKH B, ANGERMÜLLER S, NOLTE D, BEISIEGEL U, KOHLSCHÜTTER A, MESSMER K. Role of leukotrienes in leukocyte adhesion following

systemic administration of oxidatively modified human low density lipoprotein in hamsters. J Clin Invest (in press).

7 LEHR HA, HÜBNER C, FINCKH B, NOLTE D, BEISIEGEL U, KOHLSCHÜTTER A, MESSMER K. Dietary fish oil reduces leukocyte/endothelium interaction following systemic administration of oxidatively modified low density lipoprotein. Circulation (in press).

8 ENDRICH B, ASAISHI K, GÖTZ A, MESSMER K. Technical report - A new chamber technique for microvascular studies in unanesthetized hamsters. Res Exp Med 1980; 177: 125-134.

9 LEHR HA, GUHLMANN A, NOLTE D, KEPPLER D, MESSMER K. Leukotrienes as mediators in ischemia-reperfusion injury in a microcirculation model in the hamster. J Clin Invest (in Press).

10 REDGRAVE TG, ROBERTS DCK, WEST CE. Separation of plasma lipoproteins by density-gradient ultracentrifugation. Anal Biochem 1975; 65: 42-49.

11 STEINBRECHER UP, PARTHASARATHY S, LEAKE DS, WITZTUM JL, STEINBERG D. Modification of low density lipoprotein by endothelial cells involves lipid peroxidation and degradation of low density lipoprotein phospholipids. Proc Natl Acad Sci 1984; 81: 3883-3887.

12 GILLARD J, FORD-HUTCHINSON AW, CHAN C, CHARLESON S, DENIS D, FOSTER A, FORTIN R, LEGER S, McFARLANE CS, MORTON H, PIECHUTA H, RIEDENEAU D, ROUZER CA, ROKACH J, YOUNG R. L-663,536 (MK886) (3-1-(4-chlorobenzyl)-3-t-butyl-thio-5-isopropylindol-2-yl) 2,2-dimethylpropanoic acid), a novel, orally active leukotriene biosynthesis inhibitor. Can J Physiol Pharmacol 1989; 67: 456-464.

13 LEE TH, MENCIA-HUERTA JM, SHIH C, COREY EJ, LEWIS MA, AUSTEN KF. Effects of Exogenous Arachidonic, Eicosapentaenoic, and Docosahexaenoic Acids on the Generation of 5-Lipoxygenase Pathway Products by Ionophore-activated Human Neutrophils. J Clin Invest 1984; 74: 1922-1933.

14 NATHANIEL DJ, EVANS JF, LEBLANC Y, LEVEILLE C, FITZSIMMONS BJ, FORD-HUTCHINSON A. Leukotriene $A_5$ is a Substrate and an Inhibitor of Rat and Human Neutrophil $LTA_4$ Hydrolase. Biochem Biophys Res Commun 1985; 131: 827-835.

15 GOLDMAN DW, PICKETT WC, GOETZL EJ. Human Neutrophil Chemotactic and Degranulating Activities of Leukotriene $B_5$ ($LTB_5$) Derived from Eicosapentaenoic Acid. Biochem Biophys Res Commun 1983; 117: 282-288.

16 LEAF A. Cardiovascular effects of fish oils. Beyond the platelet. Circulation 1990; 82: 624-628.

17 FAGIOTTO A, ROSS R, HARKER L. Studies of hypercholesteremia in the nonhuman primate: I. Changes that lead to fatty streak formation. Arteriosclerosis 1984; 4: 323-340.

18 AVOGARO P, BITTOLO BON G, CAZZOLATO G. Presence of a modified low density lipoprotein in humans. Arteriosclerosis 1988; 8: 79-87.

19 YLÄ-HERTTUALA S, PALINSKI W, ROSENFELD ME, PARTHASARATHY S, CAREW TE, BUTLER S, WITZTUM JL, STEINBERG D. Evidence for the presence of oxidatively modified low density lipoprotein in atherosclerotic lesions of rabbit and man. J Clin Invest 1989; 84: 1086-1095.

# Experimental arteriosclerosis: is the spatially irregular development of the plaque a consequence of locally differing electrical vector field?


*H. Apfel, B. Friedmann, E. Betz*

*H. Apfel, E. Betz*
Physiologisches Institut I, Universität Tübingen

*B. Friedmann*
Institut für Biokybernetik und Biomedizinische Technik, Universität Karlsruhe


## Abstract


In an experimental model it can be shown that in the rabbit carotid artery fitted with diametrically opposed gold electrodes adjacent to the adventitia, an imposed electrical field may induce intimal fibromuscular plaques. The proliferative formation develops in the anodic compartment of the vessel wall and is generally sickle-shaped. It is hypothesized that the location and the form of the plaque may be linked to the space-varying direction and magnitude of the applied d. c. field. Based on the size and the position of the electrodes as well as the resistivities of the blood and the vessel wall the three-dimensional field distribution was calculated for a cylindrical model of the arteria carotis. Near the electrodes the electrical field vectors in each case have maximal magnitude and are mainly directed radially, only with small components in the tangential planes (perpendicular to the radii) of the cylinder. Along the circumference the radial components of the field decrease with increasing distances from the electrodes and they vanish at the semicircular border of the vessel wall. Apparently, plaque development occurs in compartments with radial-directed field components of sufficient strength.

In culture systems nerve cells or fibroblasts are known to migrate towards the cathode of an imposed electrical field. If comparable mechanisms apply to the medial myocytes in the arteria carotis, then such a migration should be found in both, anodic and cathodic regions. Furthermore, it has been shown that such fields lead to increased anodic endothelial permeability for macromolecules. Unlike the cathodic compartment with adventitia-directed radial field components the plaque formation can be observed in the anodic compartment with intima-directed radial field components. Thus in the anodic compartment interactions between medial myocytes and blood constituents may occur leading to the development of fibromuscular plaques in the intima.

# Experimentelle Arteriosklerose: Räumliche Proliferatausbildung als Folge ortsabhängig unterschiedlicher elektrischer Feldstärke?

H. Apfel, B. Friedmann, E. Betz

H. Apfel, E. Betz
Physiologisches Institut I, Universität Tübingen

B. Friedmann
Institut für Biokybernetik und Biomedizinische Technik, Universität Karlsruhe

Die Reaktion von Zellen oder biologischen Geweben auf lokal applizierte elektrische Felder ist Gegenstand zahlreicher aktueller Untersuchungen. Je nach Wahl der Elektroden, der Feld- und der Stromstärke sowie zeitlicher Parameter kann zum Beispiel das Zusammenwachsen von Knochenteilen gefördert, die Ausrichtung des Nervenwachstums erzwungen oder aber eine Wundheilung beschleunigt werden.

Auch das von BETZ und SCHLOTE [3] entwickelte Arteriosklerosemodell ist in diesen Bereich einzuordnen. Über zwei chronisch implantierte, der Adventitia der Arteria carotis von Neuseeland Kaninchen diametral anliegende Reizelektroden wird täglich (für 45 Min.) ein monophasisch gepulster Konstantstrom zugeführt. Innerhalb von zwei bis vier Wochen entwickeln sich fibromuskuläre Intimaproliferate, jedoch vorwiegend unter dem Anodenbereich und nur dort (im Querschnittsbild) mit sichelförmiger Flächengestalt.

Obgleich dieses Modell Ausgangspunkt für grundsätzliche und angewandte Fragestellungen ist (z.B. der Bedeutung der Leukozyten [4] während des sklerotischen Entwicklungsprozesses oder der Reaktion der Gefäßwand nach Angioplastie [2]), so ist doch noch ungeklärt, über welche Mechanismen die Elektrostimulation zum sichelförmigen Anodenproliferat führt. Ausgehend von Berichten [6], daß Einzelzellen oder Zellcluster unter Einwirkung eines elektrischen Feldes vorwiegend, wenn auch nicht ausschließlich, in Richtung Kathode wandern, stellte sich die Frage, ob vergleichbare Reaktionen auch hier bei diesem Modell stattfinden können - letztlich also, ob die räumliche Verteilung des elektrischen Feldes ursächlich für die beobachtete räumliche Proliferatverteilung sein kann.

## Methodik

Um die Arteria carotis communis von Neuseeland Kaninchen wurde eine zylinderförmige Teflonmanschette gelegt (Abb. 1, links), an deren Innenseite zwei zur Gefäßachse parallele und der Adventitia diametral anliegende Goldelektroden (je 4,5 mm x 0,5 mm) angebracht waren [2]. Für diese Blutgefäßelektrodenanordnung ist das zwischen den Reizelektroden aufgespannte elektrische Feld inhomogen. Dessen räumliche Verteilung kann zwar nicht gemessen werden, sie ist aber berechenbar, wenn die spezifischen elektrischen Leitfähigkeiten des Blutes und der Gefäßwand bekannt sind.

Ähnlich technischen Strukturen kann jedes den Strom leitende biologische Gewebevolumen durch ein Modell nachgebildet werden, das dann die gleichen elektrischen Eigenschaften hat wie das Original. Hierzu wird das Gesamtvolumen in viele kleine Volumenelemente zerlegt (Abb. 1, rechts); in jedem Volumenelement repräsentiert ein Stern aus sechs frei wählbaren Widerständen dessen spezifischen Volumenwiderstand. Da die Proliferatausdehnung weniger in axialer Richtung als in den dazu senkrechten Querschnittsebenen von Interesse war, genügte eine axiale Aufteilung des Blutgefäßzylinders in acht

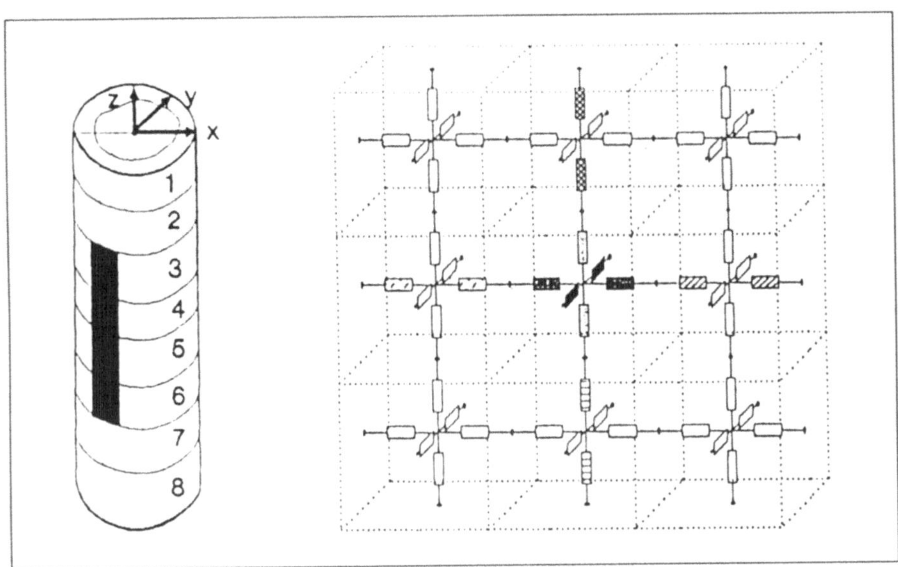

*Abb. 1:* Links: Schematische Darstellung der Arteria carotis und der Lage der Elektroden. Rechts: Widerstandsnetzwerk als Modell zur Nachbildung des elektrischen Widerstandes eines biologischen Gewebes.

Segmente der Stärke 1,125 mm. Für jede Querschnittsebene (x-y-Fläche) standen 64 x 64 Flächenelemente für die Berechnung zur Verfügung, wovon 40 x 40 Elemente dem Tangentialquadrat, die übrigen der Umgebungsfläche zugeordnet wurden (Abb. 2). Der betrachtete Blutgefäßzylinder allein wird demnach durch etwa 104 Volumenelemente repräsentiert. Die spezifischen Leitfähigkeiten der Gefäßwand und des Blutes wurden in früheren Experimenten [1] mittels eines Impedanzmeßverfahrens bestimmt und sind in Abb. 2 angegeben. Für dieses dreidimensionale Widerstandsnetzwerk kann mittels eines iterativ arbeitenden Berechnungsprogramms [7] eine dreidimensionale Potentialverteilung erhalten werden, welche in den drei Raumebenen jeweils in Form von Äquipotentiallinien darstellbar ist (Abb. 4). Der gesuchte Verlauf des elektrischen Feldes ergibt sich senkrecht zu den Äquipotentiallinien. Für das Weitere genügt die Betrachtung der Querschnittsebene des 4. oder 5. Segmentes, für die dazu benachbarten Segmente gelten qualitativ ähnliche Verhältnisse.

## Ergebnisse

Das elektrische Feld ist eine vektorielle Größe und im vorliegenden Fall inhomogen, d.h. ortsabhängig veränderlich. Für die Querschnittsebene des

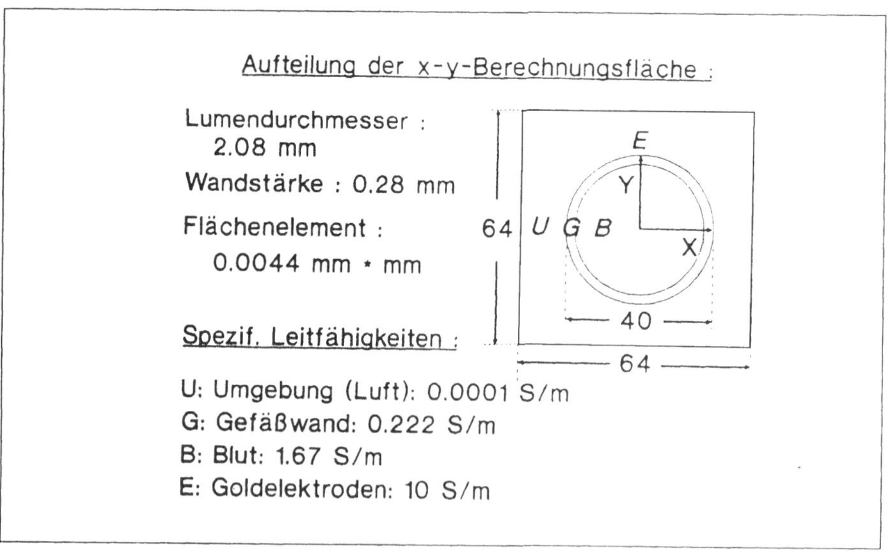


*Abb. 2:* Querschnittsebene senkrecht zur Gefäßachse mit Angabe der spezifischen elektrischen Leitfähigkeiten der beteiligten Strukturen.

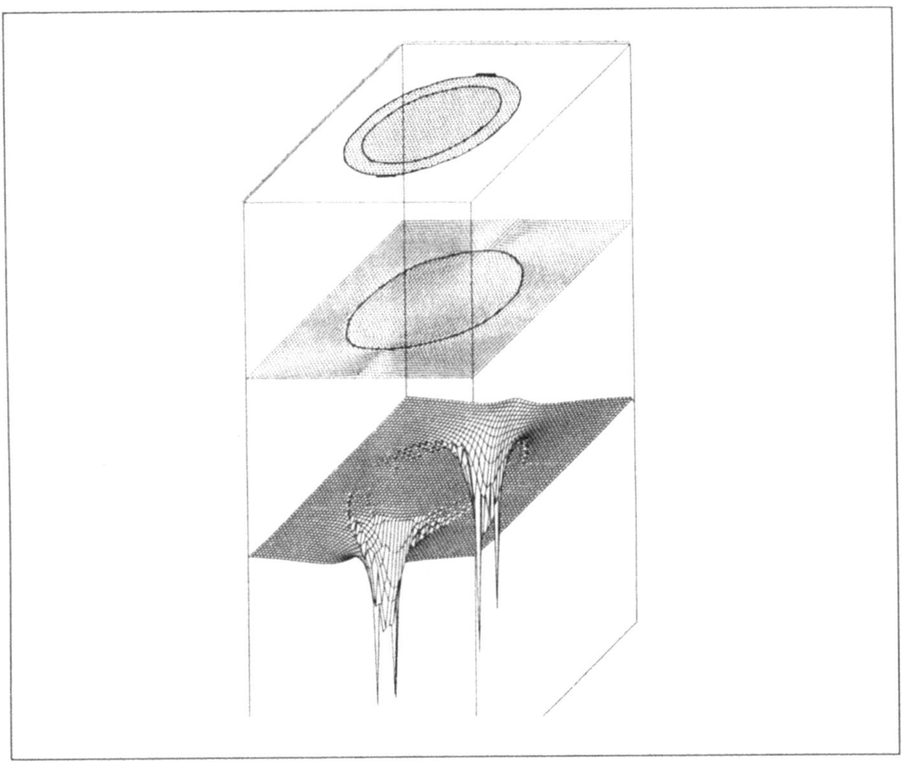

*Abb. 3:* Perspektivische Darstellung des Betrages (oben) und der Richtung (Mitte) des elektrischen Feldes mit Bezug zur Elektrodengefäßgeometrie (unten) für die Querschnittsebene des 4. Segmentes.

4. Segmentes sind in Abb. 3 der Betrag (oben) und die Richtung (Mitte) des Feldes mit Bezug zur Elektrodengefäßgeometrie (unten) in perspektivischer Darstellung wiedergegeben. Erwartungsgemäß ist die Stärke (= Betrag) des Feldes an den Elektroden und den dazu benachbarten Gefäßwandbezirken am größten und zeigt - aufgrund der symmetrischen Elektrodenanordnung - eine für den Anoden- und Kathodenbereich gleichartige örtliche Änderung. Dies kommt auch in der Darstellung der Verteilung der Äquipotentiallinien (Abb. 4) für die gleiche Querschnittsebene zum Ausdruck. Die Dichte der Linien (und damit der Betrag der Feldvektoren) ist in den an die Elektroden direkt angrenzenden Gefäßwandabschnitten am größten. Mit Bezug zu der bei der Elektrostimulation auftretenden Reizspannung von etwa zwei Volt läßt sich hieraus für die Wanddicke eine Potentialänderung von 35 V/cm abschätzen.

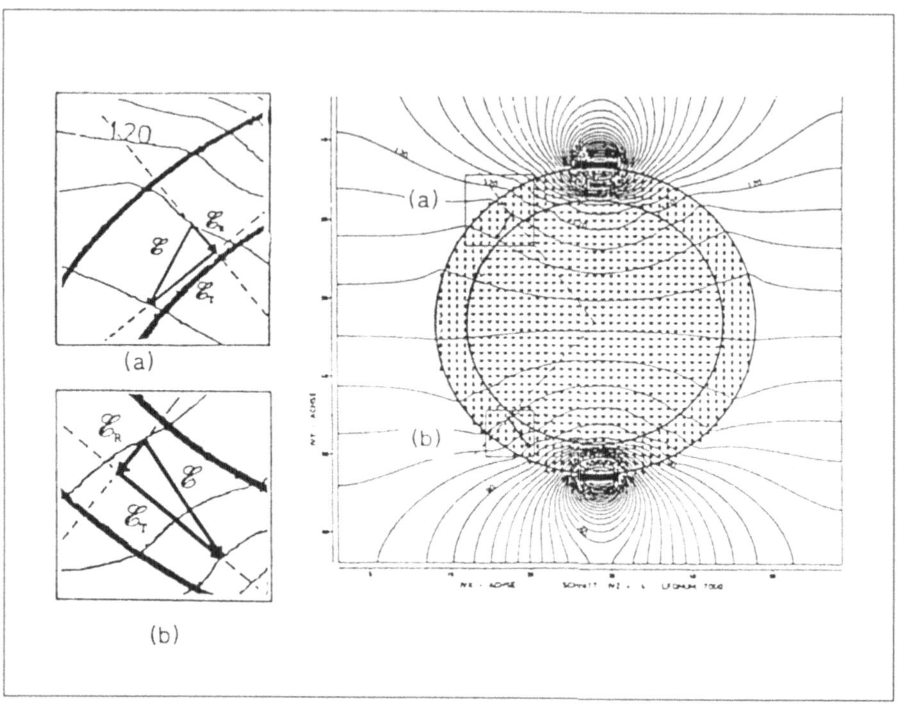

*Abb. 4:* Äquipotentiallinien für die Querschnittsebene des 4. Segmentes (rechts) mit vergrö-
ßerter Darstellung (links) zweier Ausschnitte.

Auch die Richtung des elektrischen Feldes E (jeweils senkrecht zu den Äquipotentiallinien) ist ortsabhängig verschieden. Sie ist in Abb. 4 für zwei Ausschnitte (a und b) zusätzlich vergrößert wiedergegeben; zugleich wurden die Feldvektoren jeweils in eine radiale ($E_R$) und tangentiale ($E_T$) Komponente zerlegt. Ausgehend von dem der oberen Elektrode anliegenden Gefäßwandbereich, in welchem E vorwiegend durch die zur Intima hin gerichtete Radialkomponente $E_R$ getragen wird, nimmt der Beitrag dieser Komponente zu E entlang des Gefäßumfangs fortlaufend bis auf Null ab und geht in der unteren Bildhälfte in eine zur Adventitia hin gerichtete, den Gesamtvektor E dann bis zur unteren Elektrode hin zunehmend bestimmende Größe über. Ist die obere Elektrode Anode, so ist nur in deren Bereich $E_R$ lumenwärts gerichtet, im Kathodenbereich aber entgegengesetzt.

## Diskussion

Berichte über das Verhalten von Einzelzellen oder Zellclustern (z.B. Nerven-zellen, Fibroblasten), welche einem elektrischen Feld ausgesetzt waren, zeigen, daß Migration oder Wachstum bevorzugt in Richtung Kathode stattfindet (Aus-nahme: z.B. Granulozyten), wobei Einzelzellen bei etwa 1 V/cm und Zellcluster bei 4 - 10 V/cm aktiviert werden [6]. Setzt man eine äquivalente Reaktion der Mediamyozyten in der Gefäßwand auf die elektrische Feldeinwirkung voraus, so kann dies allein das beobachtete sichelförmige Anodenproliferat nicht erklären. Zusatzbedingung ist es offensichtlich, daß die ortsabhängig unterschiedlichen Feldvektoren E stets eine zur Intima hin gerichtete Komponente ($E_R$) aufweisen. Dies ist nur im anodischen Halbraum des Blutgefäßzylinders der Fall und dort in dem der Elektrode direkt anliegenden Gefäßwandabschnitt maximal (35 V/cm). Bereits früher wurde gezeigt [8], daß die Permeabilität des Endothels für Makromoleküle aus dem Plasma nach einer Elektrostimulationsperiode (von z.B. 45 Min.) für 1 - 2 Stunden erhöht ist. Eine beeinträchtigte oder aufgehobene Schrankenfunktion des Endothels erlaubt aber sonst nicht auftretende Wechsel-wirkungen von Blutbestandteilen mit den in den Intimabereich vorgedrungenen Mediamyozyten, wodurch letztlich proliferative Prozesse ermöglicht werden. Hierbei kann eine Adhäsion oder Invasion von Leukozyten beteiligt sein, da Granulozyten und Monozyten unter Feldeinfluß bevorzugt in Richtung Anode wandern [5]. Zusätzlich könnten bei der Elektrostimulation möglicherweise entstandene Elektrodenreaktionsprodukte von Einfluß sein, während hämodynamisch-mechanische Einwirkungen (aufgrund der das Blutgefäß starr umgebenden Elektrodenmanschette) für die ungleich verteilte Proliferat-ausbildung sicher nicht ursächlich sind.

## Danksagung

Unterstützt durch die DFG (Ap 36/1-1).

## Literaturverzeichnis

1 APFEL H, KAUFMANN J. Der Anteil des Endothels am elektrischen Widerstand arterieller Gefäßwandstreifen. In: ASSMANN G et al., Hrsg. Arteriosklerose. Braunschweig: Vieweg 1990: 285-291.
2 APFEL H, HANKE H. Der elektrische Widerstand der Arteria carotis im Verlauf der Proliferatentwicklung sowie nach Angioplastie. In: ASSMANN G et al., Hrsg. Koronare Herzkrankheit. Braunschweig: Vieweg 1991: 115-123.

3 BETZ E, SCHLOTE W. Responses of vessel walls to chronically applied electrical stimuli. Basic Res Cardiol 1979; 74: 10-20.

4 KLING D, HOLZSCHUH T, BETZ E. Temporal sequence of morphological alterations in artery walls during experimental atherogenesis - occurence of leukocytes. Res Exp Med 1987; 187: 237-250.

5 RAPP B, de BOISFLEURY-CHEVANCE A, GRULER H. Galvanotaxis of human granulocytes. Eur Biophys J 1988; 16: 313-319.

6 ROBINSON KR. The responses of cells to electrical fields: A review. J Cell Biol 1985; 101: 2023-2027.

7 STILLA U, FRIEDMANN B, MEYER-WAARDEN K. Berechnung elektrischer Felder in biologischen Geweben auf der Basis von klassifizierten NMR-Bilddaten. Biomed Tech 1987; 32: 288-292.

8 STROHSCHNEIDER T, BETZ E. Densitometric measurement of increased endothelial permeability in arteriosclerotic plaques and inhibition of permeability under the influence of two calcium antagonists. Atherosclerosis 1989; 75: 135-144.

# Effect of low molecular weight heparin on intimal smooth muscle cell proliferation after experimental balloon angioplasty


*M. Oberhoff, H. Hanke, S. Hanke, S. Hassenstein, J. Kamenz, E. Betz, K.R. Karsch*

*M. Oberhoff, H. Hanke, S. Hanke, S. Hassenstein, J. Kamenz, K.R. Karsch*
Medizinische Klinik, Abteilung III, Universität Tübingen

*E. Betz*
Physiologisches Institut I, Universität Tübingen


## Abstract


To determine the influence of low molecular weight heparin (LMWH) on SMC proliferation after transluminal angioplasty LMWH was given to 20 rabbits during 7 days after balloon angioplasty of a fibromuscular plaque, developed by electrical stimulation. Twenty other rabbits underwent balloon treatment without application of LMWH and served as the control group. Five animals received unfractionated heparin. Bromodeoxyuridine-labeling was used to determine the percentual extent of cells undergoing DNA synthesis in the intimal layer. The vessels were excised at 3, 7, 14 and 28 days after balloon dilatation.

In comparison to the corresponding control group, the extent of cells undergoing DNA synthesis was significantly reduced during the first seven days after balloon angioplasty in the LMWH treated group, resulting in only a moderate increase of intimal wall thickness after 28 days.

Our findings support the concept of prevention of restenosis after balloon angioplasty by low molecular weight heparin with a lower risk of bleeding complications compaired to unfractionated heparin treatment.

# Effekt von niedermolekularem Heparin auf die Proliferation glatter Muskelzellen nach experimenteller Angioplastie

M. Oberhoff, H. Hanke, S. Hanke, S. Hassenstein, J. Kamenz, E. Betz, K.R. Karsch

M. Oberhoff, H. Hanke, S. Hanke, S. Hassenstein, J. Kamenz, K.R. Karsch
Medizinische Klinik, Abteilung III, Universität Tübingen

E. Betz
Physiologisches Institut I, Universität Tübingen

## Einleitung

Die Entwicklung von Restenosen nach primär erfolgreicher perkutaner transluminaler Koronarangioplastie (PTCA) stellt auch weiterhin das ungelöste Problem dieser invasiven kardiologischen Therapie dar [7].
In vorangegangenen postmortalen Studien und tierexperimentellen Untersuchungen konnte nachgewiesen werden, daß die Proliferation glatter Muskelzellen (SMC) entscheidend an der Bildung von Restenosen beteiligt ist [8, 10]. Bisherige Versuche, diese proliferative Antwort der Gefäßwand durch unterschiedliche pharmakologische Wirkstoffgruppen, z.B. Heparine, Thrombozytenaggregationshemmer und Kalziumantagonisten, zu hemmen, zeigten keine ausreichende antiproliferative Wirkung oder mußten in einer mit hoher Komplikationsrate einhergehenden Dosierung angewendet werden [9, 13].
Ziel unserer Studie war es, den Effekt von niedermolekularem Heparin auf das Proliferationsverhalten von glatten Muskelzellen zu untersuchen.

## Material und Methodik

Für unsere Experimente verwendeten wir das von BETZ und SCHLOTE [2] entwickelte Elektrostimulationsmodell. An der Arteria carotis des Kaninchens werden mit diesem Verfahren fibromuskuläre Plaques erzeugt. Die Bildung von standardisierten Proliferaten erfolgte, nach der operativen Implantation zweier Elektroden, durch die Stimulation der Arterie über einen Zeitraum von 28 Tagen mit definierten Gleichstromimpulsen.

Zehn Tiere dienten als Kontrollgruppe mit 28tägiger Elektrostimulation zur Bestimmung der Plaquegröße. Eine Ballondilatation unter standardisierten Bedingungen wurde bei 45 Kaninchen durchgeführt, wobei 20 Kaninchen anschließend nicht medikamentös behandelt wurden. Insgesamt 20 Kaninchen erhielten im Anschluß an die Intervention niedermolekulares Heparin (LMWH LU 47 311, Knoll AG, Ludwigshafen, mittleres Molekulargewicht 3900 Dalton, spezifische Aktivität 160 Anti-Faktor-Xa-Einheiten/mg) in einer Dosierung von 2,5 mg/kg Körpergewicht subkutan verabreicht.

Fünf weitere Versuchstiere wurden mit unfraktioniertem Heparin (Heparin-Natrium, Braun-Melsungen) mit einem mittleren Molekulargewicht von 13000 Dalton in einer Dosierung von 900 IE/kg Körpergewicht behandelt.

Zum Nachweis der Proliferationsrate glatter Muskelzellen wurde den Versuchstieren 3, 7, 14 und 28 Tage nach Ballonangioplastie jeweils 18 und 12 Stunden vor der Perfusionsfixierung Bromdesoxyuridin (Brdu), eine thymidinanaloge Substanz, verabreicht. Nach Entnahme der Karotiden und deren histologischer Aufarbeitung konnte Brdu mit Hilfe eines monoklonalen Antikörpers (Bio Cell Consulting, Grellingen, CH) in der DNA (Desoxiribonukleinsäure) proliferierender Zellen nachgewiesen werden. Der Nachweis von glatten Muskelzellen wurde immunhistologisch unter Verwendung eines monoklonalen Antikörpers gegen glattmuskuläres Alpha-Aktin (Renner GmbH, Dannstadt) durchgeführt. Zur Aktivitätskontrolle der medikamentösen Therapie wurde eine Bestimmung der Anti-Faktor-Xa-Aktivität sowie der partiellen Thromboplastinzeit (PTT) durchgeführt.

## Ergebnisse

Die histologische Auswertung ergab bei zwei der nicht mit Heparin behandelten Tiere eine Stenose, die durch die Proliferation glatter Muskelzellen mit einem Ausmaß von mehr als 50 % der ursprünglichen Lumenfläche verursacht wurde. Im Gegensatz dazu fanden sich keine Stenosen bei den mit niedermolekularem oder unfraktioniertem Heparin therapierten Tieren.

Bei zwei der nicht behandelten Tiere zeigte sich ein thrombotischer Verschluß, im Gegensatz dazu fand sich keine Thrombusformation bei den mit Heparin behandelten Tieren.

Die Bestimmung der Proliferationsrate glatter Muskelzellen mit Brdu ergab bei der nicht behandelten Gruppe ein Maximum innerhalb der ersten sieben Tage nach Ballonangioplastie und Rückgang auf Ausgangswerte vor Dilatation innerhalb von 28 Tagen. Im Vergleich hierzu kam es bei den mit niedermolekularem Heparin behandelten Tieren bereits drei Tage nach Ballonangioplastie zu einer

315

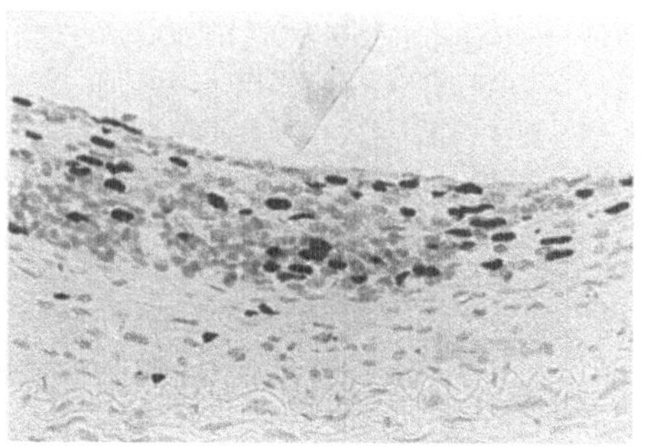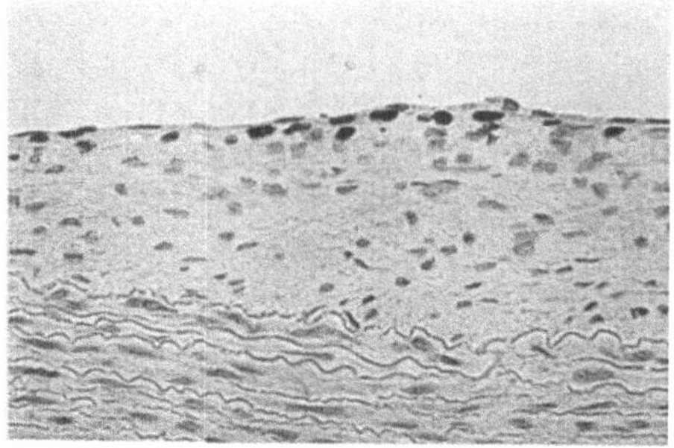

*Abb. 1a:* Ausschnittsvergrößerung aus einer Arteria carotis sieben Tage nach Ballonangioplastie ohne niedermolekulares Heparin. Zahlreiche Brdu-positive, dunkel gefärbte Zellen weisen auf die hohe Proliferationsrate hin (Vergr. 34fach).

*Abb. 1b:* Ausschnittsvergrößerung aus einer Arteria carotis ebenfalls sieben Tage nach Ballonangioplastie mit Gabe von niedermolekularem Heparin. Deutlich verminderte Anzahl von Brdu-positiven Zellen (Vergr. 34fach).

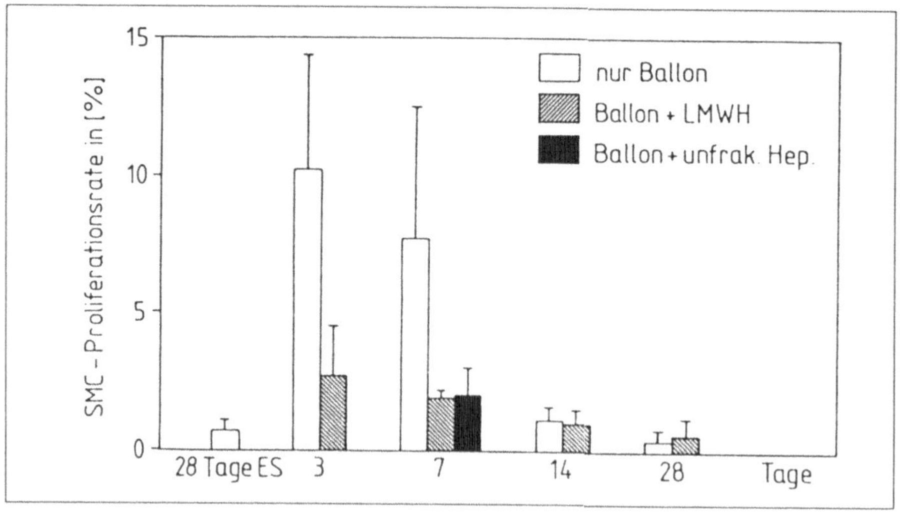


*Abb. 2:* Darstellung der Proliferation glatter Muskelzellen nach Ballonangioplastie ohne Therapie, mit niedermolekularem Heparin und unfraktioniertem Heparin.

deutlichen Hemmung der Proliferationsrate, die auch über den nachfolgenden Zeitraum anhielt (Abb. 1a, 1b, 2).

Bei den über sieben Tage mit unfraktioniertem Heparin behandelten Tieren ließ sich eine dem niedermolekularen Heparin vergleichbare Hemmwirkung nachweisen.

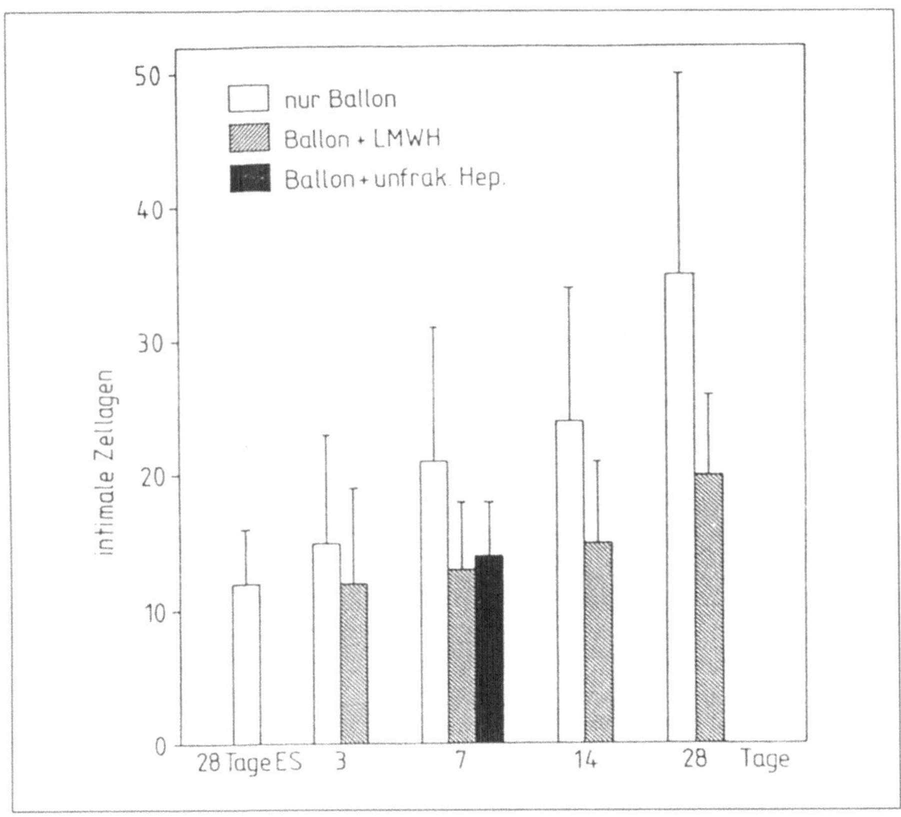


*Abb. 3:* Entwicklung der intimalen Zellagenzahlen nach Ballonangioplastie ohne Therapie, mit niedermolekularem Heparin und unfraktioniertem Heparin.

Eine Quantifizierung der intimalen Zellagen glatter Muskelzellen wurde an den Schnitten mit glattmuskulärem Alpha-Aktinnachweis vorgenommen. Ausgehend von durchschnittlich 13 Zellagen in der Kontrollgruppe nach 28 Tagen Elektrostimulation fand sich in der nicht mit Heparin behandelten Gruppe eine kontinuierliche Zunahme der intimalen Plaquedicke auf $35 \pm 15$ Zellagen. Bei den mit niedermolekularem Heparin behandelten Tieren fand sich entsprechend der geringeren Proliferationsrate eine deutlich verminderte Zunahme der Plaquedicke auf $20 \pm 6$ Zellagen 28 Tage nach Ballonangioplastie. Bei den mit unfraktioniertem Heparin behandelten Tieren entsprach die Plaquedicke in etwa den Ergebnissen der Versuchsgruppe mit niedermolekularem Heparin (Abb. 3). Bei den Aktivitätsbestimmungen fand sich in der über sieben Tage mit

317

niedermolekularem Heparin behandelten Gruppe ein Anstieg der Anti-Faktor-Xa-Aktivität von 0,0 U/ml auf 0,73 ± 0,18 U/ml, die PTT blieb in dieser Gruppe praktisch unverändert.

Im Gegensatz dazu stieg die PTT in der mit unfraktioniertem Heparin behandelten Gruppe von 16 ± 2 s auf 55 ± 24 s, und die Anti-Faktor-Xa-Aktivität betrug nach sieben Tagen mehr als 1,0 U/ml.

## Diskussion

In früheren Untersuchungen konnte eine dynamische Reaktion der Gefäßwand auf den Dilatationsreiz mit einem Maximum der Proliferationsrate innerhalb der ersten sieben Tage nach Ballonangioplastie gezeigt werden [10].

Auch wenn CLOWES und KARNOWSKY bereits 1977 den proliferationshemmenden Effekt von Heparin auf glatte Muskelzellen nachweisen konnten [5], ist bis heute der genaue Wirkungsmechanismus nur unzureichend geklärt. Einige Untersuchungen sprechen für eine Bindung von verschiedenen mitogenen Substanzen, u.a. Histamin, Serotonin, PDGF (Platelet derived growth factor), an das niedermolekulare Heparin [4, 11]. Andere Studien deuten auf eine direkte Wachstumshemmung in der G1-Phase der Mitose hin [3].

In der vorliegenden Untersuchung führte die Applikation von niedermolekularem Heparin über einen Zeitraum von sieben Tagen zu einer deutlichen Reduktion der SMC-Proliferationsrate mit daraus resultierender geringerer Zunahme der intimalen Plaquedicke innerhalb von 28 Tagen nach Intervention. Untersuchungen an Zellkulturen mit derselben Substanz zeigten ebenfalls eine deutliche Proliferationshemmung der glatten Muskelzellen [12].

Die Anwendung von unfraktioniertem Heparin in höheren Dosen führt bei einem beträchtlichen Teil der Patienten zu schwerwiegenden Blutungskomplikationen [6]. Aus diesem Grund wurden in den letzten Jahren verschiedene niedermolekulare Heparine entwickelt, von denen man eine Reduzierung der Blutungskomplikationen bei erhaltener antithrombotischer Wirksamkeit erwartet [1].

Die Bestimmung der PTT und der Anti-Faktor-Xa-Aktivität ergab eine starke Beeinflussung beider Parameter durch unfraktioniertes Heparin. Im Vergleich hierzu wurde die PTT durch die von uns verwendete Dosierung von LMWH praktisch nicht verändert und die Anti-Faktor-Xa-Aktivität nur mäßig erhöht.

Diese geringen Auswirkungen auf das Blutgerinnungssystem bei gleichzeitiger deutlicher SMC-Proliferationshemmung lassen niedermolekulares Heparin auch in der klinischen Anwendung für die Prophylaxe von Restenosen nach Ballonangioplastie geeignet erscheinen.

# Literaturverzeichnis


1 BRATT G, TÖRNEBOHM E, LOCKNER D, BERGSTRÖM K. A human pharmacological study comparing conventional heparin and a low molecular weight heparin fragment. Thromb Haemost 1985; 55: 208-211.
2 BETZ E, SCHLOTE W. Responses of vessel walls to chronically applied electrical stimuli. Basic Res Cardiol 1979; 74: 10-20.
3 CASTELLOT JJ, WONG K, HERMAN B, HOOVER RL, ALBERTINI DF, WRIGHT TC, CALEB BL, KARNOVSKY MJ. Binding and internalization of heparin by vascular smooth muscle cells. J Cell Physiol 1985; 124: 13-20.
4 CHIARUGI VP, RUGGIERO M, PORCIATTI F, VANNUCCHI S, ZICHE M. Cooperation of heparin with other angiogenic effectors. Tissue React 1986; 129-133.
5 CLOWES AW, KARNOVSKY MJ. Suppression by heparin of smooth muscle cell proliferation in injured arteries. Nature 1977; 265: 625-626.
6 ELLIS SG, ROUBIN GS, WILENTZ J, DOUGLAS JS Jr, KING SB III. Effect of 18- to 24-hour heparin administration for prevention of restenosis after uncomplicated coronary angioplasty. Am Heart J 1989; 117: 777-782.
7 FANELLI C, ARONOFF R. Restenosis following coronary angioplasty. Am Heart J 1990; 119: 357-368.
8 FAXON DP, SANBORN TA, WEBER VJ. Restenosis following transluminal angioplasty in experimental atherosclerosis. Arteriosclerosis 1984; 4: 189-195.
9 GUITERAS V, DAVID PR, LESPERANCE J, DANGOISSE V, CREPEAU J, DYRDA I, BOURASSA MG. Clinical and angiographic follow-up of successful percutaneous transluminal coronary angioplasty. Circulation 1982; 66, (Suppl.) II-330.
10 HANKE H, STROHSCHNEIDER T, OBERHOFF M, BETZ E, KARSCH KR. Time course of smooth muscle cell proliferation in the intima and media of arteries following experimental angioplasty. Circ Res 1990; 67: 651-659.
11 PAUL R, HERBERT JM, MAFFRAND JP, LANSEN J, MODAT G, PEREILLO JM, GORDON JL. Inhibition of vascular smooth muscle cell proliferation in culture by pentosan polysulphate and related compounds. Thromb Res 1987; 46: 793-801.
12 ROTH DRB. Untersuchungen zur Etablierung von Kulturen aus Gefäßwandzellen des Menschen für pharmakologische Prescreening-Verfahren. Dissertation der Fakultät für Chemie und Pharmazie der Eberhard-Karls-Universität Tübingen 1990.
13 THRONTON MA, GRUENTZIG AR, HOLLMANN J, KING SB III, DOUGLAS JS. Coumadin and aspirin in prevention of recurrence after transluminal coronary angioplasty: a randomized study. Circulation 1984; 69: 721-727.

# The influence of cholesterol in the diet on the progression of atherosclerosis in the aorta of rabbits

*A. Pagenstecher, L. Skatulla, N. Tran, R. Gorniak, J. Pill, J. Metz*

*A. Pagenstecher, L. Skatulla, N. Tran, R. Gorniak, J. Metz*
Institut für Anatomie und Zellbiologie, Universität Heidelberg

*J. Pill*
Präklinische Forschung und Entwicklung, Boehringer Mannheim

## Abstract

White New Zealand rabbits were fed with a semisynthetic diet for varying lengths of time. This diet contained 0,5 % cholesterol (CH-F) and casein or soy protein as the sole protein. A group of 10 animals were fed for 42 days with CH-F/casein and then for a further 50 days with standard food.
After removal of the aorta, cross-sections were prepared, HE-stained and evaluated automatically with a computerized image-analyzer. The relative plaque length and lumen occlusion of the different groups were compared. We found in the casein fed animals a higher grade of atherosclerosis than in the soy protein fed animals. After discontinuing the cholesterol supplement to the diet, we found that the plaques continued to increase in size over the subsequent 50 days. Relative plaque length and lumen occlusion in this group were similar to these in the group fed CH-F/Sojamin for 90 days.

# Der Einfluß einer unterschiedlichen Cholesterinfütterung auf die Progression der Atherosklerose in der Kaninchenaorta

*A. Pagenstecher, L. Skatulla, N. Tran, R. Gorniak, J. Pill, J. Metz*

*A. Pagenstecher, L. Skatulla, N. Tran, R. Gorniak, J. Metz*
Institut für Anatomie und Zellbiologie, Universität Heidelberg

*J. Pill*
Präklinische Forschung und Entwicklung, Boehringer Mannheim

## Einleitung

ANITSCHKOW beschrieb 1913 die Induktion von Plaques in der Kaninchen-aorta durch Cholesterinzusatz zum Futter dieser Tiere [1]. Seither dient das hypercholesterinämische Kaninchen als Modell für die Analyse der Pathogenese und -physiologie der Atherosklerose [4, 6]. Es zeigte sich, daß die Progredienz der Plaques stark variiert. Als ursächlich für diese Variationen wurden u.a. die Cholesterinmenge im Futter und die Dauer der Cholesteringabe diskutiert [3, 7]. In unserer Studie untersuchten wir den Einfluß der Fütterungsdauer mit einem cholesterinangereicherten Futter und die Wirkung verschiedener Proteine als Nahrungszusätze auf die Progression der atherosklerotischen Plaques in weißen Neuseeland(NZW)-Kaninchen.

## Material und Methoden

45 männliche NZW-Kaninchen von drei Monaten wurden entsprechend dem Fütterungsprotokoll und der Versuchsdauer in drei Gruppen eingeteilt (Tab. 1). In allen Untersuchungen wurde ein mit 0,5 % Cholesterin angereichertes semisynthetisches Futter (CH-F, SNIFF) folgender Zusammensetzung verwen-det: 17 % Kasein bzw. Sojamin, 37 % Stärke, 7 % Sojaöl + Kokosfett, 21 % Zellulose, 8 % Glukose, 7 % Vitamine, Mineralstoffe und Spurenelemente. Die Tiere der ersten Gruppe erhielten für 50 (n=9) bzw. 90 Tage (n=10) CH-F mit Sojamin als Proteinanteil. Die Tiere der zweiten Gruppe wurden für 42 (n=7) bzw. 90 Tage (n=10) ebenfalls mit CH-F ernährt, dem jedoch Kasein als Proteinanteil

*Tab. 1:* Fütterungsschema während des Versuchszeitraumes.

| | Gruppe 1 Tage | Gruppe 2 Tage | Gruppe 3 Tage |
|---|---|---|---|
| 0,5% CH-F | 50   90 | 42   90 | 42 |
| Protein | Sojamin | Kasein | Kasein |
| ST-F | --   -- | --   -- | 50 |
| 0,5 % CH-F (semisynthetisches Futter mit 0,5 % Cholesterinanteil) St-F (Standardfutter) | | | |

zugesetzt war. Die Kaninchen der dritten Gruppe (n=9) erhielten für 42 Tage CH-F mit Kasein, danach für weitere 50 Tage übliches Standardfutter (ST-F). Im Verlauf dieser Untersuchungen wurde in regelmäßigen Intervallen die Serumcholesterinkonzentration bestimmt.

Nach Ablauf der angegebenen Fütterungszeiträume wurden die Kaninchen durch Injektion von 100 mg/kg Körpergewicht (KG) Narcorene getötet und die Aorten entnommen. Die Aorten wurden daraufhin segmentweise geteilt, wobei Segment 1 aus der Aorta ascendens, die Segmente 2 und 3 aus dem thorakalen Aortenabschnitt und die Segmente 4 und 5 aus der Aorta abdominalis stammten. Diese Segmente wurden in 4 %igem Formaldehyd fixiert, in einer Alkoholreihe dehydriert und nach weiterer Aufbereitung in ihrer Längsachse orientiert in Methacrylat eingebettet, geschnitten und Hämatoxylin-Eosin (HE) angefärbt. Die Aortenquerschnitte wurden automatisch mittels einer computerisierten Bildanalysemethode morphometrisch ausgewertet (PAVLOV, Dissertation 1991). Hierfür wurde das mikroskopische Bild des Aortenquerschnittes über eine CCD-Kamera (DXC-750P, Sony) in die Bildverarbeitungsplatine (Matrox, MVP.AT) eines Computers (Logos, 386) eingespeist. Die folgenden Parameter wurden berücksichtigt : a) die relative Plaquelänge; dies ist der Quotient aus der Plaquelänge und der Länge der Lamina elastica interna und b) der Stenosegrad; dieser ist der Quotient aus Plaque- und Lumenquerschnittsfläche.

## Ergebnisse

Da in Kontrollversuchen an mit Standardfutter ernährten Kaninchen keines dieser Tiere eine Atherosklerose entwickelte, wird im folgenden auf diese Kontrollen nicht weiter eingegangen.

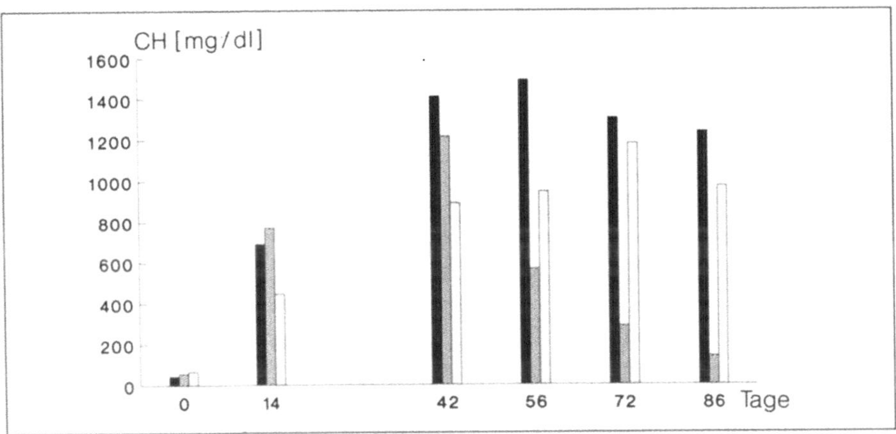

*Abb. 1:* Verlauf der Serumcholesterinkonzentrationen in den drei Versuchsgruppen.
■ 90 d CH-F/Kasein, ▨ 42 d CH-F/Kasein + 50 d St-F, ☐90 d CH-F/Sojamin.

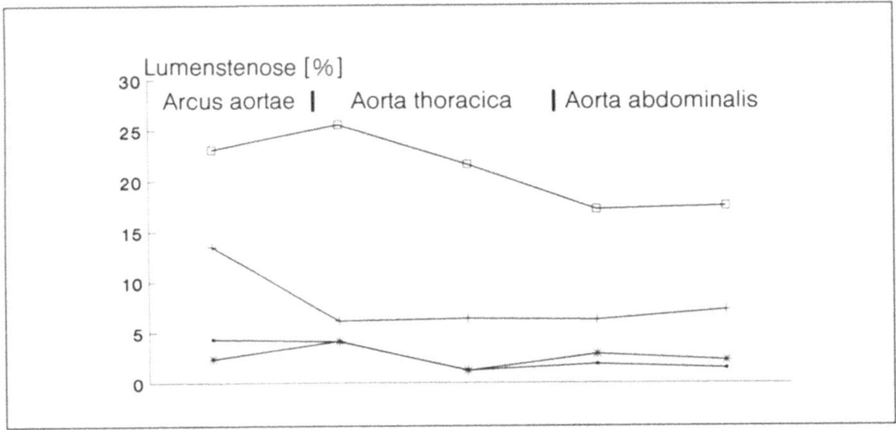



*Abb. 2:* Lumenstenose in den Aorten der kontinuierlich mit CH-F/Kasein bzw. Sojamin
gefütterten Versuchstier. ●— 50 d CH-F/Sojamin ✳— 4 2 d CH-F/Kasein, —+—
90 d CH-F/Sojamin, —▫— 90 d CH-F/Kasein.

In allen drei Gruppen fand sich ein massiver Anstieg der Cholesterinserum-
konzentration (Abb. 1), der bei den mit Kasein gefütterten Tieren (Gruppe 2)
steiler verlief als bei den mit Sojamin gefütterten Tieren (Gruppe 1). Nach
Absetzen des cholesterinangereicherten Futters in Gruppe 3 zeigte sich innerhalb der nächsten 50 Tage ein Abfall der Cholesterinserumkonzentration bis
nahezu auf die Ausgangswerte.

In allen Gruppen fand sich eine deutliche Atherosklerose in der Aorta. Relative Plaquelänge als auch Stenosegrad waren in den Gruppen 1 und 3 im Arcus aortae stärker ausgeprägt als in den anderen Regionen der Aorta.

Wir fanden eine Abhängigkeit der Atheroskleroseausprägung 1. vom Proteinanteil der Diät (Abb. 2): Im Vergleich zwischen den über den gesamten Fütterungszeitraum mit CH-F ernährten Tieren zeigen sich bei den mit Kasein gefütterten Tieren (Gruppe 2) deutlich höhere Werte sowohl der relativen Plaquelänge als auch des Stenosegrades als bei den mit Sojamin gefütterten Tieren (Gruppe 1) und 2. von der Cholesterinzufütterung (Abb. 3): In Gruppe 3 (42 d CH-F/Kasein + 50 d St-F) finden sich wesentlich höhere Werte als nach 42 d CH-F/Kasein; d.h. es kommt nach Absetzen der Cholesterinzufütterung zu weiterer Plaqueprogredienz. Die Werte der relativen Plaquelänge und des Stenosegrades in dieser Gruppe sind denen der 90 d CH-F/Sojamin gefütterten Tiere vergleichbar.

## Diskussion

In unseren Untersuchungen fanden wir, in Übereinstimmung mit anderen Autoren, bei cholesteringefütterten Kaninchen eine höhere Atherogenität von Kasein als von Sojamin [4, 7]. Als Ursache werden verschiedene Mechanismen angegeben: Mit Kasein als Nahrungszusatz wird zugeführtes Cholesterin

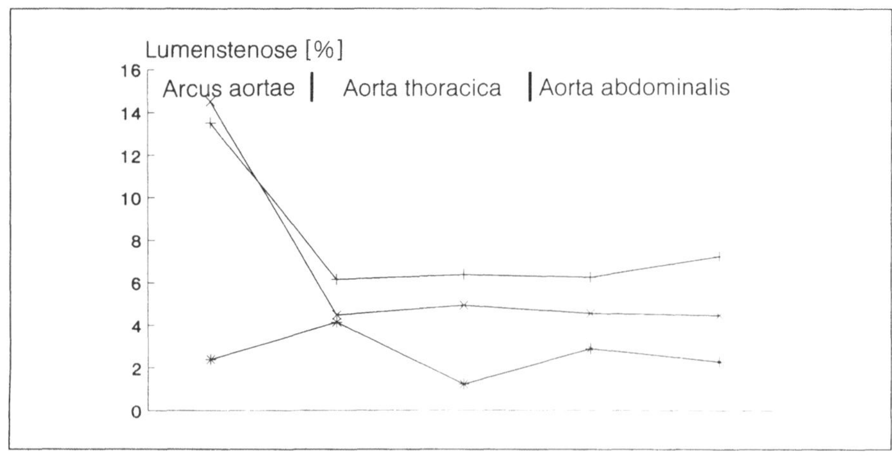


*Abb. 3:* Vergleich der Lumenstenosen der kontinuierlich mit CH-F und der mit 42 d CH-F/ Kasein + 50 d St-F gefütterten Tiergruppen. — | — 90 d CH-F/Sojamin, — + — 42 d CH-F/Kasein, — ✕ — 42 d CH-F/Kasein + 50 d St-F.

schneller resorbiert [8], und der Cholesterinstoffwechsel in der Leber wird durch Kasein beeinträchtigt [5]. Bei Kaninchen fand sich nach Fütterung mit entfetteten pflanzlichen und tierischen Proteinen, daß tierisches Protein generell zu höheren Serumcholesterinkonzentrationen führt, wobei in diesen Untersuchungen hohe interindividuelle Schwankungen auftraten [2].

Wir fanden ebenso im Serum unserer kaseingefütterten Versuchstiere höhere Cholesterinkonzentrationen im Vergleich zum Serum der sojamingefütterten. In den Aorten dieser Tiere differierte die Plaqueprogredienz entsprechend: In kaseingefütterten Kaninchen wurden deutlich stärker ausgeprägte Plaques gefunden als in sojamingefütterten.

Die Vergleichbarkeit des Atherosklerosegrades nach 42 d CH-F/Kasein + 50 d St-F bzw. nach 90 d CH-F/Sojamin rührt vermutlich von der sehr ähnlichen Cholesterinexposition der Aortenwand in beiden Versuchsgruppen her, da die Cholesterinserumkonzentration der kaseingefütterten Kaninchen vor Absetzen des CH-F wegen ihres schnelleren Anstieges über derjenigen der sojamin-gefütterten Tiere lag. Nach Absetzen des CH-F erreichte die Cholesterinserum-konzentration innerhalb der weiteren 50 Tage nahezu die Ausgangswerte.

## Zusammenfassung

Weiße Neuseeland-Kaninchen erhielten für unterschiedlich lange Zeiträume ein mit 0,5 % Cholesterin angereichertes semisynthetisches Futter (CH-F) mit Sojamin bzw. Kasein als alleinigem Proteinanteil. Bei einem Teil der kasein-gefütterten Tiere wurde die Cholesterinzufütterung nach 42 Tagen abgebrochen und für weitere 50 Tage auf übliches Standardfutter umgestellt.

In Aortenquerschnitten wurden mit Hilfe einer automatischen computerisierten Bildverarbeitungsmethode die relative Plaquelänge und der Stenosegrad in den verschiedenen Tiergruppen morphometrisch analysiert.

Es zeigte sich bei den mit Kasein gefütterten Tieren ein deutlich höherer Grad der Atherosklerose als bei den mit Sojamin gefütterten Tieren. Nach Absetzen des CH-F kam es innerhalb von 50 Tagen zu weiterer Plaqueprogredienz, so daß nach 90 Tagen in dieser Versuchsgruppe Stenosegrade erreicht wurden, die zwischen denen der kontinuierlich über 40 bzw. 90 Tage mit CH-F/Kasein gefütterten lagen. Relative Plaquelänge und Stenosegrad in dieser Gruppe 3 waren mit denen der 90 Tage mit CH-F/Sojamin gefütterten Tiere vergleichbar.

## Literaturverzeichnis

1 ANITSCHKOW N, CHALATOW S. Über die experimentelle Cholesteatose und ihre Bedeutung für die Entstehung einiger pathologischer Prozesse. Zentralbl Allg Pathol 1913; 24: 1-9.

2 CARROLL KK, HAMILTON RMG. Effects of dietary protein and carbohydrate on plasma cholesterol levels in relation to atherosclerosis. J Food Sci 1975; 40: 18-23.

3 DEBRY G. Food proteins and atherosclerosis, in expanding horizons. In: SCHLIERF G, MÖRL H, Hrsg. Atherosclerosis Research. Springer 1987; 309-316.

4 DUFF GL. Experimental cholesterol arteriosclerosis and its relationship to human atherosclerosis. Arch Pathol 1935; 20: 81-123.

5 HUFF MW, CARROLL KK. Effects of dietary protein on turnover, oxidation and absorption of cholesterol and on steroid excretion in rabbits. J Lipid Res 1979; 21: 546-558.

6 HUNT CE, DUNCAN LA. Hyperlipoproteinaemia and atherosclerosis in rabbits fed low-level cholesterol and lecithin. Br J Exp Pathol 1985; 66: 35-46.

7 KRITCHEVSKY D. Animal and Vegetable Protein Effects in Experimenthal Atherosclerosis. In: SCHLIERF G, MÖRL H, Hrsg. Expanding Horizons in Atherosclerosis Research. Springer: 1987; 304-308.

8 VAHOUNY GV, CHALCARZ W, SATCHITHANANDAM S, ADAMSON I, KLURFELD DM, KRITCHEVSKY D. Effect of soy protein and casein intake on intestinal absorption and lymphatic transport of cholesterol and oleic acid. Am J Clin Nutr 1984; 40: 1156-1164.

# Examination of lipid uptake into arterial wall - an additional method for evaluation of potential antiatherosclerotic compounds

*P. Görög, R. Schröer, E. Granzer, G.V.R. Born*

*P. Görög, G.V.R. Born*
The William Harvey Research Institute, St. Bartholomew's Hospital Medical College, London

*E. Granzer*
Pharma Forschung Stoffwechsel, Hoechst AG, Frankfurt/M.

*R. Schröer*
Klinische Forschung Vasotherapeutika, Hoechst AG Werk Kalle-Albert, Wiesbaden

## Abstract

The relevance of arterial wall lipid depositions for atherosclerosis results from the well known lipid content of atherosclerotic plaques. Various recent investigations have yielded detailed knowledge of the biochemical processes involved and of the significance of the different plasma lipids. Moreover, newer methods for special labeling of lipids (PITTMAN 1983) allowing experimental investigations of vessel wall uptake and degradation of lipids (BORN 1987) made it possible to examine the effects of various physiological factors (BORN 1989) and of pharmacological intervention. - Imanixil (INN), 4-Amino-2-(4,4-dimethyl-2-oxo-1-imidazolidinyl)-5-N-(3-trifluoromethyl-phenyl)-pyrimidinecarboxamide-monohydrochloride (IMX), is a new compound with hypolipidaemic, antiathero-sclerotic and antithrombotic properties (GRANZER 1988) which, therefore, could be suggested to affect lipid uptake into arterial walls, too. Respective experiments revealed that in rats, after pretreatment with IMX 10 mg/kg for one week, vessel wall uptake of native and macrophage-modified LDL was significantly reduced by 45 % and 65 %, respectively ($p < 0.0075$ resp. $p < 0.0001$). In rabbits a similar pretreatment with IMX in lower dosage of 3 mg/kg and 1 mg/kg, respectively, reduced the LDL uptake into arterial walls by 70 % and 37 %, respectively ($p < 0.0001$). Since in other investigations with similar low doses of IMX the hypolipidaemic effect could be demonstrated only after a longer treatment period, it might be well suggested that the antiatherogenic effect of this compound is brought about not only as consequence of the hypolipidaemic effect but probably by a primary activity interfering directly with the uptake or deposition of atherogenic lipids in the arterial wall. Further investigations of this activity are required to understand in detail the mode of action of this compound.

# Experimentelle Untersuchung der Lipideinlagerung in die Gefäßwand - eine neue Methode zur Bewertung potentieller antiatherosklerotischer Pharmaka


*P. Görög, R. Schröer, E. Granzer, G.V.R. Born*

*P. Görög, G.V.R. Born*
The William Harvey Research Institute, St. Bartholomew's Hospital Medical College, London

*E. Granzer*
Pharma Forschung Stoffwechsel, Hoechst AG, Frankfurt/M.

*R. Schröer*
Klinische Forschung Vasotherapeutika, Hoechst AG Werk Kalle-Albert, Wiesbaden


## Zusammenfassung


Die Bedeutung von Lipidablagerungen in der Gefäßwand für die Atherosklerose ergibt sich aus dem seit langem bekannten Lipidanteil atherosklerotischer Plaques. Aus zahllosen Untersuchungen hat sich ein detaillierteres Verständnis der an der Lipiddeposition beteiligten biochemischen Prozesse und der Bedeutung verschiedener atherogener Plasmalipide ableiten lassen. Durch spezielle Markierung von Lipiden [5] ist es möglich, spezifisch Einlagerung und Abbau von Lipiden in der Gefäßwand experimentell zu untersuchen und neben den Auswirkungen physiologischer Faktoren [6] auch Effekte pharmakologischer Intervention zu prüfen. Imanixil (INN), 4-Amino-2-(4,4-dimethyl-2-oxo-1-imidazolidinyl)-pyrimidin-5-carbonsäure-N-(3-trifluoromethyl-phenyl)-amid-monohydrochlorid (HOE 402) ist eine neue Entwicklungssubstanz mit lipidsenkenden, antiatherosklerotischen und antithrombotischen Eigenschaften [2, 3], deren Wirkung auf die Lipideinlagerung in die Gefäßwand überprüft wurde. Nach 8tägiger Vorbehandlung mit Imanixil (10 mg/kg) wurde bei Ratten eine signifikante Abnahme der Einlagerung nativer bzw. durch Makrophagen modifizierter Low density lipoproteins (LDL) um 45 % bzw. 65 % festgestellt (p < 0.0075 bzw. p < 0.0001). Bei Kaninchen führte eine 7tägige Vorbehandlung mit Imanixil sogar in deutlich niedrigerer Dosierung (3 bzw. 1 mg/kg) noch zu einer Abnahme der Einlagerung nativer LDL um 70 % bzw.

37 % (p < 0.0001). Da in früheren Untersuchungen mit solch geringen Dosen eine entsprechende hypolipidämische Wirkung von Imanixil erst nach längerer Behandlungsdauer nachweisbar war, muß angenommen werden, daß es sich bei dieser Hemmung der LDL-Aufnahme in die Gefäßwand um eine neue, von dem bekannten hypolipidämischen Effekt unabhängige, vaskuläre Wirkung der Substanz handelte, die die hypolipidämische Wirkung ergänzt und zusammen mit ihr die antiatherogene Wirkung von Imanixil hervorruft.

## Einleitung

Einer der frühen Schritte bei der Entwicklung der Atherosklerose ist die fortschreitende Ablagerung von Cholesterin und anderen Lipiden in der Arterienwand. Dies ist so zu verstehen, daß die Aufnahme von LDL in die Gefäßwand nur teilweise durch die High density lipoproteins(HDL)-vermittelte Ausschleusung sowie Metabolisierung kompensiert wird.

In der atherosklerotisch veränderten Gefäßwand sind u.a. auch oxidativ modifizierte LDL nachweisbar, die sowohl beim Durchtritt durch das Endothel in die Gefäßintima entstehen, die aber auch in vitro bei der Inkubation von LDL mit Makrophagen gebildet werden. Modifizierte LDL haben sich ihrerseits als chemotaktisch aktiv gegenüber Makrophagen gezeigt, so daß sie von sich aus die Einwanderung von Makrophagen in die Gefäßwand induzieren oder verstärken können, wodurch ein sich selbst verstärkender Prozeß in Form eines circulus vitiosus entstehen kann. Da unter tierexperimentellen Bedingungen diätetisch provozierter Hypercholesterinämie eine gesteigerte Aufnahme und Ablagerung nativer und oxidativ modifizierter LDL nachweisbar ist, kann man annehmen, daß diese Vorgänge zumindest unter diesen Bedingungen, wahrscheinlich aber ganz generell, an der Entstehung atherosklerotischer Plaques beteiligt sind.

Aus diesen Kenntnissen zu grundlegenden Prozessen, die an der Atheroskleroseentstehung beteiligt sind, ergibt sich die Relevanz von in-vivo-Untersuchungen der Lipidaufnahme auch für die Prüfung der pharmakologischen Interventionsmöglichkeiten bei der Entstehung der Atherosklerose und damit der potentielle Beitrag solcher Untersuchungen zur pharmakologischen Entwicklung von Antiatherosklerotika.

Imanixil (INN), 4-Amino-2-(4,4-dimethyl-2-oxo-1-imidazolidinyl)-pyrimidin-5-carbonsäure-N-(3-trifluoromethyl-phenyl)-amid-monohydrochlorid (HOE 402) ist eine neue Entwicklungssubstanz mit lipidsenkenden, antiatherosklerotischen und antithrombotischen Eigenschaften [2, 3]. Ausgangspunkt für die im folgenden vorgestellte Studie waren Befunde, die zeigten, daß Imanixil (IMX) neben einer dosisabhängigen Hemmung von 20 - 75 % durch 0,1 - 10 µmol/l bei der Cholesterinester- und Schaumzellbildung von Makrophagen in vitro auch eine ca. 80 %ige Reduktion der Entstehung atherosklerotischer Plaques bei cholesteringefütterten Kaninchen durch Gabe von 0,5 mg/kg Imanixil bewirkt. Aus diesen Befunden ergibt sich die Möglichkeit, daß die antiatherosklerotischen Effekte nicht nur als Folge einer generellen hypolipidämischen Wirkung, sondern als Ergebnis einer direkten Wirkung auf den Stoffwechsel der Gefäßwand zu verstehen sein könnten. Weitere Hinweise darauf können von Untersuchungen zur Lipidaufnahme in die Gefäßwand erwartet werden.

## Methoden

LDL (d = 1,019 - 1,063 g/ml) wurde aus Ethyldiamintetraessigsäure(EDTA)-(1 mg/ml)-antikoaguliertem Humanplasma durch Differentialultrazentrifugation hergestellt [4].
Mononukleäre Zellen wurden aus Heparin(5 U/ml)-antikoaguliertem venösen Blut durch Zentrifugation an Ficoll-Hypaque-Gradienten isoliert, von nicht-adhäsiven Zellen (Plastikschalen) separiert, resuspendiert und zu Makrophagen maturiert.
Modifizierte LDL wurden durch einstündige Inkubation mit polystyrol-mikrosphärenaktivierten Monozyten bei 37°C erhalten und durch Zentrifugation abgetrennt; der Lipidperoxidgehalt wurde mit Hilfe des Thiobarbitursäuretests bei pH 3,2 - 3,5 bestimmt.
LDL und modifizierte LDL wurden mit [125]I-Tyramin-Cellobiose durch Kupplung mit Cyanursäurechlorid markiert [5].
Männliche Wistar-Ratten, Körpergewicht 250 - 270 g, wurden acht Tage lang einmal täglich mit 10 mg/kg IMX, in 1 % Tylose (5 ml/kg) suspendiert oder Suspensionsmittel per os vorbehandelt. In entsprechender Weise wurde männlichen weißen Neuseeland(NZW)-Kaninchen, Körpergewicht 2,5 - 3,0 kg, 1 mg/kg bzw. 3 mg/kg IMX, suspendiert in 1 % Tylose (1 ml/kg), oder Suspensionsmittel einmal täglich sieben Tage lang per os verabreicht.
Markierte LDL oder modifizierte LDL (5 µCi bei Ratten bzw. 30 µCi bei Kaninchen) wurden zwei Stunden nach der letzten Tagesdosis appliziert. 18 - 20 bzw. 25 - 26 Stunden später wurden die Tiere mit Pentobarbital i.v. narkotisiert und getötet. Die Thorakalaorten wurden entnommen, gespült, in Stücke geschnitten und die Radioaktivität im Szintillationszähler bestimmt. Daraus wurde der LDL-Gehalt in pg/mg Trockengewicht ermittelt. Die Ergebnisse sind als Mittelwerte ± SEM (mittlere Standardabweichung) dargestellt; für statistische Vergleiche wurde der Student-t-Test für ungepaarte Stichproben angewandt.

## Ergebnisse

In der ersten Untersuchungsreihe mit Ratten zeigte sich ein deutlicher Unterschied bei der Aufnahme von nativen und modifizierten LDL in die Gefäßwand, der erneut die Bedeutung der modifizierten LDL für die Atheroskleroseentstehung unterstreicht. Darüber hinaus ergab sich nach 8tägiger Vorbehandlung mit 10 mg/kg IMX eine signifikant verminderte Aufnahme sowohl von nativen als auch von modifizierten LDL um 45 % bzw. 65 % ($p < 0.0075$ bzw. $p < 0.0001$) (Abb. 1).

Unter Berücksichtigung der bekannten lipidsenkenden Wirkung von IMX könnte eine verminderte LDL-Aufnahme in die Gefäßwand unter IMX auch durch eine entsprechend gesteigerte Elimination der Plasmalipide zustande kommen. Daher wurde in einer Pilotuntersuchung an NZW-Kaninchen nach 7tägiger Vorbehandlung mit 3 mg/kg Körpergewicht IMX die Plasmaelimination von nativen und modifizierten LDL getestet. Dabei ergab sich in Übereinstimmung mit der in früheren Untersuchungen festgestellten gesteigerten Gefäßwandaufnahme [1] auch hier eine deutlich schnellere Elimination für modifizierte LDL ($t_{1/2} = 2{,}93$ h) im Vergleich zu nativen LDL ($t_{1/2} = 4{,}83$ h). Mit IMX vorbehandelte

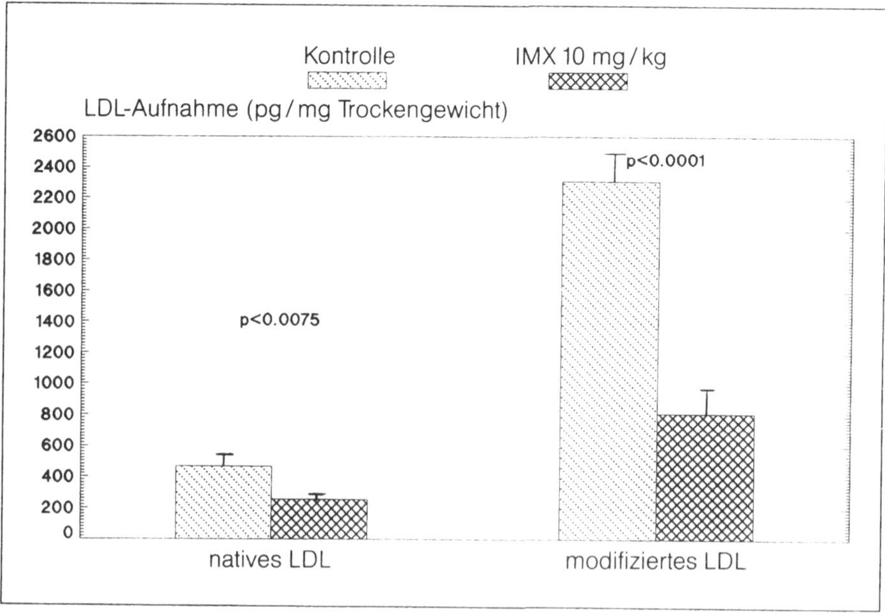


*Abb. 1:* Der Einfluß von IMX auf die Aufnahme von nativem und modifiziertem LDL in Gefäßwänden bei Ratten.

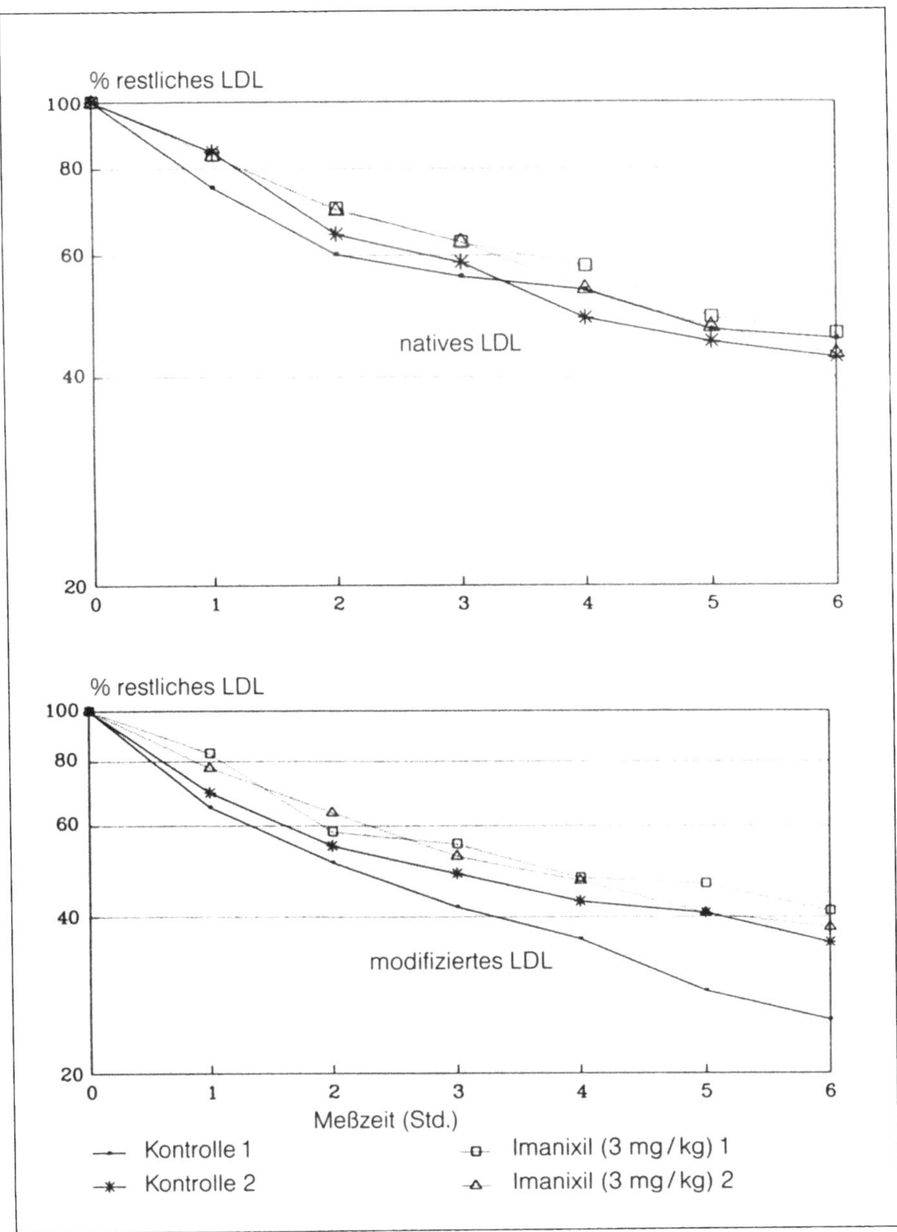


*Abb. 2:* Der Plasma-Clearance-Wert von nativem und modifiziertem LDL bei mit IMX vorbehandelten Kaninchen.

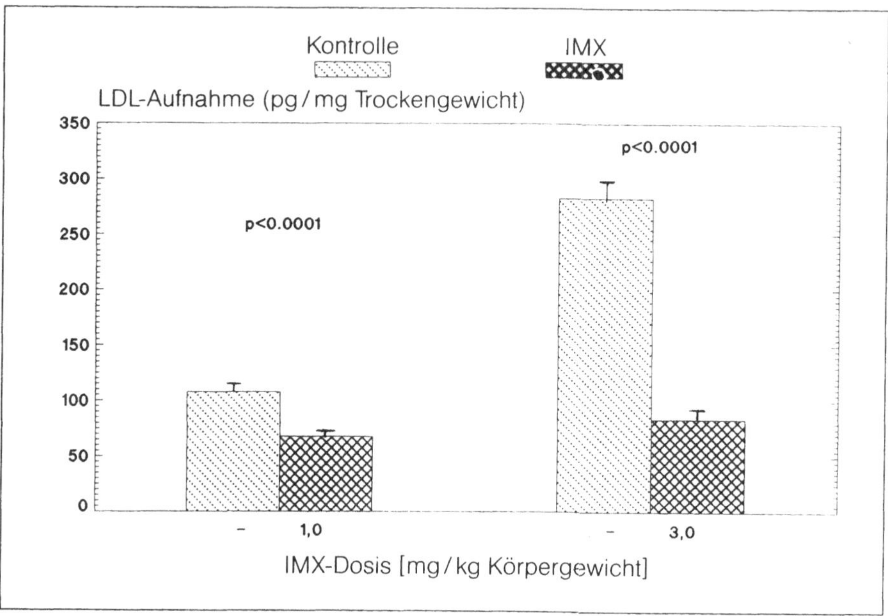


*Abb. 3:* Der Einfluß von IMX auf die Aufnahme von LDL in den Aortawänden von Kaninchen.

Kaninchen zeigten jedoch im Vergleich zu Kontrolltieren keine eindeutig veränderte Elimination, die eine verminderte Gefäßwandaufnahme von LDL unter IMX erwarten ließe (Abb. 2).

Die Untersuchung der LDL-Aufnahme in die Aortenwand bei NZW-Kaninchen, die sieben Tage lang mit 3 bzw. 1 mg/kg IMX vorbehandelt waren, zeigte jedoch dennoch eine um 70 bzw. 37 % signifikant ($p < 0.0001$) verminderte Aufnahme von nativen LDL (Abb. 3).

## Diskussion

Imanixil (HOE 402) zeigt in verschiedenen pharmakologischen Untersuchungen hypolipidämische und antiatherosklerotische Wirkungen, die möglicherweise ursächlich miteinander zusammenhängen. So könnte die unter Imanixil im Vergleich zu Kontrolltieren wesentlich verminderte Plaquebildung in der Kaninchenaorta nach 6monatiger diätetischer Cholesterinbelastung durchaus von der bekannten Absenkung des Plasmacholesterins verursacht sein. Andererseits zeigt Imanixil aber im zellulären System an Makrophagen mit modifizierten LDL auch eine direkte antiatherosklerotische Wirkung in Form einer Hemmung der Cholesterinesterproduktion und der Schaumzellbildung [2, 3]. In den hier berichteten neuen Untersuchungen zeigte sich nach einwöchiger Vorbehandlung bei Ratten mit IMX 10 mg/kg eine deutliche Hemmung der Aufnahme von nativen und oxidativ modifizierten LDL in die Aortenwand in vivo. Obwohl bei Kaninchen in Pilotuntersuchungen die Plasmaelimination von markierten LDL nach einwöchiger Vorbehandlung mit IMX (3 mg/kg) nicht wesentlich verändert war, zeigte sich auch hier eine deutliche Hemmung der LDL-Aufnahme sowohl nach 3 mg/kg als auch nach 1 mg/kg. Dabei trat allerdings auch ein deutlicher Unterschied der aufgenommenen Radioaktivität in den Kontrolltieren beider Untersuchungsserien auf, der möglicherweise mit Unterschieden der spezifischen Radioaktivität der LDL-Präparationen und dem unterschiedlichen Zeitabstand bis zur Probenaufbereitung zusammenhängt. Diese Unterschiede haben jedoch keine Bedeutung für die unter beiden Dosierungen nachgewiesene Wirkung von IMX auf die LDL-Aufnahme in die Aortenwand.

Da sich unter den verwendeten niedrigen Dosierungen von Imanixil entsprechende hypolipidämische Effekte erst nach längerer Behandlungsdauer auswirken [2, 3] und in den oben genannten Pilotuntersuchungen keine gesteigerte Plasmaelimination der LDL unter IMX nachweisbar war, scheint es sich bei dem hier nachgewiesenen Effekt der Hemmung der LDL-Aufnahme in die Gefäßwand um eine neue, von dem bekannten hypolipidämischen Effekt unabhängige, vaskuläre Wirkung von Imanixil (HOE 402) zu handeln, zu deren genauerer Aufklärung noch eingehendere Untersuchungen erforderlich sind.

## Literaturverzeichnis


1 GÖRÖG P, KAKKAR VV. Increased uptake of monocyte-treated low density lipoproteins by aortic endothelium in vivo. Atherosclerosis 1987; 65: 99-107.

2 GRANZER E. Antiatherosclerotic activity of the new compound IMANIXIL (HOE 402). Naunyn-Schmiedeberg's Arch Pharmacol 1988; 337 (Suppl) R 70.

3 GRANZER E, KAMPE KD, KREMER D. HOE 402 (Imanixil), a novel hypolipidemic and antithrombotic monocompound against atherosclerosis. 8th International Symposium on Atherosclerosis, Rome 1988; Abstracts p 313.

4 HAVEL RJ, EDNER HA, BRAGDON J. The distribution and chemical composition of ultracentrifugally separated lipoproteins in human serum. J Clin Invest 1955; 34: 1345-1353.

5 PITTMAN C, CAREW TE, GLASS CK, GREEN SR, TAYLOR OA, ATTIE AD. A radioiodinated, intracellularly trapped ligand for determining the sites of plasma protein degradation in vivo. Biochem J 1983; 212: 791-800.

6 SHAFI S, CUSACK NJ, BORN GVR. Increased uptake of low density lipoprotein induced by noradrenaline in carotid arteries of anesthetized rabbits. Proc R Soc Lond 1989; B 235: 289-298.

# Inhibition of mevalonate synthesis reduces neointimal outgrowth in balloon injured rat carotid arteries


*W. Völker, V. Faber, T. Brüning, E. Buddecke, H. Eckardt*
Institut für Arterioskleroseforschung, Westfälische Wilhelms-Universität Münster


## Abstract


Endothelial denudation of rat carotids with a balloon catheter leads to migration and proliferation of medial smooth muscle cells in the neointima. This experimental model of atherosclerosis was used in cholesterol-neutral, normotensive rats to study the effect of Lovastatin as an inhibitor of HMG-CoA(Hydroxymethylglutaryl-Coenzyme A)-reductase by morphometric analysis of arterial cross sections. Treatment with 30 mg/kg bodyweight/day Lovastatin leads to the formation of smaller neointimal thickenings than in the control group. The reduction is about 22 %. Accordingly, the vessel lumina were larger - by 42 %. This luminal enlargement was not only due to the reduced plaque growth, but also to a reduction in the persistent vessel contraction observed in the control group. This positive effect would indicate that the blood vessels are reacting better towards vessel relaxant factors in the presence of Lovastatin. The reduction in plaque growth, due to inhibition of mevalonate synthesis by Lovastatin, probably involves several intermediate steps, including an inhibition of farnesylation in the cell membrane and of the formation of isopentenyl groups, which result in an inhibition of DNA synthesis and cell proliferation.

# Hemmung der Mevalonatsynthese verringert das neointimale Wachstum ballonkathetergeschädigter Karotiden in Ratten


*W. Völker, V. Faber, T. Brüning, E. Buddecke, H. Eckardt*
Institut für Arterioskleroseforschung, Westfälische Wilhelms-Universität
Münster


## Einleitung

Restenosierung von Arterien nach perkutaner transluminaler Angioplastie ist nach wie vor ein Hauptproblem dieser Gefäßerweiterungsmethode. Mehrere Autoren nennen Neuverschlußraten von 16 % bis 45 %, die innerhalb eines halben Jahres nach chirurgischem Eingriff beobachtet worden sind [11, 12, 15, 16, 18, 22]. Die Ursachen der Restenosierung und des erneuten Gefäßverschlusses nach Ballonangioplastie sind erst wenig verstanden [19]. Plättchenaggregation und Thrombusbildung sowie anhaltende myointimale Proliferation tragen zur Neubildung von Läsionen bei [4, 8, 17]. Die Proliferation und Migration glatter Muskelzellen sowie die Überproduktion von Bindegewebe nach Arterienwandverletzung sind die wesentlichen Merkmale für das gefäßverengende Wachstum von neointimalem Gewebe.

Das Ballonkatheter-Schädigungsverfahren führt nach experimenteller Endotheldenudation ebenfalls zur Proliferation glatter Muskelzellen (SMC). Es wird daher als ein in-vivo-Testmodell zur Untersuchung des neointimalen Wachstums und der Wirkung antiarteriosklerotischer Substanzen angewendet [14, 20, 25]. Bei Ratten erreicht die Proliferationsrate nach etwa vier Tagen ihr Maximum; nach zwei Wochen ist das Gefäßlumen auf etwa ein Drittel seines ursprünglichen Volumens verringert [5, 6].

In der vorliegenden Studie wurde das Ballonkathetermodell zur Bestimmung antiproliferativer Wirksamkeiten des HMG-CoA(Hydroxymethylglutaryl-Coenzym A)-Reduktase-Hemmers Lovastatin in einem 'cholesterinneutralen' System eingesetzt. Durch morphometrische Analysen von histologischen Schnitten geschädigter und ungeschädigter Karotiden von normotonen Ratten sollte geprüft werden, ob Hemmung der Mevalonatsynthese das Wachstum neointimaler Plaques sowie lang andauernde Gefäßkontraktion verringern kann.

## Methoden

Die Ballonkatheter-Schädigungsmethode wurde eingesetzt, um die Proliferation glatter Muskelzellen und das neointimale Wachstum in vivo anzuregen. Fünf Ratten erhielten zuvor für eine Woche den HMG-CoA-Reduktase-Inhibitor Lovastatin (30 mg/kg Körpergewicht/Tag; per Schlundsonde). Weitere fünf Ratten erhielten Plazebo. Danach wurde bei allen Tieren unter Narkose jeweils die linke Arteria carotis communis mit einem eingeführten Ballonkatheter deendothelialisiert. Die Fütterung wurde für weitere zwei Wochen fortgesetzt. Danach wurden die Tiere getötet. Von allen Karotiden wurden histologische Querschnitte hergestellt. Mit Hilfe eines Videomorphometriesystems wurden in den Schnitten die neointimalen Plaques, Lumenquerschnitte sowie Umfänge und Querschnittflächen der Tunica media bestimmt.

## Ergebnisse

Die Ballonkatheterschädigung des Endothels verringerte das Gefäßlumen der Arteria carotis in unbehandelten normotonen Ratten nach zwei Wochen um etwa

*Tab. 1:* Zusammenfassung der Videomorphometriedaten von Querschnitten ballonisierter und ungeschädigter Karotiden von Lovastatin- und Kontrollratten.

| | linke geschädigte Karotis | | rechte normale Karotis | |
| --- | --- | --- | --- | --- |
| | Lovastatin | Kontrolle | Lovastatin | Kontrolle |
| Neointima Fläche ± S.D. | $0.14 \pm 0.01^*$ | $0.18 \pm 0.03^{**}$ | 0 | 0 |
| Gefäßlumen Fläche ± S.D. | $0.27 \pm 0.07^*$ | $0.14 \pm 0.02^{**}$ | $0.23 \pm 0.04$ | $0.25 \pm 0.10$ |
| Tunica media Fläche ± S.D. | $0.11 \pm 0.01$ | $0.11 \pm 0.01$ | $0.10 \pm 0.01$ | $0.09 \pm 0.01$ |
| Außenumfang Länge ± S.D. | $2.77 \pm 0.15^*$ | $2.50 \pm o.13^{**}$ | $2.42 \pm 0.07$ | $2.37 \pm 0.15$ |
| Innenumfang Länge ± S.D. | $2.52 \pm 0.16^*$ | $2.20 \pm 0.14^{**}$ | $2.13 \pm 0.07$ | $2.14 \pm 0.12$ |

Irrtumswahrscheinlichkeit: $p^*/^{**} < 0.05$,
Mittelwerte von Mittelwerten ± Standardabweichung: $mm^2$ und mm,
5 Ratten pro Versuchsgruppe, 10 histologische Schnitte pro Tier.

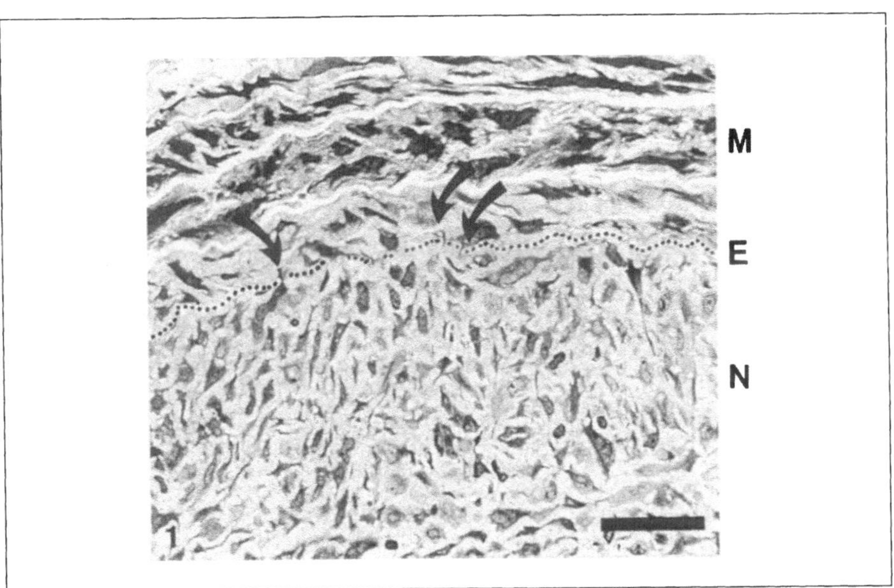



*Abb. 1:* Lichtmikroskopische Aufnahme der Tunica media (M) und der Neointima (N) einer ballonisierten Arteria carotis zwei Wochen nach Schädigung. Glatte Muskelzellen (Pfeile) verlassen die Tunica media und wandern durch Poren der Elastica interna (E) in die Neointima. Balken: 10 µm.

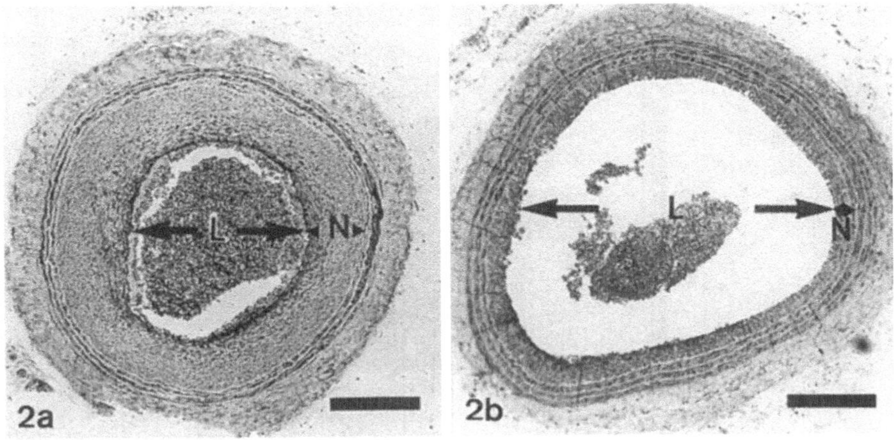



*Abb. 2:* Lichtmikroskopische Aufnahmen von ballonisierten Karotiden einer Kontrollratte (2a) und einer Lovastatinratte (2b). Das Gefäßlumen (L) von lovastatinbehandelten Tieren ist größer und die Neointima (N) ist kleiner als in Tieren der Kontrollgruppe. Balken: 0,2 mm.

zwei Drittel des Wertes von nichtgeschädigten Gefäßen (vergl. Gefäßlumina der Kontrolltiere in Tab. 1). Zu diesem Zeitpunkt, nach Endotheldenudation, wandern noch immer glatte Muskelzellen aus der Tunica media durch Öffnungen der Elastica interna in die Neointima (Abb. 1). Das Plaquewachstum ist also zu diesem Zeitpunkt noch nicht abgeschlossen. Eine bis zu diesem Zeitpunkt noch bestehende Gefäßkontraktion ist ebenfalls in histologischen Schnitten zu beobachten (Abb. 2a u. 2b). Zur quantitativen Bestimmung der Gefäßverengung wurden daher neben der Intima- und der Lumenfläche auch die Außen- und Innenumfänge der Tunica media vermessen.

Wirkungen von Lovastatin auf die Größe neointimaler Plaques und die Umfänge der Tunica media wurden nach morphometrischer Analyse durch Vergleich der Meßwerte von lovastatinbehandelten Ratten mit denen nicht behandelter Tiere ermittelt (Tab. 1, Abb. 3). Das offene Lumen in den ballonisierten Gefäßen in der Kontrollgruppe ist um 44 % kleiner als in den ungeschädigten Karotiden dieser Gruppe (0,14 vs. 0,25 mm²). Bedingt durch die Gefäßerweiterung ist in der Lovastatingruppe kein signifikanter Unterschied mehr zwischen den Lumina der linken ballonisierten und den rechten ungeschädigten Gefäßen beider Versuchsgruppen zu beobachten (0,27 vs. 0,23 bzw. 0,25 mm²). Der gefäßerweiternde Effekt von Lovastatin kann nicht allein auf das geringere

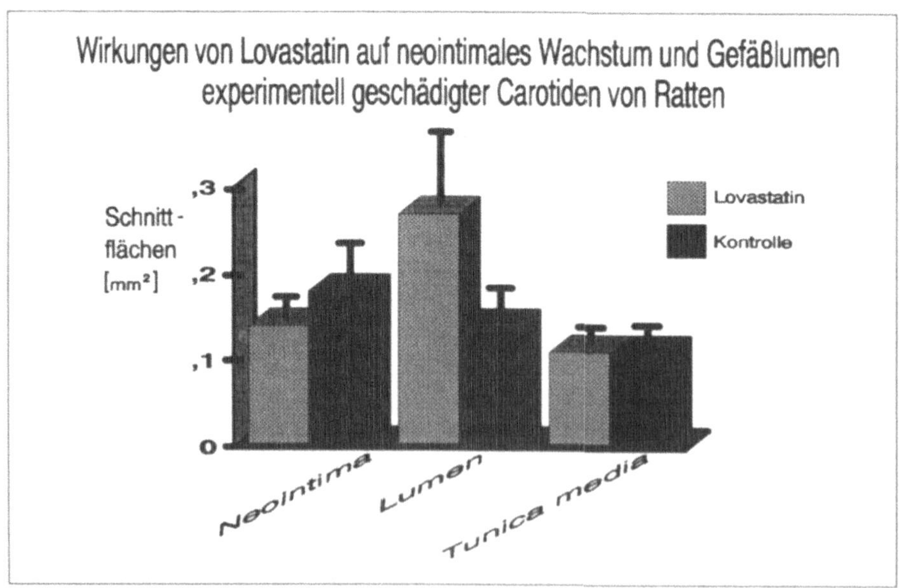


*Abb. 3:* Zusammenfassung der Videomorphometriedaten von Querschnitten ballonisierter Karotiden von Lovastatin- und Kontrollratten.

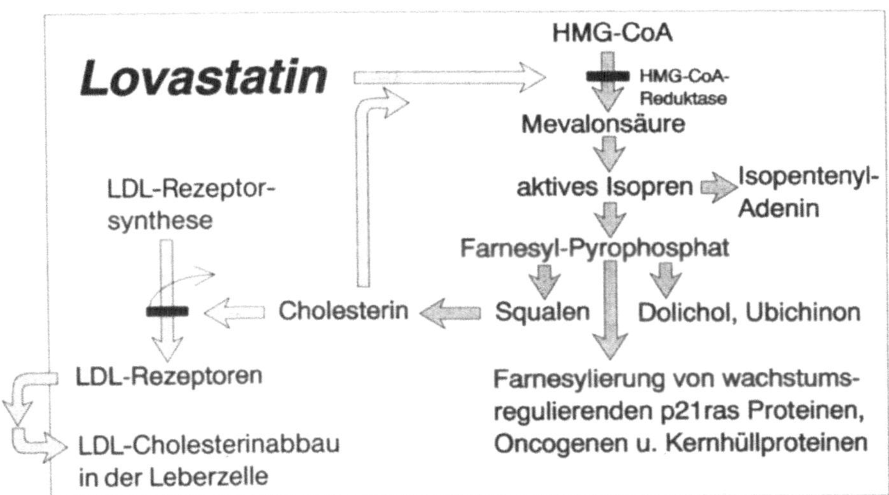



*Abb. 4:* Vereinfachtes Wirkungsschema des HMG-CoA-Reduktase-Inhibitors Lovastatin. Durch Hemmung der HMG-CoA-Reduktase senkt Lovastatin die Cholesterinneusynthese und stimuliert die LDL-Rezeptorsynthese und somit den Plasmacholesterinabbau. Farnesyl- und Isopentenylgruppen sind wichtig für die Regulation des Zellwachstums und der Zellproliferation, Ubichinon für den Energietransfer und Dolichol für die Glykoproteinsynthese.

Plaquewachstum zurückgeführt werden. Die mittlere Plaquegröße ist in der Lovastatingruppe zwar kleiner als in der Plazebogruppe, jedoch nur um etwa 22 %. Bei den lovastatinbehandelten Tieren muß außerdem ein gefäßrelaxierender bzw. ein kontraktionsverhindernder Effekt vermutet werden. Dies wird durch den Vergleich der äußeren und inneren Umfänge der Tunica media zwischen den Versuchsgruppen deutlich. Der Umfang der Tunica media der geschädigten Arterien ist in der Lovastatingruppe um etwa 10 % größer als in der Kontrollgruppe. Die nicht ballonisierten rechten Karotiden zeigen diesen Effekt nicht. Die Flächen der Tunica media der ballonisierten Gefäße sind gleich groß (0,11 mm²) und beide jeweils etwa 10 % größer als jene der entsprechenden ungeschädigten Karotiden. Dies spricht für eine experimentell induzierte Mediahypertrophie. Auf diese experimentell erzeugte Hypertrophie der Tunica media zeigt Lovastatin keine Wirkung.

Die Ergebnisse zeigen, daß die Hemmung der Mevalonatsynthese die Bildung experimentell erzeugter neointimaler Läsionen in der Arteria carotis verringert und, zumindest zwei Wochen nach Schädigung, das Fortbestehen einer Gefäßkontraktion vermeidet und auf diese Weise günstig auf die Blutzirkulation einwirkt.

## Diskussion

Das Ballonkatheter-Arteriosklerose-Tiermodell in Verbindung mit morphometrischer Analyse wurde gewählt, um in einem 'cholesterinneutralen' Tier, der normotonen Ratte, Wirkungen von Lovastatin auf das neointimale Wachstum glatter Muskelzellen in der Arteria carotis und die Weite dieser Blutgefäße zu untersuchen. In Gegenwart von Lovastatin waren neointimale Plaques um 22 % kleiner als in der Kontrollgruppe. Dementsprechend war das Gefäßlumen größer - und zwar um 42 %. Das größere Lumen erklärt sich nicht nur aus dem geringeren Plaquewachstum, sondern, wie Messungen der Mediaumfänge gezeigt haben, auch aus einer geringeren persistierenden Gefäßkontraktion als in der Kontrollgruppe. Dieser günstige Effekt spricht für ein verbessertes Ansprechverhalten der Gefäßwand auf gefäßrelaxierende Faktoren. Das geringere Plaquewachstum ist, wie im folgenden diskutiert, wahrscheinlich auf eine Hemmung der DNA(Desoxiribonukleinsäure)-Synthese und der Zellproliferation zurückzuführen.

Durch Blockierung der HMG-CoA-Reduktase-Aktivität blockiert Lovastatin kompetitiv die Synthese von Mevalonsäure [10]. Hemmung ist bereits bei Konzentrationen von weniger als $10^{-8}$ M feststellbar [1]. Mevalonsäure ist die Vorstufe von Isoprenoiden, die in zahlreiche Stoffwechselendprodukte und funktionelle Gruppen (Farnesyl-Pyrophosphat, Isopentenyl-Pyrophosphat, Ubichinon, Cholesterin, Dolichol) eingebaut werden. Die Bedeutung von Mevalonsäure für die Regulation des Zellstoffwechsels und des Zellwachstums wurde erst kürzlich durch die Entdeckung von wachstumsregulierenden p21[ras] Proteinen [3, 13, 23], Proto-Onkogenen, Onkogenen und Kernhüllproteinen [2, 7, 26] deutlich. Diese Substanzen sind über Farnesylgruppen mit Zellmembranen verankert. Hemmung der Mevalonatsynthese verhindert die Farnesylierung und beeinträchtigt die Funktionen dieser Substanzen [10]. Lovastatin unterdrückt weiterhin die Bildung von Isopentenylgruppen. Isopentenyl-Adenin ist wichtig für die Regulation der DNA-Replikation [21, 27]. Das Zellwachstum könnte daher in mehrfacher Weise durch Lovastatin gehemmt werden (Abb. 4). Bei hypercholesterinämischen Kaninchen verbessert Lovastatin die Endothelzellfunktionen, ohne daß die Konzentrationen des Gesamtcholesterins, des LDL (Low density lipoprotein) und der Triglyzeride signifikant verändert werden [24]. Das intimale Wachstum ballonkatheterinduzierter Plaques in Kaninchen wird ebenfalls verringert, jedoch, im Gegensatz zum vorliegenden Versuch, ohne einen signifikanten Gewinn an Lumenquerschnittfläche [9]. Unsere Versuche zeigen deutlich, daß Lovastatin bei Ratten einen direkten, nicht LDL-modifizierten Einfluß auf das Wachstum glatter Muskelzellen bei gefäßschädigenden Eingriffen besitzt.

# Literaturverzeichnis


1  ALBERTS A. Discovery, biochemistry and biology of lovastatin. Am J Cardiol 1988; 62: 10J-15J.
2  BECK L, HOSICK TJ, SINENSKY M. Incorporation of a product of mevalonic acid metabolism into proteins of Chinese hamster ovary cell nuclei. J Cell Biol 1988; 107: 1307-1316.
3  CASEY P, SOLSKI P, DER C, BUSS J. P21[ras] is modified by a farnesyl isoprenoid. Proc Natl Acad Sci USA 1989; 86: 8323-8327.
4  CHESEBRO JH, LAM LYT, BADIMON L, FUSTER V. Restenosis after arterial angioplasty: A hemorrheologic response to injury. Am J Cardiol 1987; 60: 10B-16B.
5  CLOWES AW, REIDY MA, CLOWES MM. Mechanisms of stenosis after arterial injury. Lab Invest 1983; 49: 208-215.
6  CLOWES AW, REIDY MA, CLOWES MM. Kinetics of cellular proliferation after arterial injury. I. Smooth muscle growth in the absence of endothelium. Lab Invest 1983; 49: 327-333.
7  FARNSWORTH C, WOLDA S, GELB M, GLOMSET J. Human linin B contains a farnesylated cystein residue. J Biol Chem 1989; 264: 20422-20429.
8  FAXON DP, SANBORN TA, WEBER VJ, HAUDENSCHILD CC, GOTTSMAN SB, McGAEM WA, RYAN TJ. Restenosis following transluminal angioplasty in experimental atherosclerosis. Arteriosclerosis 1984; 4: 189-195.
9  GELLMAN J, EZEKOWITZ MD, SAREMBOCK IJ, AZRIN MA, NOCHOMOWITZ LE, LERNER E, HAUDENSCHILD CHC. Effect of lovastatin on intimal hyperplasia after balloon angioplasty: A study in an atherosclerotic hypercholesterolemic rabbit. J Am Coll Cardiol 1991; 17: 251-259.
10  GOLDSTEIN L, BROWN M. Regulation of the mevalonate pathway. Nature 1990; 343: 425-430.
11  GRÜNTZIG AR, KING SBI, SCHLUMPF M, SIEGENTHALER W. Long-term follow-up after percutaneous transluminal angioplasty: the early Zürich experience. N Engl J Med 1987; 316: 1127-1132.
12  GUITERAS VAL P, BOURASSA MG, DAVID PR, BONAN R, CREPEAU J, DYRDA I, LESPERANCE J. Restenosis after successful percutaneous transluminal coronary angioplasty: the Montreal Heart Institute experience. Am J Cardiol 1987; 60: 50B-55B.
13  HANCOCK JF, MAGEE AI, CHILDS JE, MARSHALL CJ. All ras proteins are polyisoprenylated but only some are palmitoylated. Cell 1989; 57: 1167-1171.
14  JACKSON CL, BUSH RC, BOWYER DE. Inhibitory effects of calcium antagonists on balloon catheter-induced arterial smooth muscle cell proliferation and lesion size. Atherosclerosis 1988; 69: 115-122.
15  KALTENBACH M, KOBER G, SCHERER D, VALLBRACHT C. Recurrence rate after successful coronary angioplasty. Eur Heart J 1985; 6: 276-281.
16  KUHLMANN U, GREMINGER P, GRÜNTZIG A, SCHNEIDER E, PAULIADIS G, LUESCHER T, STEURER J, SIEGENTHALER W, VETTER W. Long-term experiments in percutaneous transluminal dilation of renal artery stenosis. Am J Med 1985; 79: 692-698.
17  LAM JYT, CHESEBRO JH, STEELE PM, DEWANJEE MK, BADIMON L, FUSTER V, BYRNE JM, LAMB MB, WENDLAND BI. Deep arterial injury during experimental angioplasty: Relationship to a positive [111]indium-labeled platelet scintigram, quantitative platelet deposition, and mural thrombus. J Am Coll Cardiol 1986; 8: 1380-1386.

18 LEVINE S, EWELS CJ, ROSING D, KENT KM. Coronary angioplasty clinical and angiographic follow-up. Am J Cardiol 1985; 55: 673-676.

19 ORLANDI C, SINGH J, BELL F, SCHAUB R. Proliferative and lipid metabolism response to balloon angioplasty in canine renal arteries. J Am Coll Cardiol 1990; 15: 1394-1400.

20 POWELL JS, CLOZEL JP, MÜLLER RKM, KUHN H, HEFTI F, HOSANG M, BAUMGARTNER HR. Inhibitors of angiotensin-converting enzyme prevent myointimal proliferation after vascular injury. Science 1989; 245: 186-188.

21 QUESNEY-HUNEEUS V, WILEY MH, SIPERSTEIN MD. Isopentenyladenine as a mediator of mevalonate-regulated DNA replication. Proc Natl Acad Sci USA 1980; 77: 5842-5846.

22 REISFELD D, MASTAS AJ, TELLIS VA, SPRAYRAN S, BAKAL C, SOBERMAN R, GLICKLICH D, VEITH F. Late follow-up of percutaneous transluminal angioplasty for treatment of transplant renal artery stenosis. Transplant Proc 1989; 21: 1955-1956.

23 SCHAFER W, KIM R, STERNE R, THORNER J, KIM S, RINE J. Genetic and pharmacological suppression of oncogenic mutants in ras genes of yeast and humans. Science 1989; 245: 379-385.

24 SIEGFRIED M, TAYLOR P, LEFER A. Reversal of cholesterol induced endothelial dysfunction by the HMG-CoA reductase inhibitor lovastatin. Circulation 1990; 82(Suppl.4): III-35.

25 VÖLKER W, FABER V. Aspirin reduces the growth of medial and neointimal thickenings in balloon-injured rat carotid arteries. Stroke 1990; 21: IV.44-IV.45.

26 WOLDA S, GLOMSET J. Evidence for modification of linin B by a product of mevalonic acid. J Biol Chem 1988; 263: 5997-6000.

27 WITTE LD, FAIRBANKS KP, BARBU V, GOODMAN DS. Studies on cell proliferation and mevalonic acid metabolism in cultured human fibroblasts. Ann NY Acad Sci 1985; 454: 261-269.

# Reduction of mortality in Skelton-hypertensive rats by therapeutic application of the calcium antagonist Flunarizine without suppression of the high blood pressure

*P.E. Schwabedal, A. Verheyen, M. Borgers, M. Pulina, I. Krocke, W. Oestreich*

*P.E. Schwabedal, M. Pulina, I. Krocke*
Anatomisches Institut, Rheinische Friedrich-Wilhelms-Universität Bonn

*A. Verheyen, M. Borgers*
Janssen Research Foundation Beerse, Belgien

*W. Oestreich*
Janssen Research Foundation Neuss

## Abstract

Following Skelton's procedure with unilateral adrenonephrectomy, contralateral adrenal enucleation and application of 1 % NaCl with the drinking fluid, rats develop severe hypertension resulting in increased mortality due to high blood pressure and pronounced arteriosclerosis of the brain, heart and kidney. In the present study, the therapeutic effect of the antiarteriosclerotic calcium antagonist flunarizine upon the development of blood pressure and mortality was investigated in Skelton-hypertensive Long Evans rats with established generalized arteriosclerosis. In 10 non-flunarizine-treated rats subjected to the Skelton procedure, and in 10 flunarizine-treated rats (application of 300 mg flunarizine per kg food begun in the 8th week after the operation) also subjected to the Skelton procedure, as well as in 10 untreated rats (controls), the mortality and systolic blood pressure was measured weekly. The rats subjected to the Skelton procedure developed hypertension with a mean systolic blood pressure increase from $110 \pm 8$ (SD) mmHg 1 week before the operation to $226 \pm 28$ mmHg 7 weeks after the operation, or from $112 \pm 6$ mmHg to $219 \pm 27$ mmHg in the two treated groups respectively. During the experimental time course of 29 weeks with flunarizine application from the 8th week after the operation onwards, no significant reduction of the systolic blood pressure was observed in the flunarizine-treated Skelton-hypertensive rats in comparison with the non-flunarizine-treated Skelton-hypertensive rats. However, over this time period, mean survival time per rat was 9.9 ± 11.5 (SD) weeks in the flunarizine-treated Skelton-hypertensive rats and only 5.4 ± 7.7 weeks in the non-flunarizine-treated Skelton-hypertensive rats. The control rats remained normotensive with initial mean blood pressure values of 108 ± 7 mmHg and final values of 127 ± 12 mmHg. In this group mean survival time per rat was 27.2 ± 5.3 weeks. The findings presented suggest that therapeutic application of the calcium antagonist flunarizine at the dosage used does not reduce high blood pressure in Skelton-hypertensive rats, but almost doubles survival time.

# Senkung der Mortalität hypertoner Ratten mit bluthochdruckbedingter Arteriosklerose durch therapeutische Gabe des blutdruckneutralen Kalziumantagonisten Flunarizin

P.E. Schwabedal, A. Verheyen, M. Borgers, M. Pulina, I. Krocke, W. Oestreich

P.E. Schwabedal, M. Pulina, I. Krocke
Anatomisches Institut, Rheinische Friedrich-Wilhelms-Universität Bonn

A. Verheyen, M. Borgers
Janssen Research Foundation Beerse, Belgien

W. Oestreich
Janssen Research Foundation Neuss

## Einleitung

Es gilt als gesichert, daß Arteriosklerose infolge Bluthochdruckes die Mortalität steigert [1]. Wie dazu experimentelle Untersuchungen an Skelton-hypertonen Ratten [14] zeigen, läßt sich durch prophylaktische Gabe des Kalziumantagonisten Flunarizin in hoher Dosierung die hypertoniebedingte Arteriosklerose nahezu vollständig [7, 8] und in niedrigeren Dosierungen dosisabhängig [9] hemmen sowie die Überlebenszeit der Tiere bei hoher Dosierung mehr als verdoppeln [12], ohne zugleich den Bluthochdruck zu senken. Das wirft die Frage auf, ob dieser Kalziumantagonist nicht nur prophylaktisch, sondern auch therapeutisch wirksam ist. Mit der vorliegenden Untersuchung wird geprüft, welchen Einfluß Flunarizin auf Blutdruck und Mortalität von Ratten ausübt, wenn diese aufgrund der Skelton-Hypertonie bereits eine massive bluthochdruckbedingte Arteriosklerose entwickelt haben.

## Material und Methoden

Die Untersuchung erfolgte an insgesamt 30 männlichen Ratten (Tab.1): 10 dienten als Kontrolltiere (Versuchsgruppe I), und 20 wurden zum Erzeugen einer Hypertonie nach Skelton behandelt mit unilateraler Adrenonephrektomie, Enukleation der kontralateralen Nebenniere und postoperativer Gabe von 1 %

NaCl und 5 % Glukose in Leitungswasser als Trinkflüssigkeit [14] (Versuchsgruppen II und III). Solche Skelton-behandelten Ratten besitzen, wie wiederholt
nachgewiesen wurde, bereits sieben Wochen nach Versuchsbeginn eine massive bluthochdruckbedingte Arteriosklerose an Herz, Gehirn und Niere [6, 7, 8,
10, 11]. Wie in früheren Untersuchungen verstarben bis zu diesem Zeitpunkt
spontan ca. 20 % der Tiere. So bekamen in der vorliegenden Untersuchung acht
Tiere, d. h. 50 % der die 7. postoperative Woche überlebenden Skelton-
behandelten Ratten, ab der 8. Woche p. op. bis zum Versuchsende Flunarizin
mit der Nahrung (300 mg pro kg Rattenpellets) (Versuchsgruppe III), während
die übrigen 50 % der Skelton-behandelten Tiere weiterhin kein Flunarizin
erhielten (Versuchsgruppe II).

Die Mortalitätsbestimmung und die schwanzplethysmographische Blutdruckmessung [16] erfolgten wöchentlich über den gesamten Versuchszeitraum von
einer Woche vor dem Operationstermin bis zum spontanen Versterben der
letzten Skelton-Flunarizin-behandelten Ratte in der Versuchsgruppe III. Im
folgenden fanden bei der Darstellung der Befunde neben den Kontrolltieren nur
solche Skelton-behandelten Ratten Berücksichtigung, die die 7. postoperative
Woche überlebt hatten.

*Tab. 1:* Versuchsgruppen und Behandlung.

| Versuchs-gruppe | Opera-tion | Trinkflüssig-keit p. op. | Flunarizin-applikation* | Tierzahl pro Versuchs-gruppe |
|---|---|---|---|---|
| I (Kontrolle) | keine | Leitungs-wasser | keine | 10 (9)* |
| II (Skelton) | nach Skelton | 1 % NaCl und 5 % Glukose in Leitungs-wasser | keine | 10 (8)* |
| III (Skelton-Flunarizin) | nach Skelton | 1 % NaCl und 5 % Glukose in Leitungswasser | 300 mg/kg Ratten-futter | 10 (8)* |

*Flunarizin wurde erst zu Beginn der 8. postoperativen Woche gegeben. Zu diesem Zeitpunkt
waren nur noch 9 Ratten in der Versuchsgruppe I (Kontrolltiere) und jeweils 8 Ratten in den
Versuchsgruppen II und III vorhanden.

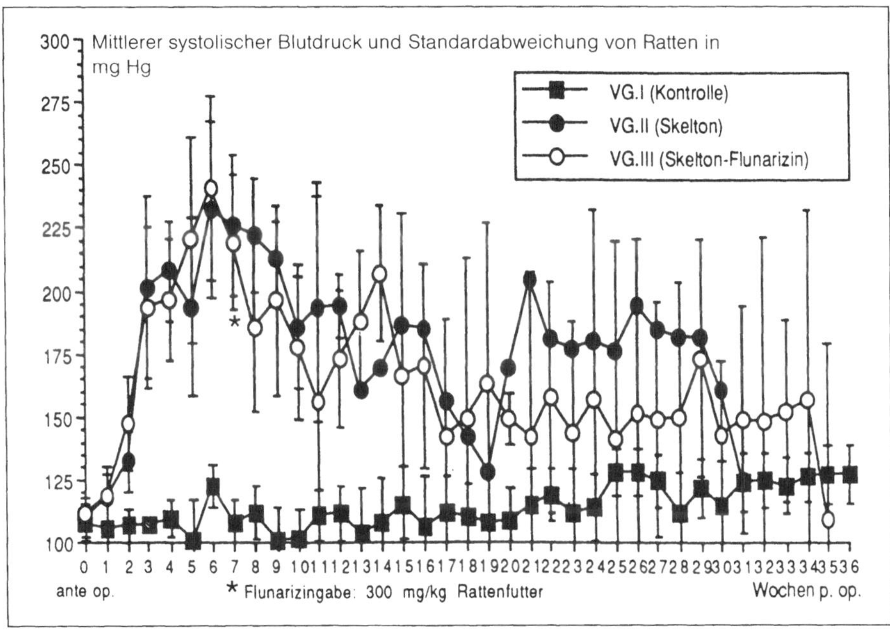


*Abb. 1:* Verhalten des mittleren systolischen Blutdruckes und Standardabweichung in mmHg von den die 7. postoperative Woche überlebenden Ratten in den Versuchsgruppen I (Kontrolltiere) - III (VG.I - VG.III) über den Zeitraum von 36 Wochen mit einer Woche vor und 36 Wochen nach dem Operationstermin.

## Befunde

Die Skelton-behandelten Ratten in den Versuchsgruppen II und III entwickelten, gemessen an den präoperativen Werten, bis zur 7. Woche nach der Operation gleichermaßen eine massive Hypertonie, wobei der mittlere systolische Blutdruck in der Versuchsgruppe II von 110 auf 226 mmHg und in der Versuchsgruppe III von 112 auf 219 mmHg anstieg (Abb. 1). Danach fiel der Blutdruck der acht nicht flunarizinbehandelten Skelton-Ratten in der Versuchsgruppe II wie der der acht flunarizinbehandelten in der Versuchsgruppe III allmählich ab. Die 10 Kontrolltiere in der Versuchsgruppe I verblieben dagegen mit mittleren systolischen Blutdruckwerten um 108 mmHg vor Versuchsbeginn und 127 mmHg am Versuchsende über den gesamten Versuchszeitraum im normotonen Niveau. Nach Varianzanalyse [4] zeigten die mittleren systolischen Werte aller Versuchsgruppen eine Woche vor (p = 0,4882) und nach der Skelton-Operation (p = 0,0575) untereinander jeweils keinen signifikanten Unterschied.

Desgleichen waren von der 2. - 10. Woche p. op. nach Varianzanalyse (p = 0,0001) und paarweisem Vergleich (p = 0,01) mit dem Scheffe-Test [5] die mittleren systolischen Werte der beiden Skelton-behandelten Versuchsgruppen untereinander nicht, gegenüber denen der Kontrollgruppe jedoch signifikant verschieden.

Das mittlere Körpergewicht der Kontrolltiere in der Versuchsgruppe I stieg über den gesamten Versuchszeitraum kontinuierlich an. Im Vergleich dazu war die Körpergewichtsentwicklung der Skelton-behandelten Ratten mit und ohne Flunarizingabe in den Versuchsgruppen II und III retardiert und zeigte vor dem Versterben der Tiere jeweils einen Abfall (Abb. 2).

Über den Zeitraum von 29 Wochen nach Beginn der Flunarizingabe in der Nahrung gingen alle Skelton-behandelten Ratten in den Versuchsgruppen II und III spontan zugrunde, während von den Kontrolltieren der Versuchsgruppe I lediglich eines spontan ad exitum kam (Abb. 3).

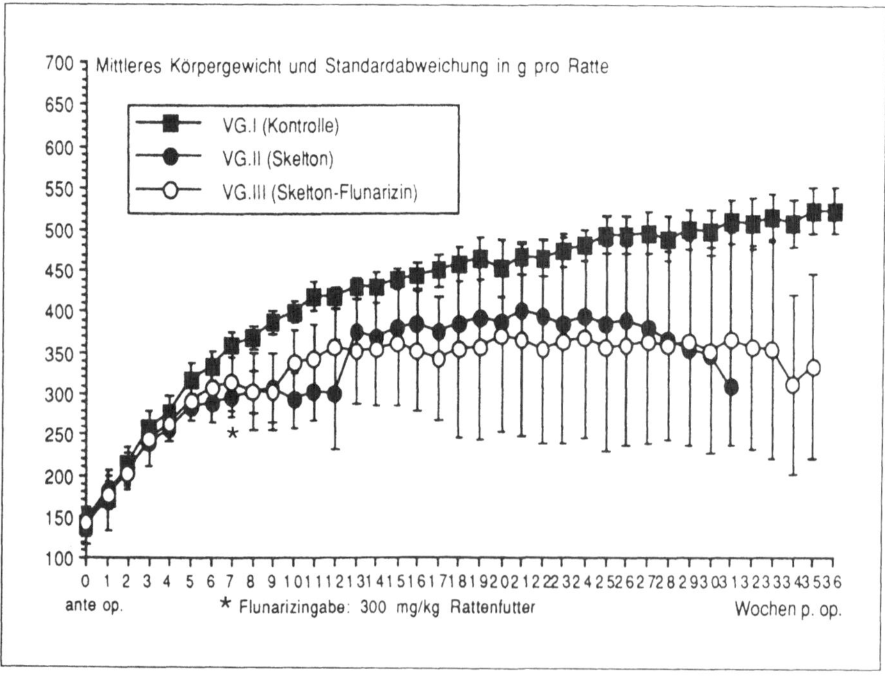


Abb. 2: Verhalten des mittleren Körpergewichtes und Standardabweichung in g von den die 7. postoperative Woche überlebenden Ratten in den Versuchsgruppen I (Kontrolltiere) - III (VG.I - VG.III) über den Zeitraum von 36 Wochen mit einer Woche vor und 36 Wochen nach dem Operationstermin.

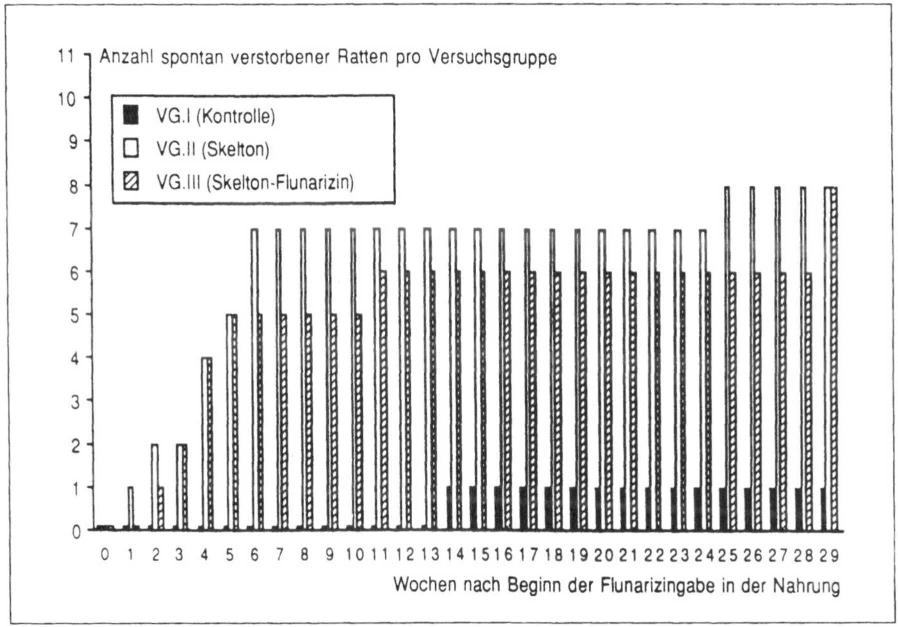


*Abb. 3:* Anzahl der verstorbenen Ratten in den Versuchsgruppen I (Kontrolltiere) - III (VG.I - VG.III) über den Zeitraum von 29 Wochen nach Beginn der Flunarizingabe in der Nahrung.

Dabei verstarben zunächst die lediglich Skelton-behandelten Ratten und danach in nur mäßigem Abstand die Skelton-flunarizinbehandelten Tiere, so daß in der Versuchsgruppe II keine die 24. Woche und in der Versuchsgruppe III keine die 28. Woche nach Beginn der Flunarizingabe in der Nahrung überlebte.
Die mittlere Überlebenszeit pro Ratte betrug bei den lediglich Skelton-behandelten Tieren in der Versuchsgruppe II über den Zeitraum von 29 Wochen nach Beginn der Flunarizingabe in der Nahrung ca. fünf Wochen, die der flunarizinbehandelten Versuchsgruppe III mit knapp 10 Wochen ca. doppelt so viel und die der Kontrollgruppe ca. 27 Wochen (Abb. 4). Nach Varianzanalyse (p = 0,0001) und paarweisem Vergleich mit dem Scheffe-Test war auf dem Vertrauensniveau von 95 % die mittlere Überlebenszeit der Kontrolltiere in der Versuchsgruppe I gegenüber der der lediglich Skelton-behandelten Ratten in der Versuchsgruppe II sowie gegenüber der der Skelton-flunarizinbehandelten Tiere in der Versuchsgruppe III jeweils signifikant verschieden, jedoch die der Skelton-behandelten Ratten in den Versuchsgruppen II und III untereinander nicht signifikant verschieden.

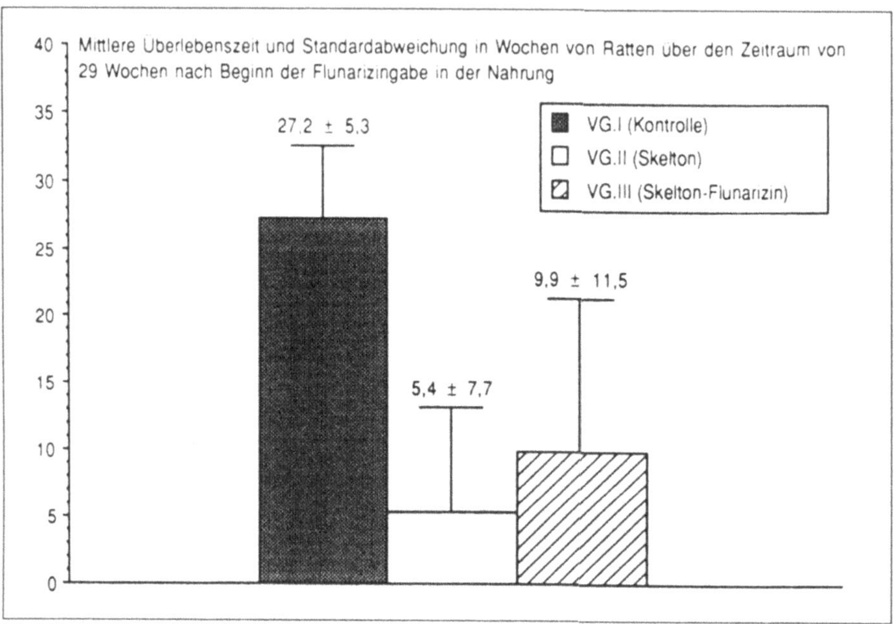


*Abb. 4:* Mittlere Überlebenszeit und Standardabweichung von Ratten in den Versuchsgruppen I (Kontrolltiere) - III (VG.I - VG.III) über den Zeitraum von 29 Wochen nach
Beginn der Flunarizingabe in der Nahrung.

## Diskussion

Nach der Skelton-Behandlung entwickelten alle Tiere der Versuchsgruppen II
und III eine Hypertonie, wie sie bei Ratten infolge dieser Behandlung schon
vielfach beschrieben wurde [7 - 11, 14, 15]. Desgleichen zeigten auch die
Skelton-behandelten Tiere der Versuchsgruppe III nach Flunarizingabe ab der
8. postoperativen Woche weiterhin einen Bluthochdruck (Abb. 1). Das steht im
Einklang mit Untersuchungen, in denen Skelton-behandelte Ratten allerdings
nach prophylaktischer Gabe dieses Kalziumantagonisten in derselben
Dosierung gleichfalls eine Hypertonie aufwiesen [7, 8, 9]. Im Gegensatz dazu
verblieben die Kontrolltiere in der Versuchsgruppe I mit ihrem systolischen
Blutdruck über den gesamten Versuchszeitraum im normotonen Niveau.
Wie bereits in früheren Untersuchungen beobachtet wurde [3, 14], war auch in
den vorliegenden Experimenten die Körpergewichtsentwicklung der Skelton-
behandelten Ratten mit und ohne Flunarizingabe, verglichen mit der der
Kontrolltiere in der Versuchsgruppe I, geringfügig retardiert (Abb. 2). Das ist

höchstwahrscheinlich auf die mit der Skelton-Operation durchgeführte, nahezu vollständige Resektion der Nebennieren zurückzuführen. Es ist bekannt, daß infolge einer Nebenniereninsuffizienz Gewichtsverlust auftritt [13].

In einer Vielzahl von Arbeiten wurde mit Hilfe von Tierversuchen wiederholt gezeigt, daß Kalziumantagonisten aller Klassen und Typen die Arteriosklerose hemmen können [3]. Ein vergleichbarer antiarteriosklerotischer Einfluß ließ sich auch bei hypertoniebedingter Arteriosklerose an kochsalzsensitiven Dahl-Ratten [2] sowie an Skelton-hypertonen Ratten nachweisen [7, 8, 9, 10, 11]. Da die bluthochdruckbedingte Arteriosklerose bei Mensch und Tier überwiegend durch eine Schädigung lebenswichtiger Organe die Lebenszeit verkürzt [1], liegt die Annahme nahe, daß Kalziumantagonisten oder Pharmaka mit kalziumantagonistischer Wirkung durch Suppression der hypertoniebedingten Arteriosklerose die Entwicklung von Organschäden verzögern oder verhindern [10]. Die hier im Experiment gefundene Senkung der Mortalität bzw. Verlängerung der mittleren Überlebenszeit an Skelton-hypertonen Ratten (Abb. 3, 4) kann demzufolge auf den indirekten Einfluß das Kalziumantagonisten Flunarizin zurückgeführt werden. Inwieweit die geringfügige, aber nicht signifikante Blutdrucksenkung, die nach Gabe von Flunarizin bereits wiederholt beobachtet wurde [8, 9], in der vorliegenden Untersuchung gleichfalls wirksam ist, läßt sich anhand der vorliegenden Daten nicht weiter aufschlüsseln.

Die vorgelegten Befunde zeigen, beweisen jedoch nicht, daß die therapeutische Gabe von Flunarizin in der angegebenen Dosierung bei bestehender hypertoniebedingter Arteriosklerose die Mortalität von Skelton-hypertonen Ratten reduziert, ohne dabei den Bluthochdruck signifikant zu senken. Dieses Ergebnis ließ sich in nahezu identischer Weise in einem Wiederholungsexperiment reproduzieren.

## Literaturverzeichnis


1 JAHNECKE J. Risikofaktor Hypertonie. Mannheim und Grünstadt: J. Schäffer OHG 1974; 8-20.
2 KAZDA S, HIRTH C. Tissue protection by nifedipine and its calcium antagonistic derivates in vascular damage. Eur Heart J (Suppl) K 1987; 8: 35-40.
3 PULINA M. Dosisabhängige Suppression der Nephrosklerose hypertoner Ratten durch den blutdruckneutralen Calcium-Antagonisten Flunarizin. Inaugural-Dissertation, Medizinische Fakultät der Universität Bonn 1990.
4 SACHS L. Statistische Auswertungsmethoden. Berlin, Heidelberg, New York: Springer 1968; 479, 485-496.
5 SACHS L. Statistische Auswertungsmethoden. Berlin, Heidelberg, New York: Springer 1968; 492-495.

6 SCHWABEDAL PE, WITTKOWSKI W. Die Skelton-Hypertonie, ein pathogenetisch interessantes Bluthochdruck-Modell zum Studium von Atheropathien. In: BETZ E, Hrsg. Frühveränderungen bei der Atherogenese. München, Bern, Wien, San Francisco: Zuckschwerdt 1987; 118-124.

7 SCHWABEDAL PE, OESTREICH W, SZATHMARY SCs. Suppression der Koronarsklerose hypertoner Ratten durch Kalziumantagonisten ohne Senkung des hohen Blutdrucks. Z Kardiol (Suppl.) 5 1989; 78: 108-111.

8 SCHWABEDAL PE, SCHMITZ-BRÜGGING G, OESTREICH W, SZATHMARY SCs. Suppression of cerebral, myocardial and renal arteriosclerosis by the calcium-antagonist flunarizine in hypertensive rats (Skelton-model) without reduction of the high blood pressure. J Hypertens (Suppl.) 7 (6) 1989; 182: 280-281.

9 SCHWABEDAL PE, PULINA M, VERHEYEN A, BORGERS M, SZATHMARY SCs, OESTREICH W. Dosisabhängige Suppression der Nephrosklerose hypertoner Ratten durch den blutdruckneutralen Kalziumantagonisten Flunarizin. In: ASSMANN G, BETZ E, HEINLE H, SCHULTE H, Hrsg. Arteriosklerose, neue Aspekte aus Zellbiologie und Molekulargenetik, Epidemiologie und Klinik. Braunschweig: Vieweg 1990; 253-257.

10 SCHWABEDAL PE, WITTKOWSKI W, BAUCH HJ, PULINA M, BERG V, BRÜGGING-SCHMITZ G, EICKMEYER F, KROCKE I. Prophylaxe der Koronarsklerose durch Naftidrofuryl bei hypertonen Ratten. In: ASSMANN G, BETZ E, HEINLE H, SCHULTE H, Hrsg. Koronare Herzkrankheit. Braunschweig: Vieweg 1991; 221-229.

11 SCHWABEDAL PE, VERHEYEN A, BORGERS M, PULINA M, KROCKE I, OESTREICH W, SZATHMARY SCs, EICKMEYER F. Prophylaxe der hypertoniebedingten Koronarsklerose durch den Kalziumantagonisten Flunarizin bei Ratten - Abhängigkeit von der Plasma-Flunarizin-Konzentration. In: ASSMANN G, BETZ E, HEINLE H, SCHULTE H, Hrsg. Koronare Herzkrankheit. Braunschweig: Vieweg 1991; 212-220.

12 SCHWABEDAL PE, BORGERS M, VERHEYEN A, PULINA M, KROCKE I, OESTREICH W. Verdoppelung der Überlebenszeit hypertoner Ratten durch prophylaktische Gabe des Kalziumantagonisten Flunarizin ohne Senkung des hohen Blutdruckes. Tagung der Deutschen Gesellschaft für Arterioskleroseforschung in Blaubeuren 1991. In diesem Band, S. 356 .

13 SIEGENTHALER W, WERNING C, VETTER W. Nebenniere, Nebennierenrinde, Zustände von Hypocortisolismus. In: SIEGENTHALER W, Hrsg. Klinische Pathophysiologie. Stuttgart: Thieme 1979; 460-479.

14 SKELTON FR. Development of hypertension and cardiovascular-renal lesion during adrenal regeneration in the rat. Proc Soc Exp Biol Med 1955; 90: 342-346.

15 SKELTON FR. Adrenal regeneration and adrenal-regeneration hypertension. Physiol Rev 1959; 39: 162-182.

16 THER L. Plethysmographie und volumenregistrierende Instrumente. In: Grundlagen der experimentellen Arzneimittelforschung. Stuttgart: Wissenschaftliche Verlagsgesellschaft 1965.

# Reduction of mortality in Skelton-hypertensive rats by prophylactic application of the calcium antagonist Flunarizine without suppression of the high blood pressure


*P.E. Schwabedal, A. Verheyen, M. Borgers, M. Pulina, I. Krocke, W. Oestreich*

*P.E. Schwabedal, M. Pulina, I. Krocke*
Anatomisches Institut, Rheinische Friedrich-Wilhelms-Universität Bonn

*A. Verheyen, M. Borgers*
Janssen Research Foundation Beerse, Belgien

*W. Oestreich*
Janssen Research Foundation Neuss


## Abstract


Following Skelton's procedure with unilateral adrenonephrectomy, contralateral adrenal enucleation and application of 1 % NaCl with the drinking fluid, rats develop severe hypertension resulting in increased mortality due to high blood pressure and generalized arteriosclerosis. In the present study, the effect of the antiarteriosclerotic calcium antagonist flunarizine upon the development of blood pressure and mortality was investigated in normal male Long Evans rats previously subjected to the Skelton procedure. In 10 non flunarizine treated rats subjected to the Skelton procedure, and in 10 flunarizine treated rats (application of 300 mg flunarizine per kg rat pellets over the whole experimental time course, begun 1 week before the operation) also subjected to the Skelton procedure, as well as in 10 untreated rats (controls), the mortality and systolic blood pressure were measured weekly. In the non-flunarizine-treated Skelton rats, mean systolic blood pressure increased from preoperative mean values of 106 mmHg to maximal mean values of 243 mmHg and mean survival time was 9 ± 3 weeks per rat measured over the experimental time period of 27 weeks after the operation. In the flunarizine treated Skelton rats, a comparable increase in blood pressure from 110 mgHg to 235 mmHg was observed, but in contrast to the non-flunarizine-treated Skelton rats mean survival time was 19 ± 7 weeks per rat. The control rats remained normotensive and mean survival time was 24 ± 8 weeks per rat. The findings presented show that prophylactic application of the calcium antagonist flunarizine at the dosage used does not suppress Skelton-hypertension in rats, but more than doubles survival time.

# Verdoppelung der Überlebenszeit hypertoner Ratten durch prophylaktische Gabe des Kalziumantagonisten Flunarizin ohne Senkung des hohen Blutdruckes


*P.E. Schwabedal, A. Verheyen, M. Borgers, M. Pulina, I. Krocke, W. Oestreich*

*P.E. Schwabedal, M. Pulina, I. Krocke*
Anatomisches Institut, Rheinische Friedrich-Wilhelms-Universität Bonn

*A. Verheyen, M. Borgers*
Janssen Research Foundation Beerse, Belgien

*W. Oestreich*
Janssen Research Foundation Neuss


## Einleitung

Mit Hilfe von Tierexperimenten konnte nachgewiesen werden, daß Flunarizin (Janssen, Neuss) an Arterien endothelprotektiv wirkt [2] und eine elektrisch erzeugte Arteriopathie hemmen kann [1]. Wie dazu neuere Untersuchungen zeigten, supprimiert dieser Kalziumantagonist in hoher Dosierung bei Skelton-hypertonen Ratten [15, 16] die innerhalb von sieben Wochen entstehende Arteriosklerose an Gehirn, Herz und Niere nahezu vollständig [9, 10] sowie bei niedrigeren Dosierungen an der Niere dosisabhängig [11], ohne dabei zugleich den Bluthochdruck zu senken. Da die hypertoniebedingte Arteriosklerose die Lebenszeit bei Mensch und Tier verkürzt [3], lag es nahe zu prüfen, welchen Einfluß Flunarizin auf Blutdruck und Mortalität von Ratten ausübt, wenn diese zum Erzeugen einer Hypertonie zuvor nach Skelton behandelt wurden.

## Material und Methoden

Die Untersuchung erfolgte an insgesamt 30 männlichen Ratten (Institut für Versuchstierzucht der Fa. Mollegaard, Skenswed, Dänemark). Davon dienten 10 als Kontrolltiere, Versuchsgruppe I, 10 wurden zum Erzeugen einer Hypertonie nach Skelton mit unilateraler Adrenonephrektomie, kontralateraler Nebennieren-Enukleation sowie postoperativer Gabe von 1 % NaCl und 5 % Glukose

*Tab. 1:* Versuchsgruppen und Behandlung.

| Versuchs-gruppe | Operation | Trinkflüssig-keit p. op. | Flunarizin-applikation | Tierzahl pro Versuchs-gruppe |
|---|---|---|---|---|
| I (Kontrolle) | keine | Leitungs-wasser | keine | 10 |
| II (Skelton) | nach Skelton | 1 % NaCl und 5 % Glukose in Leitungswasser | keine | 10 |
| III (Skelton-Flunarizin) | nach Skelton | 1 % NaCl und 5 % Glukose in Leitungswasser | 300 mg/kg Rattenfutter | 10 |

in der Trinkflüssigkeit behandelt [15], Versuchsgruppe II, und 10 gleichfalls Skelton-behandelte Ratten bekamen zusätzlich Flunarizin (Janssen, Neuss) mit der Nahrung: 300 mg pro kg Rattenfutter, Versuchsgruppe III; Applikationsbeginn eine Woche vor der Skelton-Behandlung (Tab. 1).

Die Mortalitätsbestimmung und die schwanzplethysmographische Blutdruckmessung [17] erfolgten wöchentlich über den gesamten Versuchszeitraum von einer Woche vor dem Operationstermin bis zum spontanen Versterben der letzten Skelton-flunarizinbehandelten Ratte in der Versuchsgruppe III.

## Befunde

Die Skelton-behandelten Tiere mit und ohne Flunarizingabe in den Versuchsgruppen II und III entwickelten gleichermaßen eine Hypertonie (Abb. 1). Dabei steigerte sich der mittlere systolische Blutdruck der lediglich Skelton-behandelten Ratten von 106 mmHg a. op. auf maximale Werte um 243 mmHg und der der Skelton-flunarizinbehandelten Tiere von 110 mmHg a. op. auf maximale Werte um 235 mmHg, während im Gegensatz dazu der der Kontrolltiere mit Werten um 108 mmHg vor Versuchsbeginn und 125 mmHg am Versuchsende über den gesamten Versuchszeitraum im normotonen Niveau verblieb. Nach Varianzanalyse [7] und paarweisem Vergleich mit dem Scheffe-Test [8] waren auf dem Vertrauensniveau von 99 % die mittleren systolischen Blutdruckwerte

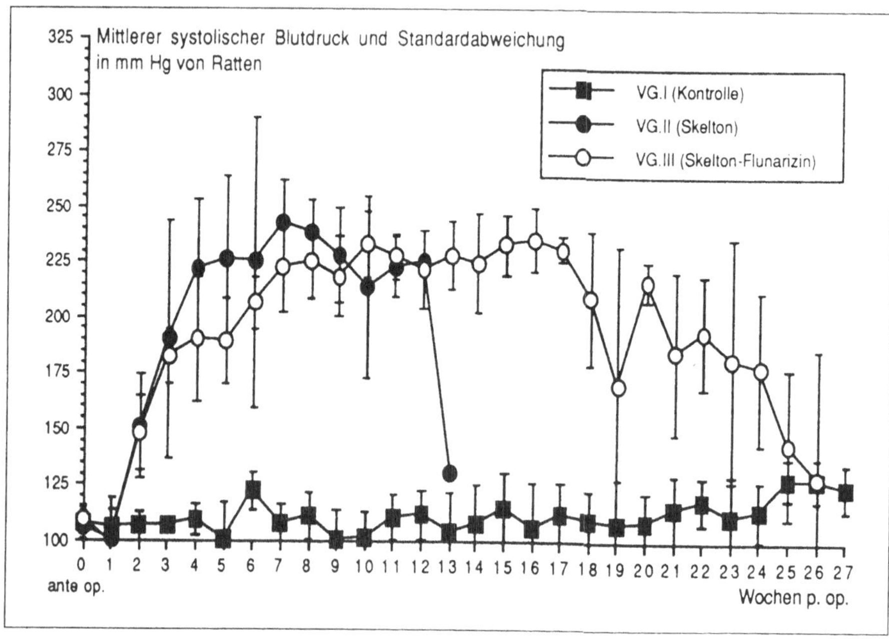



*Abb. 1:* Verhalten des mittleren systolischen Blutdruckes und Standardabweichung in mmHg von Ratten in den Versuchsgruppen I (Kontrolltiere) - III (VG.I - VG.III) über den Zeitraum von 28 Wochen mit einer Woche vor und 27 Wochen nach dem Operationstermin.

aller Versuchsgruppen eine Woche a. op. (vor Operation) und eine Woche p. op. (nach Operation) voneinander nicht signifikant verschieden, ab der 2. bis 12. Woche p. op. die der beiden Skelton-behandelten Versuchsgruppen gegenüber der Kontrollgruppe signifikant verschieden, untereinander jedoch nicht signifikant verschieden.

Das mittlere Körpergewicht der Kontrolltiere in der Versuchsgruppe I stieg über den gesamten Versuchszeitraum kontinuierlich an. Im Vergleich dazu war die Körpergewichtsentwicklung der Skelton-behandelten Ratten mit und ohne Flunarizingabe in den Versuchsgruppen II und III retardiert und zeigte vor dem Versterben der Tiere jeweils einen Abfall (Abb. 2).

Über den Versuchszeitraum von 27 Wochen kamen alle Skelton-behandelten Ratten spontan ad exitum (Abb. 3). Dabei verstarben die nicht flunarizin-behandelten hypertonen Tiere in der Versuchsgruppe II am schnellsten, im großen Abstand gefolgt von den flunarizinbehandelten hypertonen Ratten in der Versuchsgruppe III, während von den Kontrolltieren in der Versuchsgruppe I nur 2 der 10 Ratten spontan zugrunde gingen.

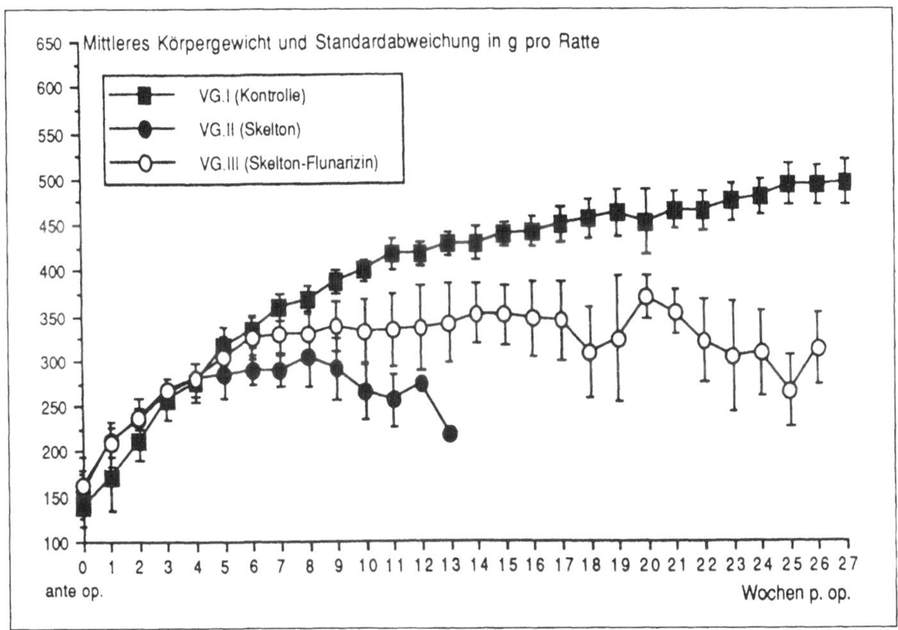



*Abb. 2:* Verhalten des mittleren Körpergewichtes und Standardabweichung in g von Ratten in den Versuchsgruppen I (Kontrolltiere) - III (VG.I - VG.III) über den Zeitraum von 28 Wochen mit einer Woche vor und 27 Wochen nach dem Operationstermin.

Die mittlere Überlebenszeit pro Ratte betrug über den gesamten Versuchszeitraum von 27 Wochen nach dem Operationstermin bei der lediglich Skeltonbehandelten Versuchsgruppe II nur neun Wochen, bei der Skelton-flunarizinbehandelten Versuchsgruppe III dagegen mit 19 Wochen das Doppelte und bei der Kontrollgruppe 24 Wochen (Abb. 4). Dazu zeigte die Prüfung auf Gleichheit der Varianzen an den durchschnittlichen Überlebenszeiten pro Ratte und Gruppe mittels des Levene-Tests [6] Homogenität (p=0,9555). Nach Varianzanalyse (p=0,0001) und paarweisem Vergleich mit dem Scheffe-Test [6, 7] war auf dem Vertrauensniveau von 95 % die mittlere Überlebenszeit der Kontrolltiere in der Versuchsgruppe I gegenüber der der lediglich Skeltonbehandelten Ratten in der Versuchsgruppe II sowie die der lediglich Skeltonbehandelten Ratten gegenüber der der Skelton-flunarizinbehandelten Tiere in der Versuchsgruppe III signifikant verschieden, jedoch die der Kontrolltiere gegenüber der der Skelton-flunarizinbehandelten Ratten nicht signifikant verschieden.

## Diskussion

Infolge der Skelton-Behandlung entwickelten die Ratten der Versuchsgruppe II ohne Flunarizingabe eine Hypertonie, wie sie in vergleichbarer Form schon vielfach beschrieben wurde [9 - 13, 15, 16]. Desgleichen wiesen auch die Skelton-behandelten Tiere der Versuchsgruppe III nach Flunarizingabe einen Bluthochdruck auf (Abb. 1). Das steht im Einklang mit früheren Untersuchungen, in denen ebenfalls bei Skelton-behandelten Ratten nach Gabe dieses Kalziumantagonisten in gleicher Dosierung die Entstehung einer Hypertonie beobachtet wurde [9 - 11]. Im Gegensatz dazu verblieben die Kontrolltiere in der Versuchsgruppe I mit ihrem systolischen Blutdruck über den gesamten Versuchszeitraum im normotonen Niveau.

Wie bereits in früheren Untersuchungen nachgewiesen wurde [5, 15], war auch in den vorliegenden Experimenten die Körpergewichtsentwicklung der Skelton-behandelten Ratten mit und ohne Flunarizingabe, verglichen mit der der Kontrolltiere in der Versuchsgruppe I, gleichermaßen geringfügig retardiert (Abb. 2). Dies ist höchstwahrscheinlich auf die mit der Skelton-Operation

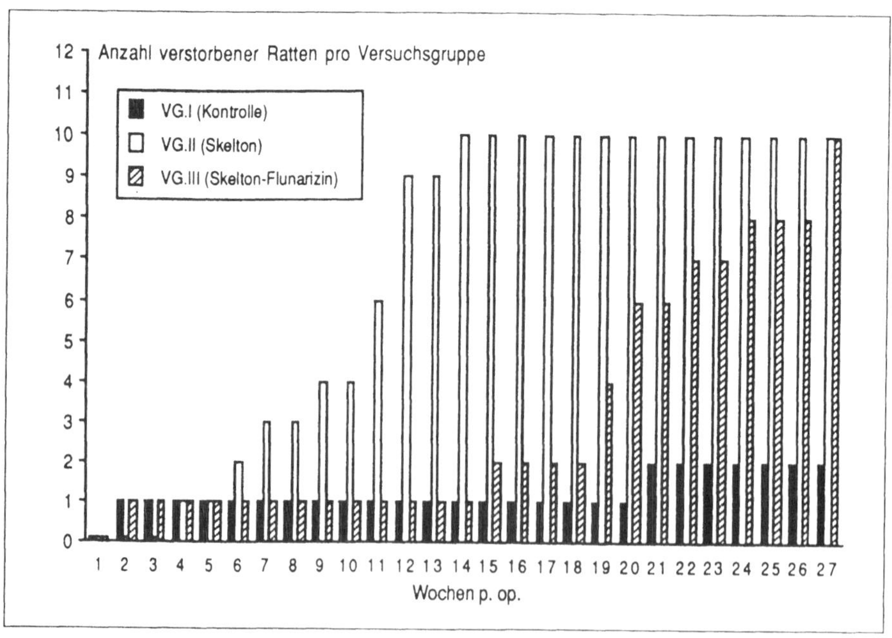


*Abb. 3:* Anzahl verstorbener Ratten in den Versuchsgruppen I (Kontrolltiere) - III (VG.I - VG.III) über den Zeitraum von 27 Wochen nach dem Operationstermin.

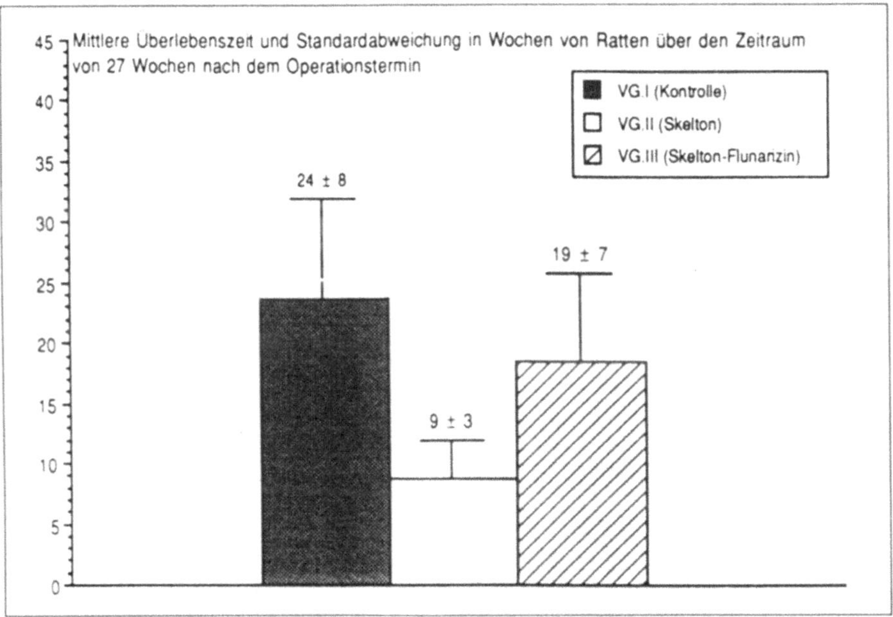


*Abb. 4:* Mittlere Überlebenszeit und Standardabweichung in Wochen von Ratten in den Versuchsgruppen I (Kontrolltiere) - III (VG.I - VG.III) über den Zeitraum von 27 Wochen nach dem Operationstermin.

durchgeführte nahezu vollständige Resektion der Nebennieren zurückzuführen. Dazu ist bekannt, daß infolge Nebenniereninsuffizienz Gewichtsverlust auftritt [14].

In einer Vielzahl von Arbeiten wurde mit Hilfe von Tierversuchen wiederholt gezeigt, daß Kalziumantagonisten aller Klassen und Typen die Arteriosklerose hemmen können [5]. Ein vergleichbarer antiarteriosklerotischer Einfluß ließ sich auch bei hypertoniebedingter Arteriosklerose nachweisen [4], insbesondere an Skelton-hypertonen Ratten [9 - 13]. Da die bluthochdruckbedingte Arteriosklerose bei Mensch und Tier überwiegend durch Schädigung lebenswichtiger Organe die Lebenszeit verkürzt [3], liegt es nahe anzunehmen, daß Kalziumantagonisten oder Pharmaka mit kalziumantagonistischer Wirkung durch die Suppression der hypertoniebedingten Arteriosklerose auch die Entwicklung von Organschäden verzögern oder verhindern [12]. Die im vorliegenden Experiment nachgewiesene Senkung der Mortalität bzw. signifikante Verlängerung der mittleren Überlebenszeit Skelton-hypertoner Ratten (Abb. 3 und 4) kann demzufolge auf den indirekten Einfluß das Kalziumantagonisten

Flunarizin zurückgeführt werden. Inwieweit die geringfügige, aber nicht signifikante Blutdrucksenkung, die nach Gabe von Flunarizin wiederholt beobachtet wurde [9, 11], dabei gleichfalls antiarteriosklerotisch wirksam ist, läßt sich anhand der erhobenen Daten nicht weiter aufschlüsseln.

Die vorgelegten Befunde zeigen, daß prophylaktische Gabe von Flunarizin in der angegebenen Dosierung den Bluthochdruck infolge Skelton-Behandlung bei Ratten nicht verhindert, aber dennoch die Überlebenszeit mehr als verdoppelt. Dieses Ergebnis läßt keine Aussage darüber zu, ob die hier beschriebene Wirkung auch beim Menschen erzielt werden kann. Da jedoch der Kalziumantagonist Flunarizin seit vielen Jahren in der Humanmedizin, wenn auch unter anderer Indikation, nicht selten im Rahmen einer Langzeitbehandlung eingesetzt wurde, wäre es empfehlenswert, die Wirkung dieses Medikamentes auch im Hinblick auf eine Verlängerung der Lebenszeit hypertoner Patienten zu prüfen.

## Literaturverzeichnis


1 BETZ E, HÄMMERLE H, STROHSCHNEIDER T. Inhibition of smooth muscle cell proliferation and endothelial permeability with flunarizine in vitro and in experimental atheromas. Res Exp Med 1985; 185: 325-340.

2 HLADOVEC J, De CLERCK F. Protection by flunarizine against endothelial cell injury in vivo. Angiology 1981; 32: 448-462.

3 JAHNECKE J. Risikofaktor Hypertonie. Mannheim, Grünstadt: J. Schäffer OHG 1974; 8-20.

4 KAZDA S, HIRTH C. Tissue protection by nifedipine and its calcium antagonistic derivates in vascular damage. Eur Heart J 1987; 8: (Suppl. K) 35-40.

5 PULINA M. Dosisabhängige Suppression der Nephrosklerose hypertoner Ratten durch den blutdruckneutralen Kalziumantagonisten Flunarizin. Inaugural-Dissertation, Medizinische Fakultät der Universität Bonn 1990.

6 SACHS L. Statistische Auswertungsmethoden. Berlin, Heidelberg, New York: Springer 1968; 263.

7 SACHS L. Statistische Auswertungsmethoden. Berlin, Heidelberg, New York: Springer 1968; 479, 485-496.

8 SACHS L. Statistische Auswertungsmethoden. Berlin, Heidelberg, New York: Springer 1968; 492-495.

9 SCHWABEDAL PE, OESTREICH W, SZATHMARY SCs. Suppression der Koronarsklerose hypertoner Ratten durch Kalziumantagonisten ohne Senkung des hohen Blutdrucks. Z Kardiol 1989; 78: (Suppl. 5) 108-111.

10 SCHWABEDAL PE, SCHMITZ-BRÜGGING G, OESTREICH W, SZATHMARY SCs. Suppression of cerebral, myocardial and renal arteriosclerosis by the calciumantagonist flunarizine in hypertensive rats (Skelton-model) without reduction of the high blood pressure. J Hypertension 1989; 182: (Suppl. 7 (6)) 280-281.

11 SCHWABEDAL PE, PULINA M, VERHEYEN A, BORGERS M, SZATHMARY SCs,

OESTREICH W. Dosisabhängige Suppression der Nephrosklerose hypertoner Ratten durch den blutdruckneutralen Kalziumantagonisten Flunarizin. In: ASSMANN G, BETZ E, HEINLE H, SCHULTE H, Hrsg. Arteriosklerose. Neue Aspekte aus Zellbiologie und Molekulargenetik. Braunschweig: Vieweg 1990; 253-257.

12 SCHWABEDAL PE, WITTKOWSKI W, BAUCH HJ, PULINA M, BERG V, BRÜGGING-SCHMITZ G, EICKMEYER F, KROCKE I. Prophylaxe der Koronarsklerose durch Naftidrofuryl bei hypertonen Ratten. In: ASSMANN G, BETZ E, HEINLE H, SCHULTE H, Hrsg. Koronare Herzkrankheit. Braunschweig: Vieweg 1991; 221-229.

13 SCHWABEDAL PE, VERHEYEN A, BORGERS M, PULINA M, KROCKE I, OESTREICH W, SZATHMARY SCS, EICKMEYER F. Prophylaxe der hypertoniebedingten Koronarsklerose durch den Kalziumantagonisten Flunarizin bei Ratten - Abhängigkeit von der Plasma-Flunarizin-Konzentration. In: ASSMANN G, BETZ E, HEINLE H, SCHULTE H, Hrsg. Koronare Herzkrankheit. Braunschweig: Vieweg 1991; 212-220.

14 SIEGENTHALER W, WERNING C, VETTER W. Nebenniere, Nebennierenrinde, Zustände von Hypocortisolismus. In: SIEGENTHALER W, Hrsg. Klinische Pathophysiologie. Stuttgart: Thieme 1979; 460-479.

15 SKELTON FR. Development of hypertension and cardiovascular-renal lesion during adrenal regeneration in the rat. Proc Soc Exp Biol Med 1955; 90: 342-346.

16 SKELTON FR. Adrenal regeneration and adrenal-regeneration hypertension. Physiol Rev 1959; 39: 162-182.

17 THER L. Plethysmographie und volumenregistrierende Instrumente. In: Grundlagen der experimentellen Arzneimittelforschung. Stuttgart: Wissenschaftliche Verlagsgesellschaft 1965.

# On the progression of atherosclerosis in the carotis communis artery and the influence of Daltroban

*R. Gorniak, N. Tran, A. Pagenstecher, J. Pill, J. Metz*

*R. Gorniak, N. Tran, A. Pagenstecher, J. Metz*
Institut für Anatomie und Zellbiologie, Universität Heidelberg

*J. Pill*
Präklinische Forschung und Entwicklung, Boehringer Mannheim

## Abstract

40 white New Zealand rabbits were fed a 0,5 % cholesterol-enriched diet (CH-D). The period of feeding - 42 or 92 days - and the protocol - continuous or discontinuous - were varied. A subpopulation of 16 animals were treated with Daltroban, a thromboxane receptor antagonist. Four segments and five subsegments of each of the common carotid arteries were morphometrically evaluated using a computerized image analysis system.
We found atherosclerosis within the common carotid arteries after 42 days in one of seven animals. After 92 days atherosclerotic lesions were observed in all animals, however, they were consistently smaller after discontinous feeding compared to the continuous regime. The left common carotid artery showed larger plaques than the right one. In both arteries, plaque size decreased especially in the proximal part (subsegment 1 - 5). After Daltroban treatment a significant inhibition of the progression of atherosclerosis was found.
Atherosclerotic lesions can be produced in the common carotid arteries of hypercholesterolemic rabbits and they are suitable for the analysis of pharmalogical effects.

# Über die Progression der Atherosklerose in der Arteria carotis communis und ihre pharmakologische Beeinflussung durch Daltroban

R. Gorniak, N. Tran, A. Pagenstecher, J. Pill, J. Metz

R. Gorniak, N. Tran, A. Pagenstecher, J. Metz
Institut für Anatomie und Zellbiologie, Universität Heidelberg

J. Pill
Präklinische Forschung und Entwicklung, Boehringer Mannheim

## Einleitung

Die Aorta hypercholesterinämischer Kaninchen ist das klassische Organ, an dem der Einfluß von Pharmaka auf die Atherosklerose üblicherweise analysiert wird. Über die atherosklerotischen Wandveränderungen in den Karotiden, die bei Menschen von klinisch großer Bedeutung sind, gibt es bisher nur sehr wenige experimentelle Untersuchungen.
Wir analysierten die Verteilung von Plaques in den Aa. carotides communes und den Effekt von Daltroban (Boehringer Mannheim), das als Thromboxan-$A_2$- und Endoperoxidrezeptorantagonist charakterisiert ist [1], in cholesteringefütterten weißen Neuseeland(NZW)-Kaninchen.

## Material und Methoden

40 NZW-Kaninchen wurde ein mit 0,5 % Cholesterin angereichertes Futter (CH-F) verabreicht: Gruppe A (n=7) erhielt CH-F vom 1. - 42. Tag; Gruppe B: Gruppe B1 (n=9) wurde vom 1. - 42. Tag mit CH-F gefüttert, anschließend erhielt sie vom 43. - 92. Tag Standardfutter; Gruppe B2 (n=8) wurde im Vergleich zu Gruppe B1 zusätzlich vom 43. - 92. Tag mit Daltroban 5 mg/kg Körpergewicht (KG) behandelt. Gruppe C: kontinuierliche Zufütterung von CH-F vom 1. - 92. Tag (C1, n=9); Gruppe C2 (n=7) wurde im Vergleich zur Gruppe C1 zusätzlich vom 43. - 92. Tag mit 10 mg/kg KG Daltroban behandelt.
Die Arteriae carotides communes wurden nach Abtrennung an ihren Abgängen aus der Aorta in 4 % gepuffertem Formalin über 4 Stunden fixiert. Danach wurden sie in vier ca. 1 cm lange, gleich große Segmente (I - IV) und das I. Segment

wiederum in fünf ca. 2 mm lange Subsegmente geteilt. Die Gefäßabschnitte wurden in 70, 80, 90, 96 und 99%igem Ethanol dehydriert und in ihrer Längsachse orientiert in Glykolmethacrylat eingebettet (Historesin, LKB). Die Subsegmente des I. Segmentes wurden bei der Einbettung entsprechend ihrer anatomischen Lage geordnet, so daß bei der Auswertung die proximodistale Ausprägung der atherosklerotischen Plaques in diesem Segment genau verfolgt werden konnte. An 8 μm Schnitten wurde das Ausmaß der Atherosklerose in den Gefäßquerschnitten mit Hilfe einer computergestützten Bildanalyse (Pavlov, Dissertation 1991) ermittelt.

## Ergebnisse

Die Verabreichung von CH-F über 42 Tage (Gruppe A) führte nur bei einem von sieben Tieren zu einer sehr geringgradigen Atherosklerose in den Aa. carotides communes. Nach 92 Tagen waren sowohl nach kontinuierlicher (Gruppe C) als auch nach diskontinuierlicher (Gruppe B) Fütterung mit CH-F deutliche atherosklerotische Veränderungen bei allen Tieren festzustellen. Die unterschiedliche Ausprägung der Atherosklerose a) in proximodistaler Anordnung und b) in der rechten im Vergleich zur linken A. carotis communis ist in Abb. 1 für

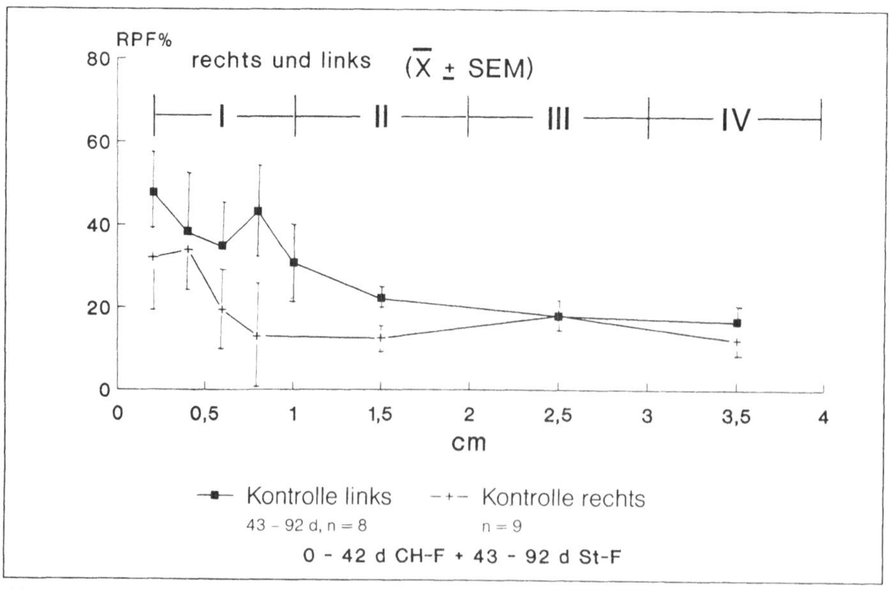


*Abb. 1:* Durch Plaques bedeckte Wandfläche der Aa. carotides communes: Gruppe B1.

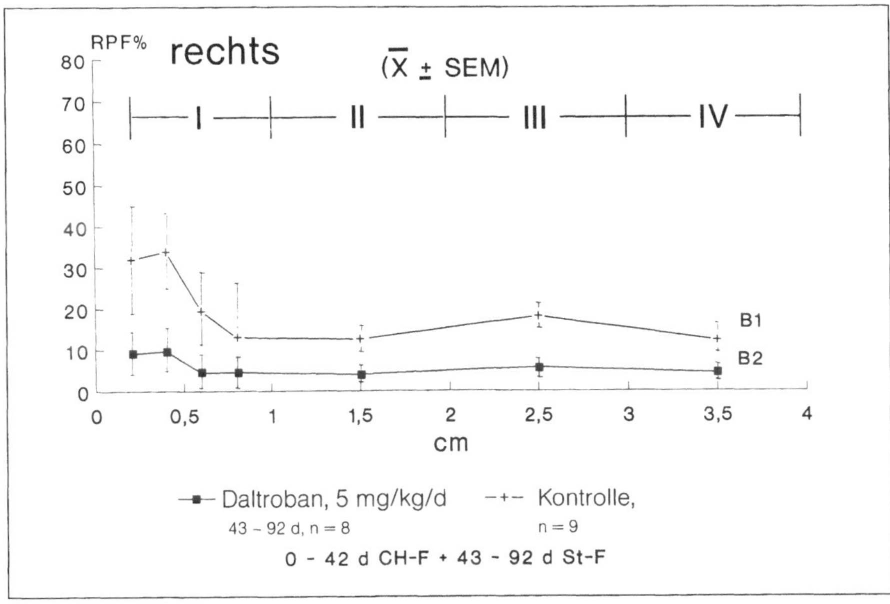


*Abb. 2:* Durch Plaques bedeckte Wandfläche der Aa. carotides communes: Gruppe B.

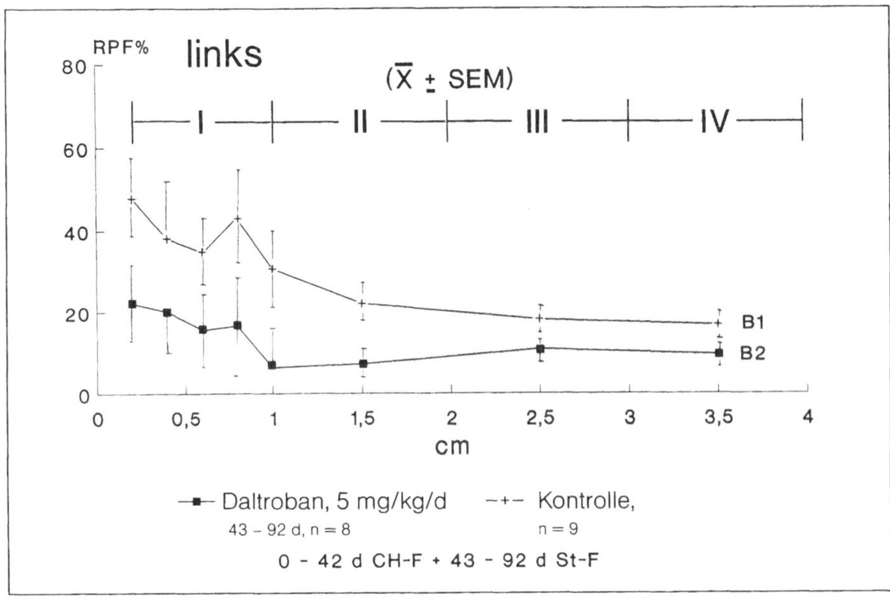


*Abb. 3:* Durch Plaques bedeckte Wandfläche der Aa. carotides communes: Gruppe B.

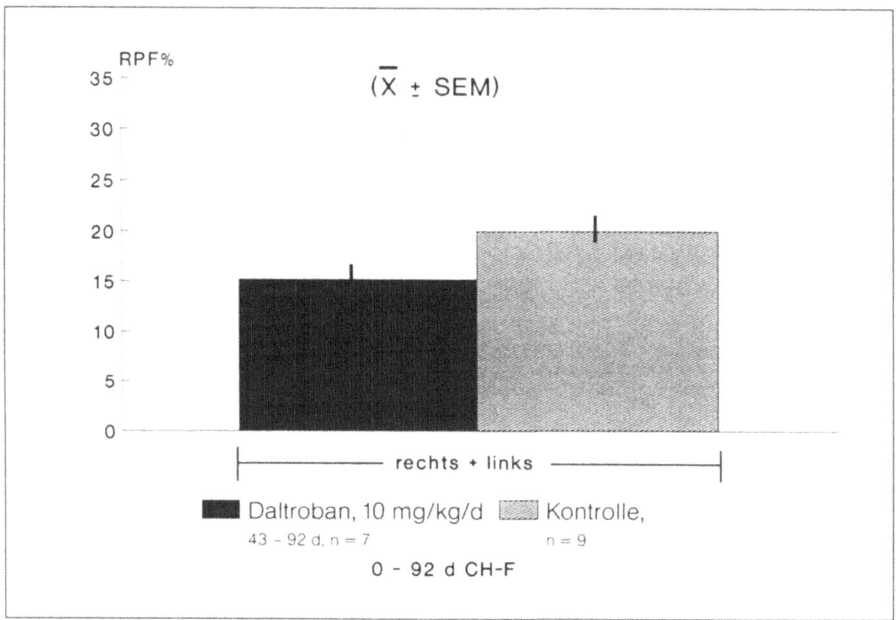



*Abb. 4:* Durch Plaques bedeckte Wandfläche der Aa. carotides communes: Gruppe C.

die Tiere der Gruppe B1 dargestellt. Die A. carotis communis dextra weist in den ersten beiden Subsegmenten des Segmentes I eine Wandbedeckung durch Plaques von ca. 35 % auf, die in den folgenden Subsegmenten auf ca. 15 % abfällt. Im weiteren Verlauf (Segmente II - IV) ist die Ausprägung von Plaques etwa gleichbleibend. In der A. carotis communis sinistra ist eine deutlichere Atherosklerose, ca. 50 % in den proximalen Subsegmenten, zu beobachten, wobei diese auch im weiteren Verlauf nach distal zu finden ist.

Unter Daltroban ist die Progression der Atherosklerose in beiden Karotiden erheblich vermindert (Abb. 2 und 3). Dieser Effekt betrifft sowohl die Wandbedeckung durch Plaques als auch den Stenosegrad. Bei den Tieren mit diskontinuierlicher Cholesterinfütterung (Gruppe B) war die Hemmung der Progression deutlich stärker ausgeprägt als bei der Gruppe C nach kontinuierlicher Gabe von CH-F (Abb. 4).

## Diskussion

Im Unterschied zum Menschen, bei dem die Arteriosklerose im Karotisgefäßsystem klinisch eine große Rolle spielt, gibt es dazu nur sehr wenige tierexperimentelle Untersuchungen. Ziel unserer Arbeit war es deshalb, zunächst das Verteilungsmuster von Plaques sowie den Einfluß eines Thromboxanrezeptorantagonisten (Daltroban®) in den Aa. carotides communes bei hypercholesterinämischen Kaninchen zu analysieren.

Atherosklerotische Veränderungen traten in den Aa. carotides communes deutlich später auf als in der Aorta. 92 Tage nach kontinuierlicher bzw. diskontinuierlicher Verabreichung des mit 0,5 % Cholesterin angereicherten Futters wiesen die meisten Tiere zumindest im proximalen Abschnitt atherosklerotische Plaques auf. In Abhängigkeit vom Grad der Atherosklerose war innerhalb des ersten Zentimeters nach dem Abgang der Arterien entweder eine relativ gleichmäßige oder eine deutlich abnehmende Plaquegröße zu erkennen. Distalwärts wurden im allgemeinen nur noch kleinere Plaques angetroffen, wobei mit zunehmendem Abstand von der Abzweigung die Plaques ebenfalls deutlich abnahmen. Interessanterweise war die Atherosklerose in der linken A. carotis communis deutlich stärker als in der rechten. Ein Grund dafür könnte sein, daß rechts der Truncus brachiocephalicus vorgeschaltet ist.

Nach Behandlung der Tiere mit Daltroban ist eine deutlich verminderte Progression der Atherosklerose in den Aa. carotides zu beobachten. Die Hemmung der Progression ist nach diskontinuierlicher Verabreichung des CH-F deutlich stärker als nach kontinuierlicher Gabe. Ähnliche Resultate wurden auch bei den Aorten erhalten [2, 3].

## Zusammenfassung

40 weiße Neuseeland-Kaninchen erhielten ein mit 0,5 % Cholesterin angereichertes Futter (CH-F), wobei a) der Zeitraum - 42 bzw. 92 Tage - und b) das Fütterungsschema - kontinuierlich bzw. diskontinuierlich - variiert wurden. Eine Subpopulation von 16 Tieren wurde mit Daltroban, einem Thromboxanrezeptorantagonisten, behandelt. Von den Aa. carotides communes wurden vier Segmente und fünf Subsegmente morphometrisch mit Hilfe eines computerisierten Bildverarbeitungssystems analysiert.

Wir fanden nach 42 Tagen CH-F nur in einem von sieben Tieren eine Atherosklerose in den Aa. carotides communes. Nach 92 Tagen CH-F Zufütterung beobachteten wir bei allen Tieren atherosklerotische Wandveränderungen, wobei nach diskontinuierlicher Zufütterung die Atherosklerose deutlich geringer ausgeprägt war als nach kontinuierlicher Gabe. Die linke Karotis wies deutlich stärkere Veränderungen auf als die rechte. In beiden Karotiden war besonders im proximalen Abschnitt (Subsegmente I - V) eine deutlich abnehmende Plaquegröße zu beobachten. Unter Daltroban war eine signifikante Hemmung der Progression der Atherosklerose festzustellen.

In der A. carotis communis können reproduzierbare atherosklerotische Veränderungen bei hypercholesterinämischen Kaninchen erzeugt werden, die zur Untersuchung pharmakologischer Effekte geeignet sind.

## Literaturverzeichnis

1 STEGMEIER K, PILL J, PATSCHEKE H. BM 13.505, a selective and potent TX2 receptor antagonist. Naunyn Schmiedebergs Arch Pharmacol 1986; 332 (Suppl): R 36.

2 PILL J, WOLF O, SCHMELZ A, STEGMEIER K, METZ J. Investigations of the antiatherosclerotic effect of the thromboxane $A_2$ receptor antagonist Daltroban. Z Kardiol 1990; 79 (Suppl. 3): 155-160.

3 PILL J, TRAN N, SKATULLA L, HARTIG F, METZ J. Atherosklerose bei unterschiedlichen Fütterungsbedingungen und ihre Beeinflussung durch Daltroban beim Kaninchen. In: Dieser Band. S. 372.

# Arteriosclerosis in rabbits under different feeding regimes and the influence of Daltroban

*J. Pill, N. Tran, L. Skatulla, F. Hartig, L. Dörge, J. Metz*

*J. Pill, F. Hartig, L. Dörge*
Präklinische Forschung und Entwicklung, Boehringer Mannheim

*N. Tran, L. Skatulla, J. Metz*
Institut für Anatomie und Zellbiologie, Universität Heidelberg

## Abstract

Giving rabbits a semi-synthetic feed supplemented with 0,5 % cholesterol leads after six weeks to arteriosclerotic changes in the aorta. The present study investigated the development of arteriosclerosis following an extension (7 - 14 weeks) of the cholesterol-rich diet or given a standard feed supplemented with Daltroban, a thromboxane-$A_2$ receptor antagonist.
The continued administration of the cholesterol-rich diet (7 - 14 weeks) maintained an elevated mean serum cholesterol level of over 1 000 mg/100 ml, and the arteriosclerosis of the aorta progressed rapidly. The extent of the arteriosclerosis was markedly reduced by the Daltroban treatment. Standard feed alone in the extended period (weeks 7 - 14) led to a decrease in the serum cholesterol level to values below 200 mg/100 ml. The arteriosclerosis still proceeded under these conditions but the extent was reduced by comparison with animals continually fed the cholesterol-rich diet. The anti-arteriosclerotic effect of Daltroban in this test system was much more pronounced. The cholesterol levels both in the aorta as well as in the liver in the Daltroban-treated rabbits were significantly lower than in the untreated controls.
The studies demonstrate the anti-arteriosclerotic effect of Daltroban under conditions of continuous or discontinuous cholesterol feeding. There are two possible explanations for this inhibition: (1) inhibition of the thromboxane effect in platelets and in the sclerotic plaques, and (2) reduction of cholesterol content at the cellular level, previously shown only in hepatocyte cell cultures, also under in vivo conditions.

# Atherosklerose bei unterschiedlichen Fütterungsbedingungen und ihre Beeinflussung durch Daltroban beim Kaninchen*

*J. Pill, N. Tran, L. Skatulla, F. Hartig, L. Dörge, J. Metz*

*J. Pill, F. Hartig, L. Dörge*
Präklinische Forschung und Entwicklung, Boehringer Mannheim

*N. Tran, L. Skatulla, J. Metz*
Institut für Anatomie und Zellbiologie, Universität Heidelberg

## Zusammenfassung

Die Verabreichung eines mit 0.5 % Cholesterin angereicherten semisynthetischen Futters über sechs Wochen führt beim Kaninchen zu atherosklerotischen Veränderungen in der Aorta. In der folgenden Untersuchung wurde die Entwicklung der Atherosklerose bei weiterer Verabreichung (7. - 14. Woche) des cholesterinreichen Futters oder eines Standardfutters ohne und mit gleichzeitiger Gabe von Daltroban, einem Thromboxan $A_2$-Rezeptorantagonisten, untersucht.

Bei kontinuierlicher Verabreichung des cholesterinreichen Futters (7. -14. Woche) bleibt der Serumcholesterinspiegel im Mittel über 1000 mg/100 ml erhöht, und die Atherosklerose in der Aorta zeigt eine rasche Progression. Das Ausmaß der atherosklerotischen Veränderungen ist unter Daltroban deutlich vermindert. Wird dagegen den Kaninchen zwischen der 7. und 14. Woche Standardfutter verabreicht, so kommt es zu einem Abfall des Serumcholesterins auf Werte unter 200 mg/100 ml. Die Atherosklerose ist unter diesen Bedingungen ebenfalls progredient, jedoch in ihrem Ausmaß gegenüber der kontinuierlichen Verfütterung des cholesterinreichen Futters abgeschwächt. Die antiatherosklerotische Wirkung von Daltroban ist bei diesem Versuchsdesign wesentlich deutlicher ausgeprägt. Der Cholesteringehalt sowohl in der Aorta als auch in der Leber ist bei den mit Daltroban behandelten Kaninchen signifikant geringer als bei den unbehandelten.

Die Untersuchungen belegen die antiatherogene Wirkung von Daltroban unter den Bedingungen einer kontinuierlichen bzw. diskontinuierlichen Chole-

* Mit Unterstützung durch den SFB 320

sterinfütterung. Für diese Hemmung gibt es im wesentlichen zwei Erklärungen:
1. Hemmung der Thromboxaneffekte in Thrombozyten und in den Plaques und
2. Reduktion des Cholesteringehalts auf zellulärer Ebene, die bisher nur in
Hepatozytenkulturen gefunden wurde, auch unter in-vivo-Bedingungen.

## Einleitung

Die Modulation von Entwicklung und Aufbau atherosklerotischer Wandveränderungen durch Variation eines Futterregimes ist bei verschiedenen
Tierspezies beschrieben [2, 10]. Beim Modell des cholesteringefütterten
Kaninchens [1] tritt nach 6wöchiger Gabe eine deutlich ausgeprägte
Hypercholesterinämie auf. In der Aorta kommt es zu einer Induktion
atherosklerotischer Veränderungen [9, 6].
In der nachfolgenden Untersuchung interessierten wir uns für zwei Fragestellungen: 1.) Wie verläuft die Atherosklerose nach diskontinuierlicher Verabreichung eines cholesterinreichen Futters und 2. ) welchen Einfluß hat Daltroban, eine Substanz, die in früheren Untersuchungen eine Abschwächung
der cholesterininduzierten Atherosklerose zeigte [6, 7, 9]. Daltroban ist charakterisiert als Antagonist des Thromboxan $A_2$- und Endoperoxidrezeptors, der die
Plättchenaggregation in vitro und in vivo hemmt [12]. In Rattenhepatozyten
wurde eine Reduktion der zellulären Cholesterinester gezeigt [9]. Wir über-
prüften daher, ob Daltroban unter den Bedingungen einer kontinuierlichen
oder diskontinuierlichen Cholesterinfütterung zusätzlich einen Effekt auf den
Cholesteringehalt der Leber ausübt.

## Material und Methoden

Diätinduzierte Atherosklerose in männlichen weißen Neuseeland (NZW) -Kanin-
chen: Zur Induktion der Atherosklerose erhielten die Tiere 42 Tage ein
semisynthetisches Futter (CH-F), bestehend aus Kasein, Glukose/Stärke,
Zellulose und der üblichen Salz- und Vitaminmischung (Altromin C 2000,
Altromin GmbH, Lage), dem 0,5 % Cholesterin zugesetzt war. Ein Teil der Tiere
wurde weiterhin mit dem cholesterinreichen Futter behandelt, der andere Teil
erhielt Standarddiät. Daltroban wurde ab dem 42. Versuchstag bis Versuchsende über das Trinkwasser verabreicht. Die Substanzaufnahme wurde über den
Wasserverbrauch kontrolliert.
Morphometrische Bestimmung atherosklerotischer Veränderungen in der Aorta:
Bei Versuchsende wurde die Aorta entnommen, mit 0,9 % Kochsalz gespült und

in 10 Segmente unterteilt (Arcus aortae: Segment 1 und 2, Aorta thoracica: Segment 3 - 6, Aorta abdominalis: Segment 7 - 10). Für die morphometrische Analyse wurden die Segmente in 4 % gepuffertem Formalin fixiert und in Historesin (LKB) eingebettet. Das Ausmaß der Atherosklerose wurde an Transversalschnitten nach Hämatoxilin-Eosinfärbung mit Hilfe eines computerisierten Bildverarbeitungsverfahrens morphometrisch bestimmt [5].

Photometrische Cholesterinbestimmungen: Cholesterinbestimmungen wurden im Serum und in Extrakten aus der Leber nach der CHOD-PAP-Methode [11] durchgeführt. Zur Extraktion wurden ca. 100 mg Leber in 3 ml Chloroform/Methanol [3] für 24 Stunden eingelegt. Für die enzymatische Bestimmung wurde ein Aliquot des Extraktes unter Stickstoff zur Trockene eingedampft und in Isopropanol aufgenommen.

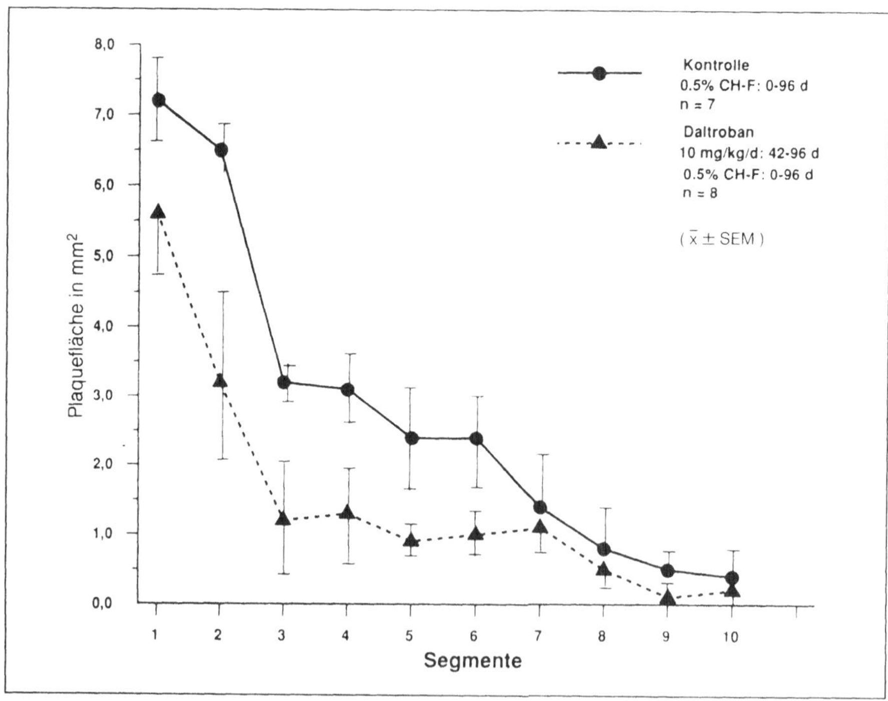


*Abb. 1:* Plaquefläche in Transversalschnitten der Aorta von männlichen weißen Neuseeland-Kaninchen nach Verabreichung eines mit 0,5 % Cholesterin angereicherten Futters (CH-F) über 96 Tage. Die Applikation von Daltroban erfolgte ab dem 42. Versuchstag über das Trinkwasser.

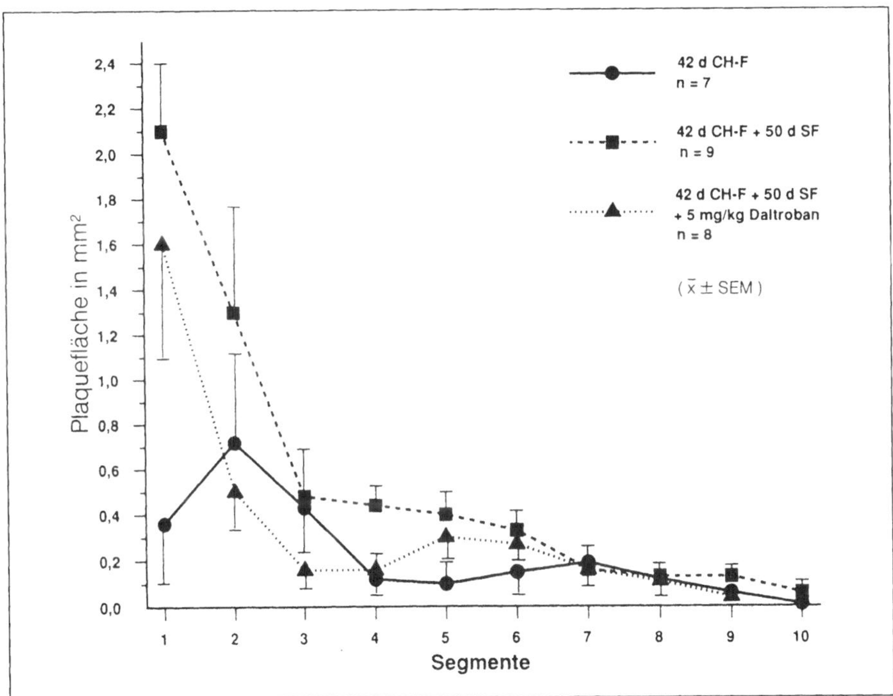



*Abb. 2:* Plaquefläche in Transversalschnitten der Aorta von männlichen weißen Neuseeland-Kaninchen nach Verabreichung eines mit 0,5 % CH angereicherten Futters (CH-F) über 42 Tage mit anschließender Verabreichung von Standardfutter (SF) bis zum 96. Versuchstag. Die Applikation von Daltroban erfolgte ab dem 42. Versuchstag über das Trinkwasser.

## Ergebnisse

Die Verabreichung von CH-F bis zum 42. Versuchstag führt bei allen Tieren zu einer drastischen Hypercholesterinämie (1000 - 1500 mg/100 ml), die bei weiterer Gabe dieses Futters erhalten bleibt. Wird dagegen den Kaninchen nach dem 42. Tag Standardfutter verabreicht, so kommt es zu einem Abfall des Serumcholesterins auf etwa 200 mg/100 ml am 96. Tag. Daltroban zeigt unter beiden Bedingungen keine Wirkung auf die Höhe der Serumcholesterins.
Das Ausmaß der Atherosklerose in der Aorta ist bei kontinuierlicher Verabreichung von CH-F über die gesamte Versuchsdauer größer als bei diskontinuierlicher Cholesterinfütterung. Der Schweregrad der Atherosklerose innerhalb der Aorta nimmt von proximal nach distal ab. Die Verabreichung von

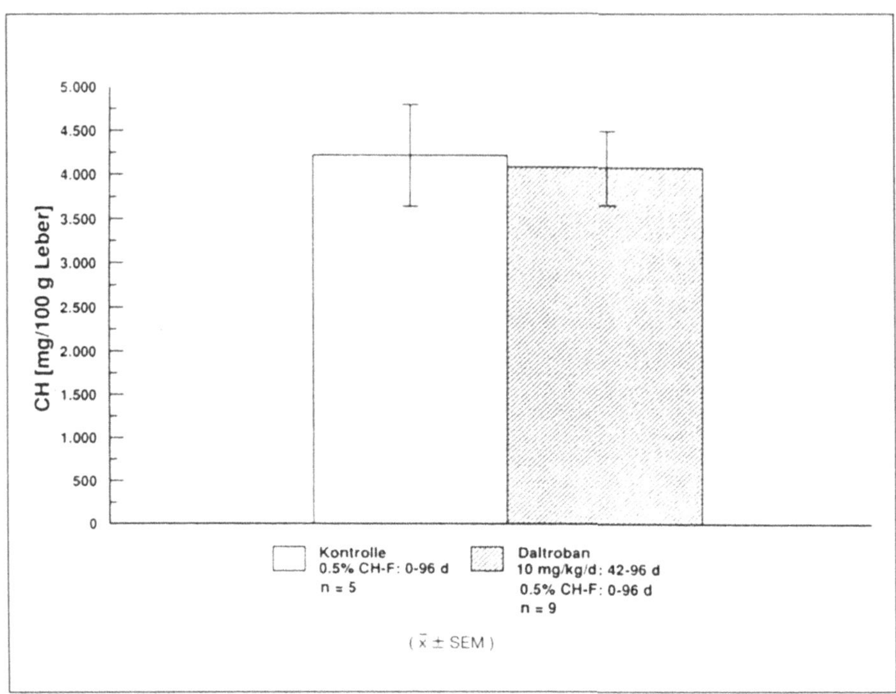



*Abb. 3:* Cholesteringehalt (CH) der Leber von männlichen weißen Neuseeland-Kaninchen nach Verabreichung eines mit 0,5 % CH angereicherten Futters über 96 Tage. Die Applikation von Daltroban erfolgte ab dem 42. Versuchstag über das Trinkwasser.

Daltroban führt zu einer geringeren Ausdehnung der Plaques und geringerer Plaquefläche (Abb. 1 und 2). Der Effekt ist über die gesamte Länge der Aorta zu beobachten und bei diskontinuierlicher Fütterung deutlicher ausgeprägt. Der Cholesteringehalt in der Aorta war im Thorakal- und Abdominalbereich unter Daltroban deutlich erniedrigt.

Der Cholesteringehalt der Leber (Abb. 3 und 4) ist bei 96tägiger Verabreichung von CH-F drastisch erhöht und bei den mit Daltroban behandelten Tieren nicht von denen der Kontrollgruppe verschieden. Bei diskontinuierlicher Verabreichung von CH-F zeigt die Leber einen wesentlich geringeren Cholesteringehalt, der bei Daltrobanbehandlung signifikant unter dem der entsprechenden Kontrollgruppe liegt.

## Diskussion

In Kaninchen führte die Verabreichung von CH-F zu einer zeitabhängigen Zunahme atherosklerotischer Wandveränderungen in der Aorta. Wird nach 6wöchiger Gabe von CH-F für weitere acht Wochen Standardfutter verabreicht, so kommt es trotz einer deutlichen Abnahme des Serumcholesterins zu einer weiteren Progression der Atherosklerose, die jedoch in ihrem Ausmaß gegenüber der kontinuierlichen Verabreichung von CH-F abgeschwächt ist. Unter beiden Bedingungen konnte die antiatherosklerotische Wirkung von Daltroban [6, 7, 9] in der Aorta gezeigt werden, ohne die Cholesterinkonzentration im Serum durch die Substanzapplikation zu verändern. Der Effekt war bei diskontinuierlicher Cholesterinfütterung deutlicher ausgeprägt, obwohl hier eine mittlere Tagesdosis Daltroban von nur 5 mg/kg ab dem 42. Versuchstag verabreicht wurde. Dies entspricht auf Kilogrammbasis einer Dosis von

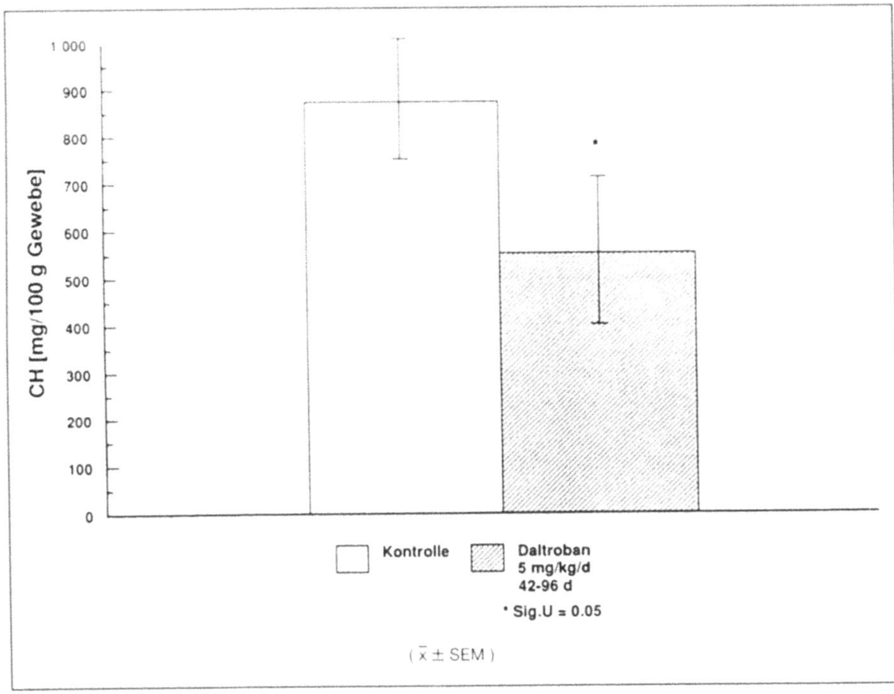



*Abb. 4:* Cholesteringehalt (CH) der Leber von männlichen weißen Neuseeland-Kaninchen nach Verabreichung eines mit 0,5 % CH angereicherten Futters über 42 Tage mit anschließender Verabreichung von Standardfutter bis zum 96. Versuchstag. Die Applikation von Daltroban erfolgte ab dem 42. Versuchstag über das Trinkwasser.

Daltroban, die auch in klinischen Studien verwendet wird. Mit anderen Substanzen, wie z.B. Beta-Blockern oder Kalziumantagonisten, konnte in tierexperimentellen Untersuchungen eine antiatherosklerotische Wirkung erst mit Dosen erzielt werden, die wesentlich über denen als Antihypertensivum lagen [8, 4].

Der statistisch signifikant geringere Cholesteringehalt in der Leber bei Daltrobanbehandlung und diskontinuierlicher Cholesterinfütterung weist auf eine weitere Wirkqualität von Daltroban unter in-vivo-Bedingungen hin und steht im Einklang mit der Erniedrigung von Cholesterin und Cholesterinestern in Hepatozytenkulturen von Ratten [9]. Der verminderte Cholesteringehalt in Aorten von cholesteringefütterten Kaninchen [7, 9] zeigt, daß diese Wirkung auch in der Gefäßwand zum Tragen kommt.

Zusammenfassend kann festgestellt werden, daß diese Untersuchungen eine antiatherogene Wirkung von Daltroban in der Aorta von Kaninchen unter den Bedingungen einer kontinuierlichen und diskontinuierlichen Cholesteringabe belegen. Der Effekt ist jedoch bei letzterer deutlich stärker ausgeprägt. Zur antiatherosklerotischen Wirkung von Daltroban können sowohl die Hemmung der Thromboxanwirkung in den Plättchen und in der Gefäßwand als auch die Reduktion der Cholesterinakkumulation im Gewebe beitragen.

## Literaturverzeichnis

1 ANITSCHKOW N, CHALATOW S. Über experimentelle Cholesteatose und ihre Bedeutung für die Entstehung einiger pathologischer Prozesse. Zentralbl Allg Path 1913; 24: 1-9.

2 FINCHAM JE, WOODROOF CW, VAN WYK MJ, CAPATOS D, WEIGHT MJ, KRITCHEVSKY D, RUSSOW JE. Promotion and regression of atherosclerosis in vervet monkeys by diets realistic for westernised people. Atherosclerosis 1987; 66: 205-213.

3 FOLCH J, LEES M, SLOANE-STANLEY GH. A simple method for the isolation and purification of total lipids from animal tissues. J Biol Chem 1957; 226: 497-509.

4 JACKSON CL, BUSH RC, BOWYER DE. Mechanism of antiatherogenic action of calcium antagonists. Atherosclerosis 1989; 80: 17-26.

5 METZ J, HEFELE K, KÖHLER C, PAVLOV P, PILL J. Experimentelle Atherosklerose: Computerisierte morphometrische Erfassung von Gefäßwandveränderungen. In: ASSMANN G, BETZ E, HEINLE H, SCHULTE H, Hrsg. Koronare Herzkrankheit. Braunschweig: Vieweg 1991; 93-97.

6 METZ J, WOLF O, SCHMELZ A, PILL J, STEGMEIER K, HARTIG F. Atherosclerosis in the aorta of hypercholesterolemic rabbits and the influence of daltroban. Exp Pathol 1991; 41: 57-69.

7 OSBORNE JA, LEFER AM. Cardioprotective actions of thromboxane receptor antagonism in ischemic atherosclerotic rabbits. Am J Physiol 1988; 255: H318-H324.

8 ÖSTLUND-LINDQVIST AM, LINDQVIST P, BRÄUTIGAM J, OLSSON G, BONDJERS G,

NORDBORG C. Effect of metoprol on diet-induced atherosclerosis in rabbits. Atherosclerosis 1988; 8: 40-45.

9 PILL J, WOLF O, SCHMELZ A, STEGMEIER K, METZ J. Investigations of the antiatherosclerotic effect of the thromboxan $A_2$ receptor antagonist daltroban. Z Kardiol 1990; 79 (Suppl 3): 155-160.

10 SASSEN LMA, KONING MMG, DEKKERS DHW, LAMERS JMJ, VERDOUW PD. Differential effects of n-3 fatty acids on the regression of atherosclerosis in coronary arteries and the aorta of the pig. Eur Heart J 1989; 10 (Suppl F): 173-178.

11 SIEDEL J, SCHLUMBERGER H, KLOSE S, ZIEGENHORN J, WAHLEFELD AW. Improved reagent for the enzymatic determination of serum cholesterol. J Clin Chem Clin Biochem 1981; 19: 838-839.

12 STEGMEIER K, PILL J, PATSCHEKE H. BM 13.505, a selective and potent $TXA_2$ receptor antagonist. Naunyn Schmiedebergs Arch Pharmacol 1986; 332 (Suppl): R 36.

# Increased polyamine synthesis in the arterial wall after balloon catheter denudation


*Z. Fotev, H. Heinle, J. Fingerle, W. Paschen*

*Z. Fotev, H. Heinle, J. Fingerle*
Physiologisches Institut I, Universität Tübingen

*W. Paschen*
Max-Planck-Institut für Neurologische Forschung, Köln


## Abstract


A key event to understanding atherogenesis is the proliferation of arterial smooth muscle cells (SMC). We were interested whether, in the model of endothelial denudation of rat carotid arteries, the proliferative responses coincide with increased synthesis of polyamines, known to act as intracellular signals for induction of cell activation.
The results show that polyamine synthesis (determined as putrescine levels) is induced following balloon catheter injury and that it corresponds to the two phases of SMC proliferation (determined by labelling with bromodesoxyuridine): the first is found 48 h, the second 7 days after denudation, whereas the polyamine synthesis peaks at 6 h and 4 - 5 days. A low molecular heparin which decreases SMC proliferation by ca. 50 % was not able to inhibit the first putrescine peak indicating mechanism of action interfering rather late in the signal pathway leading to mitosis.

# Gesteigerte Polyaminsynthese der arteriellen Gefäßwand nach Ballonkatheterdenudation

*Z. Fotev, H. Heinle, J. Fingerle, W. Paschen*

*Z. Fotev, H. Heinle, J. Fingerle*
Physiologisches Institut I, Universität Tübingen

*W. Paschen*
Max-Planck-Institut für Neurologische Forschung, Köln

## Einleitung

Die Proliferation glatter Muskelzellen (SMC) stellt einen wichtigen Schritt für die Atherogenese dar. Zur Erforschung dieses Prozesses eignet sich besonders die ballonkatheterinduzierte Endotheldenudation, die eine häufig verwendete Technik darstellt, und die Migration und Proliferation medialer SMC unter Bildung einer verdickten Neointima verursacht.
Dabei sind die Mechanismen extrazellulärer Reize sowie die intrazellulären Signalketten, durch die ruhende SMC von $G_0$ in $G_1$ bzw. in die mitotische Phase des Zellzyklus überführt werden, noch wenig bekannt.
Da die Polyamine (Putrescine, Spermidine, Spermin) als wichtige Mediatoren bei der Zellaktivierung angesehen werden [2] und in früheren Experimenten ein starker Anstieg der Ornithin-Decarboxilase, dem Schlüsselenzym der Polyaminsynthese, initial zur SMC-Proliferation in Rattenarterien nachgewiesen werden konnte [3], untersuchten wir hier, inwieweit der Spiegel von Putrescin mit der SMC-Proliferation nach Endotheldenudation korreliert. Außerdem wurde der Effekt von niedermolekularem Heparin, das die SMC-Proliferation hemmt [1], auf die Putrescinbiosynthese bestimmt.

## Material und Methoden

Sprague Dawley Ratten (männlich, ca. 300 g Körpergewicht) wurden anästhesiert (Hypnorm, Hypnodil; 0,1 ml/100 g KG) und mit einem 2F-Embolektomiekatheter in der linken A. carotis communis behandelt. Der Katheter wurde durch die Arteria carotis externa bis zum Aortenbogen eingeführt, unter Druck gesetzt und insgesamt 3mal durch die Arterie gezogen. Nach der Entfernung des Katheters wurde die Carotis externa ligiert. Die Gefäßwandreaktion wurde bis zu 14 Tage nach Denudation verfolgt. Die Bestimmung der Proliferationsrate wurde durch Markierung mit 5'Bromo 2'deoxiuridine (BrdU, 10 mg/100 g Körpergewicht) erreicht. Die Substanz wurde zusammen mit Deoxicytidin (7,5 g/100 g Körpergewicht) 18 Stunden vor Versuchsende gegeben. Der Nachweis der markierten Zellen in Gewebeschnitten mit der Avidin-Biotin-Immunproperoxidase-Methode gekoppelt an monoklonale Antikörper gegen BrdU und ihre quantitative Auswertung wurden schon anderweitig beschrieben [1]. Auch die Bestimmung von Putrescin, die nach Gewebeextraktion mit 0,6 M Perchlorsäure erfolgte, wurde schon beschrieben [5].

Mit der Gabe des niedermolekularen Heparins (Knoll, MG 3 900 d, Antifaktor Xa-Aktivität 169 U/mg) wurde zwei Tage vor der Operation begonnen (3 mg/kg/Tag). Die Dosis wurde im Versuchsverlauf täglich in zwei Gaben subkutan injiziert. Kontrollen erhielten nur sterile Salineinjektionen.

## Ergebnisse

### SMC-Proliferation

Die BrdU-Markierung (Abb. 1) zeigt, daß innerhalb von 48 Stunden nach Denudation ca. 40 % aller Mediazellen mitotisch aktiv sind. Danach fällt sie rasch

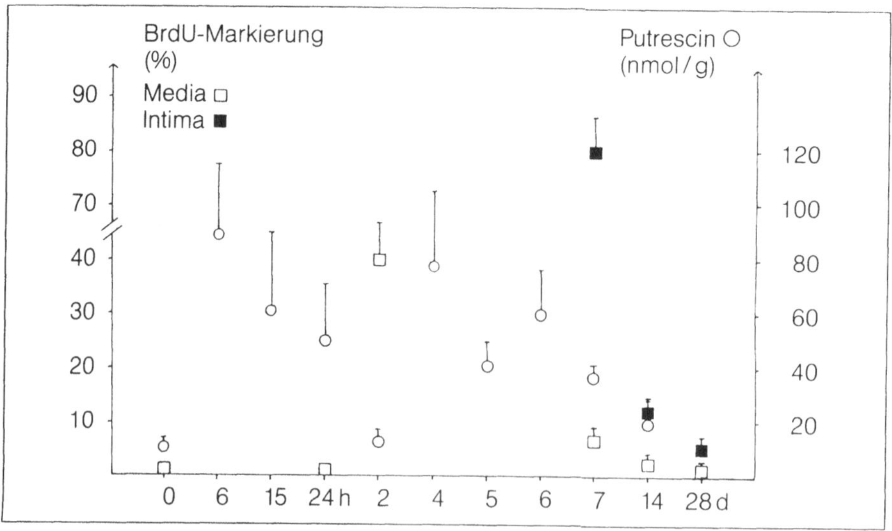


*Abb. 1:* Zellmarkierung mit BrdU und Putrescinspiegel in der Gefäßwand nach Ballonkatheterdenudation.
Die Intervention erfolgte zum Zeitpunkt 0. Die Symbole repräsentieren Mittelwerte +/- SD von 4 - 6 verschiedenen Messungen.

wieder ab und erreicht nach ca. 14 Tagen das Ausgangsniveau. Allerdings findet man in der Neointima nach ca. sieben Tagen ein weiteres Maximum mit einem Markierungsindex (bezogen auf Neointimazellen) von ca. 70 %, das ebenfalls rasch wieder zum Normalwert abfällt. Heparingabe bewirkt in der ersten Phase, d. h. 48 Stunden nach Denudation, eine Hemmung des Mitoseindex um 50 %.

*Putrescinspiegel*
Die Putrescinanalyse (Abb. 1) ergab einen sehr raschen Anstieg der Synthese nach Denudation. Schon nach 6 Stunden steigt der Polyaminspiegel auf das ca. 8fache über den Wert der Kontrollen. Dagegen sind die Gewebespiegel nach 48 Stunden, wenn der Proliferationsindex sein Maximum erreicht, annähernd wieder normalisiert. Ähnlich wie der Mitoseindex, zeigt auch der Putrescingehalt einen 2. Peak, der am 4. Tag nach Denudation erreicht wird und annähernd so hoch ist wie der erste. Danach fällt der Polyaminspiegel wieder auf Kontrollwerte ab. Dies zeigt eine Entsprechung des Proliferationsgrades in der Polyaminsynthese, wobei letzter ca. zwei Tage der Mitoseaktivität vorausgeht.
Im Gegensatz zum Mitoseindex war die Polyaminsynthese durch das Heparin nicht zu beeinflussen. Auch die Kontrollwerte unterscheiden sich nicht von denen heparinbehandelter Tiere.

## Diskussion

Mit dieser Studie konnten wir die Beziehung zwischen Polyaminsynthese und SMC-Proliferation nach Endotheldenudation in der Arteria carotis von Ratten untersuchen. Dabei zeigte sich eine enge Koinzidenz von Putrescinspiegel mit dem mitotischen Index, die beide im Zeitraum bis 14 Tage nach dem Eingriff einen zweigipfeligen Verlauf aufweisen, allerdings mit einer Zeitdifferenz von ca. 40 Stunden.
In anderen Studien wurde innerhalb von 6 Stunden nach Ballondenudation ein starker Anstieg der Ornithindecarboxilaseaktivität gefunden [3], der mit unseren Putrescinergebnissen direkt übereinstimmt. Der 2. Putrescinpeak, der mit einem Proliferationsschub in der Neointima etwa sechs Tage nach Deendothelialisierung korreliert, wurde aber nur in der vorliegenden Untersuchung dokumentiert. NISHIDA et al. [4], die allerdings mit Rattenaorten experimentierten, beschreiben nur einen Putrescinpeak nach 5 - 7 Tagen. Möglicherweise sind die Differenzen auf die unterschiedlichen Gefäße zurückzuführen.
Die Wirkung von antiproliferativem niedermolekularem Heparin konnte zwar im Proliferationsindex, aber nicht im Putrescinspiegel erfaßt werden. Dies läßt darauf schließen, daß das Heparin in einen späteren Prozeß der Zellaktivierung, die der Mitose vorausgeht, eingreift.

## Literaturverzeichnis

1 FOTEV Z. The inhibition of neointima formation in ballooned rat carotid arteries. Dissertation Universität Tübingen, Fakultät für Biologie 1991.
2 HEBY O. Role of polyamines in the control of cell proliferation and differentiation. Differentiation 1981; 19: 1-20.
3 MAJESKY MW, SCHWARTZ SM, CLOWES MM, CLOWES AW. Heparin regulates smooth muscle S phase entry in the injured rat carotid artery. Circ Res 1987; 61: 296-300.
4 NISHIDA K, ABIKO T, ISHIHARA M, TOMIKAWA M. Arterial injury-induced smooth muscle cell proliferation in rats is accompanied by increase in polyamine synthesis and level. Atherosclerosis 1990; 83: 119-125.
5 PASCHEN W, HALLMAYER J, DJURICIC B, SCHMIDT-KASTNER R, RÖHN G. Veränderungen der regionalen Polyamingehalte nach reversibler zerebraler Ischämie: Beziehung zum Ausmaß des ischämischen Zellschadens. Funktionsanalyse biologischer Systeme 1989; 19: 151-161.

# Inhibitory effects of the Ca$^{2+}$-antagonist Felodipine on the accumulation of monocytes and their transformation into foam cells in early atherosclerotic lesions


*H. Staudt, M. Nordlander, D. Kling*

*H. Staudt, D. Kling*
Physiologisches Institut I, Universität Tübingen

*M. Nordlander*
Hässle Res.Lab., Mölndal/Göteburg


## Abstract


The dihydropyridine, felodipine, was studied with respect to its effects on initial events in experimental atherogenesis, i.e. on accumulation of leukocytes in the arterial intima, on lipid deposition in macrophages, and on the occurrence of smooth muscle cells within the intimal lesions. - Early intimal thickenings were induced by applying the method of transmural electrical stimulation to carotid arteries of hypercholesterolemic rabbits in a schedule lasting for 3 days. Feeding of the cholesterol-rich diet (supplemented with 1 % cholesterol) started 4 days prior to the beginning of electrical stimulation. In addition, either felodipine (average dose of 1.2 µmol/kg) or vehicle (polyethyleneglycol 400) were administered via osmotic pumps, which were implanted into the neck region of the rabbits 8 days before starting the stimulation program. - The resulting 3-day-old intimal lesions of both the felodipine - and vehicle group consisted of leukocytes, including granulocytes, monocytes and lymphocytes, and smooth muscle cells which were lying beneath a continuous endothelial covering. In the felodipine-treated animals (plasma concentration of the drug: 97 ± 44 nmol/l), the number of mononuclear cells (referred to 100 endothelial cells) was significantly lowered compared to the controls. Furthermore, lipid deposition in macrophages was reduced by felodipine treatment, as indicated by the lower frequency of lipid-laden macrophages and by the reduced number of lipid vacuoles within the macrophages. The negative influence of felodipine on lipid incorporation of intimal macrophages might be due to inhibitory effects of this drug on oxidative modification of LDL as well as on binding and degradation of modified LDL by macrophages, as demonstrated in in vitro - and ex vivo experiments. With respect to smooth muscle cells, felodipine tended to diminish their accumulation in the early intimal thickenings. For evaluating the relevance of the antiatherogenic potential of felodipine after prolonged exposure to atherogenic stimuli, long-term studies applying the above mentioned method are in progress.

# Hemmende Einflüsse des Ca$^{2+}$-Antagonisten Felodipin auf die Akkumulation von Monozyten und deren Transformation in Schaumzellen in atherosklerotischen Frühläsionen


*H. Staudt, M. Nordlander, D. Kling*

*H. Staudt, D. Kling*
Physiologisches Institut I, Universität Tübingen

*M. Nordlander*
Hässle Res.Lab., Mölndal/Göteburg


## Einleitung

Basierend auf Ergebnissen aus Studien menschlicher und experimenteller Atherosklerose wird angenommen, daß die frühe Atherogenese durch folgende Ereignisse gekennzeichnet ist:

1. Anhäufung von mononukleären Zellen, insbesondere Makrophagen, in der arteriellen Intima,
2. Proliferation von glatten Muskelzellen, die sich entweder von bereits vorhandenen intimalen Zellen ableiten oder aus der Media einwandern und
3. intrazelluläre Akkumulation von Cholesterinestern sowohl innerhalb von Makrophagen als auch in glatten Muskelzellen.

Mit dem Modell der transmuralen Elektrostimulation [1], angewendet auf die Arteria carotis des Kaninchens, werden in Kombination mit Hypercholesterinämie sogenannte "lipidhaltige" Plaques induziert. Bei der Morphogenese dieser intimalen Verdickungen folgt, wie bereits beschrieben [7], auf eine massive Invasion von Leukozyten in die Intima die Einwanderung von glatten Muskelzellen aus der Media. Außerdem treten bei Anwendung dieser Methode schon sehr frühzeitig Schaumzellen monozytären Ursprungs auf.

Das Ziel der vorliegenden Studie war es, den Einfluß der Ca$^{2+}$-antagonistischen Substanz Felodipin, eines Dihydropyridins, auf die oben genannten Prozesse zu untersuchen. Dabei war unser besonderes Augenmerk auf das Ausmaß der Lipidakkumulation in Makrophagen gerichtet, denn für Felodipine konnte in in-vitro-Versuchen sowohl ein hemmender Einfluß auf die Modifikation von LDL (Low density lipoprotein) als auch auf die Bindung und Degradation modifizierter LDLs durch Makrophagen gezeigt werden (Östlund-Lindqvist, persönl. Mitteilung).

## Material und Methode

Frühstadien intimaler Läsionen wurden in der Arteria carotis communis von männlichen Neuseeland-Kaninchen (2,8 bis 3,5 kg; n=10) durch transmurale Elektrostimulation [1] in Kombination mit der Fütterung von cholesterinreicher Kost (1 % Cholesterin) induziert. Gleichstromimpulse (0,1 mA; 15 ms/Imp; 10 Hz) wurden über Elektroden appliziert, die an die Adventitia mittels einer Manschette angelegt wurden. Das Stimulationsprogramm erstreckte sich über drei Tage, wobei zweimal täglich eine Stimulationsperiode von 30- bzw. 15minütiger Dauer erfolgte. Die kontralaterale A. carotis communis diente als intraindividuelle Kontrolle. Die atherogene Diät wurde bereits vier Tage vor Beginn und während des Stimulationsprogramms verabreicht.
Die Kaninchen wurden zwei Versuchsgruppen zugeordnet, wobei die Tiere der einen Gruppe Felodipin (mittlere Dosis 1 bis 1,2 µmol/kg) erhielten, die der anderen die Vehikelsubstanz Polyäthylenglykol 400. Die Verabreichung dieser Substanz erfolgte über osmotisch wirksame Minipumpen (Alzet, Modell 2 ML 2), die acht Tage vor Beginn des Elektrostimulationsprogramms in die Nackentasche der Kaninchen implantiert wurden. Blutproben wurden einer Ohrvene zum Zeitpunkt der Implantation der Minipumpen, vor Elektrostimulationsbeginn und bei Versuchsende entnommen, um den Cholesterinspiegel (Boehringer Testkit) und die Felodipinkonzentration im Plasma zu bestimmen. Nach Abschluß des Stimulationsprogramms wurden die entsprechenden Abschnitte der A. carotis sowohl von der Felodipin- als auch von der Plazebogruppe den üblichen Methoden für die Transmissionselektronenmikroskopie unterzogen. Die intimalen Verdickungen, die sich auf der der Anode zugewandten Seite des Gefäßabschnittes entwickelten, wurden in ihrer zellulären Zusammensetzung mittels ultrastruktureller Kriterien analysiert. Als quantitativer Parameter wurde die Anzahl der subendothelialen Zellen, die verschiedenen Zelltypen angehören, bestimmt und auf die Zahl der darüber liegenden Endothelzellen bezogen.


## Ergebnisse

*Felodipinkonzentrationen und Cholesterinspiegel im Plasma*
Nach einwöchiger Vorbehandlung mit Felodipin wurde im Plasma der Kaninchen zu Beginn des Stimulationsprogramms eine Felodipinkonzentration von 96 ± 18 nmol/l Plasma gemessen, was ungefähr der bei Versuchsende ermittelten Konzentration des Ca²⁺-Antagonisten von 97 ± 44 nmol/l Plasma entspricht. Dies deutet auf eine relativ konstante Abgabe der Substanz aus den osmotischen Minipumpen hin. Der Plasmacholesterinspiegel stieg in der Plazebogruppe von

anfänglich 34 ± 9 mg/100 ml Plasma auf 638 ± 254 mg/100 ml Plasma bzw. bei den felodipinbehandelten Tieren von 30 ± 6 mg/100 ml Plasma auf 539 ± 99 mg/ 100 ml Plasma. Sowohl in den Anfangs- als auch in den Endkonzentrationen wurde kein signifikanter Unterschied zwischen den beiden Gruppen festgestellt (t-Test, Signifikanzniveau bei 0,05).

*Analyse der Zellpopulation in den Frühläsionen*
In dem Modell der transmuralen Elektrostimulation erfolgt, wie beschrieben [7], in den ersten beiden Tagen eine massive Invasion von Leukozyten, bestehend aus Granulozyten und mononukleären Zellen, in den normalerweise zellfreien Subendothelialraum der A. carotis communis. In diesem Zeitraum werden zudem die ersten Anzeichen einer Migration von glatten Muskelzellen aus der Media in die Intima beobachtet. Die in der vorliegenden Studie untersuchte drei Tage alte intimale Verdickung setzt sich demnach zu unterschiedlichen Anteilen aus eingewanderten Leukozyten und glattmuskulären Zellen zusammen. Für die Tiere der Felodipin- bzw. Plazebogruppe wurden hinsichtlich der verschiedenen Zelltypen folgende Beobachtungen gemacht:

a) Leukozyten:
In beiden Gruppen wurden sowohl Monozyten/Makrophagen, Lymphozyten als auch Granulozyten (überwiegend heterophile) in der Frühläsion identifiziert. Dabei war die Anzahl der mononukleären Zellen, bezogen auf 100 Endo-

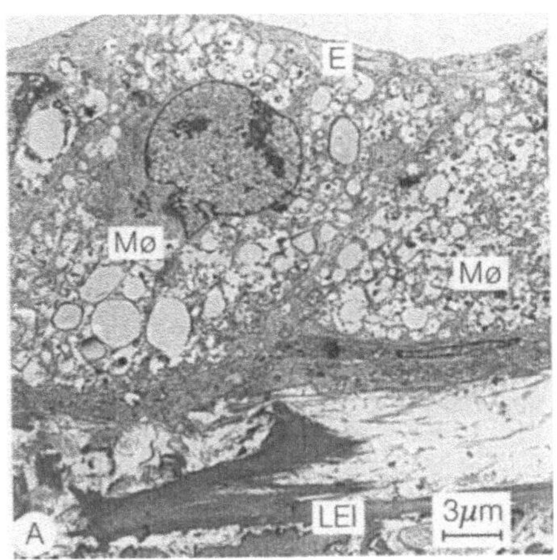

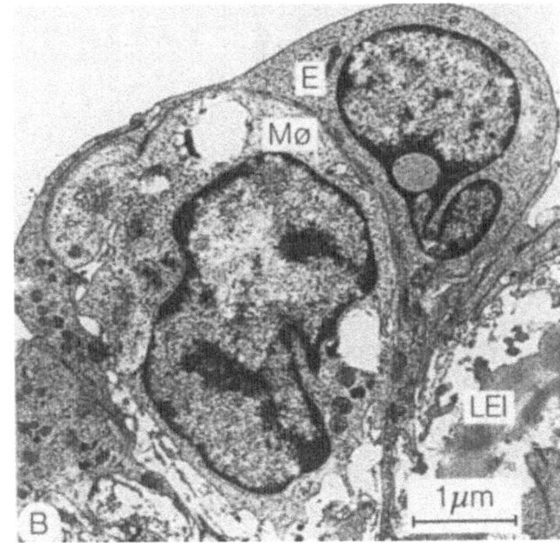


*Abb. 1:* Typische Beispiele von lipidbeladenen Makrophagen (Mø) in drei Tage alten intimalen Verdickungen eines Kontrolltieres (A) mit dichtem Lipidvakuolenbesatz und eines felodipinbehandelten Kaninchens (B) mit einzelnen Cholesterinestervakuolen. E = Endothel, LEI = Lamina elastica interna.

thelzellen, mit 7 ± 4 in der Felodipingruppe signifikant kleiner als in der Plazebogruppe, wo 36 ± 24 gezählt wurden (Wilcoxon-Test; Signifikanzniveau bei 0,05). Für die Anzahl der Granulozyten ergab sich dagegen kein signifikanter Unterschied zwischen den beiden Gruppen (Felodipin: 5 ± 10 Granulozyten/100 Endothelzellen, Kontrollen: 3 ± 5 Granulozyten/100 Endothelzellen).

Die Monozyten/Makrophagen enthielten zu diesem Zeitpunkt sowohl bei den felodipinbehandelten Tieren als auch in der Kontrollgruppe bereits Lipidvakuolen (Abb. 1), jedoch waren deutliche Unterschiede in der Anzahl lipidbeladener Makrophagen zwischen den beiden Gruppen festzustellen. So waren unter der Behandlung des $Ca^{2+}$-Antagonisten signifikant weniger Lipidvakuolen enthaltende Makrophagen vorhanden (3 ± 2 pro 100 Endothelzellen) als unter Applikation der Trägersubstanz (23 ± 6 pro 100

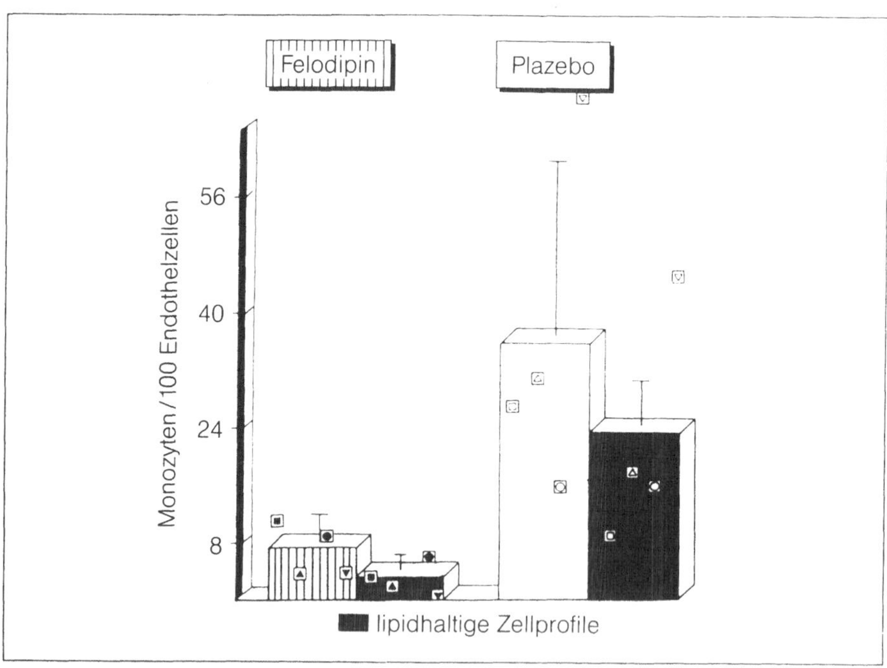


*Abb. 2:* Anzahl mononukleärer intimaler Zellen und lipidhaltiger Makrophagen in der Felodipin- und Plazebogruppe.
Ausgewertet wurden Längsschnitte aus dem anodalen Bereich der intimalen Verdickungen, in denen die Zahl der mononukleären Zellprofile mit Kernanschnitt bzw. der lipidhaltigen Makrophagen bestimmt und pro 100 Endothelzellen angegeben wurde (MW + SD). Die Symbole (▲ Δ) repräsentieren die ermittelten Werte pro Tier.

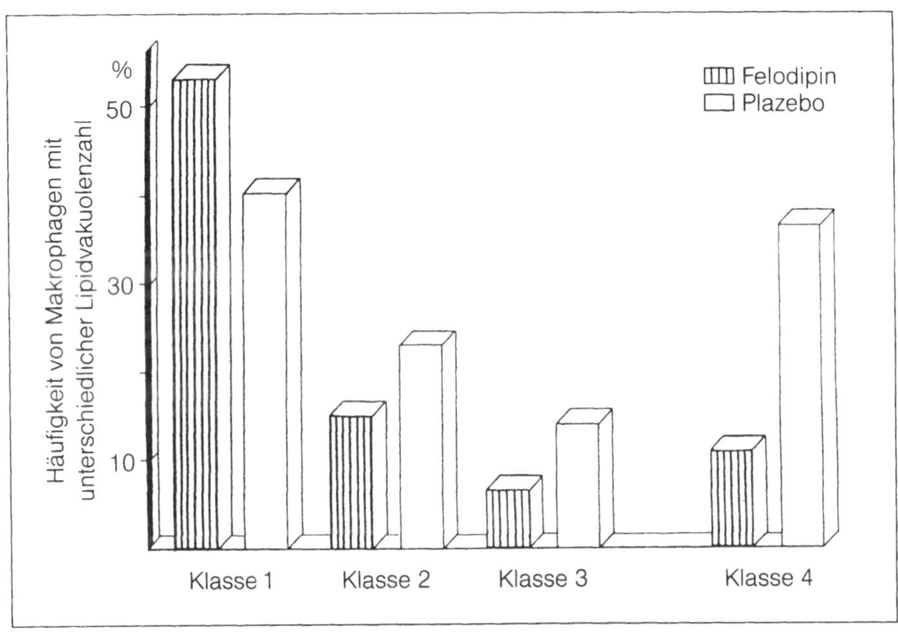


*Abb. 3:* Häufigkeit intimaler Makrophagen mit unterschiedlicher Zahl an Lipidvakuolen in der Felodipin- und Plazebogruppe.
Die Zellanschnitte lipidbeladener Makrophagen wurden in Klassen mit ansteigender Lipidvakuolenzahl gruppiert und ihr jeweiliger Prozentsatz, bezogen auf die Gesamtzahl lipidhaltiger Makrophagen, ermittelt.
Klasse 1: 1 - 2 Lipidvakuolen pro Zellprofil
Klasse 2: 3 - 4 Lipidvakuolen pro Zellprofil
Klasse 3: 5 -10 Lipidvakuolen pro Zellprofil
Klasse 4:  > 10 Lipidvakuolen pro Zellprofil

Endothelzellen; Abb. 2). Bezieht man die Anzahl lipidbeladener Makrophagen auf alle kernhaltigen Zellanschnitte intimal gelegener Monozyten, so lassen sich Prozentwerte von 36 % für die "Felodipinkaninchen" und von 66 % für die Vehikeltiere angeben. Überdies war auch die Zahl der Lipidvakuolen pro Zellanschnitt nach Felodipinbehandlung reduziert. Aus Abb. 3, die die Häufigkeit von Makrophagen mit unterschiedlicher Lipidvakuolenzahl darstellt, geht hervor, daß bei den felodipinbehandelten Kaninchen Monozyten/Makrophagen mit 1 - 2 Lipidvakuolen pro Zellanschnitt häufiger vorhanden sind als bei den Kontrolltieren. Dagegen sind die Klassen, die die Häufigkeit der Makrophagen mit größerer Lipidvakuolenzahl repräsentieren, in der Felodipingruppe weitaus geringer besetzt als bei den Tieren, denen die Trägersubstanz verabreicht wurde. Der Prozentsatz von typischen Schaumzellen, wie sie in Abb. 1 dargestellt sind, war nach Behandlung mit dem Ca$^{2+}$-Antagonisten im Vergleich zur Kontrollgruppe deutlich reduziert.

b) Glattmuskuläre Zellen:

In den drei Tage alten Frühläsionen waren sowohl bei den Kontrolltieren als auch bei den felodipinbehandelten Tieren glatte Muskelzellen aufgrund von ultrastrukturellen Kriterien (z.B. Basalmembran, plasmalemmale Vesikulation,

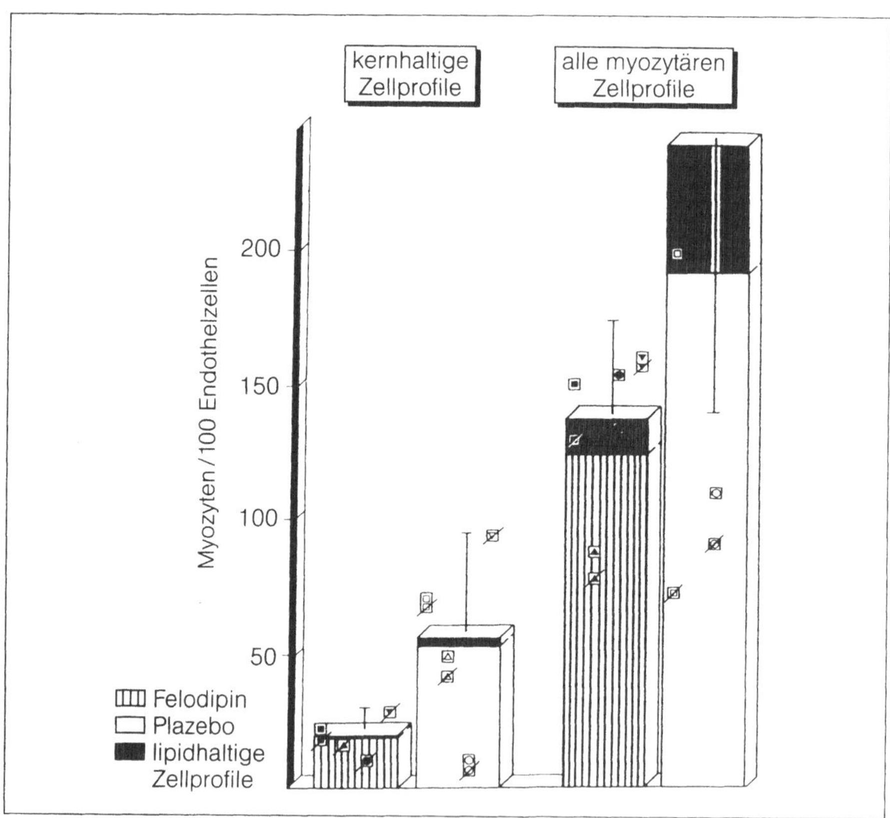


*Abb. 4:* Anzahl glatter Muskelzellen in der drei Tage alten Frühläsion von felodipinbehandelten Kaninchen und Kontrolltieren.
Dargestellt sind sowohl die Mittelwerte der "kernhaltigen" myozytären Zellanschnitte (links) als auch sämtliche glattmuskulären Zellprofile (rechts), bezogen auf 100 Endothelzellen. Ersteres unterschätzt, letzteres überschätzt die tatsächliche Zahl der glatten Muskelzellen. Der Anteil lipidhaltiger Myozyten ist schwarz gekennzeichnet. Die Symbole (▲ Δ) repräsentieren die ermittelten Werte pro Tier, wobei ▲ Δ die Zahl nicht lipidhaltiger Zellprofile darstellt.

peripher liegende Myofilamente, "dense attachments" etc.) nachzuweisen. Sie gehörten überwiegend dem intermediären Phänotyp [4] an. Bestimmte man die Zahl der myozytären Zellprofile (Abb. 4), so war diese sowohl für die kernhaltigen Zellanschnitte (Unterschätzung der realen Zahl glatter Muskelzellen) als auch für sämtliche glattmuskulären Anschnittsprofile (Überschätzung der realen Anzahl) in der Felodipingruppe tendentiell verringert. Vereinzelt waren Lipidvakuolen in den glatten Muskelzellen beider Versuchsgruppen zu erkennen.

## Diskussion

Das Dihydropyridin Felodipin bewirkte, wie die hier am Modell der transmuralen Elektrostimulation erhobenen Befunde zeigen, eine verminderte Akkumulation von mononukleären Zellen bei der Entstehung atherosklerotischer Frühläsionen. Ebenso reduzierte es die Lipidablagerungen in den intimalen Monozyten/ Makrophagen, obwohl es den Gesamtcholesterinspiegel im Plasma nicht hemmend beeinflußte. Die Invasion von mononukleären Zellen, insbesondere von Monozyten/Makrophagen, wird als entscheidender Schritt bei der Initiation atherosklerotischer Gefäßwandveränderungen angesehen, denn für Makrophagen in atherosklerotischen Läsionen konnte gezeigt werden, daß sie den Wachstumsfaktor PDGF produzieren [8], der chemotaktisch und proliferationsstimulierend auf glatte Muskelzellen wirkt [2, 3]. Welche Mechanismen dem hemmenden Effekt von Felodipin auf die Anhäufung von Makrophagen in der Intima zugrunde liegen, ist unklar. Denkbar sind eine negative Beeinflussung des Adhäsionsprozesses der Leukozyten an das Endothel ebenso wie eine Hemmung der Migration der Monozyten in den Subendothelialraum, denn beides sind $Ca^{2+}$-abhängige Prozesse [6, 9]. Da für Felodipin ein hemmender Einfluß auf die oxidative Modifikation von LDL durch Makrophagen beschrieben wurde (Östlund-Lindqvist, persönl. Mitteilung), wäre zudem eine Verminderung des "trapping-effects", der für oxidiertes LDL nachgewiesen wurde [10], und damit eine reduzierte Ansammlung von Makrophagen in der Intima vorstellbar. Die dargestellte verminderte Lipidakkumulation in intimalen Makrophagen unter Felodipinbehandlung steht in Einklang mit Ergebnissen aus diätinduzierten Atherosklerosemodellen, wonach in Langzeitstudien die Dihydropyridine Nifedipin und Nitrendipin eine Reduktion sudanophiler Läsionen und des Gesamtcholesterinspiegels in der Aorta bewirken [5]. Das in unserem Modell beobachtete geringere Ausmaß an Lipidablagerungen in Makrophagen könnte durch die, in in-vitro- und ex-vivo-Experimenten gezeigten, hemmenden Effekte von Felodipin auf die oxidative Modifikation des LDL und dessen Bindung an Makrophagen verursacht sein.

Hinsichtlich des Einflusses von Felodipin auf die Migration und Proliferation glatter Muskelzellen in unserem in-vivo-Modell kann bisher noch keine endgültige Aussage gemacht werden. Die tendentiell erniedrigte Anzahl von glatten Muskelzellen in den atherosklerotischen Frühläsionen felodipinbehandelter Tiere deutet zwar auf eine negative Beeinflussung dieser beiden Prozesse durch den Ca$^{2+}$-Antagonisten hin, sie kann jedoch auch indirekt durch die Reduktion der Makrophagenakkumulation und dem damit möglicherweise geringeren Potential an chemotaktischen und wachstumsstimulierenden Faktoren für glatte Muskelzellen bewirkt werden.

Aus den bisher erhaltenen Ergebnissen zeichnet sich hinsichtlich der Ausbildung von atherosklerotischen Frühläsionen ein antiatherogener Effekt von Felodipin ab. Zur Klärung des Wirkungsmechanismus dieser Substanz sind jedoch, ebenso wie zur Prüfung der Relevanz der beobachteten Effekte bei langdauernder Hypercholesterinämie, weitere Untersuchungen notwendig.

## Literaturverzeichnis


1 BETZ E, SCHLOTE W. Responses of vessel walls to chronically applied electrical stimuli. Basic Res Cardiol 1979; 74: 10-20.

2 GLENN KC, ROSS R. Human monocyte-derived growth factor(s) for mesenchymal cells: activation of secretion by endotoxin and concanavalin A. Cell 1981; 25: 603-615.

3 GROTENDORST GR, SEPPA HE, KLEINMANN HK, MARTIN GR. Attachment of smooth muscle cells to collagen and their migration toward platelet-derived growth factor. Proc Natl Acad Sci USA 1981; 78: 3669-3672.

4 GRÜNWALD J, FINGERLE J, HÄMMERLE H, BETZ E, HAUDENSCHILD CC. Cytocontractile structures and proteins of smooth muscle cells during the formation of experimental lesions. Exp Mol Pathol 1987; 46: 78-88.

5 HENRY PD. Atherosclerosis, calcium and calcium antagonists. Circulation 1985; 72: 456-459.

6 HOOVER RL, FOLGER R, HAERING WA, WARE BR, KARNOVSKY MJ. Adhesion of leukocytes to the endothelium: Roles of divalent cations, surface charge, chemotactic agents and substrate. J Cell Sci 1980; 45: 73-86.

7 KLING D, HOLZSCHUH T, BETZ E. Temporal sequence of morphological alterations in artery walls during experimental atherogenesis occurrence of leukocytes. Res Exp Med 1987; 187: 237-250.

8 ROSS R, MASUDA J, RAINES EW, GOWN AM, KATSUDA S, SASAHARA M, MALDEN LT, MASUKO H, SATO H. Localization of PDGF-B protein in macrophages in all phases of atherogenesis. Science 1990; 248: 1009-1012.

9 SEZZI ML, DeLUCA G, MATERAZZI M, BELLELLI L. Effects of a calcium-antagonist (flunarizine) on cancer cell movement and phagocytosis. Anticancer Res 1985; 5: 265-272.

10 STEINBERG D, PARTHASARATHY S, CAREW TE, KHOO JC, WITZTUM JL. Beyond cholesterol: Modifications of low density lipoprotein that increase its atherogenicity. N Engl J Med 1989; 320: 915-924.

# Activation of macrophages: influence of extracellular calcium and of the calmodulin antagonist Fendilin


*H. Heinle, J. El-Dessouki, S. Linke*
Physiologisches Institut I, Universität Tübingen


## Abstract


The presence and function of macrophages in the arterial wall are regarded as very important for the induction and progression of arteriosclerotic lesions. One main characteristic of these cells is their ability to release free radicals and other reactive products influencing their vicinity. In order to get more information on the complex metabolic reactions leading to increased radical formation, we were interested in the influence of extracellular calcium as well as of the calmodulin antagonist Fendilin on luminol-enhanced chemoluminescence induced by zymosan stimulation in macrophages obtained by alveolar lavage of rabbits. The results show that in some preparations no dependency, in other a strong increasing effect of extracellular calcium was found on total radical liberation as well as on activation by zymosan. Hypercholesterolemia alters macrophage reactivity so that extracellular calcium gains a strong influence on the activation process. Fendilin in vitro has only a small inhibitory effect on macrophage activation, indicating that the calcium-calmodulin pathway is of minor importance in the activation process. However, the long term effect of hypercholesterolemia on macrophages, inducing a decreased activation and alterations in the time course of radical release, are inhibited when Fendilin is applied to the animals during the same period. Therefore, one can conclude that hypercholesterolemia exerts its effect on macrophages at least in part by alterations in cellular calcium homeostasis.

# Aktivierung von Makrophagen: Einfluß von extrazellulärem Kalzium sowie des Calmodulinantagonisten Fendilin


*H. Heinle, J. El-Dessouki, S. Linke*
Physiologisches Institut I, Universität Tübingen


## Einleitung

Makrophagen stellen eine wichtige zelluläre Komponente der arteriosklerotischen Plaque dar. Ihre Bedeutung für die Atherogenese und die von ihnen ausgehenden Wechselwirkungen sind noch nicht vollständig geklärt [3]. Dem bei Aktivierung - z.B. durch Phagozytose - zu beobachtenden 'respiratory burst', eine stark vermehrte Freisetzung von reaktiven Sauerstoffmetaboliten, wie $H_2O_2$, $O_2^-$ etc. [1], kommt sowohl im Hinblick auf die oxidative Modifizierung von LDL (Low density lipoprotein) als auch auf die zytotoxische Wirkung von Makrophagen eine wichtige Rolle zu [4]. Bei dieser Aktivierung wird eine Vielzahl von Stoffwechselwegen der Makrophagen beeinflußt, wobei $Ca^{2+}$-Ionen eine wichtige Signalfunktion haben.

Um deren Funktion näher zu charakterisieren, wurden der Einfluß von extrazellulärem Kalzium sowie von Fendilin, einem Calmodulinantagonisten, auf die Radikalproduktion bei Phagozytose untersucht. Neben Zellen (Alveolarmakrophagen) aus normal gefütterten Kaninchen wurden auch solche aus cholesterinreich ernährten bzw. zusätzlich fendilinbehandelten Tieren verwendet.

## Material und Methoden

*Gewinnung von Alveolarmakrophagen*
Alveolarlavage wurde mit 4 x 50 ml 0,9 %igem NaCl in Neuseeland Kaninchen (männlich; 2,5 bis 4 kg KG) durchgeführt, die entweder mit Standarddiät, mit cholesterinreichem Futter (0,5 %) oder mit cholesterinreichem Futter + Fendilin (Thiemann, Waltrop) gefüttert worden waren. Die Zellen wurden 2 x gewaschen und in Tyrode-Lösung suspendiert. Die Gesamtausbeute pro Tier betrug ca. 10 bis 30 x $10^6$ Zellen, die verwendete Suspension wurde auf 5 bis 10 x $10^6$ Zellen/ml eingestellt.

## Zellaktivierung und Meßprinzip

Phagozytose wurde durch Zusatz von opsoniertem Zymosan induziert. Die Radikalbildung wurde über luminolverstärkte Chemolumineszenz gemessen [2]. Mit den Zellen wurden folgende experimentelle Meßreihen durchgeführt:

1. Einfluß von Fendilin auf die Phagozytoseaktivierung: Zusatz von Fendilin (1 - 100 µM) zum Testansatz.
2. Einfluß von extrazellulärem Kalzium auf Phagozytose: Variation der Kalziumkonzentration im Testmedium von 0 bis 12,5 mM.
3. Einfluß von Fendilin auf die Aktivierbarkeit von Makrophagen aus Tieren, die den Calmodulinantagonisten in therapeutischen Dosen appliziert bekamen.

Bestimmt wurde sowohl der zeitliche Verlauf der Chemolumineszenz als auch deren zeitliches Integral, wobei Zellen aus normal bzw. cholesterinreich ernährten Kaninchen verwendet wurden. Der Aktivierungsgrad wurde berechnet als Quotient aus den Integralen, die sich während der Zymosanstimulation bzw. der zymosanfreien Vorinkubation ergaben.

## Ergebnisse

*1. Einfluß von Fendilin auf die Phagozytoseaktivierung*
Wie schon früher beschrieben [2], ergibt die Stimulation von Makrophagen durch Zymosan eine durch Luminolverstärkung meßbare Steigerung der Radikalproduktion, wobei der Aktivierungsgrad etwa 900 % beträgt. Der Zusatz von Fendilin zum Testansatz in einer Konzentration bis zu 10 µM beeinflußt die Aktivierbarkeit der Zellen nur wenig. Bei höheren Konzentrationen tritt zwar eine Hemmung mit einer Abnahme des Aktivierungsgrades auf, diese dürfte aber eher auf eine Zellschädigung zurückzuführen sein, da - wie hier nicht gezeigt - die Freisetzung von Laktatdehydrogenase stark ansteigt.

*2. Abhängigkeit der Aktivierung von extrazellulärem $Ca^{2+}$ ($Ca^{2+}_e$)*
a) Gesamtradikalproduktion
Abb. 1 zeigt, daß bei Erhöhung von extrazellulärem Kalzium ein sehr unterschiedliches Verhalten der Makrophagenaktivierung gefunden wird. Bei Zellen aus normal gefütterten Kaninchen scheint es zwei Gruppen zu geben. Bei der einen besteht praktisch keine Kalziumabhängigkeit, während bei der anderen eine starke Steigerung der Gesamtradikalproduktion auftritt. Dagegen zeigen Makrophagen aus hypercholesterinämischen Kaninchen bei diesem Parameter eine relativ einheitliche Abhängigkeit von $Ca^{2+}_e$.

## b) Aktivierungsgrad

Die durch die Zymosanstimulation hervorgerufene Steigerung der Radikalproduktion wird im "Aktivierungsgrad" erkennbar. Hier scheint es sowohl bei den normal als auch den cholesterinreichen Zellen kalziumabhängige bzw. -unabhängige Gruppen zu geben. Dabei findet man in der ersten Gruppe eine drei- bis vierfache Steigerung des Aktivierungsgrades, wenn die Kalziumkonzentration im Medium auf 4,5 mM erhöht wird.

## 3. Aktivierung von Makrophagen aus hypercholesterinämischen bzw. fendilinbehandelten Tieren

Der Einfluß von Hypercholesterinämie auf das Aktivierungsverhalten von Makrophagen wurde schon früher beschrieben. Dabei zeigte sich, daß cholesterinreiche Zellen insgesamt eine um ca. 20 % abgeschwächte, aber in einem zeitlich kürzeren Verlauf auftretende Gesamtradikalproduktion aufweisen [2]. Erhalten die Tiere gleichzeitig zur cholesterinreichen Diät auch noch Fendilin im Futter, so wird der Einfluß der Hypercholesterinämie auf die

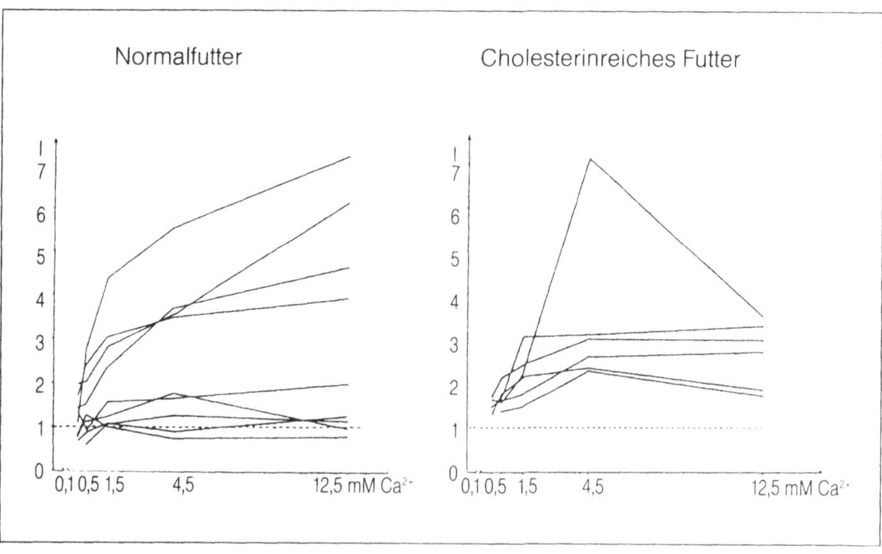


*Abb. 1:* Einfluß von extrazellulärem Kalzium auf die Gesamtradikalproduktion I, die jeweils durch Summation der Messungen 10 Min. vor bzw. nach Zymosanzusatz erhalten wurde. Die Makrophagen stammten aus Tieren, die entweder normales (links) oder cholesterinreiches (rechts) Futter erhielten. Die verbundenen Meßpunkte repräsentieren Einzelwerte von jeweils einem Tier, wobei die Werte immer auf die Messung bei 0 mM Kalzium (in Gegenwart von 20 mM EGTA (Bis(aminoethyl)glycolethertetraacetat) gemessen) normiert wurden.

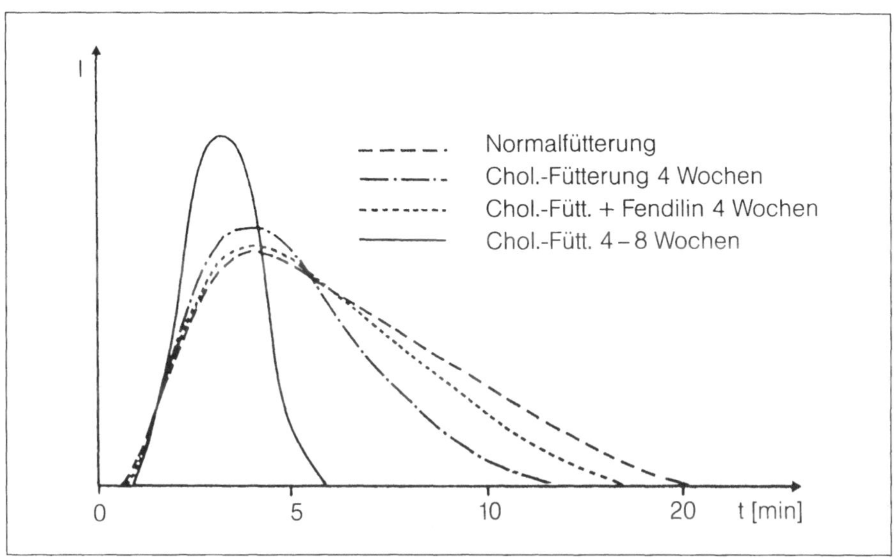


*Abb. 2:* Zeitverlauf der Radikalproduktion I nach Zymosanstimulation von Alveolarmakrophagen. Dargestellt ist jeweils ein typischer Verlauf von Zellpräparationen, die aus Tieren mit der angegebenen Behandlung stammten.

Makrophagenfunktion abgeschwächt, d. h. der Reaktionsverlauf der Radikalproduktion nähert sich wieder dem der Normalmakrophagen und die Stimulierbarkeit normalisiert sich dadurch (Abb. 2).

## Diskussion

Die Aktivierung von Makrophagen, die über die als "oxidative burst" bezeichnete gesteigerte Radikalproduktion gemessen werden kann, stellt einen komplexen Stoffwechselweg dar, der noch nicht vollständig aufgeklärt ist [1] (Abb. 3). Man nimmt an, daß bei der Aktivierung der membranständigen NADPH-Oxidase Kalziumionen eine bedeutende Rolle spielen, wobei neben zytosolischem Kalzium auch der transmembranäre Einstrom für die Regulation in Frage kommt. Die hier vorgestellten Versuche mit Alveolarmakrophagen zeigen, daß die Radikalproduktion nach Zymosanstimulation in heterogener Weise von extrazellulärem Kalzium abhängt - d. h., daß für eine Induktion des "respirative burst" nicht in jedem Fall ein Kalziumeinstrom notwendig ist. Bei einer Gruppe war keine Abhängigkeit, bei einer anderen eine deutliche Steigerung sowohl der Gesamtradikalproduktion als auch des Aktivierungsgrades zu finden. Die Ursa-

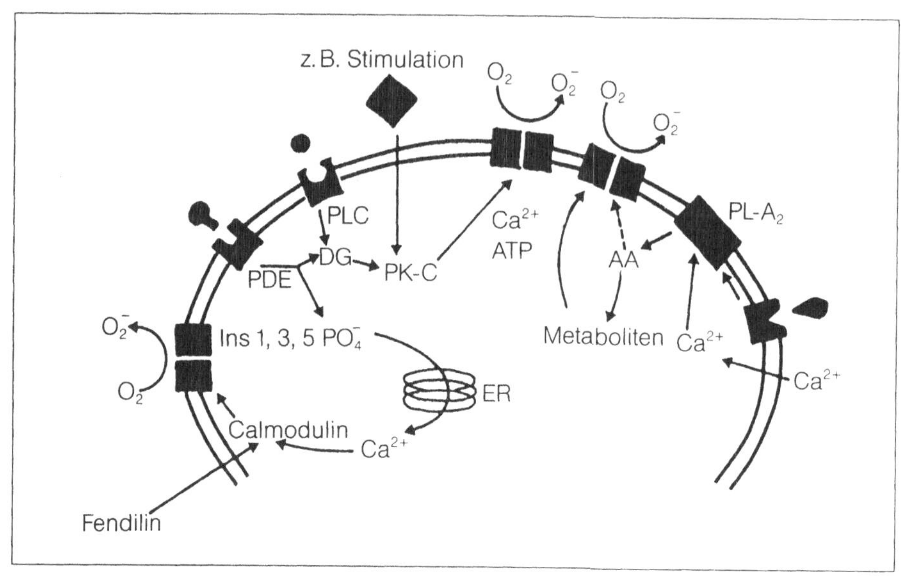



*Abb. 3:* Schema der Superoxid($O_2^-$)-produktion nach Stimulation von Makrophagen.
Es bedeuten: AA = Arachidonsäure, DG = Diacylglyzerol, ER = Endoplasmatisches
Retikulum, Ins1,5,PO$_4^-$ = Inositoltrisphosphat, PDE = Phosphodiesterase,
PK-C = Proteinkinase C, PL-A$_2$ = Phospholipase A, PLC = Phospholipase C,
ATP = Adenosintriphosphat.

chen für diese Diskrepanz sind unklar; möglicherweise hängen sie mit Infektionen oder anderen unterschiedlichen Reaktionslagen des Immunsystems der Spendertiere zusammen, wodurch die Aktivierbarkeit von Makrophagen möglicherweise beeinflußt wird.

Der vorgeschlagene Aktivierungsmechanismus über einen Kalzium-Calmodulinkomplex (Abb. 3) scheint für Alveolarmakrophagen keine wesentliche Rolle zu spielen, da der Calmodulinantagonist Fendilin unter in-vitro-Bedingungen keine signifikante Hemmwirkung zeigt. Allerdings muß diese Feststellung durch Untersuchungen mit anderen Calmodulinantagonisten verifiziert werden.

Über welchen Mechanismus Hypercholesterinämie die Phagozytosefähigkeit bzw. Radikalproduktion von Makrophagen beeinflußt, muß weiter untersucht werden. Immerhin zeigte sich, daß Fendilin, appliziert für die Dauer der Hypercholesterinämie, diesen Einfluß abschwächen kann. Es ist also denkbar, daß dieser Langzeiteffekt über eine Veränderung der zellulären Kalziumhomöostase vermittelt wird.

# Literaturverzeichnis


1 BABIOR M. The respiratory burst of phagocytes. J Clin Invest 1984; 73: 599-601.
2 LINKE S, HEINLE H. Metabolische Charakterisierung der Makrophagenaktivierung. In: ASSMANN G, BETZ E, HEINLE H, SCHULTE H, Hrsg. Arteriosklerose. Braunschweig: Vieweg 1990; 240-243.
3 MUNRO JM, COTRAN RS. The pathogenesis of atherosclerosis: Atherogenesis and inflammation. Lab Invest 1988; 58: 249-261.
4 STEINBERG D, PARTHASARATHY S, CAREW TE, KHOO JC, WITZTUM JL. Beyond cholesterol: Modifications of low density lipoprotein that increase its atherogenicity. N Engl J Med 1989; 320: 915-924.

# Migration and proliferation of human plaque cells in vitro: effect of Dipyridamole?

*R. Voisard, P.C. Dartsch, V. Hombach, E. Betz*

*R. Voisard, P.C. Dartsch, E. Betz*
Physiologisches Institut I, Universität Tübingen

*V. Hombach*
Medizinische Klinik IV, Universität Ulm

## Abstract

Migration and proliferation of smooth muscle cells (SMC) from the media into the subendothelial space have been recognized as essential steps in the development of atherosclerotic plaques. Plaque material of primary stenosing and restenosing lesions from 26 patients was removed by atherectomy from peripheral arteries (Prof. Höfling, Dr. Bauriedel, Klinikum Großhadern, Munich). Plaque cells were isolated by enzymatic disaggregation with elastase/ collagenase. Isolated cells were identified as SMC by positive reaction with monoclonal antibodies against smooth muscle $\alpha$-actin. Dipyridamole (DPD) was added to the cultures at concentrations ranging from $10^{-9}$ mol/l to $10^{-3}$ mol/l.
**Migration:** Confluent cultures were cut with a blade in order to obtain a cell-free area. Immediately after cutting, Dipyridamole (DPD) was added to the cultures at concentrations from $10^{-8}$ mol/l to $10^{-3}$ mol/l. After 48 hours $111 \pm 27$ cells ($\bar{x} \pm$ SD) had migrated into the cell-free area. The migration rate was $18 \pm 3 \, \mu$m/hour ($\bar{x} \pm$ SD). At clinical concentrations DPD had no effect on the migration of SMC.
**Proliferation:** Cell number was analysed in a cell counter (Casy I, Schärfe System). Population doublings per day (PD/day) of plaque cells from restenosing lesions were significantly increased in comparison to plaque cells from primary stenosing lesions. DPD at concentrations ranging from $10^{-9}$ mol/l to $10^{-4}$ mol/l was added to the cultures one day after seeding. At each change of medium DPD was renewed as well. After 5 days cell number was analysed. There was no effect to DPD to proliferation of plaque cells within therapeutical concentrations.
**Conclusion:** Highly increased growth rates of plaque cells from restenosing lesions might be an in vitro equivalent to the rapid progression of restenosing events after angioplasty in vivo. Within therapeutical concentrations migration and proliferation of plaque cells in vitro was not affected by DPD.

# Migration und Proliferation von Plaquezellen des Menschen in vitro: Beeinflußbarkeit durch Dipyridamol?

*R. Voisard, P.C. Dartsch, V. Hombach, E. Betz*

*R. Voisard, P.C. Dartsch, E. Betz*
Physiologisches Institut I, Universität Tübingen

*V. Hombach*
Medizinische Klinik IV, Universität Ulm

## Einleitung

Interventionelle Techniken werden in immer größerem Umfang zur symptomatischen Behandlung von Folgeerscheinungen der Atherosklerose eingesetzt. Auf zellulärer Ebene scheint beim Restenosierungsprozeß nach Angioplastie der Migration und Proliferation von glatten Muskelzellen (SMC) aus der Media in den subendothelialen Raum eine besondere Bedeutung zuzukommen [7]. In der folgenden Untersuchung wurden Zellen aus atherosklerotischem Plaquematerial isoliert und ihre migratorische und proliferative Aktivität in vitro analysiert. Da Dipyridamol (DPD) in verschiedenen Zentren zur Vor- und Nachbehandlung bei Angioplastien und Bypass-Operationen eingesetzt wird [1, 9], wurde in vitro der Einfluß dieser Substanz auf das Migrations- und Proliferationsverhalten von SMC aus atherosklerotischem Plaquematerial geprüft.

## Material und Methoden

Primärstenosierendes Plaquematerial von 20 Patienten (Alter: 62 ± 13, $\bar{x} \pm$ SD) und restenosierendes Plaquematerial von sechs Patienten (Alter: 66 ± 9 Jahre, $\bar{x} \pm$ SD (Standardabweichung)) wurde mit einem Atherektomiekatheter aus der Arteria femoralis superficialis, der Arteria iliaca und der Arteria poplitea entnommen. Das Plaquematerial wurde nach der Explantattechnik und mittels enzymatischer Disaggregation aufgearbeitet [2]. Die Kultivierung der Zellen erfolgte in einem Mediumgemisch aus Waymouth's MB 752/1 und Ham F-12 unter Zusatz von 15 % fetalem Kälberserum (fcs). Zur Identifikation der Plaquezellen wurden monoklonale Antikörper gegen glattmuskuläres $\alpha$–Aktin

(Progen Biotechnik, Heidelberg) und gegen das Faktor VIII-assozierte Protein (Calbiochem, Frankfurt) verwendet. Nachdem Dipyridamol (DPD) in 99,8 %igem Ethanol gelöst und eine 0,1 molare Stammlösung hergestellt wurde, erfolgte die Verdünnung der Substanz mit PBS⁻ (Oxoid) bis zu einer Konzentration von $10^{-9}$ mol/l.

**Migration:** Nach Erreichen der Konfluenz wurden die Kulturen zwei Tage mit einem Ruhekulturmedium (1 % fcs) versorgt; in einer Modifikation der Methode von BÜRK [2] wurden die Kulturen mit einem Wattestäbchen und einer Rasierklinge verletzt. Nach dem Waschen mit PBS⁻ wurden die Kulturen mit 1 % fcs weiterkultiviert. Nach 48 Stunden wurde durch Auszählen der Zellen jenseits des Wundrandes die Zahl der migierten Zellen und durch Division der Migrationsstrecke durch die Migrationszeit die Migrationsgeschwindigkeit in µm/h bestimmt. Für den Medikamententest wurde den Kulturen nach dem Waschen mit PBS⁻ DPD in Konzentrationen von $10^{-3}$ mol/l bis $10^{-8}$ mol/l zugegeben; nach 48 Stunden wurden die Zahl der migrierten Zellen und die Migrationsgeschwindigkeit bestimmt.

**Proliferation:** Zur Bestimmung der Wachstumsparameter wurden die Zellen in einer Dichte von 2000 - 3000 Zellen/cm² in 6-Lochschalen ausgesät. Die Bestimmung der Zellzahl und Zellgrößenverteilung erfolgte mit einem Zellzählgerät (Casy I, Schärfe System, Reutlingen) in regelmäßigen Abständen. Für den Medikamententest wurde den Kulturen einen Tag nach Zellaussaat DPD in einer Konzentration von $10^{-4}$ mol/l bis $10^{-9}$ mol/l zugegeben. Bei jedem Mediumwechsel wurde die Substanz ebenfalls erneuert. Nach fünf Tagen wurde die Zellzahl mit dem Zellzählgerät (s.o.) ermittelt.

## Ergebnisse

### Zellisolierung

Die Isolierung von Zellen aus atherosklerotischem Plaquematerial konnte sowohl mittels der Explantattechnik (Abb. 1a) als auch durch enzymatische Disaggregation durchgeführt werden. Für die Migrations- und Proliferationsuntersuchungen wurden lediglich enzymatisch disaggregierte Zellen verwendet.

### Zellidentifizierung

Über 80 % der isolierten Plaquezellen konnten durch positive Reaktion mit monoklonalen Antikörpern gegen glattmuskuläres α-Aktin (Abb. 1c) als glatte Muskelzellen identifiziert werden (weitere Informationen über das Zytoskelett s. [3, 4]). Eine positive Reaktion mit Antikörpern gegen Faktor VIII-assoziertes Protein zum Nachweis von Endothelzellen wurde nicht beobachtet.

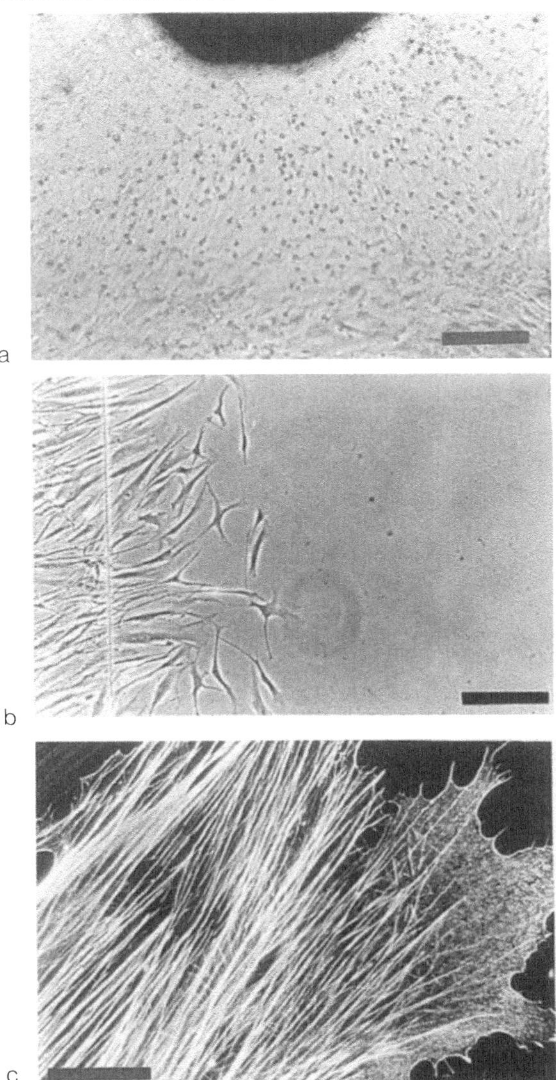

*Abb. 1:* a) Explanttechnik nach drei Wochen Kultivierung: Um das explantierte Plaquegewebe hat sich ein dichter Zellrasen gebildet.
Balken = 500 µm.
b) Migration von Plaquezellen über den künstlich geschaffenen Wundrand in den zellfreien Raum: Situation nach 48 Stunden.
Balken = 200 µm.
c) Identifikation einer Plaquezelle als glatte Muskelzelle durch positive Reaktion mit monoklonalen Antikörpern gegen glattmuskuläres α-Aktin. Balken = 10 µm.

### Zellgrößenverteilung

Bei allen isolierten Plaquezellen konnte eine klare Häufung der Zelldurchmesser bei 18,0 ± 4 µm ($\bar{x}$ ± SD) festgestellt werden. Die zu dieser Population gehörenden Zellen wurden als Subpopulation 1 (SP-1) bezeichnet. Die restlichen Zellen hatten einen größeren Zelldurchmesser und wurden zur Subpopulation 2 (SP-2) zusammengefaßt.

### Migrationsverhalten (Abb. 1b)

Nach 48 Stunden Migrationszeit schwankte bei allen durchgeführten Versuchen die Zellzahl der pro mm Wundrand ausgewanderten Zellen zwischen 63 und 158. Im Mittel ergaben sich 111 ± 27 Zellen/mm Wundrandlänge ($\bar{x}$ ± SD). Die durchschnittliche Migrationsgeschwindigkeit betrug 17,9 ± 2,5 µm/h ($\bar{x}$ ± SD), die schnellste Zellfront migrierte mit 23 µm/h, die langsamste mit 14 µm/h.

### Proliferationsverhalten

Die Populationsverdopplungsraten pro Tag (PD/die) der SMC aus restenosierenden Läsionen lag mit 0,64 ± 15 PD/die ($\bar{x}$ ± SD) signifikant über den entsprechenden Raten für SMC aus primärstenosierenden Läsionen mit 0,16 ± 0,04 PD/die (p < 0.001).

## Medikamententest mit Dipyridamol (DPD)

### Einfluß von DPD auf das Migrationsverhalten

Die Zahl der pro mm Wundrand migrierten Zellen wurde durch DPD in einem Konzentrationsbereich von $10^{-8}$ mol/l bis $10^{-6}$ mol/l nicht relevant beeinflußt (Abb. 2a). Eine leichte Reduktion der Zellzahl um 15 % ergab sich bei einer Konzentration von $10^{-5}$ mol/l. Die Erhöhung der Dosis auf $10^{-4}$ mol/l führte zu keiner weiteren Reduktion. Erst die sicherlich toxische Dosierung von $10^{-3}$ mol/l hemmte die Zellmigration um 50 %. Auch die Migrationsgeschwindigkeit wurde im Konzentrationsbereich von $10^{-8}$ mol/l bis $10^{-5}$ mol/l nicht relevant verändert (Abb. 2b). Bei der toxischen Konzentration von $10^{-4}$ mol/l wurde die Migrationsgeschwindigkeit um 30 % reduziert, bei einer Konzentration von $10^{-3}$ mol/l betrug die Reduktion 52 %.

### Einfluß von DPD auf das Proliferationsverhalten (Abb. 2c)

Im Konzentrationsbereich von $10^{-9}$ mol/l bis $10^{-6}$ mol/l zeigte sich durchweg eine leichte Stimulation des Zellwachstums. Da diese aber weniger als 10 % betrug, wurde sie als natürliche Schwankung bei Arbeiten mit biologischem Material bewertet. Bei einer Konzentration von $10^{-5}$ mol/l ergab sich eine Reduktion der

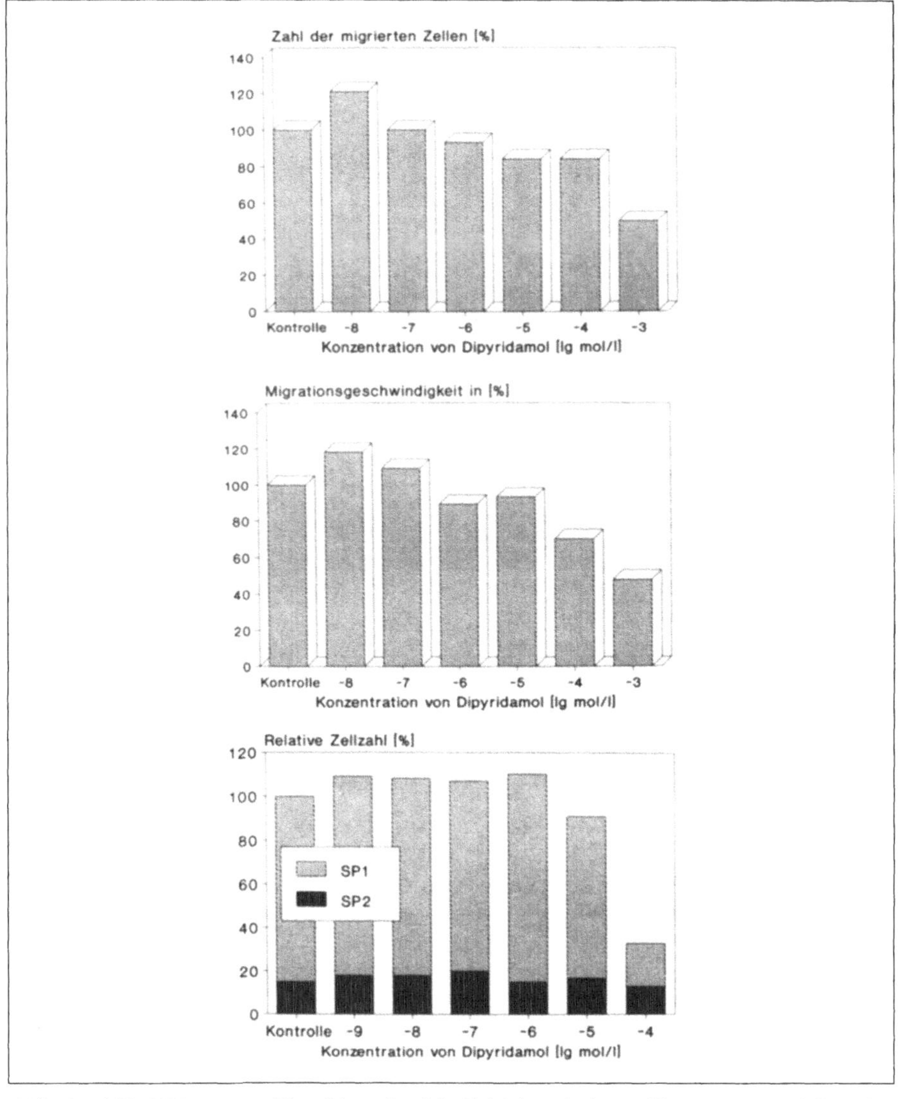


*Abb. 2:* a) Die Wirkung von Dipyridamol auf die Zahl der migrierten Plaquezellen. 48 Stunden Migration, Kontrolle = 100 %.
b) Die Wirkung von Dipyridamol auf die Migrationsgeschwindigkeit, 48 Stunden Migration, Kontrolle = 100 %.
c) Die Wirkung von Dipyridamol auf die Proliferation von Plaquezellen aus restenosierendem Plaquegewebe. Fünf Tage Substanzeinwirkung, Kontrolle = 100 %.

Gesamtzahl, die jedoch weniger als 10 % betrug. Erst im toxischen Bereich von $10^{-4}$ mol/l wurde die Gesamtzellzahl um 68 % reduziert; von dieser Reduktion waren fast ausschließlich die Zellen der SP-1 betroffen.

## Diskussion

Obwohl es sich bei den untersuchten Plaquezellen um glatte Muskelzellen aus restenosierendem Plaquegewebe handelt, lagen die angegebenen Migrationsgeschwindigkeiten im Bereich, der für glatte Muskelzellen aus primärstenosierendem Plaquegewebe beschrieben wurde [11]. Diese scheinbare Diskrepanz kann dadurch geklärt werden, daß die Restenosezellen bereits mehrfach subkultiviert wurden und somit einen Teil ihrer Aktivität im Sinne einer beginnenden Seneszenz verloren hatten.

In vitro zeigten glatte Muskelzellen, die aus restenosierendem peripherem und koronarem Plaquematerial isoliert wurden, signifikant höhere Wachstumsraten als glatte Muskelzellen aus primärstenosierendem Plaquematerial [3]. Dieses erhöhte Wachstum scheint ein in-vitro-Äquivalent zur raschen Progredienz von restenosierenden Läsionen nach Angioplastie in vivo zu sein. Ausgehend von dieser Vorstellung könnte eine medikamentöse Inhibition der Migration und Proliferation unter Umständen die Restenosierungsraten nach Angioplastie vermindern.

Von Dipyridamol konnte eine Hemmung der Plättchenaggregation nach Gefäßverletzung im Tiermodell gezeigt werden, die auf einem anderen Wirkprinzip beruht als bei der Azetylsalizylsäure [10]. Anzeichen für eine antimigratorische oder antiproliferative Aktivität zeigten sich bei den in-vitro-Untersuchungen mit kultivierten Plaquezellen nicht. Somit ergab sich in vitro kein Hinweis für einen Therapieansatz mit Dipyridamol, der über die thrombolytische Wirkung hinausgeht.

Die getrennte Untersuchung der Migration und Proliferation [4, 8] von SMC aus atherosklerotischem Plaquematerial kann unter Umständen als 'Prescreening'-Verfahren eingesetzt werden, um aus der Vielzahl der in Frage kommenden Medikamente solche mit antimigratorischen und antiproliferativen Eigenschaften herauszufiltern. Ausgewählte Substanzen könnten daraufhin in einer zweiten Versuchsphase in Transfilterkulturen [5] und experimentellen Systemen [6] weiter untersucht werden, um abschließend Empfehlungen für klinische Studien aussprechen zu können.

## Danksagung

Für die Extraktion und Zusendung des Plaquematerials danken wir Herrn Prof. Dr. Höfling und Herrn Dr. Bauriedel, Medizinische Klinik I, Klinikum Großhadern, Universität München. Herrn Dr. Höher, Medizinische Klinik IV, Universität Ulm, danken wir für die Erstellung der Graphiken. Diese Arbeit wurde vom Ministerium für Wissenschaft und Kunst des Landes Baden-Württemberg (FSP-26) und der Braun-Melsungen AG unterstützt.

## Literaturverzeichnis


1 BARNATHAN E, SCHWARTZ S, TAYLOR L, LASKEY W, KLEAVELAND P, KUSSMAUL W, HIRSHFELD J. Aspirin and Dipyridamol in the prevention of acute coronary thrombosis complicating coronary angioplasty. Circulation 1987; 76 : 125-134.

2 BÜRK RR. A factor from a transformed cell line that affects cell migration. Proc Natl Acad Sci USA 1973; 70: 369-373.

3 DARTSCH PC, VOISARD R, BETZ E. In vitro growth characteristics of human atherosclerotic plaque cells: Comparison of cells from primary stenosing and restenosing lesions of peripheral and coronary arteries. Res Exp Med 1990; 190: 77-87.

4 DARTSCH PC, VOISARD R, ISCHINGER T. Effect of dipyridamol, beta carotene and doxycycline on proliferation and viability of arterial and plaque-derived smooth muscle cells without and with photoradiation: Results from human cell culture studies. Cor Artery Disease 1990; 1: 251-255.

5 FALLIER-BECKER P, WOLBURG-BUCHHOLZ K, BAUR R, BETZ E. Immunologische und elektronenmikroskopische Untersuchungen von Transfilterkulturen. In: ASSMANN G, BETZ E, HEINLE H, SCHULTE H, Hrsg. Arteriosklerose. Neue Aspekte aus Zellbiologie und Molekulargenetik, Epidemiologie und Klinik. Wiesbaden: Vieweg 1990; 184-188.

6 HANKE H, STROHSCHNEIDER T, OBERHOFF M, BETZ E, KARSCH KR. Time course of smooth muscle cell proliferation in the intima and media of arteries following experimental angioplasty. Circ Res 1990; 67: 651-659.

7 ROSS R. The pathogenesis of atherosclerosis - an update. N Engl J Med 1986; 314: 488-500.

8 ROTH D, DARTSCH PC, BETZ E. Austestungen proliferationsbeeinflussender Substanzen an kultivierten Gefäßwandzellen des Menschen. VASA 1988; (Suppl) 23: 27-30.

9 SCHWARTZ L, BOURASSA MG, LESPERANCE J, ALDRIGDE HE, KAZIM F, SALVATORI VA, HENDERSON M, BONAN R, DAVID PR. Aspirin and Dipyridamol in the prevention of restenosis after percutaneous transluminal coronary angioplasty. N Engl J Med 1988; 318: 1714-1719.

10 STEELE PM, CHESEBRO JH, STANSON AW, HOLMES DR, BADIMON L, FUSTER V. Balloon angioplasty: effect of platelet-inhibitor drugs on platelet-thrombus deposition in a pig model. J Am Coll Cardiol 1984; 3: 506.

11 WINDSTETTER U, BAURIEDEL G, MERTSCHING H, von PÖLNITZ A, KANDOLF R, HÖFLING B, DARTSCH PC, BETZ E. Migrationsverhalten kultivierter Gefäßwandmyozyten aus koronarem und peripherem perkutan atherektomiertem Plaquegewebe. In: ASSMANN G, BETZ E, HEINLE H, SCHULTE H, Hrsg. Koronare Herzkrankheit: Molekulargenetische Aspekte und zelluläre Mechanismen, Risikoprofile vor und nach invasiven Therapieverfahren. Braunschweig: Vieweg 1990; 338-346.

# Age-dependent secretion of a Na⁺ K⁺ ATPase inhibitor in spontaneously hypertensive rats


*C. Spieker, K.-H. Rahn, W. Zidek*
Medizinische Poliklinik, Westfälische Wilhelms-Universität Münster


## Abstract


The role of a circulating $Na^+ K^+$ ATPase inhibitor in the development of primary hypertension is discussed controversly. Since in most studies plasma from patients with established hypertension was examined, we measured the plasma levels of ATPase inhibitors during the development of hypertension in spontaneously hypertensive rats and in normotensive rats. The measurements of the $Na^+ K^+$ ATPase inhibition was carried out in male spontaneously hypertensive rats (SHR) of the Münster strain aged between 1,5 and 12 months. Normotensive rats served as controls (details in Tab. 1). $Na^+ K^+$ ATPase inhibition was measured following the procedure published by Hamlyn et al. (1982). In this assay the regeneration of enzymatically hydrolyzed ATP is coupled to the oxidation of


*Tab. 1:* shows the mean values and standard deviations of $Na^+ K^+$ ATPase inhibition in % of control ATPase activity and systolic blood pressure (mmHg) in normotensive (NT) and spontaneously hypertensive rats (SH).

| n | | | Na⁺K⁺ATPase inhibition | | systolic blood pressure | |
|---|---|---|---|---|---|---|
| NT | SH | age (months) | NT | SH | NT | SH |
| 10 | 10 | 1,5 | -0,2 ± 1,5 | +1,0 ± 3,1 | 96 ± 13 | 147 ± 20 |
| 15 | 21 | 3 | 0,3 ± 1,1 | +1,8 ± 2,7 | 108 ± 11 | 192 ± 17 |
| 9 | 11 | 6 | 0,5 ± 2,0 | +2,8 ± 2,9 (p < 0,05) | 112 ± 15 | 211 ± 21 |
| 10 | 16 | 12 | 1,8 ± 3,1 | +5,1 ± 3,2 (p < 0,01) | 123 ± 17 | 205 ± 15 |

NADH, so that the rate of ATP turnover can be monitored by recording the absorbance of NADH at 340 nm.

The results show that there is no significant increase in plasma levels of the $Na^+ K^+$ ATPase inhibitor in normotensive rats. In SH rats, significant levels of a $Na^+ K^+$ ATPase inhibitor can be detected at an age > 6 months, i.e. after full development of hypertension. From these findings it is concluded that in SH rats the secretion of a $Na^+ K^+$ ATPase inhibitor may be a consequence of secondary organ damage, which requires increased natriuresis to maintain Na hemostasis.

# Altersabhängige Sekretion des Natrium-Kalium-ATPase-Inhibitors bei der spontan hypertonen Ratte


*C. Spieker, K.-H. Rahn, W. Zidek*
Medizinische Poliklinik, Westfälische Wilhelms-Universität Münster


## Zusammenfassung


Die Rolle der zirkulierenden $Na^+$ $K^+$ Adenosintriphosphatase(ATPase)-Inhibitoren für die Entstehung der essentiellen Hypertonie werden kontrovers diskutiert. Die meisten in diesem Zusammenhang durchgeführten Studien beschäftigten sich mit der Bestimmung der $Na^+$ $K^+$ ATPase-Inhibition im Plasma von Patienten mit schon lange bestehender essentieller Hypertonie. Wir untersuchten hingegen die $Na^+$ $K^+$ ATPase-Inhibition bei spontan hypertonen und normotonen Ratten unterschiedlichen Alters.

Die Messungen der $Na^+$ $K^+$ ATPase-Inhibition wurden an spontan hypertonen Tieren (SHR) des Münsterstammes im Alter von 1,5 und 12 Monaten durchgeführt. Als Kontrolltiere dienten normotone Tiere (Tab. 1). Die $Na^+$ $K^+$ ATPase-Inhibition wurde nach der Methode von HAMLYN et al. [7] gemessen.


*Tab. 1:* Mittelwerte und Standardabweichungen der $Na^+$ $K^+$ ATPase-Inhibition in % der Kontroll-$Na^+$ $K^+$ ATPase-Aktivität und systolischer Blutdruck (mmHg) normotoner (NT) und spontan hypertoner Ratten (SH).

| n | | | Na+K+ATPase-Inhibition | | systolischer Blutdruck | |
|---|---|---|---|---|---|---|
| NT | SH | Alter (Monate) | NT | SH | NT | SH |
| 10 | 10 | 1,5 | -0,2 ± 1,5 | +1,0 ± 3,1 | 96 ± 13 | 147 ± 20 |
| 15 | 21 | 3 | 0,3 ± 1,1 | +1,8 ± 2,7 | 108 ± 11 | 192 ± 17 |
| 9 | 11 | 6 | 0,5 ± 2,0 | +2,8 ± 2,9 (p < 0,05) | 112 ± 15 | 211 ± 21 |
| 10 | 16 | 12 | 1,8 ± 3,1 | +5,1 ± 3,2 (p < 0,01) | 123 ± 17 | 205 ± 15 |

412

Die Ergebnisse zeigen, daß in normotonen Ratten bei ansteigendem Alter kein signifikanter Anstieg des Na$^+$K$^+$ATPase-Inhibitors im Plasma nachweisbar war. Bei spontan hypertonen Ratten konnte demgegenüber ein signifikanter Anstieg des Na$^+$K$^+$ATPase-Inhibitors ab einer Altersstufe von sechs Monaten nachgewiesen werden. Diese Untersuchungen zeigen, daß bei spontan hypertonen Ratten die Sekretion des Na$^+$K$^+$ATPase-Inhibitors möglicherweise als Konsequenz eines sekundären Organschadens zu werten ist, so daß eine erhöhte Natriurese zur Aufrechterhaltung der Natriumhomöostase erforderlich wird.

## Einleitung

In der Pathogenese der essentiellen Hypertonie werden neben Störungen des zellulären Natrium- und Kalziumstoffwechsels auch die Bedeutung zirkulierender humoraler Faktoren diskutiert [1]. Aus Kreuzzirkulationsversuchen von DE WARDENER et al. ergaben sich Hinweise auf die Existenz einer zirkulierenden natriuretischen Substanz [2]. Hinsichtlich möglicher Wirkungsmechanismen dieser humoralen natriuretischen Faktoren wurde von einigen Autoren eine ausgeprägte Inhibition der zellulären Natrium-Kalium-ATPase favorisiert [3]. Diese führt einerseits zu einem Anstieg des intrazellulären Natriums, andererseits jedoch wird durch die Hemmung des aktiven Natriumtransportes auch die tubuläre Natriumrückresorption vermindert und dadurch eine Natriurese hervorgerufen. Dadurch wurde zwischen den beiden Befunden einer erhöhten intraerythrozytären Natriumkonzentration, wie sie von D'AMICO et al. und LOSSE et al. beschrieben wurden, und der Sekretion eines natriuretischen Hormons ein Zusammenhang denkbar [4, 5]. In der Folgezeit wurden Hypothesen entwickelt, die insbesondere die Pathogenese der volumeninduzierten und analog auch der essentiellen Hypertonie durch die Wirkung eines natriuretischen Hormons auf den zellulären Elektrolythaushalt erklärten. Die meisten in diesem Zusammenhang durchgeführten Studien beschäftigten sich mit der Bestimmung der Natrium-Kalium-ATPase-Inhibition im Plasma von Patienten mit schon lange bestehender essentieller Hypertonie. Alternativ zu einer kausalen Rolle des Natrium-Kalium-ATPase-Inhibitors käme aufgrund der postulierten natriuretischen Eigenschaften auch eine kompensatorische Sekretion in Betracht, wenn durch eine länger andauernde Hypertonie Endorganschäden, beispielsweise eine Herz- bzw. eine Niereninsuffizienz, aufgetreten sind. Die Hypervolämie, die durch diese Organbeteiligung ausgelöst wird, könnte als Stimulus für die Sekretion des natriuretischen Faktors dienen. Analoge Verhältnisse sind für ein weiteres natriuretisches Hormon, das atriale natriuretische Peptid (ANP), bereits bekannt. Beim ANP, dessen Regulation bereits wesentlich besser untersucht ist, läßt sich eine Zunahme der Plasma-ANP-Spiegel mit dem Alter feststellen [6]. Diese Zunahme ist bei spontan hypertonen Ratten wesentlich stärker ausgeprägt als bei normotonen. Daher stellt sich die Frage, ob die erhöhte Konzentration des Natrium-Kalium-ATPase-Inhibitors bei primärer Hypertonie als Sekundärfolge bei länger bestehendem Blutdruck aufzufassen ist.

## Methode und Kollektiv

Die Messungen der Natrium-Kalium-ATPase-Inhibition wurden an spontan hypertonen Tieren des Münsterstammes im Alter zwischen 1,5 und 12 Monaten durchgeführt (1,5 Monate SHR n=10, 3 Monate SHR n=21, 6 Monate SHR n=11, 12 Monate SHR n=16). Als Kontrolltiere dienten normotone Ratten (NT) (1,5 Monate NT n=10; 3 Monate NT n=15; 6 Monate NT n=9 und 12 Monate NT n=10). Der systolische Blutdruck (Schwanzplethysmographie) bei den spontan hypertonen Ratten (Münsterstamm) lag zwischen 170 und 230 mmHg, die systolischen Blutdruckwerte beim normotonen Vergleichskollektiv lagen zwi-

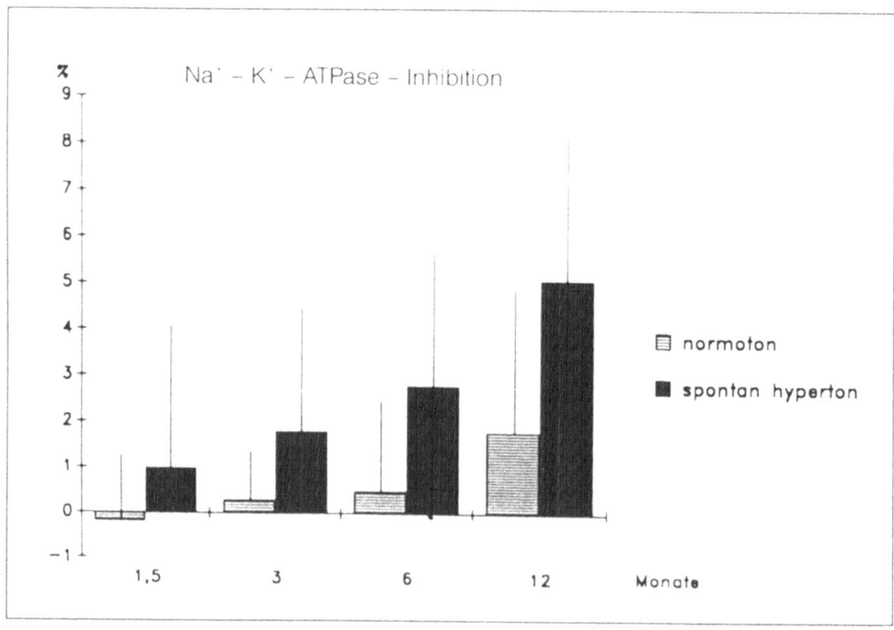


*Abb. 1:* Natrium-Kalium-ATPase-Inhibition (%) in den unterschiedlichen Untersuchungskollektiven: normoton ( ≡ ), spontan hyperton ( ■ ).

schen 100 und 125 mmHg. Die Quantifizierung des Natrium-Kalium-ATPase-inhibierenden Effektes von Plasmaproben der verschiedenen Untersuchungskollektive erfolgte nach der Methode von HAMLYN et al. [7]. Von jedem Versuchstier wurde Heparinblut entnommen. Die Proben wurden zunächst mit Trichloressigsäure enteiweißt. Im nächsten Analyseschritt wurden die vorbehandelten Proben einem Reaktionsgemisch, bestehend aus ATP und einer aus Hundenieren hergestellten Natrium-Kalium-ATPase sowie Phosphoenolpyruvat, $NADH_2$, Pyruvatkinase und Laktatdehydrogenase, zugesetzt. Aus dem durch ATP-Spaltung entstehenden ATP und Phosphoenolpyruvatkinase wurden ATP und Pyruvat synthetisiert. Das Pyruvat wird durch die Laktatdehydrogenase zu Laktat umgewandelt, wobei durch den optischen Test die gleichzeitige Umwandlung von $NADH_2$ zu NAD (Nicotinamid-adenin-dinucleotid) durch Messung der UV-Extinktion bei 340 nm quantitativ erfaßt wird. Diese Reaktion wurde mittels eines Eppendorfphotometers gemessen. Die Angaben der derart quantifizierten ATPase-Aktivität erfolgten in Prozent derjenigen ATPase-Aktivität, die nach Zugabe von Plasma des Untersuchungstieres gemessen wurde.

## Ergebnis

Abb. 1 zeigt die Natrium-Kalium-ATPase-Inhibition (%) in den unterschiedlichen Untersuchungskollektiven. Es zeigt sich, daß im normotonen Tierkollektiv kein signifikanter Einstieg des Natrium-Kalium-ATPase-Inhibitors im Plasma mit dem Alter nachweisbar war. Bei spontan hypertonen Ratten konnte demgegenüber ein signifikanter Anstieg ($p < 0,05$) des Natrium-Kalium-ATPase-Inhibitors ab einer Altersstufe von sechs Monaten nachgewiesen werden. Ab einer Altersstufe von 12 Monaten konnte noch eine weitere Steigerung des Natrium-Kalium-ATPase-Inhibitors im spontan hypertonen Tierkollektiv im Vergleich zum normotonen Kontrollkollektiv ($p < 0,01$) gemessen werden.

## Diskussion

Die Untersuchungen unserer Studie zeigen, daß bei spontan hypertonen Ratten die Sekretion des Natrium-Kalium-ATPase-Inhibitors in Abhängigkeit vom Alter bzw. der Dauer der Blutdruckerhöhung zunimmt. Dies ist möglicherweise als Konsequenz eines sekundären Organschadens zu werten. In Analogie zu den Befunden hinsichtlich des ANP ist zu vermuten, daß nach länger bestehender Hypertonie mit möglichen Endorganschäden über eine verstärkte Sekretion eines Natrium-Kalium-ATPase-Inhibitors eine erhöhte Natriurese zur Aufrechterhaltung der Natriumhomöostase erreicht werden könnte.

Durch die Identifizierung und Isolierung des atrialen natriuretischen Peptids (ANP) aus dem Herzvorhof haben sich grundsätzlich neue Erkenntnisse über die Regulation natriuretisch wirkender Substanzen bei der essentiellen Hypertonie ergeben. Untersuchungen bei jungen essentiellen Hypertonikern ohne Sekundärkomplikationen ergaben normale ANP-Konzentrationen im Plasma [6]. Bei der spontan hypertonen Ratte wurde erst mit höherem Lebensalter ein Anstieg des ANP gemessen.

Als Ursache für die Sekretion des natriuretischen Faktors bei essentiellen Hypertonikern bieten sich somit analog zum ANP eine Flüssigkeits- und Natriumretention infolge von Sekundärschäden an Herz und Nieren an.

Zusammenfassend deuten unsere Untersuchungsergebnisse an, daß die Sekretion einer Natrium-Kalium-ATPase-Inhibition bei der essentiellen Hypertonie am ehesten ein Sekundärphänomen darstellt. Diese Aussage wird ebenfalls durch Befunde einer Natrium-Kalium-ATPase-Inhibition bei unterschiedlichen Formen sekundärer Hypertonie unterstützt [8]. Möglicherweise ist die Sekretion des Natrium-Kalium-ATPase-Inhibitors als Folge der Blutdruckerhöhung zu interpretieren bzw. einer schon bestehenden Endorganschädigung an Herz bzw. Niere. Dafür spricht der auch in dieser Studie demonstrierte Zusammenhang zwischen Ausmaß und Dauer der Blutdruckerhöhung und der Natrium-Kalium-ATPase-Inhibition.

## Literaturverzeichnis


1 ZIDEK W, HECKMANN U, VETTER H. Circulating hypertensive factor in spontaneously hypertensive rats and its effects on intracellular free calcium. Regul Pept Suppl 1985; 4: 151.

2 DeWARDENER HE, CLARKSON EN. Concept of natriuretic hormone. Physiol Rev 1985; 65: 658.

3 De WARDENER HE, MAC GREGOR GA. Possible role of circulating sodium transport inhibitor in the etiology of hypertension. In: ZUMKLEY H, LOSSE H, eds. Intracellular electrolytes and arterial hypertension. Stuttgart: Time 1980; B: 86.

4 D'AMICO D. Red cell sodium and potassium in congestive heart failure, essential hypertension and myocardial infarction. Am J Med 1958; 236: 156.

5 LOSSE H, WEHMEIER H, WESSELS T. Der Wasser- und Elektrolytgehalt von Erythrozyten bei arterieller Hypertonie. Klin Wochenschr 1960; 38: 393.

6 ARENDT RM, GERBES AL. Atrialer natriuretischer Faktor. Dtsch Med Wochenschr 1986; 111; 48: 1849.

7 HAMLYN JM, RINGEL R, SCHAEFFER J, LEVINSON PD, HAMILTON BP, KOVARSKI A, BLAUSTEIN MP. Circulating inhibitor of $(Na^+/K^+)$ ATPase associated with essential hypertension. Nature 1982; 300: 650.

8 SPIEKER C, ZIDEK W, RAHN KH. $Na^+$-$K^+$-ATPase inhibition and intracellular electrolyt content in essential and secondary hypertension. Am J Hypertens 1991; 4: 309.

# The role of sodium ions in the development of hypertension - new findings in smooth muscle cells


*C. Spieker, K. Kisters, E. R. Krefting, U. Scholz, K.-H. Rahn, W. Zidek,*
Institut für Medizinische Physik, Medizinische Poliklinik, Westfälische
Wilhelms-Universität, Münster


## Abstract


The present study reports the results of electron microanalysis studies on the cellular sodium content of smooth muscle cells of blood vessel walls, using spontaneously hypertensive and control normotensive rats. The measurements were performed on cryotome sections (3 µm) of the abdominal aorta. The sodium content in the vessels of the spontaneously hypertensive rats was 12.5 ± 2.4 g/kg dry weight, and in normotensive controls 6.96 ± 1.1 g/kg dry weight (p<0.01). The significantly elevated sodium content in the blood vessel muscle cells from spontaneously hypertensive rats compared to normotensive controls shows that the results of studies on cellular sodium metabolism, which previously have been assessed using blood cells, equally apply to the muscle cells of the blood vessel walls. One possible explanation for the elevated sodium concentrations could lie in a genetically determined disturbance of membrane sodium transport. Alternatively, the influence of circulating hormonal factors, which could affect the cellular electrolyte balance have been discussed.

# Die Rolle der Natriumionen bei der Hypertonieentstehung - neue Befunde in glatten Muskelzellen


*C. Spieker, K. Kisters, E. R. Krefting, U. Scholz, K.-H. Rahn, W. Zidek,*
Institut für Medizinische Physik, Medizinische Poliklinik, Westfälische
Wilhelms-Universität Münster


## Zusammenfassung


Untersuchungen zur Bedeutung des intrazellulären Natriumstoffwechsels in der
Pathogenese der essentiellen Hypertonie erfolgten im wesentlichen an Blutzellen.
In der vorliegenden Studie wurden Untersuchungen zum zellulären Natriumgehalt an Gefäßmuskelzellen der spontan hypertonen Ratte und normotoner
Vergleichstiere mit der Elektronenmikroanalyse durchgeführt. Die Messungen
erfolgten an Kryotomschnitten (3 µm) der Bauchaorta. Der Natriumgehalt in
Gefäßen spontan hypertoner Tiere betrug 12,5 ± 2,4 g/kg Trockengewicht, bei
normotonen Vergleichstieren 6,96 ± 1,1 g/kg Trockengewicht (p<0,01). Der
signifikant erhöhte Natriumgehalt der Gefäßmuskelzellen spontan hypertoner
Ratten im Gegensatz zum normotonen Vergleichskollektiv zeigt, daß die Ergebnisse der Studie zum zellulären Natriumstoffwechsel, die bisher überwiegend an
Blutzellen durchgeführt wurden, ebenfalls auf die Gefäßmuskelzellen übertragbar sind. Als mögliche Ursache der erhöhten Natriumkonzentrationen kommt
eine genetisch determinierte Störung des membranösen Natriumtransports in
Frage. Alternativ werden aber auch Einflüsse zirkulierender hormoneller Faktoren diskutiert, die zu einer Beeinflussung des zellulären Elektrolytstoffwechsels
führen können.


## Einleitung

Über die Pathogenese der essentiellen Hypertonie liegen zahlreiche Hypothesen vor [1]. Eine Rolle des Elektrolytstoffwechsels in der Pathogenese der
essentiellen Hypertonie wurde zunächst aufgrund klinischer Beobachtungen
vermutet. Bereits zu Beginn dieses Jahrhunderts wurde die blutdrucksenkende

Wirkung der Kochsalzrestriktion beschrieben [1]. Aufgrund dieser klinischen Befunde nahm man eine besondere Kochsalzbelastung beim essentiellen Hypertoniker an [2]. Nachdem die Messungen der extrazellulären Natriumkonzentration beim essentiellen Hypertoniker normale Werte ergaben, wandte man sich dem Intrazellularraum als einem weiteren Natriumspeicher des Organismus zu. In den tierexperimentellen Arbeiten von TOBIAN und BINION (1952) wurde erstmals eine erhöhte intrazelluläre Natriumkonzentration beim desoxikortikosteroninduzierten Hypertonus beschrieben [3].

Die Untersuchungen zum zellulären Elektrolythaushalt der essentiellen Hypertonie begannen mit Messungen der intrazellulären Natriumkonzentration in Erythrozyten essentieller Hypertoniker. D'AMICO et al. [4] sowie LOSSE et al. [5] fanden bei essentiellen Hypertonikern erhöhte intraerythrozytäre Natriumkonzentrationen. Diese Befunde sind später von anderen Arbeitsgruppen sowohl an Erythrozyten als auch an anderen Blutzellen bestätigt worden [6].

Um die Übertragbarkeit der zitierten, an Blutzellen erhobenen Befunde zu überprüfen, sind bisher verhältnismäßig wenig Untersuchungen am Gefäßmuskel durchgeführt worden.

Daher war es das Ziel der vorliegenden Studie, Untersuchungen zum zellulären Natriumgehalt an Gefäßmuskelzellen der spontan hypertonen Ratte und normotoner Vergleichstiere mit der Elektronenmikroanalyse durchzuführen.


## Methodik

Als Untersuchungskollektiv dienten zwölf spontan hypertone Ratten (SHR) und elf normotone Ratten (systolischer Blutdruck 118,3± 3,8 mmHg) im Alter von drei Monaten. Der systolische Blutdruck der spontan hypertonen Ratten betrug 192,3 ± 10,7 mmHg.

Nach einer Äthernarkose wurde den Ratten ein etwa 3 cm langes Stück der Bauchaorta unter dem Präparationsmikroskop entfernt. Zur Vermeidung möglicher Ioneninterferenzen, wie z.B. mit Paraffin, mußte auf eine Einbettung der Gefäße verzichtet werden. Die Präparate wurden sofort in Stickstoff bei einer Temperatur von -190°C gefroren. Es erfolgte ein Gefäßschnitt mit dem Kryotom von 2 - 3 µm Dicke. Daraufhin erfolgte die Elektron-Probe-Mikroanalyse. Das Prinzip der Elektron-Probe-x-ray-Mikroanalyse läßt sich folgendermaßen beschreiben: Die zu untersuchende Probe wird in einem definierten Abschnitt mit einem feinfokussierten Elektronenstrahl beschossen. Die durch den Ionenbeschuß erzeugte Sekundärröntgenstrahlung ist elementspezifisch und kann analysiert werden, so daß dann die Information über die Elementzusammensetzung des betroffenen Volumens quantitativ geliefert wird.

Das Ergebnis der Elementanalyse bzw. der intrazellulären Natriumkonzentration des Gefäßquerschnitts setzt sich aus fünf Einzelmessungen zusammen, in denen die zu analysierende Probe mit dem Ionenstrahl beschossen und die Konzentration nach dem beschriebenen Prinzip analysiert wird. Zur Identifizierung des Intrazellularraumes erfolgt vor der Ionenanalyse eine elektronenmikroskopische Untersuchung der Untersuchungsprobe. Darüber hinaus erfolgt während der Messung eine Simultananalyse von Schwefel und Phosphor. Durch die Konzentrationsunterschiede dieser Substanzen zwischen dem Intra- und Extrazellularraum kann ebenfalls eine Differenzierung beider Kompartimente erfolgen. Der intrazelluläre Natriumgehalt wird in mg/kg Trockengewicht angegeben. Die statistische Auswertung erfolgte mit dem Student-Test für unpaarige Stichproben.

## Ergebnisse

Der intrazelluläre Natriumgehalt in Gefäßen spontan hypertoner Ratten betrug $12{,}5 \pm 2{,}4$ g/kg Trockengewicht und war damit gegenüber dem Natriumgehalt normotoner Tiere ($6{,}96 \pm 1$ g/kg Trockengewicht) signifikant erhöht ($p < 0{,}01$). Die Schwankungsbreite der Analysen des intrazellulären Natriumgehalts in der glatten Muskelzelle eines Untersuchungstieres betrug bei spontan hypertonen Tieren 90,5 % des Mittelwertes und 12,4 % bei den normotonen Untersuchungstieren (Abb. 1).

## Diskussion

Die Untersuchungen zur Bedeutung des intrazellulären Natriumstoffwechsels in der Pathogenese der essentiellen Hypertonie erfolgten im wesentlichen an Blutzellen [4, 5]. Nur wenige Untersuchungen wurden diesbezüglich an der Gefäßmuskelzelle durchgeführt [7].
In tierexperimentellen Arbeiten von TOBIAN und BINION wurde eine erhöhte intrazelluläre Natriumkonzentration im Gefäßmuskel bei Ratten mit sekundärer Hypertonie (One Kidney, One Clip, Hypertension) gefunden [3]. Demgegenüber beschrieben MASSINGHAM und SHEVDE Veränderungen der Natriumkonzentrationen in Aorten von Ratten mit primärer Hypertonie. In dieser Untersuchung konnte jedoch zwischen dem intrazellulären Natrium differenziert werden [8]. Bei der essentiellen Hypertonie wurde im folgenden ein erhöhtes intrazelluläres Natrium in Erythrozyten beschrieben. Diese Befunde wurden mehrfach bestätigt und auf andere Zelltypen erweitert. Ferner wurde nach den

möglichen Pathomechanismen des gestörten zellulären Natriumstoffwechsels gesucht. In diesem Zusammenhang waren Defekte in mehreren Ionentransportsystemen beschrieben worden, die als spezifisch für die essentielle Hypertonie angesehen wurden [9]. Diese Befunde haben sich jedoch durchweg nicht in vollem Umfang aufrecht erhalten lassen. Weiterhin blieb noch die Frage offen, auf welchem Wege ein erhöhtes intrazelluläres Natrium zu einem vermehrten Tonus der Gefäßmuskulatur führt. Dieses Problem wurde durch die Hypothese von BLAUSTEIN (1977) einer Erklärung näher gebracht [10]. BLAUSTEINS Hypothese zufolge wird über einen transmembranösen Natrium-Kalzium-Austausch durch ein erhöhtes intrazelluläres Natrium der Kalziumeinwärtstransport stimuliert. Eine Erhöhung des intrazellulären Kalziums führt aufgrund der bekannten Kalziumwirkungen auf den kontraktilen Apparat von Muskelzellen zu einer Zunahme der Kontraktilität.

Nachdem aufgrund der beschriebenen Untersuchungen ein direkter Zusammenhang zwischen den zellulären Elektrolytverschiebungen und der Erhöhung

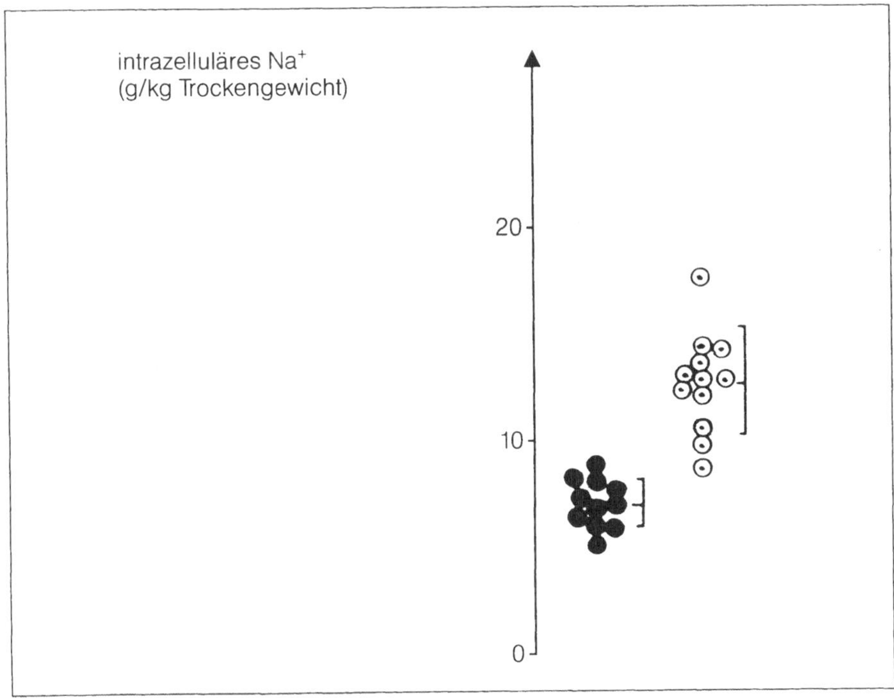


*Abb. 1:* Intrazelluläre Natriumkonzentration (Na⁺) in Aorten normotoner und spontan hypertoner Ratten. Mittelwert ± SD.

des Gefäßwiderstandes bei der essentiellen Hypertonie angenommen werden konnte, stellte sich weiterhin die Frage, auf welche Weise die Elektrolytverschiebungen verursacht werden. Alternativ werden genetisch bedingte Defekte der Ionentransportsysteme an der Zellmembran und eine Beeinflussung des Ionentransportes durch humorale Faktoren diskutiert. In diesem Zusammenhang sind vor allem die Theorien von DE WARDENER von Interesse, die besagen, daß bei der essentiellen Hypertonie ein sogenannter natriuretischer Faktor die entscheidende Rolle spielt [11]. In Kreuzzirkulationsversuchen konnte DE WARDENER nachweisen, daß dieser sogenannte natriuretische Faktor eine Hemmung der Natrium-Kalium-Adenosintriphosphatase an der Zellmembran bewirkt. Dies führt einerseits zu einem Anstieg des intrazellulären Natriums, anderseits wird durch die Hemmung des aktiven Natriumtransports auch die tubuläre Natriumrückresorption vermindert und dadurch eine Natriurese hervorgerufen. Das hat zur Folge, daß zwischen den beiden Befunden, erhöhte intraerythrozytäre Natriumkonzentration und Sekretion eines natriuretischen Hormons, ein Zusammenhang denkbar wurde. In der Folgezeit wurden Hypothesen entwickelt, die die Pathogenese der volumeninduzierten und analog auch der essentiellen Hypertonie durch die Wirkung eines natriuretischen Hormons auf den zellulären Elektrolythaushalt klärten.

Durch die Ergebnisse der vorliegenden Untersuchung kann zwar nicht die mögliche Rolle des zellulären Natriums in der Pathogenese der essentiellen Hypertonie weiter differenziert werden, jedoch zeigen die Befunde, daß die Ergebnisse der Studien zum zellulären Natriumstoffwechsel, die an Blutzellen durchgeführt wurden, ebenfalls auf die Gefäßmuskelzellen übertragbar sind.

## Literaturverzeichnis


1 DAHL C. Salt and hypertension. Am J Clin Nutr 1972; 25: 231.

2 AMBARD L, BEAUJARD E. Causes de l'hypertension arterielle. Arch Gen De Med 1904; 81: 520.

3 TOBIAN L, BINION JT. Tissue cations and water. Circulation 1952; 5: 754-758.

4 D'AMICO G. Red cell sodium and potassium in congestive heart failure, essential hypertension and myocardial infarction. Am J Med 1958; 236: 156.

5 LOSSE H, WEHMEYER H, WESSELS F. Der Wasser- und Elektrolytgehalt von Erythrozyten bei arterieller Hypertonie. Klin Wochenschr 1960; 38: 393.

6 BING RF, HEAGERTY AM, JACKSON JA, THURSTON H, SWALES JD. Leucocyte ionized calcium and sodium content and blood pressure in humans. Hypertension 1986; 8: 483.

7 ZIDEK W, KERENYI T, LOSSE H, VETTER H. Intracellular natrium and calium in aortic smooth muscle cells after enzymatic isolation in spontaneously hypertensive rats. Res Exp Med 1983; 183: 129.

8  MASSINGHAM R, SHEVDE S. The ionic composition of aortic smoothmuscel from A.S.-hypertensive rats. Br J Pharmacol 1973; 47: 422.

9  LUFT FC, GANTEN D. Electrolyte intake and blood pressure. A study in contradiction and controversy. Klin Wochenschr 1985; 63: 788.

10  BLAUSTEIN MP. Sodium ions, calcium ions, blood pressure regulation and hypertension: a reassessment and hypothesis. Am J Physiol 1977; 232: 165.

11  DE WARDENER HE, CLARKSON EM. Concept of natriuretic hormone. Physiol Rev 1985; 65: 658.

# Effect of Photofrin II on human endothelial cells in culture


*E. Coppenrath, P.C. Dartsch, T. Ischinger, E. Betz*

*E. Coppenrath, T. Ischinger*
Abteilung für Kardiologie, Klinikum München-Bogenhausen

*P.C. Dartsch, E. Betz*
Physiologisches Institut I, Universität Tübingen


## Abstract


Previous in vitro investigations have shown that Photofrin II (dihemato-porphyrinester and -ether) reduces proliferative activity and cellular vitality of cultured human smooth muscle cells from atherosclerotic plaques with and without photoactivation. The effects of Photofrin II were tested on endothelial cell cultures from human saphenous veins as to proliferative activity, cellular vitality and cell morphology. Incubation with Photofrin II without photoactivation for 3, 6 and 9 days resulted in a considerable decrease of proliferation only at a concentration of 5 µg/ml or more. At his concentration of 5 µg/ml, additional photoactivation caused light-dose dependent morphological changes and a decrease in the number of viable cells. Smooth muscle cells form atherosclerotic plaques, however, reacted with higher sensitivity to photodynamic treatment. The in vitro results suggest that a photodynamic therapy for atherosclerosis could be promising.

# Wirkung von Photofrin II auf kultivierte Endothelzellen aus Gefäßwänden des Menschen


*E. Coppenrath, P.C. Dartsch, T. Ischinger, E. Betz*

*E. Coppenrath, T. Ischinger*
Abteilung für Kardiologie, Klinikum München-Bogenhausen

*P.C. Dartsch, E. Betz*
Physiologisches Institut I, Universität Tübingen


## Zusammenfassung


Frühere in-vitro-Untersuchungen haben gezeigt, daß Photofrin II (Dihämatoporphyrinester und -ether) an Kulturen glatter Muskelzellen aus atherosklerotischen Plaques des Menschen eine verminderte Proliferationsaktivität und Zellvitalität mit und ohne Photoaktivierung bewirkt. Um die Wirkung von Photofrin II auf Endothelzellen des Menschen zu bestimmen, wurden subkultivierte Endothelzellen aus der Vena saphena magna in Proliferations- und Vitalitätstests untersucht sowie die Zellmorphologie nach Photofrin II-Einwirkung begutachtet. Eine Inkubation mit Photofrin II ohne Photoaktivierung über drei, sechs und neun Tage bewirkte erst ab einer Konzentration von 5 µg/ml eine eindeutige Proliferationshemmung. Bei dieser Konzentration von 5 µg/ml führte die photodynamische Reaktion zu lichtdosisabhängigen morphologischen Veränderungen und zum Absterben der Zellen; bei 1 µg/ml nahm die Zahl der vitalen Zellen innerhalb von 24 Stunden nicht wesentlich ab. Im Vergleich hierzu reagieren glatte Muskelzellen aus atherosklerotischen Plaques empfindlicher auf eine photodynamische Behandlung. Nach diesen in-vitro-Ergebnissen erscheint ein photodynamisches Therapiekonzept der Atherosklerose aussichtsreich.


## Einleitung

Trotz der rapiden Entwicklung in der interventionellen Kardiologie und Angiologie bleibt bei den verschiedensten Angioplastieverfahren die Rezidiventstehung ein zentrales Problem [11]. Hierfür werden Migration und Proliferation glatter Muskelzellen aus der Media von Arterien in den subendothelialen Raum verantwortlich gemacht [9, 17]. Einen denkbaren Ansatz zur Rezidivprophylaxe bzw.

-behandlung stellt die in der Tumortherapie angewandte photodynamische Therapie (PDT) dar [7, 8]. Das zugrundeliegende Prinzip ist eine selektive Gewebedestruktion durch das Zusammenwirken einer photodynamisch aktiven Substanz und Licht geeigneter Wellenlänge. Voraussetzungen sind die Anreicherung der photodynamisch aktiven Substanz im Zielgewebe, die Anwesenheit von Sauerstoff und die geeignete Lichtdosis. Der Wirkmechanismus der photodynamischen Reaktion (Abb. 1) beruht auf der Anregung eines Sensibilisators durch ein energiereiches Photon. Durch Energieübertragung kann ein Sauerstoffmolekül von einem energieärmeren Triplettzustand in einen energiereicheren Singulettzustand überführt werden. Die Reaktion solcher Sauerstoffmoleküle mit Zellbestandteilen führt im wesentlichen durch Bildung von Radikalen zur Zytolyse [7, 13].

Überträgt man die photodynamische Therapie (PDT) auf die Atherosklerose, so lassen sich folgende Ziele formulieren:

1. Inhibierung der glatten Muskelzellproliferation und -migration als adjunktive Therapiemöglichkeit zu bisher verwendeten Angioplastietechniken.
2. Destruktion bereits migrierter und proliferierter glatter Muskelzellen zur Behandlung von Sekundärstenosen.
3. Vermeiden einer Schädigung des luminalen Endothels.

In der vorliegenden Untersuchung wurde Photofrin II als Photosensibilisator verwendet, das zur Gruppe der Hämatoporphyrine zu rechnen ist. Bereits aus früheren Untersuchungen ist eine Anreicherung von Hämatoporphyrinen in atherosklerotischen Plaques bekannt [1, 10, 12, 15, 16, 18, 19, 21]. In-vitro-Untersuchungen haben gezeigt, daß eine besondere Empfindlichkeit von glatten Muskelzellen sowohl aus primären atherosklerotischen Plaques als auch aus Rezidivstenosen gegenüber Photofrin II besteht [3 - 5]. Ziel der vorliegenden Arbeit war es, die Wirkung von Photofrin II auf die Endothelzellen des Menschen zu untersuchen. Das Interesse galt sowohl der Wirkung von Photofrin II ohne Lichtaktivierung auf das Proliferationsverhalten der Zellen als auch der photodynamischen Wirkung auf die Überlebensrate der Endothelzellen.

$$(1)\ \text{Sensibilisator} + \text{Photon} \longrightarrow \text{Sensibilisator*}$$
$$(\text{Lebensdauer: } 10^{-9}\,\text{s})$$

$$(2)\ \text{Sensibilisator*} + O_2 \longrightarrow \text{Sensibilisator} + \text{Singulett-}O_2$$
$$(\text{Lebensdauer: } 10^{-4}\,\text{s})$$

$$(3)\ \text{Singulett-}O_2 + \text{Gewebe} \longrightarrow \text{Zytolyse}$$

*Abb. 1:* Wirkmechanismus der photodynamischen Reaktion. Nähere Erläuterungen im Text.

# Material und Methoden

## Zellisolierung

Verwendet wurden Präparate der Vena saphena magna des Menschen, die aus Varizenoperationen (Universitäts-Hautklinik Tübingen) stammten und innerhalb von 10 Stunden nach Entnahme verarbeitet wurden. Das Präparations- und Transportmedium bestand aus einem Teil Dulbeccos modifiziertem Eagle Medium (DMEM) (Pulvermedium; Gibco BRL) und fünf Teilen Ham F 12 Nutrient Mixture (Pulvermedium; Gibco BRL), Penizillin 100 U/ml und Streptomycin 100 µg/ml (Pen/Strep; Gibco BRL), Amphothericin B 2,5 µg/ml (Gibco BRL und Boehringer, Mannheim) und HEPES-Puffer 15 mM (Serva). Die Venen wurden von anhängendem Fett- und Bindegewebe befreit, längs aufgeschnitten und in einen eigens gefertigten Rahmen mit der Endothelseite nach oben eingespannt. Die Präparate wurden mit einem Enzymgemisch aus 1 mg Kollagenase/ml Dispase Grad II (Boehringer, Mannheim) überschichtet und 10 Min. bei 37°C inkubiert. Der Überstand wurde abgenommen und 10 Min. bei 1100 Upm (= 170 g) zentrifugiert. Der verbleibende Überstand wurde abgesaugt und verworfen. Das Zellpellet wurde in Kulturmedium (s. u.) resuspendiert, und die isolierten Zellen wurden auf kollagenbeschichtete Kulturschalen (lathyrithisches Kollagen I, Sigma Chemie) ausgesät.

## Zellkultivierung und -identifizierung

Nach dem Absetzen und Ausbreiten der Endothelzellen auf dem Boden der Kulturschalen wurde das Kulturmedium (DMEM / F12, 1 : 5, 10 % fetales Kälberserum (Gibco BRL), Penizillin, Streptomycin und Amphothericin B in oben genannten Dosierungen) gewechselt und 50 µg/ml Endothel-Zellwachstumsfaktor [2] sowie 50 µg/ml Heparin (Sigma Chemie) zugesetzt. Die Zellen wurden bei 37°C in einem Brutschrank mit 7 % $CO_2$ kultiviert. Nach Erreichen der Konfluenz wurden die Endothelzellen durch Trypsin/ Ethylendiamintetraessigsäure(EDTA)-Behandlung subkultiviert. Die isolierten und kultivierten Zellen wurden morphologisch durch ihre polygonale Gestalt und ihr "cobblestone"-Wachstumsmuster sowie immunologisch durch Nachweis des Faktor-VIII-related Antigens identifiziert (Abb. 2).

## Bestimmung der Zellproliferation und Zellgrößenverteilung nach Photofrin-II-Inkubation ohne Lichtaktivierung

Der Proliferations-Assay wurde in 12-Lochplatten (Costar; Tecnomara GmbH) durchgeführt. Die Aussaat betrug ca. 2500 Zellen/cm². Die Endothelzellen wurden in der ersten und zweiten Passage in die Tests eingesetzt. Alle Verdünnungen von Photofrin II (Quadra Logic Technologies, Vancouver, Kanada) erfolgten mit Phosphatpuffer. Die Photofrinkonzentrationen variierten in den Tests zwischen 0,1 und 20 µg/ml entsprechend einer Dosis von 0,1 - 20 mg/kg Körpergewicht. Die Inkubationszeiten betrugen drei, sechs und neun Tage. Alle Versuche wurden im Dunkeln durchgeführt. Alle drei Tage erfolgte ein Medienwechsel. Zur Bestimmung der erreichten Zellzahl und der Zellgrößenverteilung wurden die Zellen ein- bis dreimal in Phosphatpuffer ohne Kalzium und Magnesium gewaschen und anschließend für 10 Min. in Trypsin/ EDTA abgelöst und vereinzelt. Danach wurde eine homogene Zellsuspension hergestellt und mit einem Zellcounter (CASY 1; Schärfe System) die Zellzahl und Zellgrößenverteilung bestimmt. Das Meßfenster wurde zwischen 12 und 40 µm Zelldurchmesser festgelegt. Kleinere Partikel wurden dem Zelldebris zugeordnet.

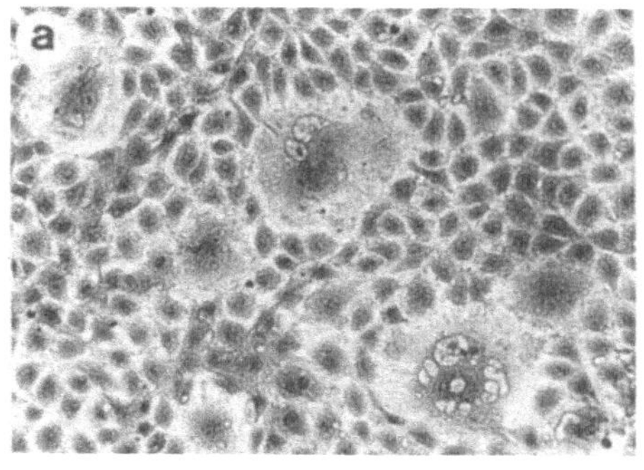

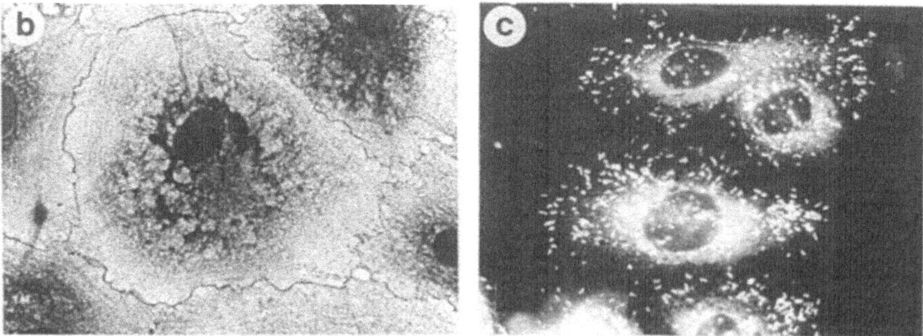

*Abb. 2:* Identifizierung isolierter und kultivierter Endothelzellen aus Gefäßen des Menschen.
(a) Charakteristisches "cobblestone"-Wachstumsmuster nach Erreichen der Konfluenz.
(b) Polygonale Zellgestalt und positive Silbernitratfärbung der Zellgrenzen.
(c) Positive Reaktion mit Antikörpern gegen das Faktor-VIII-assoziierte Antigen (vWF).

*Bestimmung der Überlebensrate nach photodynamischer Reaktion*
Die Zellen wurden in 6-Lochplatten (Costar; Tecnomara GmbH) in einer Dichte von ca. 6000/cm² ausgesät. Nach dem vollständigen Absetzen und Ausbreiten wurden die Endothelzellen über 24 Stunden mit Photofrin II in Konzentrationen von 1 und 5 µg/ml inkubiert. Nach einem Mediumwechsel ohne Photofrin II wurden die Zellen bestrahlt. Als Bestrahlungsquelle wurde eine HBO-100/2 Hochdrucklampe mit einer Wellenlänge von 365 nm verwendet. Die Leistungsdichte betrug 6 mW/cm², die Bestrahlungszeiten variierten zwischen 5 und 200 Sekunden. Hieraus errechnen sich Energiedichten zwischen 30 und 1200 mJ/cm². Nach der Bestrahlung wurden die Zellen nochmals 24 Stunden in photofrinfreiem Medium inkubiert, anschließend mit Phosphatpuffer gewaschen, 10 Minuten mit Trypsin/EDTA abgelöst und im Zellcounter gezählt (siehe oben). Nur initial adhärente und nach der Ablösung intakte Endothelzellen wurden erfaßt.


## Ergebnisse

*Proliferationshemmung von Endothelzellen des Menschen durch Photofrin-II-Einwirkung ohne Lichtaktivierung*
Wie in Abb. 3 dargestellt, ließ sich bis zu einer Photofrin-II-Konzentration von 2,5 µg/ml keine eindeutige Proliferationshemmung nachweisen. Bei höheren

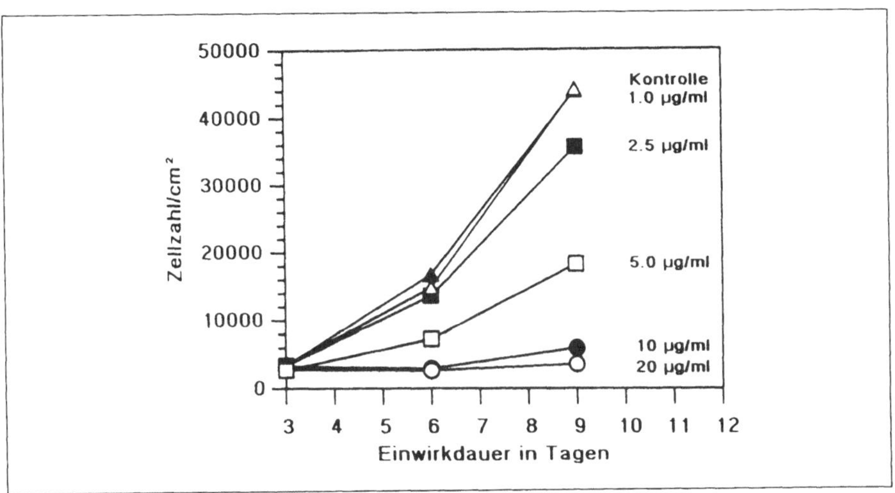


*Abb. 3:* Dosisabhängige Wirkung von Photofrin II ohne Photoaktivierung auf die Proliferation von Endothelzellen des Menschen bei Kultivierung mit 10 % fetalem Kälberserum.

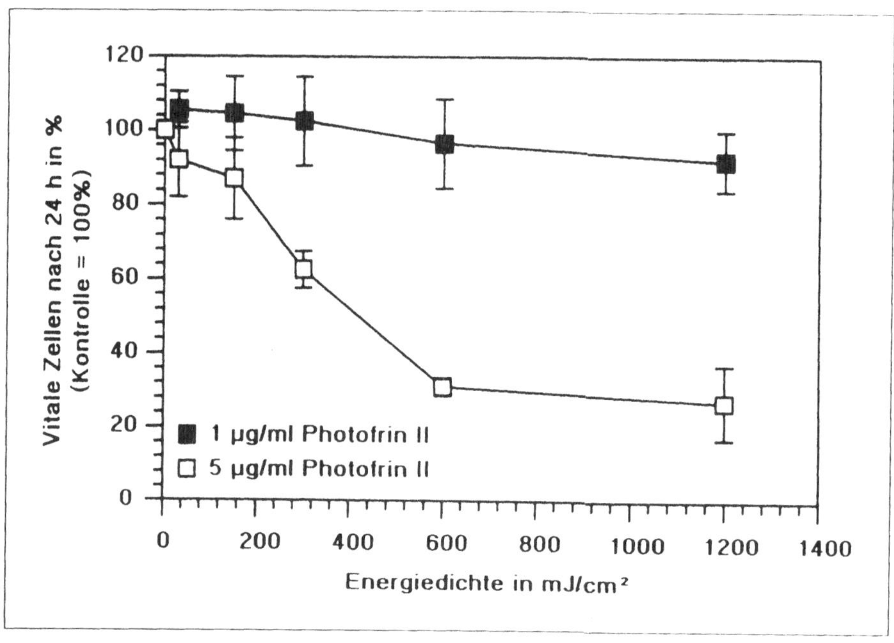



*Abb. 4:* Wirkung von Photofrin II und Photoaktivierung auf die Vitalität von Endothelzellen des Menschen bei Kultivierung mit 10 % fetalem Kälberserum. In der Auswertung wurden ausschließlich adhärente Zellen berücksichtigt.

Konzentrationen fiel die Verdopplungsrate von 0,62 Verdopplungen pro Tag (Kontrolle) auf 0,46 (5 µg/ml), 0,14 (10 µg/ml) und 0,06 (20 µg/ml) Verdopplungen pro Tag ab.

*Überlebensrate von Endothelzellen nach Photofrin-II-Einwirkung und Lichtaktivierung*
Wie Abb. 4 zeigt, blieb die Überlebensrate von Endothelzellen, d. h. die Zahl der adhärenten und nach Trypsinbehandlung vollständig erhaltenen Zellen, bei Verwendung von Photofrin II in einer Konzentration von 1 µg/ml und einer Lichtdosis bis 1200 mJ/cm² innerhalb eines Beobachtungszeitraumes von 24 Stunden unverändert. Bei einer Photofrin-II-Konzentration von 5 µg/ml fiel die Zahl der überlebenden Zellen ab einer Energiedichte von 150 mJ/cm² dosisabhängig ab.

*Zellmorphologische Veränderungen nach photodynamischer Reaktion*
Nach Photofrin-II-Einwirkung (5 µg/ml) und Photoaktivierung wurden die

Endothelzellen auch gravierend morphologisch verändert. Es bestand kein typischer Monolayer mehr; viele Zellen hatten sich bereits abgelöst. Die verbliebenen adhärenten Zellen erschienen teils abgerundet, teils noch ausgebreitet. An vielen Zellen waren zytoplasmatische Abschnürungen zu erkennen.

## Diskussion

An photosensibilisierende Substanzen werden im wesentlichen zwei Grundforderungen gestellt:

1. Sie sollen ohne Lichtaktivierung keine toxische Wirkung entfalten.
2. Durch eine selektive Anreicherung im Zielgewebe soll die photodynamische Gewebedestruktion lokal begrenzbar sein [20].

Übertragen auf die Situation der PDT atherosklerotischer Plaques bedeutet dies, daß die Substanzeinwirkung (ohne Licht) keine schädigende Wirkung auf die gesunden Gefäßwandzellen haben soll. Im weiteren sollten sich glatte Muskelzellen atherosklerotischer Plaques gegenüber einer photodynamischen Behandlung empfindlicher erweisen als glatte Muskelzellen der normalen Gefäßwand und Endothelzellen.

In der vorliegenden Studie wurde die Rolle der Endothelzellen näher untersucht. Es zeigte sich, daß Endothelzellen bei Inkubation mit Photofrin II ab einer Dosis von 5 µg/ml eine konzentrationsabhängige Proliferationshemmung erfahren. Im therapeutischen Bereich von 1 bis 5 µg/ml (bisher nur in der Tumortherapie) lassen sich somit im oberen Grenzbereich anhaltende endothelschädigende Wirkungen nicht ausschließen. Die Überlebensraten von Endothelzellen nach Photofrin-II-Behandlung mit Lichtexposition weisen eine Abhängigkeit von der Substanzkonzentration und der verwendeten Lichtdosis auf. Bei der Konzentration von 1 µg/ml Photofrin war im beobachteten Zeitraum keine Beeinträchtigung der Überlebensrate festzustellen; bei 5 µg/ml fielen die Zellzahlen im Bereich von 150 bis 1200 mJ/cm$^2$ lichtdosisabhängig ab. Die intrazelluläre Photofrinakkumulation wird durch die Anwesenheit von Serumbestandteilen reduziert (unveröffentlichte Daten). Für eine verbesserte Vergleichbarkeit wurde in der vorliegenden Untersuchung die Serumkonzentration von 10 % konstant gehalten. Bei der Gegenüberstellung mit bereits früher veröffentlichten Ergebnissen von DARTSCH et al. [3, 4, 5], die an glatten Muskelzellen aus atherosklerotischen Plaques (PLA-SMC) und glatten Muskelzellen gesunder Gefäßwände (NOR-SMC) erhoben wurden, zeigt sich die gewünschte stärkere Empfindlichkeit von PLA-SMC gegenüber NOR-SMC und Endothelzellen (Abb. 5). Hieraus läßt sich die Möglichkeit zu einem "therapeutischen Fenster" für eine PDT der Atherosklerose ableiten, obwohl die therapeutische Breite von Substanz- und

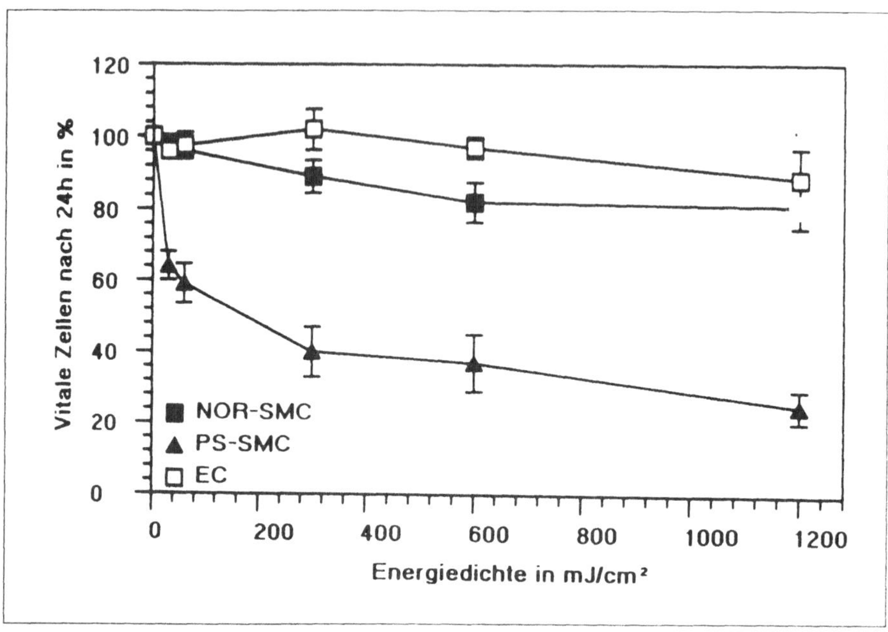


*Abb. 5:* Zusammenfassender Überblick über die Vitalität von Gefäßwandzellen des Menschen nach Markierung mit Photofrin II (1 µg/ml) und Photoaktivierung. NOR-SMC = glatte Muskelzellen aus der nicht atherosklerotisch veränderten Gefäßwand; PS-SMC = glatte Muskelzellen aus Primärstenosen; EC = Endothelzellen.

Lichtdosen relativ gering erscheint. Inwieweit die Ergebnisse aus der Humanzellkultur auf ein klinisches Therapiekonzept der Atherosklerose übertragbar sind, bedarf der Überprüfung im Tiermodell.

Zur Reduktion unerwünschter Wirkungen von Photofrin II, die neben einer proliferationshemmenden Wirkung auch in systemischen Nebenwirkungen, wie z.B. medikamenteninduzierten Hauterscheinungen bestehen können [6], sollte nach photosensibilisierenden Substanzen mit kürzerer biologischer Halbwertszeit gesucht werden. Eventuell kann auch eine lokale Verabreichung entsprechender Substanzen Vorteile bringen.

## Literaturverzeichnis

1 COPPENRATH K, ISCHINGER T, PESARINI A, WEBER H, BAUMGARTNER R, STEPP H, UNSÖLD E. Detection of photosensitized atheroma by laser-induced fluorescence. Eur Heart J 1989; 10: 151.

2 DARTSCH PC, WEISS HD, BETZ E. Human vascular smooth muscle cells in culture: growth characteristics and protein pattern by use of serum-free media supplements. Eur J Cell Biol 1990; 51: 285-294.

3 DARTSCH PC, BETZ E, ISCHINGER T. Wirkung von Dihämatoporphyrin-Derivaten auf kultivierte glatte Muskelzellen des Menschen aus normalen und atherosklerotisch veränderten Gefäßsegmenten - Übersicht über bisherige Ergebnisse und Implikationen für eine photodynamische Therapie. Z Kardiol 1991; 80: 6-14.

4 DARTSCH PC, ISCHINGER T, BETZ E. Differential effect of photofrin II on growth of human smooth muscle cells from nonatherosclerotic arteries and atheromatous plaques. Arteriosclerosis 1990; 10: 616-624.

5 DARTSCH PC, ISCHINGER T, BETZ E. Responses of smooth muscle cells from human nonatherosclerotic arteries and primary stenosing lesions following photoradiation: implications for photodynamic therapy of vascular stenosis. J Am Coll Cardiol 1990; 15: 1545-1550.

6 DOUGHERTY TJ, COPPER MT, MANG TS. Cutaneous phototoxic occurrences in patients receiving photofrin. Lasers Surg Med 1990; 10: 485-488.

7 DOUGHERTY TJ, KAUFMANN JE, GOLDFARB A, WEISHAUPT KR, BOYLE D, MITTEL-MANN A. Photoradiation therapy for the treatment of malignant tumors. Cancer Res 1978; 38: 2628-2635.

8 GOMER CJ, RUCKER N, FERRARIO A, WONG S. Properties and applications of photodynamic therapy. Radiat Res 1989; 120: 1-18.

9 HAUST MD, MORE RH, MOVAT HZ. The role of smooth muscle cells in the fibrogenesis of arteriosclerosis. Am J Pathol 1960; 37: 377-389.

10 KESSEL D, SYKES E. Porphyrin accumulation by atheromatous plaques of the aorta. Photochem Photobiol 1984; 40: 59-61.

11 LEIMGRUBER PP, ROUBIN GS, HOLLMANN J. Restenosis after successful coronary angioplasty in patients with single-vessel disease. Circulation 1986; 73: 710-717.

12 LITVACK F, GRUNDFEST WS, FORRESTER JS, FISHBEIN MC, SWAN HJC, CORDAY E, RIDER DM, MC DERMID IS, PACALA TJ, LAUDENSLAGER JB. Effects of hematoporphyrin derivative and photodynamic therapy on atherosclerotic rabbits. Am J Cardiol 1985; 56: 667-671.

13 MOAN J, PETTERSON EO, CHRISTENSEN T. The mechanisms of photodynamic inactivation of human cells in vitro in the presence of hematoporphyrin. Br J Cancer 1979; 39: 398-407.

14 OKUNAKA T, KATO H, AIZAWA K, OHTANI T, KAWABE H, ASAHARA T, NAKAJIMA H, YAMASAWA I, IBUKIYAMA C, O'HATA S, HAYATA Y. Hematoporphyrin derivative uptake by atheroma in atherosclerotic rabbits: the spectra of fluorescense from hematoporphyrin derivative demonstrated by an eximer dye laser. Photochem Photobiol 1987; 46: 769-775.

15 POLLOCK ME, EUGENE J, HAMMER-WILSON M, BERNS MW. Photosensitization of experimental atheromas by porphyrins. J Am Coll Cardiol 1987; 9: 639-646.

16 PREVOSTI LG, WYNNE JJ, BECKER CG, LINSKER R, SHIRES GT. Laser-induced fluorescense detection of atherosclerotic plaque with hematoporphyrin derivative used as an exogenous probe. J Vasc Surg 1988; 7: 500-505.

17 ROSS R. The pathogenesis of atherosclerosis - update. N Engl J Med 1986; 314: 488-500.

18 SPEARS JR, SERUR JR, SHROPSHIRE D, PAULIN S. Fluorescence of experimental atheromatous plaques within hematoprophyrin derivative. J Clin Invest 1983; 71: 395-399.

19  SPOKOJNY AM, SERUR JR, SKILLMAN J, SPEARS JR. Uptake of hematoporphyrin derivative by atheromatous plaques; studies in human in vitro and rabbit in vivo. J Am Coll Cardiol 1986; 8: 1387-1392.
20  UNSÖLD E, BAUMGARTNER R, JOACHAM D, STEPP H. Application of photosensitizers in diagnosis and therapy. Laser Med Surg 1987; 3: 210-214.
21  VEVER-BIZET C, L'EPINE Y, DELETTRE E, DELLINGER M, PERONNEAU P, GAUX JC, BRAULT D. Photofrin II uptake by atheroma in atherosclerotic rabbits. Fluorescence and high performance liquid chromatographic analysis on post-mortem aorta. Photochem Photobiol 1989; 49: 731-737.

# Culture conditions induce the expression of smooth muscle α-actin in lens epithelial cells from the bovine eye

*K. Wunderlich, P. C. Dartsch, M. Knorr, H. D. Weiss, E. Betz, H.-J. Thiel*

*K. Wunderlich, M. Knorr, H.-J. Thiel*
Augenklinik, Universität Tübingen

*P. C. Dartsch, H. D. Weiss, E. Betz*
Physiologisches Institut I, Universität Tübingen

## Abstract

Using immunofluorescence microscopy and two-dimensional gel electro-phoresis the cytoskeletal proteins of human and bovine lens epithelial cells in situ and in vitro were examined. It was demonstrated, that during cultivation as explants or isolated single cells these ectodermally derived cells express smooth-muscle α-actin, the marker for differentiated smooth muscle cells. We conclude, that different types of cells - independent of their embryonal origin - are able to reactivate the gene for the expression of this protein.

# Kulturbedingungen induzieren die Expression glattmuskulären α-Aktins in Linsenepithelzellen des Rinderauges

*K. Wunderlich, P. C. Dartsch, M. Knorr, H. D. Weiss, E. Betz, H.-J. Thiel*

*K. Wunderlich, M. Knorr, H.-J. Thiel*
Augenklinik, Universität Tübingen

*P. C. Dartsch, H. D. Weiss, E. Betz*
Physiologisches Institut I, Universität Tübingen

## Zusammenfassung

Mittels indirekter Immunfluoreszenzmikroskopie und zweidimensionaler Gelelektrophorese wurden die Zytoskelettproteine humaner und boviner Linsenepithelzellen in situ sowie in vitro untersucht. Es zeigte sich dabei, daß diese Zellen ektodermalen Ursprungs glattmuskuläres α-Aktin, den typischen Marker für ausdifferenzierte glatte Muskelzellen, unter Kulturbedingungen exprimieren (Explantate, kultivierte Einzelzellen). Daraus kann geschlossen werden, daß unterschiedliche Zelltypen, unabhängig von ihrer embryonalen Herkunft, fähig sind, das Gen zur Expression dieses Proteins zu reaktivieren.

## Einleitung

Blutgefäße entstehen während der Embryogenese aus dem Mesoderm, wohingegen die Linse des Wirbeltierauges ein Derivat des Ektoderms darstellt. Die Abfolge der embryonalen Entwicklung ist in Abb. 1 dargestellt.
In neuerer Zeit wurde das glattmuskuläre α-Aktin, das bis dato als typischer Marker für glatte Muskelzellen in situ als auch in vitro angesehen wurde [9], auch in Perizyten nachgewiesen [10].
Auf zellulärer Ebene sind die Migration und Proliferation glatter Muskelzellen aus der Media in den subendothelialen Raum eines der entscheidenen Ereignisse bei der Entstehung der Atherosklerose. Auch bei der Entwicklung des regeneratorischen Nachstars (Sekundärkatarakt) nach extrakapsulärer Kataraktextraktion des Linsenmaterials stehen die Proliferation und Migration von Linsenepithelzellen im Vordergrund. Verantwortlich für diese postoperative

436

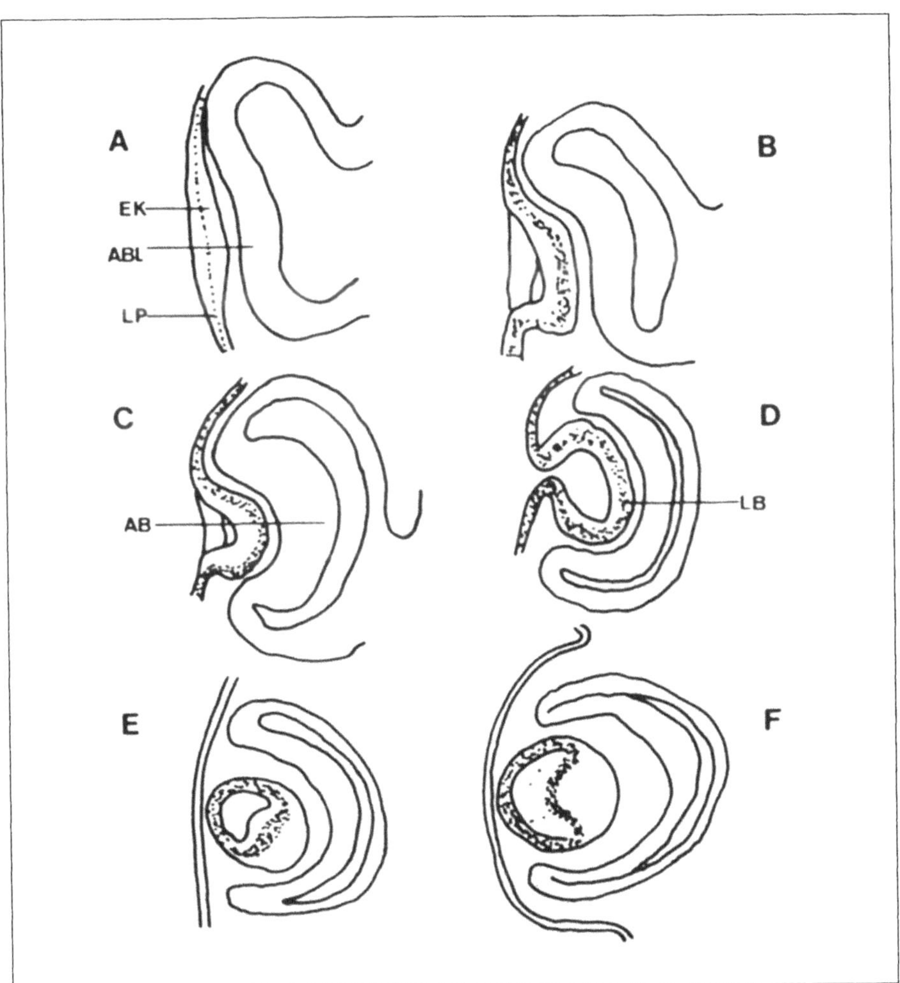



*Abb. 1:* Embryogenese der Linse des Wirbeltierauges (nach N. Rafferty, modifiziert).
**A.** Während der Embryonalentwicklung wächst aus dem Vorderhirn die Augenblase (ABL) heraus. Tritt dieses neurale Gewebe mit dem darüber liegenden
Ektoderm (EK) in Kontakt, induziert es an dieser Stelle die Bildung der Linsenplakode
(LP). **B.** Infolge der Induktion stülpt sich darauf die Linsenplakode ein. **C.** Gleichzeitig bildet sich aus der Augenblase, ebenfalls durch Einstülpung, der Augen-
becher (AB), welcher sich weiter zur Retina differenziert. **D.** Durch verstärkte
Invagination der Plakode entwickelt sich das Linsenbläschen (LB). **E.** Dieses
schnürt sich ab, und das Ektoderm schließt sich darüber mit sukzessiver Bildung der
Cornea. **F.** Im weiteren Verlauf differenzieren sich die Zellen im posterioren Bereich
des Linsenbläschens zu Linsenfransen; die Zellen des anterioren Bereichs bilden
die Linsenepithelzellen.

Komplikation, die mit einer Häufigkeit von 30 - 40 % auftritt, sind mitotisch aktive Zellen aus der germinativen Zone am Linsenäquator, die über die verbliebene posteriore Kapselinnenfläche migrieren.

Die Fragestellung der vorliegenden Arbeit war es daher, auf Zytoskelettebene zu untersuchen, ob neben den durchaus vergleichbaren Abläufen zwischen Atherosklerose (Rezidivstenose) und Nachstar noch andere Gemeinsamkeiten zwischen glatten Muskelzellen und Linsenepithelzellen bestehen. Dieser Aspekt wird vor allem dann interessant, wenn man berücksichtigt, daß die beiden Zelltypen Derivate verschiedener Keimblätter sind.

## Material und Methoden

Es wurden sowohl subkultivierte bovine Linsenepithelzellen als auch Explantate anteriorer Linsenkapseln mit aufliegendem Linseneptithel verwendet. Die Explantate stammten zum einen aus Augen schlachtfrischer Rinder, zum anderen aus Augen katarakterkrankter Patienten. Letztere wurden während der extrakapsulären Extraktion erhalten.

Die Kultivierung erfolgte im Basismedium Waymouth's MB 752/1 (Gibco, BRL) und Ham F12 Nutrient Mixture (Gibco, BRL) im Verhältnis 1:1 mit 10 % fetalem Kälberserum (Gibco, BRL) sowie Antibiotika (Gibco, BRL) und Antimykotika (Sigma Chemie).

Zur Darstellung des glattmuskulären α-Aktins wurde die Technik der indirekten Immunfluoreszenz angewendet [3]. Der Nachweis erfolgte mittels eines monoklonalen Erstantikörpers aus der Maus gegen glattmuskuläres α-Aktin (Progen GmbH) in Kombination mit einem Fluoresceinisothiocyanat(FITC)-konjugierten Zweitantikörper aus der Ziege (Sigma Chemie).

Zusätzlich wurde eine zweidimensionale Gelelektrophorese nach CELIS und BRAVO [2] durchgeführt. Diese bestand aus einer isoelektrischen Fokussierung in der ersten Dimension (pH-Bereich 3,5 - 10), an die sich eine SDS-Page (15 %iges Trenngel) in der zweiten Dimension anschloß. Nach der elektrophoretischen Auftrennung erfolgte die Silberfärbung der Gele [6].

## Ergebnisse

Die Zytoskelettkomponenten von glatten Muskelzellen in situ und in vitro sind bereits mehrfach detailliert beschrieben worden. Auffällig ist dabei das Verschwinden der desminpositiven Zellen und das Überwiegen der vimentinpositiven Zellen nach der Inkulturnahme [5]. Cytokeratin wird dagegen

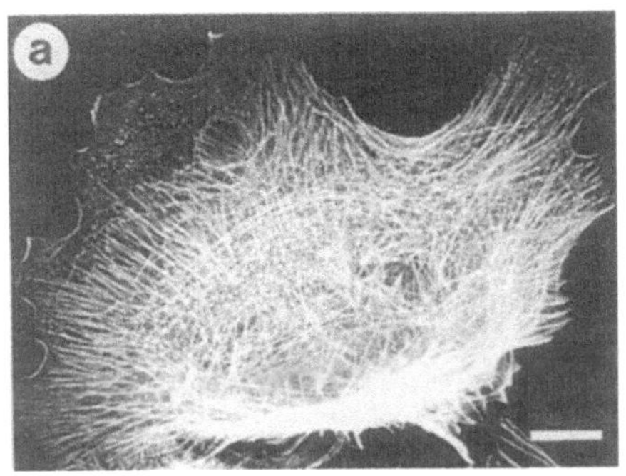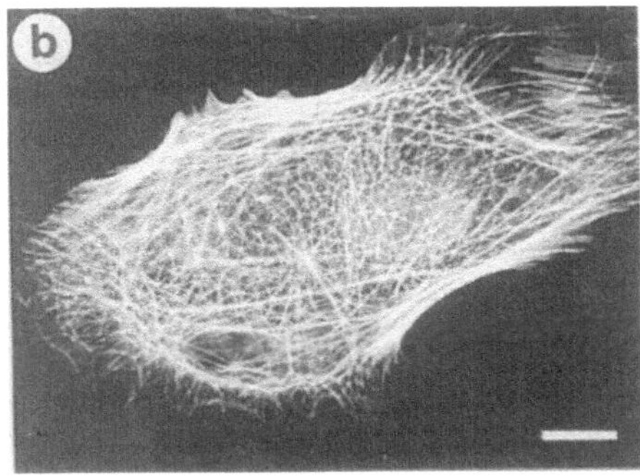

*Abb. 2:* **(a)** Positive Reaktion einer kultivierten Linsenepithelzelle vom Rind in der dritten Passage mit Antikörpern gegen glattmuskuläres α-Aktin. Auflichtfluoreszenz; Balken = 30 μm.
**(b)** Darstellung des F-Aktin-Netzwerkes einer Linsenepithelzelle vom Rind in der dritten Passage mittels FITC-gekoppeltem Phalloidin. Beachte das charakteristische dreidimensionale kuppelartige Maschenwerk ("geodesic dome-like meshwork"). Auflichtfluoreszenz; Balken = 30 μm.

kaum exprimiert [1]. F-Aktin ist in Form langer, gerader, unverzweigter und sich in unterschiedlichen Ebenen überkreuzender Bündel in glatten Muskelzellen enthalten. Ein Unterschied zwischen der Lokalisierung des F-Aktins und des glattmuskulären α-Aktins wurde bisher nicht festgestellt.

Im Vergleich dazu ist das Zytoskelett von Linsenepithelzellen in situ und in vitro weit weniger charakterisiert [4, 7]. Auffälliges Merkmal ist einerseits das vollständige Fehlen von Desmin und Cytokeratin bereits in situ und andererseits das ausgeprägte spinnwebartige, dreidimensionale F-Aktin-Netzwerk in vitro (Abb. 2b). Linsenepithelzellen in situ besitzen lediglich eine marginale Verteilung des F-Aktins.

Glattmuskuläres α-Aktin läßt sich in Linsenepithelzellen sowohl vom Rind als auch vom Menschen in situ nicht nachweisen.

Nach mehrtägiger Inkulturnahme von anterioren Linsenkapseln des Menschen exprimiert ein Teil der Epithelzellen jedoch glattmuskuläres α-Aktin, das fast ausschließlich im Bereich der Zellperipherie lokalisiert ist (Abb. 3). In Übereinstimmung mit den Ergebnissen von SCHMITT-GRÄFF et al. [8] wird das glattmuskuläre α-Aktin auch von isolierten und subkultivierten Linsenepithelzellen des Rindes exprimiert, wobei das α-Aktin in einem charakteristischen kuppelartigen Maschenwerk die Zellen durchzieht ("geodesic dome-like meshwork"; Abb. 2b).

Die immunologischen Befunde konnten mit der zweidimensionalen Gelelektrophorese bestätigt werden (Daten nicht aufgeführt).

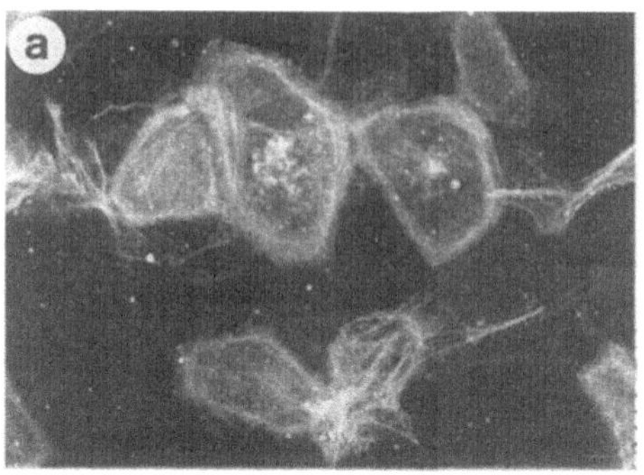

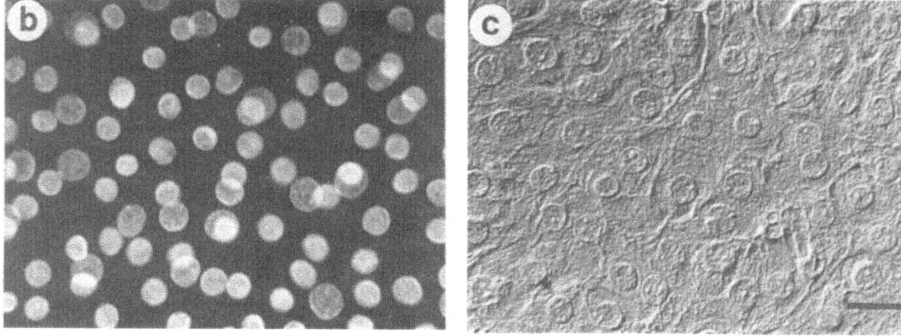

*Abb. 3:* **(a)** Positive Reaktion mit Antikörpern gegen glattmuskuläres α-Aktin in humanen Linsenepithelzellen auf anteriorer Kapsel drei Tage nach Inkulturnahme des Explantats. Zu erkennen ist die Expression des in der Zellperipherie lokalisierten α-Aktins. Auflichtfluoreszenz.
**(b)** Gleicher Ausschnitt wie **(a)**, nur Zellkerne mit DAPI dargestellt. Auflichtfluoreszenz.
**(c)** Gleicher Ausschnitt wie **(a)**; zu erkennen ist ein geschlossener, intakter Epithelzellverband auf einem kultivierten humanen Kapselexplantat. Nomarski-Differential-Interferenz-Kontrast. Balken = 25 μm.

## Schlußfolgerungen

1. Glattmuskuläres α-Aktin wird in Linsenepithelzellen von Menschen und Rindern exprimiert, sobald die Linsenkapsel und Zellen Kulturbedingungen ausgesetzt werden.

2. In situ weisen diese Zellen ektodermalen Ursprungs diese Isoform des Aktins nicht auf.

3. Offensichtlich sind in vitro nicht nur glatte Muskelzellen in der Lage, glattmuskuläres α-Aktin zu exprimieren, sondern auch völlig andere Zelltypen

besitzen die Fähigkeit, das Gen zur Expression dieses Proteins zu reaktivieren.

## Literaturverzeichnis


1 BROWN DC et al. Cytokeratin expressin in smooth muscle and in smooth muscle tissue. Histopathology 1987; 11: 477-486.
2 CELIS J, BRAVO R. Two-dimensional gel electrophoresis of proteins, method and application. Orlando, Florida: Academic Press 1984.
3 DARTSCH PC. Darstellung von Zytoskelett- und Zelloberflächenproteinen in kultivierten Gefäßwandzellen und Gewebeschnitten durch indirekte Immunfluoreszenz-Mikroskopie. Labormedizin 1989; 12: 565-577.
4 DARTSCH PC. Mounting media for epifluorescence microscopy. A comperative study on cytoskeleteon of cultivated eye lens epithelial cells. Labormedizin 1990; 13: 450-456.
5 GABBIANI G et al. Vascular smooth muscle cells differ from other smooth muscle cells: predominance of vimentin filaments and a specific $\alpha$-type actin. Proc Natl Acad Sci USA 1981; 78: 298-302.
6 HEUKESHOVEN J, DERNICK R. Simplified method for silver staining of proteins in polyacrylamide gels and the mechanism of silver staining. Electrophoresis 1985; 6: 103-112.
7 RAMAEKERS FCS et al. Identification of cytoskeletal proteins in lensforming cells, a special epitheloid cell type. Exp Cell Res 1980; 127: 309-327.
8 SCHMITT-GRÄFF A et al. Appearence of $\alpha$-smooth muscle actin in human lens cells of anterior capsular cataract and in cultured bovine lensforming cells. Differentiation 1990; 43: 115-122.
9 SKALLI O et al. Actin isoform patterns as a marker of normal and pathological smooth muscle and fibroblast tissue. Differentiation1987; 33: 232-238.
10 SKALLI O et al. $\alpha$-smooth muscle actin, a differentiation marker of smooth muscle cells, is present in microfilamentous bundles of pericytes. J Histochem Cytochem 1989; 37: 315-321.

# Stichwortverzeichnis

Herausgeber: Dr. H. Heinle, Tübingen
Dr. H. Schulte, Münster
Dr. H. E. Schaefer, Freiburg


Redaktionelle Beratung: Dr. Wolfram Fuchs
Herstellung: Gütersloher Druckservice GmbH, Gütersloh

ISBN 978-3-528-07841-6